国家出版基金项目
NATIONAL PUBLICATION FOUNDATION

中医历代名家学术研究丛书

主编 潘桂娟

潘桂娟 陈曦 编著

张仲景

Academic Research Series of Famous
Doctors of Traditional Chinese
Medicine through the Ages

"十三五"国家重点图书出版规划项目

全国百佳图书出版单位
中国中医药出版社
·北京·

图书在版编目（CIP）数据

中医历代名家学术研究丛书 . 张仲景 / 潘桂娟主编；
潘桂娟，陈曦编著 . —北京：中国中医药出版社，2022.7
ISBN 978-7-5132-7343-5

Ⅰ . ①中… Ⅱ . ①潘… ②陈… Ⅲ . ①中医临床—经验—
中国—东汉 Ⅳ . ① R249.1

中国版本图书馆 CIP 数据核字（2021）第 243212 号

中国中医药出版社出版

北京经济技术开发区科创十三街 31 号院二区 8 号楼
邮政编码　100176
传真　010-64405721
河北品睿印刷有限公司印刷
各地新华书店经销

开本 880×1230　1/32　印张 14.75　字数 374 千字
2022 年 7 月第 1 版　2022 年 7 月第 1 次印刷
书号　ISBN 978 - 7 - 5132 - 7343 - 5

定价　68.00 元
网址　www.cptcm.com

服 务 热 线　**010-64405510**
购 书 热 线　**010-89535836**
维 权 打 假　**010-64405753**

微信服务号　**zgzyycbs**
微商城网址　**https://kdt.im/LIdUGr**
官 方 微 博　**http://e.weibo.com/cptcm**
天猫旗舰店网址　**https://zgzyycbs.tmall.com**

如有印装质量问题请与本社出版部联系（010-64405510）

2005 年国家重点基础研究发展计划（973 计划）课题"中医学理论体系框架结构与内涵研究"（编号：2005CB532503）

2009 年科技部基础性工作专项重点项目"中医药古籍与方志的文献整理"（编号：2009FY120300）子课题"古代医家学术思想与诊疗经验研究"

2013 年国家重点基础研究发展计划（973 计划）项目"中医理论体系框架结构研究"（编号：2013CB532000）

国家中医药管理局重点研究室"中医理论体系结构与内涵研究室"建设规划

"十三五"国家重点图书、音像、电子出版物出版规划（医药卫生）

2021 年度国家出版基金资助项目

项目来源及国家重点图书出版计划

前言

中医理论肇始于《黄帝内经》《难经》，本草学探源于《神农本草经》，辨证论治及方剂学发轫于《伤寒杂病论》。在此基础上，历代医家结合自身的思考与实践，提出独具特色的真知灼见，不断革故鼎新，充实完善，使得中医药学具有系统的知识体系结构、丰富的原创理论内涵、显著的临床诊治疗效、深邃的中国哲学背景和特有的话语表达方式。历代医家本身就是"活"的学术载体，他们刻意研精，探微索隐，华叶递荣，日新其用。因此，中医药学发展的历史进程，始终呈现出一派继承不泥古、发扬不离宗的繁荣景象。

中国中医科学院中医基础理论研究所，自2008年起相继依托2005年国家重点基础研究发展计划（973计划）课题"中医学理论体系框架结构与内涵研究"、2009年科技部基础性工作专项重点项目"中医药古籍与方志的文献整理"子课题"古代医家学术思想与诊疗经验研究"、2013年国家重点基础研究发展计划（973计划）项目"中医理论体系框架结构研究"，以及国家中医药管理局重点研究室（中医理论体系结构与内涵研究室）建设规划，联合北京中医药大学等16所高等院校及科研和医疗机构的专家、学者，选取历代具有代表性或学术特色突出的医家，系统地阐释与解析其学术思想和诊疗经验，旨在发掘与传承、丰富与完善中医理论，为提升中医师临床实践能力和水平提供参考和借鉴。本套丛书即是由此系列研究阶段性成果总结而成。

综观历史，凡能称之为"大医"者，大都博览群书，学问淹博赅洽，集百家之言，成一家之长。因此，我们以每位医家的内容独立成书，尽可能尊重原著，进行总结、提炼和阐发。本丛书的另一个特点是，将医家特色学术观点与临床实践相印证，尽可能选择一些典型医案，用以说明理论的实践价值，便于临床施用。本丛书列选"'十三五'国家重点图书、音像、电子出版物出版规划""医药卫生"类项目，收载民国及以前共102名医家。第一批61个分册，已于2017年出版。第二批41个分册，申报2021年国家出版基金项目已获批准，出版在即。

丛书各分册作者，有中医基础和临床学科的资深专家、国家及行业重点学科带头人，也有中青年骨干教师、科研人员和临床医师中的学术骨干，来自全国高等中医药院校、科研机构和临床单位。从学科分布来看，涉及中医基础理论、中医各家学说、中医医史文献、中医经典及中医临床基础、中医临床各学科。全体作者以对中医药事业的拳拳之心，共同努力和无私奉献，历经数年完成了这份艰巨的工作，以实际行动切实履行了"继承好、发展好、利用好"中医药的重大使命。

在完成上述科研项目及丛书撰写、统稿与审订的过程中，研究团队暨编委会和审订委员会全体成员精益求精之心始终如一。在上述科研项目负责人、丛书总主编、中国中医科学院中医基础理论研究所潘桂娟研究员主持下，由常务副主编陈曦副研究员、张宇鹏副研究员及各分题负责人——翟双庆教授、钱会南教授、刘桂荣教授、郑洪新教授、邢玉瑞教授、马淑然教授、文颖娟教授、陆翔教授、杨卫彬研究员、崔为教授、江泳教授、柳亚平副教授、王静波副教授等，以及医史文献专家张效霞教授，分别承担或参与了团队的组织和协调，课题任务书和丛书编写体例的起草、修订和具体组织实施，各单位课题研究任务的落实和分册文稿编写、审订等工作。

编委会多次组织工作会议和继续教育项目培训，推进编撰工作进度，确保书稿撰写规范，并组织有关专家对初稿进行审订；最终，由总主编与常务副主编对丛书各分册进行复审、修订和统稿，并与全体作者充分交流，对各分册内容加以补充完善，而始得告成。

2016 年 2 月，国家中医药管理局颁布《关于加强中医理论传承创新的若干意见》，指出要"加强对传承脉络清晰、理论特色鲜明的古代医家的学术思想研究"。2016 年 2 月，国务院颁布《中医药发展战略规划纲要（2016—2030 年）》，强调"全面系统继承历代各家学术理论、流派及学说"。上述项目研究及丛书的编写，是研究团队对国家层面"遵循中医药发展规律，传承精华，守正创新"号召的积极响应，体现了当代中医人敢于担当的勇气和矢志不渝的追求！通过此项全国协作的系统工程，凝聚了中医医史、文献、理论、临床研究的专门人才，培育了一支专业化的学术队伍。

在此衷心感谢中国中医科学院及其所属中医基础理论研究所、中医药信息研究所、研究生院，以及北京中医药大学、陕西中医药大学、山东中医药大学、云南中医药大学、安徽中医药大学、辽宁中医药大学、浙江中医药大学、成都中医药大学、湖南中医药大学、长春中医药大学、黑龙江中医药大学、南京中医药大学、河北中医学院、贵州中医药大学、中日友好医院 16 家科研、教学和医疗单位对此项工作的大力支持！衷心感谢中国中医科学院余瀛鳌研究员、姚乃礼主任医师、曹洪欣教授与北京中医药大学严季澜教授在项目实施和本丛书出版过程中给予的悉心指导与支持！衷心感谢中国中医药出版社有关领导及华中健编辑、芮立新编辑、伊丽萦编辑、鄢洁编辑及丛书编校人员的辛勤付出！

在本丛书即将付梓之际，全体作者感慨万千！希望广大读者透过本丛书，能够概要纵览中医药学术发展之历史脉络，撷取中医理论之精华，承绪千载临床之经验，为中医药学术的振兴和人类卫生保健事业做出应有的贡献！

由于种种原因，书中难免有疏漏之处，敬请读者不吝批评指正，以促进本丛书的不断修订和完善，共同推进中医历代名家学术的继承与发扬！

《中医历代名家学术研究丛书》编委会

2021 年 3 月

凡
例

一、本套丛书选取的医家，为历代具有代表性或特色思想与临床经验者，包括汉代至晋唐医家 6 名，宋金元医家 19 名，明代医家 24 名，清代医家 46 名，民国医家 7 名，总计 102 名。每位医家独立成册，旨在对医家学术思想与诊疗经验等内容进行较为详尽的总结阐发，并进行精要论述。

二、丛书的编写，本着历史、文献、理论研究有机结合的原则，全面解读、系统梳理和深入研究医家原著，适当参考古今有关该医家的各类文献资料，对医家学术思想和诊疗经验加以发掘、梳理、提炼、升华、概括，将其中具有理论意义、实践价值的独特内容阐发出来。

三、丛书在总体框架上，要求结构合理、层次清晰；在内容阐述上，要求概念正确，表述规范，持论公允，论证充分，观点明确，言之有据；在分册体量上，鉴于每个医家的具体情况不同，总体要求控制在 10 万～ 20 万字。

四、丛书的每一分册的正文结构，分为"生平概述""著作简介""学术思想""临证经验"与"后世影响"五个独立的内容范畴。各分册将拟论述的内容按照逻辑与次序，分门别类地纳入以上五个内容范畴之中。

五、"生平概述"部分，主要包括医家姓名字号、生卒年代、籍贯等基本信息，时代背景、从医经历以及相关问题的考辨等。

六、"著作简介"部分，逐一介绍医家的著作名称（包括现存、已经亡佚又经后人辑复的著作）、卷数、成书年代、主要内容、学术价值等。

七、"学术思想"部分，分为"学术渊源"与"学术特色"两部分进行论述。前者重在阐述医家之家传、师承、私淑（中医经典或前代医家思想对其影响）关系，重点发掘医家学术思想的历史传承与学术渊源；后者主要从独特学术见解、学术成就、学术特点等方面，总结医家的主要学术思想特色。

八、"临证经验"部分，重点考察和论述医家学术著作中的医案、医论、医话，并有选择地收集历代杂文笔记、地方志等材料，从中提炼整理医家临床诊疗的思路与特色，发掘、总结其独到的诊治方法。此外，还根据医家不同情况，以适当方式选录部分反映医家学术思想与临证特色的医案。

九、"后世影响"部分，主要包括"学术影响与历代评价""学派传承（学术传承）""后世发挥"和"国外流传"等内容。其中，对医家的总体评价，重视和体现学术界共识和主流观点，在此基础上，有理有据地阐明新见解。

十、附以"参考文献"，标示引用著作名称及版本。同时，分册编写过程中涉及的期刊与学位论文，以及未经引用但能体现一定研究水准的期刊与学位论文也一并列出，以充分体现对该医家研究的整体状况。

十一、附以丛书全部医家名录，依照时间先后排列，以便查验。

十二、丛书正文标点符号使用，依据中华人民共和国国家标准《标点符号用法》（GB/T 15834—2011）。医家原书中出现的俗字、异体字等一律改为简化正体字，个别不能对应简化字的繁体字酌予保留。

《中医历代名家学术研究丛书》编委会

2021 年 3 月

内容提要

　　张仲景，名机，字仲景；约生于东汉和平元年（150），约卒于东汉建安二十四年（219）；东汉末年南阳郡涅阳（今河南省南阳市）人。张仲景是中医学术发展史上最为杰出的医学家，上古经方学派的杰出传人，中医外感疾病和内伤杂病辨证施治体系的创始人，中医临床医学及方剂学的奠基者。其代表著作为《伤寒杂病论》（16卷），但原书在晋初即无存，两晋时期以"伤寒"和"杂病"分别流传。《伤寒杂病论》的内容，先后经王叔和、孙思邈等记载和整理；最终经宋代校正医书局，将其不同传本重校而为《伤寒论》和《金匮要略》两书，后世医家公认这两部著作为中医学之经典。张仲景学术在中医学史上影响至为深远，在日本及古代朝鲜等亦广泛传播和发展。本书内容包括张仲景的生平概述、著作简介、学术思想、临证经验及后世影响等。

张仲景，名机，字仲景；约生于东汉和平元年（150），约卒于东汉建安二十四年（219）；东汉末年南阳郡涅阳（今河南省南阳市）人。张仲景是中医学术发展史上最为杰出的医学家，上古经方学派的杰出传人，中医外感疾病和内伤杂病辨证施治体系的创始人，中医临床医学及方剂学的奠基者。其代表著作为《伤寒杂病论》（16卷），但原书在晋初即无存，两晋时期以"伤寒"和"杂病"分别流传。《伤寒杂病论》的内容，先后经王叔和、孙思邈等记载和整理；最终经宋代校正医书局，将其不同传本重校而为《伤寒论》和《金匮要略》两书，后世历代医家公认这两部著作为中医学之经典。张仲景之学术，在中医学史上影响至为深远，在日本及古代朝鲜等亦广泛传播和发展。

《伤寒杂病论》成书以来，张仲景学术之研究经久不衰，时至当代依然如此。笔者以"张仲景""伤寒论""金匮要略"为主题词，在中国知网（CNKI）上检索1954～2020年的医史、文献、理论类的期刊论文和学位论文，相关文献总计5200余篇。其中，有期刊论文5100余篇，学位论文91篇。内容涉及张仲景生平考证、著作整理研究、理法方药运用、经方临床与实验研究等。

本次整理研究，笔者以《伤寒论》《金匮要略》原著为依据，首先就张仲景的学术渊源、学术特色、主要贡献提出整体认识；在此基础上，分别对张仲景诊治外感病和内伤杂病的全部内容，加以分门别类、简明扼要的阐释，使张仲景辨证施治体系的框架和内涵，更加系统、更加清晰、更加明了。在此过程中，始终以充分彰显张仲景的辨证施

编写说明

治体系的内在结构和核心内容为宗旨，加以笔者简要的分析和阐释。在大部分张仲景原文之下，还附以清代尤怡所著《伤寒贯珠集》《金匮要略心典》的注释，为读者理解张仲景学术提供了必要的参考。

本次整理研究所依据的张仲景著作版本：（汉）张仲景述；（晋）王叔和撰次；钱超尘，郝万山整理.伤寒论［M］.人民卫生出版社，2005.（汉）张仲景撰，何任，何若苹整理.金匮要略［M］.人民卫生出版社，2005.（汉）张机著；（晋）王叔和集，（宋）林亿等编.金匮玉函经（影印）［M］.人民卫生出版社，1955。

衷心感谢参考文献的作者和支持本项研究的各位同仁！

潘桂娟　陈曦

中国中医科学院中医基础理论研究所

2021 年 3 月

目
录

临证经验

张仲景

生平概述

张机，字仲景，约生于东汉和平元年（150），约卒于东汉建安二十四年（219）；东汉末年南阳郡涅阳（今河南省南阳市）人。张仲景是中医学术发展史上最为杰出的医学家，上古经方学派的杰出传人，中医外感疾病和内伤杂病辨证施治体系的创始人，中医临床医学及方剂学的奠基者。其代表著作为《伤寒杂病论》（16卷），但原书在晋初即无存，两晋时期以"伤寒"和"杂病"分别流传。《伤寒杂病论》的内容，先后经王叔和、孙思邈等名家记载和整理；最终经宋代校正医书局，将其不同传本重校而为《伤寒论》和《金匮要略》两书；历代公认这两部著作为"中医经典""方书之祖"。张仲景之学术，在中医学史上影响至为深远，在日本及古代朝鲜等亦广泛传播和发展。

一、时代背景

东汉末年，疫病广泛流行，可谓"家家有僵尸之痛，室室有号泣之哀，或阖门而殪，或复族而丧"（曹植《说疫气》）。张仲景之家族，也由于罹患疫病而死亡甚多。如《伤寒杂病论·序》所曰："余宗族素多，向余二百，建安纪年以来，犹未十稔，其死亡者，三分有二，伤寒十居其七。"

从《伤寒杂病论·序》所述，可以看出张仲景对当时医界的诸多弊端也颇为感叹。如其所曰："怪当今居世之士，曾不留神医药，精究方术，上以疗君亲之疾，下以救贫贱之厄，中以保身长全，以养其生；但竞逐荣势，企踵权豪，孜孜汲汲，惟名利是务，崇饰其末，忽弃其本，华其外而悴其内，皮之不存，毛将安附焉！卒然遭邪风之气，婴非常之疾，患及祸至，而方震栗，降志屈节，钦望巫祝，告穷归天，束手受败，赍百年之寿命，持至贵之重器，委付凡医，恣其所措，咄嗟呜呼！厥身以毙，神明消灭，变为异物；幽潜重泉，徒为啼泣。痛夫！举世昏迷，莫能觉悟；不惜其命，若是轻生，彼何荣势之云哉！而进不能爱人知人，退不能痛身知己，遇灾值祸，身居厄地，蒙蒙昧昧，蠢若游魂。哀乎！趋世之士，弛竞浮华，不固根本，忘躯徇物，危若冰谷，至于是也。"

在上述背景之下，张仲景立志钻研医学以治病活人，旨在"上以疗君亲之疾，下以救贫贱之厄，中以保身长全，以养其生"。其"勤求古训，博采众方"，在既往医学成就的基础上，结合自身临床"平脉辨证"的体会与经验，进行理论与实践上的集成与创新，希望能探病知源，尽愈诸病。

二、生平纪略

《后汉书》《三国志》，均未见张仲景传记，其他历史文献中亦未见详细记载。故关于张仲景的生平，仅可基于散在史料而勉为综述。

关于张仲景的生卒年份，由于史籍记载的缺失，只能据现有记载大致推算。据《伤寒论·序》所述"建安纪年以来"，可确定其生活在东汉末年。据《太平御览》引《何颙别传》所录"同郡张仲景"及有关记载，可推测张仲景的生卒年份，约为东汉和平元年（150），约卒于东汉建安二十四年（219）。

关于张仲景的故里，明嘉靖时《南阳府志》记载："张机，字仲景，南阳人，产于涅。"近现代学者多方考证，大多认可张仲景故里为东汉南阳郡涅阳，即今之河南省南阳市。今有"医圣祠"，建于当地以为纪念。

关于张仲景的从医经历，因相关史料甚少，故仅就《伤寒杂病论·序》做如下简要论述，以明张仲景从医之目的、志向及高尚的医德。

　　张仲景从医的背景，如前所述，是由于疫病流行，加之当时医界弊端。其著书的目的、学术渊源，如《伤寒杂病论》自序所述："感往昔之沦丧，伤横夭之莫救，乃勤求古训，博采众方，撰用《素问》《九卷》《八十一难》《阴阳大论》《胎胪药录》，并平脉辨证，为《伤寒杂病论》合十六卷。虽未能尽愈诸病，庶可以见病知源，若能寻余所集，思过半矣。夫天布五行，以运万类，人禀五常，以有五脏，经络府俞，阴阳会通，玄冥幽微，变化难极，自非才高识妙，岂能探其理致哉！上古有神农、黄帝、岐伯、伯高、雷公、少俞、少师、仲文，中世有长桑、扁鹊，汉有公乘阳庆、仓公，下此以往，未之闻也。"由上可见，张仲景秉承医经学派理论，集成经方学派成就及此前医药学之发展；总结自身临床实践经验，加以理论升华、概括，进而完成《伤寒杂病论》的撰写。

　　张仲景还在《伤寒杂病论集·原序》中指出："观今之医，不念思求经旨，以演其所知；各承家技，始终顺旧；省疾问病，务在口给；相对斯须，便处汤药；按寸不及尺，握手不及足；人迎趺阳，三部不参；动数发息，不满五十；短期未知决诊，九候曾无仿佛；明堂厥庭，尽不见察，所谓窥管而已。夫欲视死别生，实为难矣。"张仲景在抨击医界弊端之中，提示医者应有的境界为：遵循经旨，演其所知；医术传承，重在出新；平脉辨证，详察精审。否则，难以"视死别生"。

　　关于张仲景的业师，宋·林亿《伤寒论序》引唐·甘伯宗《名医录》曰："张仲景，名机，南阳人，举孝廉，官至长沙太守，始受术于同郡张伯祖。时人言，识用精微，过其师。"关于张仲景之弟子，据张杲《医说》及余嘉锡《四库提要辨证》记载，其弟子有三：即杜度、卫汛、王叔和。其中，王叔和使《伤寒论》得以保存而流传后世。

　　总之，张仲景秉承医经学派理论，集成经方学派成就，基于自身临床实践，首次建构了理法方药有机结合、比较完善的中医临床辨证施治体系。

《伤寒杂病论》中，不仅系统地提出了中医临床预防和诊治外感疾病和内伤杂病的规矩准绳，而且结合临床诊疗实践，具体地总结出"观其脉证"而"随证治之"的圆机活法。《伤寒杂病论》既是对此前临床实践的系统总结，也是对中医药理论的重大发展；特别是对于中医临床医学及中医方剂学的形成与发展，做出了具有开创性且影响深远的重大学术贡献。

张仲景

著作简介

一、《伤寒杂病论》

张仲景所述《伤寒杂病论》16 卷，大约成书于东汉建安十年（205），当时正值疫病广泛流行。根据《伤寒杂病论》自序所述，此书为张仲景"勤求古训，博采众方，撰用《素问》《九卷》《八十一难》《阴阳大论》《胎胪药录》，并平脉辨证"，特别是"广《伊尹汤液》"（见《针灸甲乙经》序）而成。

此书卷数，依著者自序谓 16 卷，但后来已有部分的拆散和亡失，如到了隋唐时期的《张仲景方》传本只有 15 卷（《隋志》），及《伤寒卒病论》传本只有 10 卷（《新唐志》）等。据马继兴所著《中医文献学》介绍，本书的编写方式是由"论"和"方"两类条文所组成，前者是疾病的辨证，后者是具体的处方。条文字数多在百字之内，每个条文多系独立记述一个中心问题，至于各条文相互间的排列，并没有绝对的先后次序，因而形成了在后代不同的传本中，条文排列的顺序与多少有很大差异的现象。《伤寒杂病论》成书之后，由于多种原因，原书未能传世。

《伤寒杂病论》撰成后的半个世纪内，曾由王叔和进行了第一次整理。据《针灸甲乙经·序》记载："近代太医令王叔和撰次仲景选论甚精。"《太平御览》卷七七二曾引述公元 5 世纪左右后魏高湛语"编次张仲景方论为三十六卷"，但此本于后世正史与医书中均未见载。而王叔和撰写的《脉经》，全文三分之一以上收录了《伤寒杂病论》绝大部分内容。其中，《伤寒论》内容集中于卷七，卷一、卷五有"辨脉法""平脉法"文字；《金匮要略》内容集中于卷八、卷九，卷三、卷六有"五脏风寒积聚"及"水气病"文字。

此外，据《小品方》引《晋元帝四部书目录》（又称《秘阁四部书目录》，是书据晋《中经簿》成）记载，"《张仲景辨伤寒并方》有九卷……《张仲景杂方》八卷"，表明《伤寒杂病论》在西晋时期，即已分为"伤寒""杂病"两部分流行于世，又可知当时传本中的条文论述与用方是分开载录的。

二、《伤寒论》

（一）《伤寒论》的沿革与版本

1. 王叔和整理的《伤寒论》

王叔和收集、整理的《伤寒论》内容，主要存于《脉经》卷七之中，其形式与内容并非如现代通行本目录排列，而是按照"可"与"不可"之治法为序。如"病不可发汗证第一""病可发汗证第二""病发汗以后证第三"等。并且，王叔和记载的《伤寒论》条文，仅提出所用方名或方证之名。如"太阳病，外证未解，其脉浮弱，当以汗解，宜桂枝汤"。又如"太阳病，下之，微喘者，表未解故也。属桂枝加厚朴杏子汤证"。书后，并未附有方剂组成。该版本在一定程度上，可以弥补今本《伤寒论》内容之阙疑。需要指出的是，据林亿《校订脉经序》言："今则考以《素问》《九墟》《灵枢》《太素》《难经》《甲乙》、仲景之书，并《千金方》及《翼》说脉之篇以校之，除去重复，补其脱漏，其篇第亦颇为改易，使以类相从……"可知，林亿校订时对《脉经》原文进行了较大的调整改易。马继兴研究员经过考证，在《中医文献学》说："在原本中不仅载入了《伤寒杂病论》的全部或绝大部分条文，而且也收录了原书的处方。但是这些处方在北宋修订此书之前，已先后于1065年及1066年校订刊行了《伤寒论》及《金匮要略》，因而在校订《脉经》时删去了书中的全部处方"，亦即"在北宋校定前的《脉经》原本中是在各卷篇中记有完整的处方的。"

2. 唐本《伤寒论》

在唐·孙思邈所撰《备急千金要方》中，可见到与今通行本《伤寒论》相同的内容仅 40 余条，并且与其他医家有关伤寒论治的内容相互混杂。至孙思邈晚年撰著《千金翼方》时，在卷九、卷十收载了今本《伤寒论》的绝大部分内容，总计有原文 392 条，方剂 109 首。据《千金翼方》卷九开篇文字，可以推测，包括孙思邈在内的许多医家，由于理论思维的不断深入和临床经验的逐步积累，才渐渐认识到《伤寒论》的深刻学术内涵和临床价值。其谓："伤寒热病，自古有之。明贤睿哲，多所防御。至于仲景，特有神功，寻思旨趣，莫测其致。所以医人未能钻仰……旧法方正，意义幽隐。乃令近智所迷，览之者造次难悟；中庸之士，绝而不思。"后世称孙思邈《千金翼方》中载录的相关内容，为"唐本"《伤寒论》。该本的编撰方式为"方证同条"（而非先前证方分离）、"比类相附"。其认为桂枝汤、麻黄汤和青龙汤三法正为伤寒病而设，其他如柴胡汤、承气汤、陷胸汤等"皆为吐下发汗后不解之事，非是正对之法"。故其编排条文的重点在于太阳病，而太阳病辨治之纲又在于桂枝汤、麻黄汤和青龙汤三法，名曰"太阳病用某某法"。至于阳明病至厥阴病等篇条文，仅冠以"某某病状"名之，未做进一步分解。其他还有"伤寒宜忌""发汗吐下后病状""霍乱病状""阴阳易已后劳复"等。

在《外台秘要》一书中所引的《张仲景伤寒论》佚文，是《伤寒杂病论》在唐代的一种传本。卷二至卷十一均为伤寒病部分，与今本《伤寒论》大体相同。这一部分文字，不仅可供考虑互校其他现存传本，而且其中还有不见于今本《伤寒论》的佚文，值得进一步发掘研究。

3. 淳化本《伤寒论》

"淳化本《伤寒论》"之名称，由中国中医科学院马继兴先生提出。其在《北京中医学院学报》"中日《伤寒论》学术研讨会专辑（二）"中，发表《伤寒论版本概说》一文，提出"淳化本《伤寒论》——北宋建国初期，曾将受降的荆南国末主高继冲进献的《伤寒论》传本重加修订，收入992年（淳化三年）医官院撰修的大型医书《太平圣惠方》卷八，这也是一种只有佚文，未引所引书名的古本，其内容也仅限于伤寒病部分"。1990年，马继兴先生在《中医文献学》"高继冲本与淳化本《伤寒论》"一节中，论及"《太平圣惠方》——卷八至卷十四论述伤寒。其中卷八首为伤寒叙论、脉候、日数，次为六经病形证，次为可与不可诸篇，末为附方。原文虽未引录出处，但文字体例全与《伤寒论》相同。而与卷九至卷十四所论伤寒的编排方法全异。可证卷八全文应是古传本之一，可称为淳化本《伤寒论》，而高继冲本为其底本。但这种淳化本并没有杂病方面的内容"。

4. 宋本《伤寒论》

尽管高继冲进献的古本《伤寒论》为《太平圣惠方》所收录，但"文理舛错，未尝考证；历代虽藏之书府，亦阙于雠校。是使治病之流，举天下无或知者"。因此，宋嘉祐二年（1057）校正医书局成立后，高保衡、孙奇、林亿等人校正传世的《伤寒杂病论》古本三种：如《金匮玉函经》，"重刻张仲景金匮玉函经序"云："治平初，命诸臣校定其目有三，曰《伤寒论》《金匮方论》（一名《金匮玉函要略》）及此经（《金匮玉函经》）是也"。其中，《金匮玉函经》为《伤寒论》"同体而别名"。三书的校定顺序，如《金匮要略方论》"序"云："臣奇先校定《伤寒论》，次校定《金匮玉函经》，今又校成此书。"北宋治平二年（1065），《伤寒论》校正完毕，共计10卷、22篇、113方，附加校注，刊行于世。此书刊刻版式及字体均较大，称为"大字本"。其后不久，又有国子监刻的小字本和浙路小字本二种行世。上述三种版本，后世统称"宋本《伤寒论》"。

由于宋本《伤寒论》的内容，只有白文和校注，没有文意解释，当其流传至南宋时，已经被各家注本逐渐替代。特别是成无己《注解伤寒论》刊行后，已经取代宋本《伤寒论》，成为流传最广的版本。

不过，《伤寒论》北宋刻本虽佚，幸有明·赵开美影宋刊本存世。明万历二十七年（1599），赵开美第二次刊刻《仲景全书》时才将宋本影刻，使得今人对北宋本原貌有一基本了解。这也就成为今日《伤寒论》通行本之蓝本。

（二）《伤寒论》的框架与内容

《伤寒论》主要讨论外感疾病的发生发展与辨证施治。《伤寒论》通行本之内容包括："伤寒论（林亿）序""伤寒卒病论集序"；卷一，辨脉法，平脉法；卷二，伤寒例，辨痉湿暍脉证，辨太阳病脉证并治上；卷三，辨太阳病脉证并治中；卷四，辨太阳病脉证并治下；卷五，辨阳明病脉证并治，辨少阳病脉证并治，辨厥阴病脉证并治；卷六，辨太阴病脉证并治，辨少阴病脉证并治，辨厥阴病脉证并治；卷七，辨霍乱病脉证并治，辨阴阳易差后病脉证并治，辨不可发汗病脉证并治，辨可发汗病脉证并治；卷八，辨发汗后病脉证并治，辨不可吐，辨可吐；卷九，辨不可下脉证并治，辨不可下脉证并治；卷十，辨发汗吐下后病脉证并治。以上共22篇，113方（有1方未列药物）。书中除平脉法、辨脉法、伤寒例、痉湿暍、霍乱、阴阳易、差后劳复等病的证治，及汗吐下法的应用和禁忌外，主要以三阴三阳（后世称"六经"）为辨证纲领，对外感病证及其辨脉审证大法、立方用药规律，以条文形式加以论述。

三、《金匮要略》

（一）《金匮要略》的沿革与版本

在西晋时期，《伤寒杂病论》即已分为伤寒、杂病两部分流行于世。在宋以前，张仲景论述内科、妇科、外科等病证的文献，还没有统一固定名称。或单独称为《张仲景杂方》(《小品方·序》)，或与伤寒内容合称为《张仲景方》(《隋书·艺文志》)、《张仲景药方》(《旧唐书·经籍志》)。至北宋仁宗时，翰林学士王洙在翰林院所存残旧书籍中发现《金匮玉函要略方》3 卷，上卷辨伤寒，中卷论杂病，下卷记载方剂及妇人病证治。由于此书中关于伤寒的内容，"文多节略"，所以高保衡、孙奇、林亿等校定此书时，删去上卷"伤寒"部分，保留杂病以下，终于饮食禁忌；又将下卷方剂分列于各种病证之下，还采集了各家方书中转载张仲景治疗杂病的医方及后世医家的有效医方，分类附在各篇之末"以广其法"。是书凡 25 篇，除重复合 262 方，编成上、中、下三卷，题名《金匮要略方论》，又名《金匮玉函要略》(《通志·艺文略》)，简称《金匮要略》。

《金匮要略》初次刊刻时间，可能略晚于宋本《伤寒论》和《金匮玉函经》，但原本已佚。现存版本为：①元刻邓珍本，名为《新编金匮方论》；②明·赵开美校刻《仲景全书》本；③明刻俞桥本；④《古今医统正脉全书》本；⑤清康熙二十七年（1683）文瑞堂刊本等。今以 1963 年人民卫生出版社《金匮要略方论》为通行本。

（二）《金匮要略》的框架与内容

《金匮要略》是中医学最早论述杂病的专著，也是理论与实践相结合的经典著作，为历代医家学习、研究的必读书籍。通行本《金匮要略》的内容包括：脏腑经络先后病脉证第一：主要论述预防、病因、诊断、治疗等有关问题，为全书的总纲。其余各篇，论述具体病证的诊治。从"痉湿暍病脉证治第二"至"呕吐哕下利病脉证治第十七"，是论述内科病证诊治；"疮痈肠痈浸淫病脉证并治第十八"，是论述外科病证诊治；"趺蹶手指臂肿转筋阴狐疝蛔虫病脉证治第十九"，是将不便归类的几种病证合并加以论述；从"妇人妊娠病脉证并治第二十"至"妇人杂病脉证并治第二十二"，专论妇产科病证诊治。最后三篇，从"杂疗方第二十三"至"果实菜谷禁忌并治第二十五"，为杂疗方和食物禁忌，带有验方性质。原书前22篇中，包括疾病40多种，共载方剂205首（其中4首只列方名，未载药物。包括水气病篇的杏子汤，疮痈肠痈浸淫病篇中的黄连粉，趺蹶手指臂肿转筋阴狐疝蛔虫病篇中的藜芦甘草汤，妇人妊娠病篇的附子汤）。

张仲景

学术思想

一、学术渊源 🐦

关于张仲景学术的渊源，《伤寒杂病论·序》曰："感往昔之沦丧，伤横夭之莫救，乃勤求古训，博采众方，撰用《素问》《九卷》《八十一难》《阴阳大论》《胎胪药录》，并平脉辨证，为《伤寒杂病论》合十六卷。虽未能尽愈诸病，庶可以见病知源，若能寻余所集，思过半矣。夫天布五行，以运万类，人禀五常，以有五脏，经络府俞，阴阳会通，玄冥幽微，变化难极，自非才高识妙，岂能探其理致哉！上古有神农黄帝、岐伯、伯高、雷公、少俞、少师、仲文，中世有长桑、扁鹊，汉有公乘阳庆、仓公，下此以往，未之闻也……孔子云：'生而知之者上，学则亚之，多闻博识，知之次也。'余宿尚方术，请事斯语。"由上可见，集中体现张仲景医学思想和临证经验的《伤寒杂病论》，是在其"勤求古训"并"博采众方"的基础上，又钻研"《素问》《九卷》《八十一难》《阴阳大论》《胎胪药录》"，结合"平脉辨证"的实践编撰而成的。现就张仲景学术的渊源简要讨论如下：

（一）秉承医经学派理论

《汉书·艺文志·方技略》曰："《黄帝内经》十八卷，《黄帝外经》三十七卷；《扁鹊内经》九卷，《扁鹊外经》十二卷；《白氏内经》三十八卷，《白氏外经》三十六卷；《旁篇》二十五卷。右医经七家，二百一十六卷。医经者，原人血脉、经络、骨髓、阴阳、表里，以起百病之本、死生之分，而用度箴石汤火所施，调百药齐和之所宜。至齐之得，犹磁石取铁，以物相使。拙者失理，以愈为剧，以生为死。"由此可见，《汉书·艺文志》所记载的医经七家著作，只有《黄帝内经》传世。因此，后世主要基于《黄帝内经》，理解医经学派的理论。

《黄帝内经》中，全面而深刻地阐明了中医学对人与自然关系、人体与生命活动、健康与疾病转化，及其调控规律与法则的理性认识。《黄帝内经》中，论及气、阴阳、五行等哲学思想；论及精气神、身形、藏象、经络；病因病机、诊法、辨证、防治、方药及养生理论，还有中医诊治临床各类病证的理论。《黄帝内经》集中体现了中国独特的自然观、生命观和方法论，为中医学术之根本。

关于张仲景学术与医经学派的渊源关系，可以从以下两个方面来看：

首先从《伤寒杂病论》自序来看，可以看出张仲景秉承医经学派的理论。如其所云："勤求古训，博采众方，撰用《素问》《九卷》《八十一难》《阴阳大论》《胎胪药录》，并平脉辨证，为《伤寒杂病论》合十六卷。"同时，指出"夫天布五行，以运万类；人禀五常，以有五脏；经络府俞，阴阳会通；玄冥幽微，变化难极；自非才高识妙，岂能探其理致哉"。此外，还论及"上古有神农黄帝、岐伯、伯高、雷公、少俞、少师、仲文，中世有长桑、扁鹊，汉有公乘阳庆、仓公"等医学人物。从张仲景撰写《伤寒杂病论》依据的典籍，从所论"天布五行，以运万类，人禀五常，以有五脏，经络府俞，阴阳会通"之说；加之提及的《黄帝内经》中的医学人物，可以认为，张仲景切实秉承了医经学派的理论。

其次，从《伤寒论》与《金匮要略》的学术内容来看，可以看出，《伤寒杂病论》在相当程度上，与《黄帝内经》理论也是同出一源的。例如：

1. 强调人与天地之气相应

关于"人与天地相应"，在《黄帝内经》中多有论述。其中，最具代表性者，如《素问·生气通天论》曰："夫自古通天者，生之本，本于阴阳。天地之间，六合之内，其气九州、九窍、五脏、十二节，皆通乎天气。其生五，其气三，数犯此者，则邪气伤人，此寿命之本也。"

张仲景指出："夫人禀五常，因风气而生长，风气虽能生万物，亦能害万物，如水能浮舟，亦能覆舟。若五脏元真通畅，人即安和。"（《金匮要略·脏腑经络先后病脉证》）此言人禀天地之气而生，天地之气能生长万物；天地之气异常，会损害万物。但若元真通畅，人即安和。在治疗疾病时，要考虑到自然因素的影响。张仲景在此篇中，还论及"四季脾旺不受邪，即勿补之"的观点，同样体现了"人禀五常"的思想。

又如，张仲景论曰："风湿相搏，一身尽疼痛，法当汗出而解，值天阴雨不止，医云此可发汗。汗之病不愈者，何也？盖发其汗，汗大出者，但风气去，湿气在，是故不愈也。若治风湿者，发其汗，但微微似汗出者，风湿俱去也。"（《金匮要略·痉湿暍病脉证治》）此言天阴雨不止，对"风湿相搏"之病证来说，会加重湿邪而难以去除。此时若用大发汗法，自必然风去湿存，故当以微发汗法以去湿。

2. 提出"治未病"与"养慎"

从现存文献来看，"治未病"概念首见于《黄帝内经》，其思想渗透在多篇文字之中。其中，最具代表性者，如《素问·四气调神大论》曰："夫四时阴阳者，万物之根本也。所以圣人春夏养阳，秋冬养阴，以从其根，故与万物沉浮于生长之门。逆其根，则伐其本，坏其真矣。故四时阴阳者，万物之终始也，死生之本也。逆之则灾害生，从之则苛疾不起，是谓得道。道者，圣人行之，愚者佩之。从阴阳则生，逆之则死；从之则治，逆之则乱；反顺为逆，是谓内格。是故不治已病治未病，不治已乱治未乱，此之谓也。夫病已成而后药之，乱已成而后治之，譬犹渴而穿井，斗而铸锥，不亦晚乎！"又如，《灵枢·九宫八风》曰："谨候虚风而避之。故圣人曰避虚邪之道，如避矢石然，邪弗能害，此之谓也"。

张仲景亦在《金匮要略·脏腑经络先后病脉证治》中，提出治未病之脏腑的理论。如："问曰：上工治未病，何也？师曰：夫治未病者，见肝之病，知肝传脾，当先实脾，四季脾旺不受邪，即勿补之。中工不晓相传，见肝之病，不解实脾，惟治肝也。"此言高明的医生，应知晓脏腑之间的整体联系，掌握脏腑疾病传变的规律，善于治疗未病之脏腑，以防患于未然。

张仲景还提出"养慎"的法则。其曰："若人能养慎，不令邪风干忤经络；适中经络，未流传脏腑，即医治之。四肢才觉重滞，即导引、吐纳、针灸、膏摩，勿令九窍闭塞；更能无犯王法、禽兽灾伤，房室勿令竭乏，服食节其冷热苦酸辛甘，不遗形体有衰，病则无由入其腠理。腠者，是三焦通会元真之处，为血气所注；理者，是皮肤脏腑之文理也。"(《金匮要略·脏腑经络先后病脉证治》) 这段论述中，将人置于天地和社会之间，从不同角度全面提出养生和防病的原则。其强调的养生原则是"养慎"，即谨慎地内养真气，外避邪气。具体做到以下几点：其一，避免邪风侵袭经络；其二，外邪中于经络而尚未流传脏腑之时，应及时治疗；其三，感觉肢体重滞，即及时采用多种外治方法调理；其四，避免意外灾伤；其五，做到房室有度并饮食有节。如此，即可做到"不令邪风干忤经络"或避免"流传脏腑"，"勿令九窍闭塞""不遗形体有衰，病则无由入其腠理"。

3. 将阴阳五行用于临床诊治

关于阴阳，在《黄帝内经》中多有论述。其中，具有代表性的论述，如："阴阳者，天地之道也，万物之纲纪，变化之父母，生杀之本始，神明之府也，治病必求于本。"(《素问·阴阳应象大论》) "阴者，藏精而起亟也；阳者，卫外而为固也。阴不胜其阳，则脉流薄疾，并乃狂。阳不胜其阴，则五脏气争，九窍不通。是以圣人陈阴阳，筋脉和同，骨髓坚固，气血皆从。如食则内外调和，邪不能害，耳目聪明，气立如故。"(《素问·生气通天论》) "凡阴阳之要，阳密乃固；两者不和，若春无秋，若冬无夏，因而和之，是谓圣度。故阳强不能密，阴气乃绝；阴平阳密，精神乃治。"(《素问·生气通天论》)

《伤寒论》将阴阳理论，运用于分析临床各类病证的发生发展、病因病机、证候表现、传变规律，确定治疗法则，判断预后转归等。例如：

"病有发热恶寒者，发于阳也；无热恶寒者，发于阴也。"（《伤寒论·辨太阳病脉证并治上》）此为病发于阳与病发于阴之辨析。发热恶寒发于阳，无热恶寒发于阴，是根据疾病初期症状，观察有无发热，以判定病发于阳或病发于阴。若感受邪气后，阳气能与邪相争，则发热、恶寒同时并见，即为病发于阳；若邪气侵入人体，阳气未能与邪相争，则无热恶寒，即为病发于阴。此提示疾病的愈期，每因受邪的轻重、正气的强弱、治疗当否，而有所不同。

"病发于阳而反下之，热入因作结胸。病发于阴而反下之，因作痞也。所以成结胸者，以下之太早故也。"（《伤寒论·辨太阳病脉证并治下》）此论阳热偏胜和阴寒偏胜，误用下法后会出现不同的转归。

"凡厥者，阴阳气不相顺接，便为厥。厥者，手足逆冷者是也。"（《伤寒论·辨厥阴病脉证并治》）此所论厥证是"阴阳气不相顺接"所致。

"伤寒六七日，无大热，其人躁烦者，此为阳去入阴故也。"（《伤寒论·辨少阳病脉证并治》）此"阳去入阴"，为伤寒表邪已去，病已入里之义。

"太阳病，医发汗，遂发热恶寒；因复下之，心下痞。表里俱虚，阴阳气并竭，无阳则阴独。复加烧针，因胸烦，面色青黄，肤润者，难治。今色微黄，手足温者易愈。"（《伤寒论·辨太阳病脉证并治下》）此"阴阳气并竭，无阳则阴独"，是指汗下使表里俱虚，表为阳，里为阴，故言"阴阳气并竭"；汗下阳虚，阴邪独盛，故言"无阳则阴独"。

"脉浮而芤，浮为阳，芤为阴；浮芤相搏，胃气生热，其阳则绝。"（《伤寒论·辨阳明病脉证并治》）此"浮为阳"是阳气盛之脉象，"芤为阴"是阴血虚之脉象，"其阳则绝"是阴血虚而阳独盛之义。

"脉阳微而汗出少者，为自和也；汗出多者，为太过。阳脉实，因发其汗，出多者，亦为太过。太过者，为阳绝于里，亡津液，大便因硬也。"
(《伤寒论·辨阳明病脉证并治下》) 此"阳脉微"，指浮取而见微脉，此为
表虚；"阳脉实"，指浮取而见实脉，此为表实。此"阳脉"指浮脉，主表。

"太阳中风，阳浮而阴弱；阳浮者热自发，阴弱者汗自出；啬啬恶寒，
淅淅恶风，翕翕发热，鼻鸣干呕者，桂枝汤主之。"(《伤寒论·辨太阳病脉
证并治上》) 此"阳浮而阴弱"，即描述脉之浮缓之象。

"百合病见于阴者，以阳法救之；见于阳者，以阴法救之。见阳攻阴，
复发其汗，此为逆；见阴攻阳，乃复下之，此亦为逆。"(《金匮要略·百合
狐惑阴阳毒病脉证治》) 此言百合病的治疗原则，重在调和阴阳。即百合病
的阴证，是热病后阳虚所致，故宜用扶阳法治疗；百合病的阳证，是热病
后阴虚所致，故宜用滋阴法治疗。

"凡病，若发汗，若吐，若亡血，亡津液，阴阳自和者，必自愈。"
(《伤寒论·辨太阳病脉证并治上》) 此言凡病之愈在于阴阳自和。

此外，五行理论在《伤寒杂病论》中也有体现。如《金匮要略》对五
脏关系及五脏疾病传变的论述，即体现了《黄帝内经》以五行为基本框架
的藏象理论特点。如："夫肝之病，补用酸，助用焦苦，益用甘味之药调之。
酸入肝，焦苦入心，甘入脾。脾能伤肾，肾气微弱，则水不行；水不行，
则心火气盛，则伤肺；肺被伤，则金气不行；金气不行，则肝气盛。故实
脾，则肝自愈。此治肝补脾之要妙也。肝虚则用此法，实则不在用之。"
(《金匮要略·脏腑经络先后病脉证并治》) 以上论述，基于五行理论，指出
五脏之间存在相互联系、相互制约的关系，即一脏有病可影响他脏。掌握
其相互关系及疾病传变的规律性，可以先"治未病"。论中又曰："夫人禀五
常，因风气而生长；风气虽能生万物，亦能害万物；如水能浮舟，亦能覆
舟。若五脏元真通畅，人即安和。客气邪风，中人多死。"(《金匮要略·脏
腑经络先后病脉证并治第一》) 此"五常"亦指"五行"，在此指代天地之

气运行的基本规律。

"伤寒腹满谵语，寸口脉浮而紧，此肝乘脾也，名曰纵，刺期门。"（《伤寒论·辨太阳病脉证并治中》）此条所述证候为木旺侮土所致，侮其所胜，故名曰"纵"。治法当刺期门，因期门为肝之募，故刺之以泄肝邪。又，"伤寒发热，啬啬恶寒，大渴欲饮水，其腹必满，自汗出，小便利，其病欲解，此肝乘肺也，名曰横，刺期门"（《伤寒论·辨太阳病脉证并治中》）。此条所述证候属肝邪乘肺，侮其所不胜，故名曰"横"。治法当刺期门，因期门为肝之募，故刺之以泄肝邪。肝邪得泄，肺不受侮，毛窍通畅则自汗出，水道通调则小便利，故其病欲解。

4. 秉承和发展《内经》理论

（1）外感病诊治方面

《伤寒论》和《金匮要略》中，有关外感病病因、病机、发病、传变、诊治、预后判断的认识，诊治法则的确立，乃至具体遣方用药等，与《黄帝内经》的阴阳、气血津液、病因病机、诊法辨证、治则治法及遣方用药等基本理论，是有其内在联系的。而且，张仲景结合外感病的诊疗实践，在中医理论方面，又提出了若干新概念、新学说；大大丰富了《黄帝内经》的外感病诊治理论，建立了理法方药有机结合的外感病辨证施治体系。

此外，后世不少医家认为，《伤寒论》的六经辨证，与《素问·热论》六经分证，有着密切的渊源关系。笔者认为，最为重要的是，两者均以"伤寒"为外感热病之统称。至于以三阴三阳对外感热病进行分类并阐述其传变，从名义上看两者似乎有某些类似之处，但比照《素问·热论》六经分证与《伤寒论》的三阴三阳病，可以明显看出两者是有根本区别的，很难确认此两者存在直接传承关系。但不排除张仲景受此启发的可能性。

（2）内伤杂病诊治方面

张仲景对内伤杂病之病因、病机、发病、传变、诊治、预后判断的认识等，与《黄帝内经》也是一脉相承的。特别是阴阳气血津液理论、脏腑经络理论、预防与诊治理论等，是张仲景诊治内伤杂病的理论基础。

张仲景将中医基本理论运用于内伤杂病诊治，基于临床实践总结出诊治的规律和法则，并阐明其原理；对其中某些病证，还建构了分类诊治的框架，在辨证论治理论上多有创见，总结了大量行之有效的诊疗经验。

从具体病证来看，《金匮要略》中的不少病证名称，如黄疸、风水、皮水、正水、石水、黄汗、血痹、肺胀、心痛、疟病、脏结、消渴等，在《黄帝内经》中也有记载，在病因病机发病及证候特点上多有相类似的论述，但《金匮要略》则建构了诊治框架，总结了诊治的经验。两者在学术渊源上有一定相关性，但《金匮要略》在杂病诊治理论上多有创新和发展。

（二）集成经方学派成就

《汉书·艺文志·方技略》曰："经方十一家，二百七十四卷……经方者，本草石之寒温，量疾病之浅深，假药味之滋，因气感之宜，辨五苦六辛，致水火之齐，以通闭结，反之于平。"可见在西汉之前，经方学派已有较高的学术成就。古今皆有医家和学者认为，张仲景是经方学派的杰出传人，或可称为集经方学派之大成者。如：晋·皇甫谧《针灸甲乙经·序》曰："仲景论广伊尹《汤液》为十数卷，用之多验。"梁·陶弘景亦曰："商有圣相伊尹撰《汤液经法》三□，为方 360 首……实万代医家之轨范，苍生护命之大宝。"又曰："外感天行，经方之治有二旦、六神、大小等汤。昔南阳张机依此诸方撰为《伤寒论》一部，疗治明悉，后学咸尊奉之。"（《辅行诀脏腑用药法要》）但《汉书·艺文志·方技略》经方类中，所记载的《汤液经法》早已失传，仅能从历史文献中的零星记载，追溯张仲景与经方学派的关系。

1970 年，张大昌献出家藏敦煌传抄本《辅行诀五脏用药法要》，称其中有 60 个方证是伊尹《汤液经》的主要内容。比较其中的方剂，确实有很多与《伤寒论》方剂一致或近似。其中，"阳旦""青龙""玄（真）武""白虎"等方名，在《伤寒论》中也有出现，从一定程度上可以佐证张仲景所用方药与《汤液经法》相关。此外，在《伤寒杂病论》之前，也有其他方药可能被借鉴。如"崔氏八味丸"可能是前人之方剂被张仲景传承。虽然可供考据的文献少之又少，但可以推知，前人的经验方对张仲景的影响是非常大的。《伤寒论》中还有"柴胡证""桂枝证"等描述，虽然这些方证的出处已无从可考，但仍可看出张仲景汲取经方学术的痕迹。

古今皆有学者认为，《伤寒杂病论》中有不少方剂源于《汤液经法》。马继兴先生通过比较与研究，发现两者有 24 首方剂基本相同，其中有 23 首方名不一致；经过进一步研，认为张仲景对原方名称加以更改的原因，可能与当时的社会历史背景有关。

（三）汲取本草药学知识

《伤寒杂病论》与《神农本草经》的成书年代相近，《神农本草经》中记述的药物分类、四气五味及君臣佐使的配伍原则，当是张仲景《伤寒杂病论》组方用药的基础。《伤寒杂病论》中所用药物，绝大多数在《神农本草经》中也有记载。张仲景在药物的具体运用上，多有创新和发挥。例如：张仲景对甘草、桂枝、人参、芍药、附子、半夏、大黄等药物的运用，较之《神农本草经》，在传承之中多有创新。而且，《伤寒杂病论》在药物的运用、用药剂型、服药时间等用药方法上，较之《神农本草经》更为具体，临床实用性更为突出。此外，《神农本草经》所体现的药证关系，与《伤寒杂病论》中的理法方药有机结合相比，反映了中医临床诊治理论在东汉时期的进步和发展。因此，分析《伤寒杂病论》对《神农本草经》药学知识的继承和发展，既可进一步深化汉代以前的本草理论研究，又能挖掘张仲景组方用药的本意和规律，以扩大经方的应用范围，指导中医临床运用。

（四）临床辨证施治经验

张仲景撰写的《伤寒杂病论》，除秉承医经学派理论、集成经方学派成就、汲取此前的本草学知识以外，其核心内容是基于自身"平脉辨证"的临床实践，并结合此前各家的诊治经验，对外感疾病和内伤杂病的预防与诊治规律，进行理论上的具体分析和系统总结，并建构了理、法、方、药有机结合的辨证施治体系。分析《伤寒论》和《金匮要略》的具体内容，可见其中不仅论述了疾病的临床诊治过程及成功经验，也有不少应当引以为戒的、失治误治的临床实录。从中可以体会到，临床诊疗实践是张仲景创建外感疾病与内伤杂病辨证施治体系的基石。

二、学术特色

（一）构建伤寒病的系统辨证施治体系

张仲景对外感疾病的辨证，是以辨三阳三阳（简称"六经"）为纲领，以辨阴阳、表里、寒热、虚实（简称"八纲"）为准则，以辨明方剂所主脉证及其病机为目标，建构了系统的外感疾病辨证框架，为"随证治之"提供依据。

1. 辨六经

张仲景将外感疾病分为太阳病、少阳病、阳明病、太阴病、少阴病、厥阴病等六类病证，并讨论其发病、传变及相互转化。后世医家多称此六类病证为"六经病"。笔者以为，太阳、少阳、阳明、太阴、少阴、厥阴，并非经络之"六经"，而是基于阴阳气化的辨证纲领。鉴于古今习用"六经"指代"三阴三阳"。故本书亦沿用"六经"一词，作为太阳、少阳、阳明、太阴、少阴、厥阴的称谓。

（1）辨太阳病脉证

张仲景所言"太阳病"，即外感病初起所见证候。如"太阳之为病，脉浮，头项强痛而恶寒"（《伤寒论·辨太阳病脉证并治上》）。脉浮而恶寒为病在表，头项强痛为邪正交争而太阳经气不利所致。此条所述为太阳病的脉证特点，提示太阳病的病位，侧重于肌表、经脉、骨节。如《伤寒论》和《金匮要略》中，大凡提及"太阳病"者多属肌表、经脉、骨节病证，多属人体感受风寒、温热、暑湿之邪所致。

①《伤寒论》中冠以"太阳病"的主要病证

中风 "太阳病，发热，汗出，恶风，脉缓者，名为中风。"（《伤寒论·辨太阳病脉证并治上》）此为太阳病中风证的主要脉证。太阳病中风证，又称"表虚"证，为人体感受风寒之邪，卫强营弱，营卫失调所致。

伤寒 "太阳病，或已发热，或未发热，必恶寒，体痛，呕逆，脉阴阳俱紧者，名曰伤寒。"（《伤寒论·辨太阳病脉证并治上》）此为太阳病伤寒证的主要脉证。太阳病伤寒证，又称"表实证"，为人体感受风寒之邪，卫阳被遏、营阴郁滞所致。

温病 "太阳病，发热而渴不恶寒者，为温病。"（《伤寒论·辨太阳病脉证并治上》）此条所称温病，为人体感受温热之邪，内热津伤所致。

②《金匮要略·痉湿暍病证治》冠以"太阳病"的病证

痉病 "太阳病，其证备，身体强，几几然，脉反沉迟，此为痉。""太阳病，发热无汗，反恶寒者，名曰刚痉。""太阳病，发热汗出，而不恶寒，名曰柔痉。"（《金匮要略·痉湿暍病脉证治》）此"太阳病"之刚痉与柔痉，是汗出太多、津液受伤、筋脉失养所致。

湿病 "太阳病，关节疼痛而烦，脉沉细者，此名湿痹。"（《金匮要略·痉湿暍病脉证治》）此"太阳病"之湿痹，是外湿浸润肌表并流注关节所致。

暍病　"太阳中暍，发热恶寒，身重而疼痛，其脉弦细芤迟。小便已，洒洒然毛耸，手足逆冷，小有劳，身即热，口开，前板齿燥。""太阳中热者，暍是也。汗出恶寒，身热而渴。"（《金匮要略·痉湿暍病脉证治》）此太阳中暍（中热）证，是夏日感受暑热之邪，气阴两伤所致。

太阳病表邪未解而内传于气分、血分，可见蓄水证、蓄血证。或因素体原因，或因失治误治，会出现太阳病兼证和变证。如素有气喘病，可因太阳中风而引起喘病复发；如素有郁热，复感风寒可兼见烦躁等证；如内有水饮，复感风寒，则可能出现干呕、气喘等证；或因太阳经输不利，而出现项背拘急不舒；或太阳阳明合病，出现下利或呕；或误治导致结胸或痞证，等等。

（2）辨阳明病脉证

《伤寒论·辨阳明病脉证并治》所言阳明病，主要指里热炽盛乃至邪热与燥实互结之证。论曰："阳明之为病，胃家实是也。"《伤寒论》所言"胃家"，当包括肠与胃。如《灵枢·本输》所云："大肠小肠皆属于胃。"胃为水谷之海，邪热入胃，或无形邪热弥漫全身，或邪热与燥实互结于胃肠，皆属"胃家实"。"胃家实"为阳明病主证的核心病机。

阳明病的脉证特点，为身热，汗自出，不恶寒，反恶热，脉大。如："问曰：阳明病外证云何？答曰：身热，汗自出，不恶寒，反恶热也。""伤寒三日，阳明脉大。"阳明病主证，或无形热邪弥漫，或有形燥实与邪热互结，均应见上述脉证。身热，汗自出，不恶寒，反恶热，是阳明病的外见证，是里热太盛而发于外使然。不恶寒，是无表邪。反恶热，是里有热。因胃家实是病根，此皆为阳明病主证的必见症状。

后世伤寒研究诸家，又将阳明病主证分为"阳明病经证"与"阳明腑实证"。

①阳明病经证：阳明病，邪热入于胃肠，若属无形之邪热弥漫，称

其为"阳明经证",即白虎汤证,症见身大热、汗自出、口渴引饮、脉洪大等。

②阳明腑实证:若无形邪热与肠中有形之糟粕互结,致不大便而成燥屎者,称其为"阳明腑实证",主要包括大承气汤证、小承气汤证、调胃承气汤证。其主要临床表现是:潮热,谵语,便秘,腹满而痛,濈然汗出,脉沉实等。

除以上所述阳明病主证外,脾不能为胃行其津液,而出现大便秘结者,为脾约证;阳明郁热不解,假令与湿相结,湿热蕴蒸阳明,可致发黄证。《伤寒论》在"阳明病"名义之下,还论及瘀血内结证、热入血室证、津伤水热内蓄证、胃热津伤脾约证、热扰胸膈证等热性证候。还有冠以"阳明病"的虚寒证。

(3)辨少阳病脉证

《伤寒论·辨少阳病脉证并治》,论及少阳病的主要脉证。如"少阳之为病,口苦,咽干,目眩也。"此为少阳病提纲。病在少阳,邪在半表半里。胆火上炎,灼伤津液,故见口苦、咽干;胆与肝合,故见目眩。此皆热邪在胸胁,循经上扰之证。"伤寒,脉弦细,头痛发热者,属少阳。""少阳中风,两耳无所闻,目赤,胸中满而烦者,不可吐下,吐下则悸而惊。""本太阳病,不解,转入少阳者,胁下硬满,干呕不能食,往来寒热,尚未吐下,脉沉紧者,与小柴胡汤。"以上各条所述,为冠以"少阳病"之主要脉证。

关于少阳病病位属"半表半里",《伤寒论》仅有1条原文提到。如"伤寒五六日,头汗出,微恶寒,手足冷,心下满,口不欲食,大便硬,脉细者,此为阳微结,必有表,复有里也。脉沉,亦在里也。汗出,为阳微。假令纯阴结,不得复有外证,悉入在里。此为半在里半在外也。脉虽沉紧,不得为少阴病。所以然者,阴不得有汗,今头汗出,故知非少阴也。可与小柴胡汤。设不了了者，得屎而解。"此条是辨析阳微结与纯阴结证，论及小柴汤主治"半在里半在外"之证。此条虽未明言"少阳病"，但小柴胡汤为少阳病主方，故其论可参。

综上所述，少阳病的主要脉证，为口苦、咽干、目眩；或头痛、发热、脉弦细；或两耳无所闻，目赤，胸中满而烦；或胁下硬满，干呕不能食，往来寒热，脉沉紧。此外，还有小柴胡汤主治证，如往来寒热、胸胁苦满、默默不欲饮食、心烦喜呕等，也都是少阳病的主要见证。少阳病的核心病机，为邪在半表半里，气机不利；胆火上炎，灼伤津液；热在胸胁，上扰清窍；胆热犯胃，胃失和降。

（4）辨太阴病脉证

《伤寒论·辨太阴病脉证并治》，论及太阴病的主要脉证。如"太阴之为病，腹满而吐，食不下，自利益甚，时腹自痛。若下之，必胸下结硬"。此为太阴病提纲。关于太阴病的核心病机，"自利不渴者，属太阴，以其脏有寒故也。"由上可见，太阴病是脾阳虚弱，寒湿内盛所致；主要脉证为腹满而吐，食不下，自利益甚，时腹自痛，手足自温，口不渴，脉浮而缓。如四逆汤证类。还论及太阴病之发黄，当为寒湿内蕴所致。如"伤寒脉浮而缓，手足自温者，系在太阴。太阴当发身黄，若小便自利者，不能发黄"。还有太阴病中风证，证见"四肢烦疼，脉阳微阴涩而长者"，为太阴中风欲愈之证。

（5）辨少阴病脉证

《伤寒论·辨太阴病脉证并治》，论及少阴病的主要脉证。"少阴之为病，脉微细，但欲寐也。"此为少阴病提纲。由于阳气不足故脉微，阴血不足故脉细；气血虚衰，精神萎靡，故但欲寐。少阴病的核心病机为心肾虚衰，病机转化有从阴化寒和从阳化热之别，故遂有"少阴寒化证"和"少阴热化证"之称。

①少阴寒化证

本证是阳气虚衰而阴寒内盛，乃至虚阳上浮或虚阳外越所致。"少阴病，欲吐不吐，心烦，但欲寐。五六日自利而渴者，属少阴也，虚故引水自救。若小便色白者，少阴病形悉具，小便白者，以下焦虚有寒，不能制水，故令色白也。""病人脉阴阳俱紧，反汗出者，亡阳也，此属少阴，法当咽痛而复吐利。""少阴病，下利，若利自止，恶寒而踡卧，手足温者，可治。""少阴病，恶寒而踡，时自烦，欲去衣被者可治。"由以上冠以"少阴病"之条文可见，少阴病寒化证的主要脉证，是脉微细，但欲寐；或欲吐不吐，心烦，五六日自利而渴；或小便色白；或病人脉阴阳俱紧，汗出；或咽痛而复吐利；或恶寒而踡卧，等等。

②少阴病热化证

从冠以"少阴病"的原文来看，少阴病还有诸种热化之证。其中，属阴虚内热证者，"少阴病，下利，咽痛，胸满，心烦，猪肤汤主之。""少阴病，咽中伤，生疮，不能语言，声不出者，苦酒汤主之。""少阴病，得之二三日以上，心中烦，不得卧，黄连阿胶汤主之。"又，属燥热伤津证者，"少阴病，得之二三日，口燥咽干者，急下之，宜大承气汤"，"少阴病，自利清水，色纯青，心下必痛，口干燥者，可下之，宜大承气汤"，"少阴病，六七日，腹胀，不大便者，急下之，宜大承气汤。"此为少阴三急下证。此外，还有冠以"少阴病"的便脓血证、阳郁四逆证等。

（6）辨厥阴病脉证

据《伤寒论·辨厥阴病脉证并治》所论，厥阴病为伤寒病中病情较为复杂，且较为危重的病证；厥阴病属寒热错杂之证，包括上热下寒和厥热胜复两种类型。此外，尚有厥逆、下利吐哕等证候。

①上热下寒证

"厥阴之为病，消渴，气上撞心，心中疼热，饥而不欲食，食则吐蛔，下之，利不止。"此条为厥阴病之提纲，所述证候为上热下寒证。其中，消渴、气上撞心、心中疼热，属上热所致；饥而不欲食，食则吐蛔，下之利不止，为下寒所致。此外，"伤寒本自寒下，医复吐下之，寒格更逆吐下；若食入口即吐，干姜黄芩黄连人参汤主之。""伤寒六七日，大下后，寸脉沉而迟，手足厥逆，下部脉不至，咽喉不利，唾脓血，泄利不止者，为难治，麻黄升麻汤主之。"以上两条所述证候，亦属上热下寒之证。

②厥热胜复证

"伤寒，厥四日，热反三日，复厥五日，其病为进。寒多热少，阳气退，故为进也。"此证厥多于热，主阳退病进。"伤寒，一二日至四五日，厥者必发热。前热者后必厥，厥深者热亦深，厥微者热亦微。厥应下之，而反发汗者，必口伤烂赤。"此证属厥深热深、阳气内郁。"伤寒病，厥五日，热亦五日。设六日，当复厥，不厥者自愈。厥终不过五日，以热五日，故知自愈。"此证厥热之势相当，为病情向愈之候。

③厥证

"凡厥者，阴阳气不相顺接，便为厥。厥者，手足逆冷者是也。"此条明确指出了厥证的病机及主证。即凡是厥证，皆因阴阳气不相顺接所致；厥证的主证为手足逆冷。《伤寒论·辨厥阴病脉证并治》中所论厥证，有热厥、寒厥、血虚寒凝致厥、下焦冷结致厥、痰厥、水厥、气厥等。

④下利吐哕证

下利吐哕证，在伤寒厥阴病里较为多见。如：厥阴病浊阴上逆证，"干呕，吐涎沫，头痛者，吴茱萸汤主之"。又如，邪滞下焦之热利，"热利，下重者，白头翁汤主之"，"下利，欲饮水者，以有热故也，白头翁汤主之"。又如，里寒外热之证，"下利清谷，里寒外热，汗出而厥者，通脉四逆汤主之"。还有哕而腹满之证，如"伤寒哕而腹满，视其前后，知何部不利，利之则愈"。

2. 析八纲

所谓"八纲",是后世医家对阴阳、表里、寒热、虚实术语用于辨证时的统称。后世所谓"八纲辨证",是对四诊收集的资料加以分析,以概括证候的类别、部位、性质及邪正盛衰等情况,从而归纳为阴阳、表里、寒热、虚实等基本证候。《伤寒论》中虽无"八纲辨证"之名,但已具"八纲辨证"之实际内容。"析八纲",为《伤寒论》辨析和总结六经病发病、传变及相互转化规律的重要内容。在《伤寒论》各篇,对六经病脉证的具体论述之中,无不贯穿着辨析阴阳、表里、寒热、虚实的内容。如太阳病为表证,若不辨其表虚表实,就不能分别运用解肌或发汗的治法;少阴为里虚证,若不辨其虚寒和虚热,就不能分别运用扶阳或养阴的治法,等等。总之,"辨六经"和"析八纲"是相辅相成的。

(1)辨阴阳

阴阳,是"八纲"之根本。《伤寒论》以太阳、阳明、少阳、太阴、少阴、厥阴,划分外感病之阴、阳两大类证候。从病证的属性来讲,三阳病证多属于热证、实证,统称为阳证;三阴病证多属于虚证、寒证,统称为阴证。从邪正盛衰而言,三阳病证,病人表现为正气盛,邪气实,病情一般呈亢奋状态;三阴病证,病人表现为正气已虚,邪气未除,病情一般呈虚衰状态。

外感疾病发病之初,即有阳证与阴证的区别,两者在证候表现及病情转归上各有不同。如:"病有发热恶寒者,发于阳也;无热恶寒者,发于阴也。发于阳,七日愈;发于阴,六日愈。以阳数七,阴数六故也。"此根据发病之时,是"发热恶寒",还是"无热恶寒",辨析病"发于阳",还是病"发于阴"。

伤寒病的发展,有"阳去入阴"之变化。如:"伤寒六七日,无大热,其人躁烦者,此为阳去入阴故也。"此根据"无大热""其人躁烦",辨伤寒病由阳入阴之证。"伤寒三日，三阳为尽，三阴当受邪。其人反能食而不呕，此为三阴不受邪也。"此根据"能食而不呕"的症状，判断伤寒尚未传入三阴。

证候有阴阳之别，实热证属阳证，虚寒证属阴证。如："脏结无阳证，不往来寒热。其人反静，舌上胎滑者，不可攻也"。此言"脏结"属邪结在脏，属虚属寒，无阳证表现，故言"脏结无阳证"。

阳证和阴证治法有别，误用下法后转归亦不同。如："病发于阳而反下之，热入因作结胸；病发于阴，而反下之，因作痞也。所以成结胸者，以下之太早故也"。此"病发于阳"与"病发于阴"，分别指阳证和阴证。虽然同样是误用下法，但由于证候之阴阳有别，故转归有结胸和痞证之异。

（2）辨表里

表里，是辨析病位的纲领。外感病初起，邪在肌表或影响到经脉、骨节所致病证，谓之表证；外邪直中脏腑，或邪气由表入里，导致脏腑功能失常所致病证，谓之里证。就六经病主证而言，太阳病主证属于表证，少阳病主证属于半表半里证，阳明病及太阴病、少阴病、厥阴病主证，属于里证。

但从《伤寒论》原文来看，不仅在太阳病篇论及表证，在阳明、少阳、太阴、少阴、厥阴病篇中，也有冠以"中风"之表证，或运用解表法治疗的证候。如："阳明中风，口苦咽干，腹满而喘，发热恶寒，脉浮而紧。若下之，则腹满，小便难也。""少阳中风，两耳无所闻，目赤，胸中满而烦者，不可吐下，吐下则悸而惊。""太阴中风，四肢烦疼，脉阳微阴涩而长者，为欲愈。""太阴病，脉浮者，可发汗，宜桂枝汤。"又如，"少阴中风，脉阳微阴浮者，为欲愈。""少阴病，始得之，反发热，脉沉者，麻黄细辛附子汤主之。""少阴病，得之二三日，麻黄附子甘草汤微发汗，以二三日无里证，故微发汗也。""厥阴中风，脉微浮为欲愈，不浮为未愈。"

《伤寒论》中多有关于太阳病兼里证，或太阳表邪入里的证候。如："伤寒表不解，心下有水气，干呕，发热而咳，或渴，或利，或噎，或小便不利、少腹满，或喘者，小青龙汤主之。""中风发热，六七日不解而烦，有表里证，渴欲饮水，水入则吐者，名曰水逆，五苓散主之。""太阳病不解，热结膀胱，其人如狂，血自下，下者愈。其外不解者，尚未可攻，当先解其外；外解已，但少腹急结者，乃可攻之，宜桃核承气汤。""太阳病六七日，表证仍在，脉微而沉，反不结胸，其人发狂者，以热在下焦，少腹当硬满；小便自利者，下血乃愈。所以然者，以太阳随经，瘀热在里故也，抵当汤主之。"

关于小柴胡汤证为半表半里证，"伤寒五六日，头汗出，微恶寒，手足冷，心下满，口不欲食，大便硬，脉细者，此为阳微结，必有表，复有里也。脉沉，亦在里也。汗出为阳微，假令纯阴结，不得复有外证，悉入在里，此为半在里半在外也。脉虽沉紧，不得为少阴病。所以然者，阴不得有汗，今头汗出，故知非少阴也，可与小柴胡汤。设不了了者，得屎而解"。后世医家据此条，认为少阳病属邪在"半表半里"之证。

《伤寒论》主论外感疾病，因而论及表里证治的内容较多。如："太阳病，桂枝证，医反下之，利遂不止，脉促者，表未解也，喘而汗出者，葛根黄芩黄连汤主之。""伤寒，不大便六七日，头痛有热者，与承气汤。其小便清者，知不在里，仍在表也，当须发汗。若头痛者，必衄。宜桂枝汤。""下之后，复发汗，昼日烦躁不得眠，夜而安静，不呕，不渴，无表证，脉沉微，身无大热者，干姜附子汤主之。""伤寒脉浮，发热无汗，其表不解，不可与白虎汤。渴欲饮水，无表证者，白虎加人参汤主之。""阳明病，脉迟，汗出多，微恶寒者，表未解也，可发汗，宜桂枝汤。"

（3）辨寒热

寒热，是辨析病性的纲领。凡病势亢进，阳邪偏盛者，多属热证；凡病势沉静，阴邪偏盛者，多属寒证。就六经病主证而言，三阳病多热证，太阳病表证；阳明病经证、阳明腑实证；少阴病热化证，厥阴病热厥热利证等，均属热证；三阴病多寒证，如太阴病寒湿证、少阴病寒化证、厥阴病寒厥寒利证等。

辨表里寒热真假。如："病人身大热，反欲得近衣者，热在皮肤，寒在骨髓也。身大寒，反不欲近衣者，寒在皮肤，热在骨髓也。"此论表里寒热之辨证。身大热大寒，是病状反映于外之寒热；曰反欲得近衣、反不欲近衣，是病情见于内之寒热。身大热反欲得近衣者，是热在表而寒在里；身大寒反不欲近衣者，是寒在表而热在里。

就《伤寒论》六经病证来看，三阳病中也有寒证，三阴病中也有热证。三阳病中有属寒证者，如："伤寒，心下有水气，咳而微喘，发热不渴，服汤已渴者，此寒去欲解也，小青龙汤主之。"此条所论属胃中有寒饮证。"阳明病，若中寒者，不能食，小便不利，手足濈然汗出，此欲作固瘕，必大便初硬后溏。所以然者，以胃中冷，水谷不别故也。"此属阳明中寒欲作固瘕证。

三阴病中有属热证者，如："少阴病，得之二三日，口燥咽干者，急下之，宜大承气汤。""少阴病，自利清水，色纯青，心下必痛，口干燥者，急下之，宜大承气汤。""少阴病六七日，腹胀不大便者，急下之，宜大承气汤。"此属少阴病燥热伤津之三急下证。

《伤寒论》中，还论及表寒里热、上热下寒、真寒假热、真热假寒证等。如："太阳中风，脉浮紧，发热恶寒，身疼痛，不汗出而烦躁者，大青龙汤主之。"此为表寒里热证。"厥阴之为病，消渴，气上撞心，心中疼热，饥而不欲食，食则吐蛔，下之，利不止。"此为上热下寒证。"病人身大热，反欲得衣者，热在皮肤，寒在骨髓也。身大寒，反不欲近衣者，寒在皮肤，热在骨髓也。"此为真寒假热证与真热假寒证之辨。

（4）辨虚实

虚实，是辨析邪正盛衰的纲领。虚，指正气虚；实，是指邪气实。从六经病主证而言，三阳病证，病人表现为正气盛，邪气实，病情一般呈亢奋状态；三阴病证，病人表现为正气已虚，邪气未除，病情一般呈虚衰状态。

但《伤寒论》各篇所论证候虚实及其转化，是复杂而多变的，需要医者观其脉证、审其病机，辨明虚实之发生及转归而论治。如："发汗后，恶寒者，虚故也；不恶寒，但热者，实也，当和胃气，与调胃承气汤。"此论太阳病发汗后，有虚、实不同转归。前者属汗后之阳虚证，后者为汗后邪盛内传之里实热证。"脉浮数者，法当汗出而愈。若下之，身重、心悸者，不可发汗，当自汗出乃解。所以然者，尺中脉微，此里虚，须表里实，津液自和，便自汗出愈。"此据尺脉微而诊为"里虚"之证，并指出此证"不可发汗"。"脉浮紧者，法当身疼痛，宜以汗解之。假令尺中迟者，不可发汗。何以知？然，以荣气不足，血少故也。"临床症见脉浮紧、身疼痛者，通常会以汗法治之。此据尺脉迟而断为"荣气不足，血少故也"，并指出此证"不可发汗"。"下之后，复发汗，必振寒，脉微细。所以然者，以内外俱虚故也。"此论下之后复发汗，必然导致"内外俱虚"，即阴阳俱虚，属于误治。"未持脉时，病人手叉自冒心，师因教试令咳而不咳者，此必两耳聋无闻也。所以然者，以重发汗，虚故如此。发汗后，饮水多必喘，以水灌之亦喘。"此提示应恰当使用汗法，否则会伤及阴津与阳气而导致虚证。

3. 再辨方证

《伤寒论》以辨六经为纲领，以析八纲为准则，以辨方证为目标，诊治六经病发病、传变及转化过程中的各种病证。辨方证，是《伤寒论》辨证施治的关键，是在辨六经、析八纲基础上，使辨证和施治有机结合的重要环节。《伤寒论》中，除禹余粮丸之外，112首方针对112个证候；治法寓于方中，方有主治之证。如论中"桂枝证""柴胡证"等即是以方名证，使方与证相应；《伤寒论》提出各方剂主证，有是证用是方，但见一证便是，随证加减用药，主方亦随证加减。

（1）提出方剂主证

《伤寒论》中，提出某方"主之"的方剂约90首，而且对绝大多数的方剂，阐明了主治证候，即"方证"。但也有指出"宜"某方、"可与"某方者。例如：

桂枝汤证："太阳病，头痛，发热，汗出，恶风，桂枝汤主之。"

麻黄汤证："太阳病，头痛发热，身疼腰痛，骨节疼痛，恶风，无汗而喘者，麻黄汤主之。"

小柴胡汤证："伤寒五六日，中风，往来寒热，胸胁苦满，默默不欲饮食，心烦喜呕，或胸中烦而不呕，或渴，或腹中痛，或胁下痞硬，或心下悸、小便不利，或不渴，身有微热，或咳者，小柴胡汤主之。"

白虎汤证："三阳合病，腹满身重，口不仁，面垢，谵语，遗尿。发汗则谵语，下之则额上生汗，手足逆冷。若自汗出者，白虎汤主之。"

大承气汤证："阳明病，脉迟，虽汗出，不恶寒者，其身必重，短气，腹满而喘，有潮热者，此外欲解，可攻里也。手足濈然汗出者，此大便已硬也，大承气汤主之。"

小承气汤证："阳明病，其人多汗，以津液外出，胃中燥，大便必硬，硬则谵语，小承气汤主之。"

桂枝加大黄汤证："本太阳病，医反下之，因而腹满时痛者，属太阴也，桂枝加芍药汤主之；大实痛者，桂枝加大黄汤主之。"

麻黄细辛附子汤证："少阴病，始得之，反发热，脉沉者，麻黄细辛附子汤主之。"

附子汤证："少阴病，得之一二日，口中和，其背恶寒者，当灸之，附子汤主之。"

桃花汤证："少阴病，下利，便脓血者，桃花汤主之。"

吴茱萸汤证："少阴病，吐利，手足逆冷，烦躁欲死者，吴茱萸汤主之。"

白通汤及白通加猪胆汁汤证："少阴病，下利，脉微者，与白通汤。利不止，厥逆无脉，干呕烦者，白通加猪胆汁汤主之。"

通脉四逆汤证："下利清谷，里寒外热，汗出而厥者，通脉四逆汤主之。"

黄连阿胶汤证："少阴病，得之二三日以上，心中烦，不得卧，黄连阿胶汤主之。"

白头翁汤证："热利，下重者，白头翁汤主之。"

（2）有是证用是方

在确定"方证"的基础上，《伤寒论》中明确提出有是证用是方，若证已变则方随之而变的辨证施治原则。兹以"柴胡证"为例：

"柴胡证"误下后的三种转归：其一，"柴胡证"仍在，复与柴胡汤；其二，成为大结胸证，治以大陷胸汤；其三，成为痞证，治以半夏泻心汤。如："凡柴胡汤病证而下之，若柴胡汤证不罢者，复与柴胡汤，必蒸蒸而振，却发热汗出而解。"此言柴胡汤证误下后，证不变则方亦不变。又如："伤寒五六日，呕而发热者，柴胡汤证具，而以他药下之，柴胡证仍在者，复与柴胡汤。此虽已下之不为逆，必蒸蒸而振，却发热汗出而解。若心下满而硬痛者，此为结胸也，大陷胸汤主之。但满而不痛者，此为痞，柴胡不中与之，宜半夏泻心汤。"

又如，"柴胡证"误下后，虽同见里实证，也有轻重之别；故依据误下后的证候，分别治以柴胡加芒硝汤、大柴胡汤。如："太阳病，过经十余日，反二三下之，后四五日，柴胡证仍在者，先与小柴胡汤；呕不止，心下急，郁郁微烦者，为未解也，与大柴胡汤下之则愈。"又如，"伤寒十三日，不解，胸胁满而呕，日晡所发潮热。已而微利，此本柴胡证，下之以不得利，今反利者，知医以丸药下之，此非其治也。潮热者，实也。先宜服小柴胡汤以解外，后以柴胡加芒硝汤主之。"

又如，太阳病"极吐下"后，调胃承气汤与柴胡汤的用法。"太阳病，过经十余日，心下温温欲吐，而胸中痛，大便反溏，腹微满，郁郁微烦，先此时自极吐下者，与调胃承气汤。若不尔者，不可与。但欲呕，胸中痛，微溏者，此非柴胡汤证，以呕，故知极吐下也。"

（3）但见一证便是

《伤寒论》中有些方证，叙证十分简略，甚至仅言脉象或一二个主要症状。需要参照上下文及相关原文，或以方测证，方能理解其证候与治法。其中，有不少原文，重在提示辨证时要抓住主要脉证。如："伤寒中风，有柴胡证，但见一证便是，不必悉具。""呕而发热者，小柴胡汤主之。""伤寒差以后，更发热，小柴胡汤主之。""伤寒身黄，发热，栀子柏皮汤主之。""少阴病，得之二三日，口燥咽干者，急下之，宜大承气汤。""下利，谵语者，有燥屎也，宜小承气汤。""干呕，吐涎沫，头痛者，吴茱萸汤主之。""吐利止而身痛不休者，当消息和解其外，宜桂枝汤小和之。""大病差后，从腰以下有水气者，牡蛎泽泻散主之。""大病差后，喜唾，久不了了，胸上有寒，当以丸药温之，宜理中丸。"

（4）辨证处方精细

《伤寒论》中，往往根据证候的变化，对方剂进行药味加减，从而衍化出不少新的方剂，总结出相应的方证。清·徐灵胎"以方类证"，将《伤寒论》方分为十二类，此十二类方剂各治其证，即 112 个方证，包括：

桂枝汤类方证　桂枝汤证、桂枝加附子汤证、桂枝加桂汤证、桂枝去芍药汤证、桂枝加厚朴杏仁汤证、小建中汤证、桂枝加芍药生姜各一两人参三两新加汤证、桂枝甘草汤证、茯苓桂枝甘草大枣汤证、桂枝麻黄各半汤证、桂枝二麻黄一汤证、桂枝二越婢一汤证、桂枝去桂加茯苓白术汤证、桂枝去芍药加蜀漆龙骨牡蛎救逆汤证、桂枝甘草龙骨牡蛎汤证、桂枝加葛根汤证、桂枝加芍药汤证、桂枝加大黄汤证。共 18 个方证。

麻黄汤类方证 麻黄汤证、麻黄杏仁甘草石膏汤证、麻黄附子甘草汤证、麻黄细辛附子汤证、大青龙汤证、小青龙汤证。共 6 个方证。

葛根汤类方证 葛根汤证、葛根加半夏汤证、葛根黄芩黄连汤证。共 3 个方证。

柴胡汤类方证 小柴胡汤证、柴胡加芒硝汤证、大柴胡汤证、柴胡桂枝汤证、柴胡加龙骨牡蛎汤证、柴胡桂枝干姜汤证。共 6 个方证。

栀子汤类方证 栀子豉汤证、栀子柏皮汤证、栀子甘草豉汤证、枳实栀子豉汤证、栀子生姜豉汤证、栀子干姜汤证、栀子厚朴汤证。共 7 个方证。

承气汤类方证 大承气汤证、小承气汤证、调胃承气汤证、桃核承气汤证、抵当汤证、抵当丸证、十枣汤证、大陷胸汤证、大陷胸丸证、小陷胸汤证、白散证、麻子仁丸证。共 12 个方证。

泻心汤类方证 生姜泻心汤证、甘草泻心汤证、半夏泻心汤证、大黄黄连泻心汤证、附子泻心汤证、黄连汤证、黄芩汤证、黄芩加半夏生姜汤证、干姜黄连黄芩人参汤证、旋覆代赭汤证、厚朴生姜半夏甘草人参汤证。共 11 个方证。

白虎汤类方证 白虎汤证、白虎加人参汤证、竹叶石膏汤证。共 3 个方证。

五苓散类方证 五苓散证、猪苓汤证、文蛤散证、茯苓甘草汤证。共 4 个方证。

四逆汤类方证 四逆汤证、通脉四逆汤证、通脉四逆加猪胆汁汤证、干姜附子汤证、白通加猪胆汁汤证、茯苓四逆汤证、四逆散证、当归四逆汤证、当归四逆加吴茱萸生姜汤证。共9个方证。

理中汤类方证　理中丸证、真武汤证、附子汤证、甘草附子汤证、桂枝附子汤证、桂枝附子去桂加白术汤证、茯苓桂枝白术甘草汤证、芍药甘草附子汤证、桂枝人参汤证。共9个方证。

杂方类方证　赤石脂禹余粮汤证、炙甘草汤证、甘草干姜汤证、芍药甘草汤证、茵陈蒿汤证、麻黄连轺赤小豆汤证、麻黄升麻汤证、瓜蒂散证、吴茱萸汤证、黄连阿胶汤证、桃花汤证、半夏散及汤证、猪肤汤证、甘草汤证、桔梗汤证、苦酒汤证、乌梅丸证、白头翁汤证、牡蛎泽泻散证、蜜煎导方证、猪胆汁方证、烧裈散证。共22个方证。

（5）主方随证加减

《伤寒论》中，小柴胡汤、四逆散、真武汤、理中汤等，附有加减之法。

小柴胡汤证及随证加减用药　如："伤寒五六日，中风，往来寒热，胸胁苦满，默默不欲饮食，心烦喜呕，或胸中烦而不呕，或渴，或腹中痛，或胁下痞硬，或心下悸，小便不利，或不渴，身有微热，或咳者，小柴胡汤主之。"此论邪热壅于少阳、气机不利之证治。小柴胡汤旨在和解少阳，方由柴胡、黄芩、人参、半夏、甘草、生姜、大枣组成。小柴胡汤方后加减法曰："若胸中烦而不呕者，去半夏、人参，加栝楼实一枚。若渴，去半夏，加人参合前成四两半，栝楼根四两。若腹中痛者，去黄芩，加芍药三两。若胁下痞硬，去大枣，加牡蛎四两。若心下悸，小便不利者，去黄芩，加茯苓四两。若不渴，外有微热者，去人参、大枣、生姜，加桂枝三两，温复微汗愈。若咳者，去人参、大枣、生姜，加五味子半升、干姜二两。"

四逆散证及随证加减用药　"少阴病，四逆，其人或咳，或悸，或小便不利，或腹中痛，或泄利下重者，四逆散主之。"此论少阴病阳郁于里之证治。四逆散旨在宣散气血之郁滞，方由甘草、枳实、柴胡、芍药组成。方后加减法曰："咳者，加五味子、干姜各五分，并主下利。悸者，加桂枝五分。小便不利者，加茯苓五分。腹中痛者，加附子一枚，炮令坼。"

真武汤证及随证加减用药 "少阴病，二三日不已，至四五日，腹痛，小便不利，四肢沉重疼痛，自下利者，此为有水气，其人或咳，或小便利，或下利，或呕者，真武汤主之。"此论少阴病阳虚水停之证治。真武汤旨在温阳利水，方由茯苓、芍药、生姜、白术、附子组成。方后附真武汤加减法："若咳者，加五味子半升，细辛、干姜各一两；若小便不利者，去茯苓；若下利者，去芍药加干姜二两；若呕者，去附子加生姜半斤。"

理中丸证及其随证加减用药 "霍乱，头痛，发热，身疼痛，热多欲饮水者，五苓散主之；汗多不用水者，理中丸主之。"此条辨霍乱病之两种证治。其中，霍乱病，头痛，发热，身疼痛，汗多，不饮水者，证属脾胃阳虚证者，治以理中丸温中补虚而止利。理中丸由人参、干姜、甘草、白术组成。理中丸方后加减法曰："若脐上筑者，肾气动也，去术加桂四两。吐多者，去术加生姜三两；下多者，还用术；悸者，加茯苓二两。渴欲得水者，加术足前成四两半。腹中痛者，加人参足前成四两半。寒者加干姜足前成四两半。腹满者，去术加附子一枚。服汤后，如食顷，饮热粥一升许，微自温，勿发揭衣被。"

综上所述，张仲景不仅总结了方剂的主治证，还基于诊疗实践衍化出诸多类方及相应方证；同时基于主方随证加减用药，体现了临床诊治的圆机活法。

（二）构建杂病的系统辨证施治体系

《金匮要略》第一至十九，二十三篇讨论内科杂病及外科病，第二十至二十二篇为妇科病，第二十四、二十五篇为食禁，小儿病则仅存一个处方附于第二十二篇内。每篇辨病析证，再辨方证以施治。其间贯穿阴阳、寒热、虚实辨证，及脏腑经络、气血津液辨证之论述；在中医学术史上，张仲景首次系统建构了杂病辨证施治体系。

1. 类分诸病

（1）痉湿暍病

《金匮要略·痉湿暍病脉证治》，专论痉病、暍病、湿病的辨证施治。痉病，外感、内伤皆可致痉，症见项背强急，口噤不开，甚至角弓反张。篇中主要论述从外感风寒之邪所患痉病。湿病，有外湿和内湿之别，而且多兼夹其他邪气，如夹风、夹寒、夹热等，篇中主要论述外湿及其兼证。暍病，为伤于暑邪而致病。但篇中所论中暍，与后世所论由于烈日下远行而猝然昏倒之中暍（或称中暑）有所不同。痉湿暍病，均为外感所引起，且都从太阳病开始。

（2）百合狐惑阴阳毒病

《金匮要略·百合狐惑阴阳毒脉证治》，专论百合病、狐惑病、阴阳毒病的辨证施治。百合病，是心肺阴虚内热所致，多见于热病之后；症见口苦、小便赤、脉微数。狐惑病，是湿热浸淫所致，以咽喉腐蚀、前后二阴溃烂为特征。阴阳毒病，是感受疫毒所致。阳毒、阴毒，均见咽喉痛。阳毒，以面赤斑斑如锦纹、吐脓血为特征。阴毒，以面目色青、深入被杖为特征。

（3）疟病

《金匮要略·疟病脉证并治》，专论疟病证治。首先提出疟病的基本脉象和治法，进而提出瘅疟、温疟、牡疟等几种疟病的证候和治疗方法，最后，提出疟疾转归形成疟母的治法。

（4）中风历节病

《金匮要略·中风历节病脉证并治》，专论中风病、历节病证治。中风，是脏腑衰败，气血两虚，经脉闭阻所致。主证为口眼㖞斜、半身不遂。历节，是肝肾两虚、气血不足，汗出入水中；或饮酒汗出当风，风血相搏所致。证有风湿偏胜和寒湿偏胜之别。主证为关节疼痛肿大，痛处出黄汗。

（5）血痹虚劳病

《金匮要略·血痹虚劳病脉证并治》，主论血痹病、虚劳病证治。血痹，是因气血虚损所致，特征为肌肉麻痹而无痛感。虚劳，由五劳、七伤、六极所致，属脾肾虚衰，阳虚之证为主。如脾肾阳虚则脉沉迟，疾行则喘喝，手足逆寒，腹满，甚则溏泄，食不消化；如阴阳两虚，则里急，悸，衄，腹中痛，梦失精，四肢酸疼，手足烦热，咽干口燥等。

（6）肺痿肺痈咳嗽上气病

《金匮要略·肺痿肺痈咳嗽上气病脉证治》，主论肺痿、肺痈、咳嗽上气病证治。肺痿，是热在上焦，熏灼于肺，津液受伤，气逆为咳，咳久伤肺而成。症见寸口脉数，时常咳嗽，时吐浊唾涎沫。肺痈，是实热在肺，津液不能上布，壅塞腐溃而为痈脓所致。症见口中辟辟干燥，咳嗽则胸中隐隐作痛，或咳唾脓血，脉象反见滑数。咳嗽上气，或由肺热津伤，虚火上炎所致；或由肾不摄纳，真气上脱所致；或由痰浊壅肺，或饮邪闭肺所致。

（7）奔豚病

《金匮要略·奔豚气病脉证治》，专论奔豚病证治。奔豚病的发生，主要是从惊恐得之。但也有因发汗后复加烧针，汗出伤阳，外邪乘虚侵入，引动冲气而起。或内有水气，复因误汗伤阳所致。致病因素虽有不同，但均与冲脉有关。奔豚病主证，以气从少腹上冲心胸或至咽喉为特征。

（8）胸痹心痛短气病

《金匮要略·胸痹心痛短气病脉证治》，主论胸痹、心痛证治。疼痛在心窝部以上者称为胸痹；疼痛在心窝部，称为心痛。《金匮要略》所论胸痹和心痛，都是中气虚弱，阳气阻塞，寒邪痰饮凝结阻滞而成。短气是一个症状，指呼吸迫促而言，是胸痹常见的伴发症状。

（9）腹满寒疝宿食病

《金匮要略·腹满寒疝宿食病脉证治》，主论腹满、寒疝、宿食病证治。三种病证都有胀满和腹痛症状。腹满，指腹部膨胀满闷。呈实证、阳证者，属于阳明；呈阴证、虚证者，属于太阴。腹满的治疗应先辨虚实，拒按为实，不拒按为虚。寒疝，是阴寒性腹痛证，由于阴寒气结于内，寒气搏结不散，脏腑虚弱，风冷与邪气相结所致。宿食，是由饮食不节引起的伤食病。

（10）五脏风寒积聚病

《金匮要略·五脏风寒积聚病脉证并治》，主论五脏中风、中寒、五脏病、五脏死证，三焦病以及积聚、椠气等病证治。在五脏风寒范围内，因"风为阳邪"，各脏之中风病多属于阳证、实证；"寒为阴邪"，各脏之中寒病多属于阴证、虚证。篇中对积聚的论述，以"痛有定位为积"，以"痛无定位为聚"，前者属脏病，后者属腑病。

（11）痰饮咳嗽病

《金匮要略·痰饮咳嗽病脉证并治》，主论痰饮、悬饮、溢饮、支饮，以及水在五脏的证治。其所论痰饮有广义、狭义之分，广义之痰饮，是四饮之统称。此外，尚论及留饮和伏饮。所谓留饮，是水饮留而不行；伏饮，是水饮潜伏不去者。所谓留饮、伏饮，仅意味着饮病的新久浅深，不外乎四饮之病。此篇中所论咳嗽，是指痰饮病的伴发症状。

（12）消渴小便不利淋病

《金匮要略·消渴小便不利淋病脉证并治》，主论消渴、小便不利、淋病证治。消渴，主证为消谷善饥、小便数、大便坚等。小便不利，可以出现于很多疾病。篇中所论，涉及伤寒太阳病、阳明病、内伤杂病阳虚和血瘀引起的小便不利。淋病，指小便淋沥而不通利。

（13）水气病

《金匮要略·水气病脉证并治》，主论水气病的病机和证治。此篇根据水肿病人在临床上表现的不同脉证及病因，提出风水、皮水、正水、石水、黄汗等五种类型。进而，又根据水气病形成的脏腑病因病机，论述了肝水、心水、脾水、肺水、肾水的临床特征。

（14）黄疸病

《金匮要略·黄疸病脉证并治》，主论黄疸病证治。对黄疸病的不同成因及证候，如湿热发黄、火劫发黄、燥结发黄、女劳发黄以及虚黄等，皆有所阐述，但以湿热发黄为主。篇中分别论述了谷疸、酒疸、女劳疸。

（15）惊悸吐衄下血胸满瘀血病

《金匮要略·惊悸吐衄下血胸满瘀血病脉证治》，论及惊悸、吐血、衄血、下血、胸满、瘀血等病证治，重点论述血证。吐血、衄血、下血、瘀血，皆为血脉之病，但因病机和病位不同，故治疗方法也不同。篇中还论述了吐血、衄血的预后，亡血家忌汗，酒客必吐血，以及瘀血等。

（16）呕吐哕下利病

《金匮要略·呕吐哕下利病脉证治》，主论呕、吐、哕、下利证治。呕，为有声有物，吐为有物无声，哕为有声无物，皆为心阳虚损，胃气上逆所致。下利，包括泄泻、痢疾，有虚寒、湿热两种类型。呕、吐、哕、利，属热证或实热证者，多与胃肠有关；属虚证、寒证者，多与脾肾有关。篇中多从胃肠、脾肾论治。

（17）疮痈肠痈浸淫病

《金匮要略·疮痈肠痈浸淫病脉证并治》，主论痈肿、肠痈、金疮、浸淫疮等病证治及其预后。其中，关于肠痈的论述比较详细。对金疮、浸淫疮的论述较少，但提出了2首主治方剂。

（18）趺蹶手指臂肿转筋狐疝蛔虫病

《金匮要略·趺蹶手指臂肿转筋阴狐疝蛔虫病脉证治》，论及臂肿、转筋、阴狐疝、蛔虫病等病证治。其中，以蛔虫病作为重点。趺蹶，是一种行动障碍的病证，为太阳经脉受伤所致。人身之经脉，阳明经行身之前，太阳经行身之后。太阳经受伤，病人行动时只能向前行而不能往后退。《金匮要略》对此病未出方证。

（19）妇人妊娠病

《金匮要略·妇人妊娠病脉证并治》，主论妇人妊娠诸病证治。包括：妊娠诊断、妊娠素有癥病，妊娠呕吐、腹痛、下血、小便病变、水气病等。重在论述妊娠腹痛和下血的调治。还论及安胎养胎之法。

（20）妇人产后病

《金匮要略·妇人产后病脉证治》，主论妇人产后，气血两虚，易受外邪侵袭所致诸病证治。篇中论及妇人产后"三病"：痉病、郁冒和大便难。还论及产后腹痛、中风、下利、烦乱、呕逆等病证。

（21）妇人杂病

《金匮要略·妇人杂病脉证并治》，论及妇人月经病、胎产病及杂病证治。包括热入血室、经水不利、带下、漏下、腹痛、脏躁、转胞、阴吹、阴疮等。在病因方面，提出虚、冷、结气为常见的三种原因。

2. 辨病析证

《金匮要略》在类分诸病的基础上，进而辨析各种疾病的具体证候。例如：

辨痉病，论及刚痉、柔痉、里实成痉诸证。辨湿病，论及表实、表虚、湿盛阳微兼表诸证。辨暍病，论及感受暑邪所致偏虚、偏实、夹湿诸证。辨百合病，论及阴虚内热津伤所致轻重、新久诸证。辨狐惑病，论及湿热浸淫喉部、二阴及脓已成诸证。辨阴阳毒病，论及疫毒所致阳毒证与阴毒证。辨疟病，论及瘅疟、温疟、牡疟诸证及经久不愈之疟母。

辨中风病，论及邪在于经、络、腑、脏诸证。辨历节病，论及偏于风湿和偏于寒湿之证。辨血痹病，论及血行不畅乃至血分凝滞之轻证与重证。辨虚劳病，论及阴虚、阳虚、阴阳气血皆虚诸证。辨肺痿病，论及热在上焦和肺中虚冷之证。辨肺痈病，论及初期实证和成脓期邪深毒重之证。辨咳嗽上气病，论及肺、肾虚证和痰、饮壅肺诸证。

辨奔豚气病，论及肝郁气冲、汗后烧针和阳虚水逆所致诸证。辨胸痹病，论及胸阳不足、阴邪搏结之证及胸痹急证。辨心痛病，论及饮邪或寒邪冲逆所致心悬痛和胸背牵引痛证。辨腹满病，论及脾胃虚寒、燥实内结之证。辨寒疝病，论及沉寒痼冷所致寒疝本证和寒疝类证。辨宿食病，论及宿食初起和宿食较久及宿食在上下诸证。

辨五脏中风病，论及肺中风、肝中风、心中风、脾中风诸证。辨五脏中寒病，论及肺中寒、肝中寒、心中寒诸证。辨积聚病，论及积、聚、槃气、诸积之脉，及肝着、肾着和脾约证。辨痰饮咳嗽病，论及痰饮、悬饮、溢饮、支饮诸证及伴见咳嗽。

辨消渴病，论及胃热、肾虚及肺胃津伤所致诸证。辨小便不利病，论及气化失常、水热互结、脾肾不足诸证。辨淋病，论及热郁气滞、瘀血夹热诸证。辨水气病，论及风水、皮水、正水、石水、黄汗及五脏水诸证。辨黄疸病，论及谷疸、酒疸、女劳疸及湿盛、热盛、湿热两盛诸证。

辨惊悸病，论及火邪损伤心阳致惊、饮邪内停凌心致悸之证。辨出血病，论及吐血、衄血、下血等或虚寒或实热诸证。辨瘀血病，论及瘀血壅滞而气机痹塞，及热伏阴分之瘀血证。辨呕吐哕病，论及实热、虚热、虚寒、寒热错杂、水饮诸证。辨下利病，论及泄泻和痢疾之虚寒证与实热证。辨肠痈病，论及脓未成或脓已成之实热证和脓已成之虚寒证。辨蛔虫病，论及蛔虫内扰所致心痛证和属寒热错杂之蛔厥证。

辨妇人妊娠病，论及脾虚、胃热、脾胃不和所致呕吐；阳虚寒盛、冲任虚寒、肝脾不调所致腹痛；血瘀和阳虚不能摄血所致下血；血虚有热，气郁化燥；或气化受阻所致小便不利等。

辨妇人产后病，论及产后气血两虚，感受外邪；或津液枯燥，或气血郁滞，所致痉病、郁冒、大便难，以及产后腹痛、中风、下利、烦乱、呕逆等。

辨妇人杂病，论及妇人感受外邪，或素体气血不和，或内有寒热、瘀血、水湿、痰浊、结气，所致热入血室、经水不利、带下、漏下、腹痛、脏躁、转胞、阴吹、阴疮等病证。如：热入血室，多由外邪诱发；经水不利，多由瘀血引起；带下病，分寒湿、湿热所致；漏下有瘀血内结、冲任失调之别；腹痛，或气滞血瘀兼有水湿，或因脾虚里急所致；脏躁，因脾虚加之阴液不足使然等。

3. 再辨方证

（1）痉病方证

①栝楼桂枝汤证：太阳病，其证备，身体强，几几然，脉反沉迟。②葛根汤证：太阳病，无汗而小便反少，气上冲胸，口噤不得语，欲作刚痉。③大承气汤证：痉为病，胸满口噤，卧不着席，脚挛急，必齿介齿。

（2）湿病方证

①麻黄加术汤证：湿家身烦疼。

②麻黄杏仁薏苡甘草汤证：病者一身尽疼，发热，日晡所剧者。

③防己黄芪汤证：风湿，脉浮身重、汗出恶风者。

④桂枝附子汤证：风湿相搏，身体疼烦，不能自转侧，不呕不渴，脉浮虚而涩者。

⑤白术附子汤证：风湿相搏，身体疼烦，不能自转侧，不呕不渴，脉浮虚而涩；服桂枝附子汤后，大便坚，小便自利者。

⑥甘草附子汤证：风湿相搏，骨节疼烦，掣痛不得伸屈，近之则痛剧，汗出短气，小便不利，恶风不欲去衣，或身微肿者。

（3）暍病方证

①白虎加人参汤证：太阳中热所致暍病，症见汗出恶寒，身热而渴者。

②一物瓜蒂汤证：太阳中暍，身热疼重，脉微弱者。

（4）百合病方证

①百合地黄汤证：百合病，不经吐、下、发汗，病形如初；症见意欲食复不能食，常默默，欲卧不能卧，欲行不能行，饮食或有美时，或有不用闻食臭时；如寒无寒，如热无热，口苦，小便赤，诸药不能治，得药则剧吐利；如有神灵，身形如和，其脉微数者。

②百合知母汤证：百合病，发汗后津愈伤热愈重，症见心烦，口渴者。

③滑石代赭汤证：百合病，下之后，小便少而呃逆者。

④百合鸡子黄汤证：百合病，吐之后，肺胃阴伤，症见心悸，干咳，失眠，盗汗，舌红，少苔，脉虚数者。

⑤百合洗方证：百合病，一月不解，变成渴者。

⑥栝楼牡蛎散证：百合病，渴不差者。

⑦百合滑石散证：百合病，变发热者。

（5）狐惑病方证

①甘草泻心汤证：狐惑病，状如伤寒，默默欲眠，目不得闭，卧起不安；蚀于咽喉与阴部，不欲饮食，恶闻食臭；其面目乍赤、乍黑、乍白者。

②苦参汤证：狐惑病，蚀于下部而咽干者。

③雄黄熏法证：狐惑病，蚀于肛者。

④赤小豆当归散证：狐惑病，无热微烦，默默但欲卧，汗出，脉数；或初得之三四日，目赤如鸠眼；七八日，目四眦黑，脓已成者。

（6）阴阳毒病方证

①升麻鳖甲汤证：阳毒病，面赤斑斑如锦文，咽喉痛，唾脓血者。

②升麻鳖甲汤去雄黄蜀椒方证：阴毒病，面目青，身痛如被杖，咽喉痛者。

（7）疟病方证

①鳖甲煎丸证：疟疾久而不愈成疟母者。

②白虎加桂枝汤证：温疟，其脉如平，身无寒但热，骨节疼烦，时呕者。

③蜀漆散证：疟病多寒，属牡疟者。

（8）历节病方证

①桂枝芍药知母汤证：诸肢节疼痛，身体尪羸，脚肿如脱，头眩短气，温温欲吐者。

②乌头汤证：病历节不可屈伸，疼痛者。

（9）血痹病方证

黄芪桂枝五物汤证：血痹，阴阳俱微，寸口关上微，尺中小紧，外证身体不仁，如风痹状者。

（10）虚劳病方证

①桂枝加龙骨牡蛎汤证：失精家，少腹弦急，阴头寒，目眩，发落，脉极虚芤迟，为清谷，亡血失精；脉得诸芤动微紧，男子失精，女子梦交者。

②小建中汤证：虚劳里急，悸，衄，腹中痛，梦失精，四肢酸疼，手足烦热，咽干口燥者。

③黄芪建中汤证：虚劳里急，诸不足者。

④八味肾气丸证：虚劳，腰痛，少腹拘急，小便不利者。

⑤薯蓣丸证：虚劳诸不足，风气百疾者。

⑥酸枣仁汤证：虚劳虚烦不得眠者。

⑦大黄䗪虫丸证：五劳虚极羸瘦，腹满不能饮食，食伤、忧伤、饮伤、房室伤、饥伤、劳伤、经络营卫气伤，内有干血，肌肤甲错，两目黯黑者。

（11）肺痿病方证

甘草干姜汤证：肺痿吐涎沫而不咳；或其人不渴，遗尿，小便数，头眩，多涎唾，属肺中冷而上虚不能制下者。

（12）肺痈病方证

①葶苈大枣泻肺汤证：肺痈，喘不得卧者。②桔梗汤证：肺痈，咳而胸满，振寒脉数，咽干不喝，时出浊唾腥臭，久久吐脓如米粥者。

（13）咳嗽上气病方证

①射干麻黄汤证：咳而上气，喉中有水鸡声者。

②皂荚丸证：咳逆上气，时时吐浊，但坐不得眠者。

③厚朴麻黄汤证：咳而脉浮者。

④泽漆汤证：咳嗽，脉沉者。

⑤麦门冬汤证：火逆上气，咽喉不利，上逆下气者。

⑥越婢加半夏汤证：咳而上气，此为肺胀，其人喘，目如脱状，脉浮大者。

⑦小青龙加石膏汤证：肺胀，咳而上气，烦躁而喘，脉浮者，心下有水气者。

（14）奔豚气病方证

①奔豚汤证：奔豚，气上冲胸，腹痛，往来寒热者。

②桂枝加桂汤证：发汗后，烧针令其汗，针处被寒，核起而赤者，气从少腹上至心而发奔豚者。

③茯苓桂枝甘草大枣汤证：发汗后，脐下悸者，欲作奔豚者。

（15）胸痹心痛病方证

①栝楼薤白白酒汤证：胸痹，喘息咳唾，胸背痛，短气，寸口脉沉而迟，关上小紧数者。

②栝楼薤白半夏汤证：胸痹不得卧，心痛彻背者。

③枳实薤白桂枝汤证：胸痹心中痞，留气结在胸，胸满，胁下逆抢心者。

④人参汤证：胸痹心中痞，留气结在胸，胸满，胁下逆抢心，并见四肢逆冷，倦怠少气，语声低微，脉象沉细者。

⑤橘枳姜汤证：胸痹，胸中气塞，短气者。

⑥薏苡附子散证：胸痹暂时缓解，又突然加重，且痛势急剧者。

⑦桂枝生姜枳实汤证：心中痞，诸逆心悬痛者。

⑧乌头赤石脂丸证：心痛彻背，背痛彻心者。

（16）腹满病方证

①厚朴七物汤证：病腹满，发热十日，脉浮而数，饮食如故者。

②附子粳米汤证：腹中寒气，雷鸣切痛，胸胁逆满，呕吐者。

③厚朴三物汤证：腹胀满疼痛，且大便不通者。

④大柴胡汤证：按之心下满痛者。

⑤大承气汤证：腹满不减，减不足言者。

⑥大建中汤证：心胸中大寒痛，呕不能饮食，腹中寒，上冲皮起，出见有头足，上下痛而不可触近者。

⑦大黄附子汤证：胁下偏痛，发热，其脉紧弦，属寒者。

⑧赤丸证：寒饮腹痛，手足厥逆者。

（17）寒疝病方证

①大乌头煎证：寒疝绕脐痛，若发则白汗出，手足厥冷，脉沉弦者。

②当归生姜羊肉汤证：寒疝，腹中痛，胁痛里急者。

③乌头桂枝汤证：寒疝，腹中痛，逆冷，手足不仁；或身疼痛，灸刺诸药不能治者。

（18）宿食病方证

瓜蒂散证：宿食不化，留积中脘，梗塞而不能下，症见头痛，脉紧，转索无常，忽松忽紧者。

（19）积聚病方证

①旋覆花汤证：肝着，其人常欲蹈其胸上；先未苦时，但欲饮热者。

②甘姜苓术汤：肾着，身体重，腰中冷，如坐水中，形如水状，反不渴，小便自利，饮食如故，身劳汗出，衣里冷湿，久久得之，腰以下冷痛，腹重如带五千钱，病属下焦者。

（20）脾约病方证　麻子仁丸证：趺阳脉浮而涩，浮则胃气强，涩则小便数，浮涩相搏，大便则坚，其脾为约者。

（21）痰饮咳嗽病方证

①苓桂术甘汤证：心下有痰饮，胸胁支满，目眩，或短气有微饮者。

②甘遂半夏汤证：病者脉伏，其人欲自利，利反快，虽利，心下续坚满，属留饮者。

③十枣汤证：悬饮内痛，脉沉而弦；或饮后水流在胁下，咳唾引痛之悬饮。

④大、小青龙汤证：溢饮，饮水流行，归于四肢，当汗出而不汗出，身体疼痛重者。

⑤木防己汤证：膈间支饮，其人喘满，心下痞坚，面色黧黑，其脉沉紧；得之数十日，医吐下之不愈者。

⑥木防己汤去石膏加茯苓芒硝汤证：支饮实证，服木防己汤后，三日复发，复与木防己汤而不愈者。

⑦泽泻汤证：心下有支饮，其人苦冒眩；或咳逆倚息，短气不得卧，

其形如肿者。

⑧厚朴大黄汤证：支饮胸满者。

⑨葶苈大枣泻肺汤证：支饮不得息者。

⑩小半夏汤证：支饮，呕而不渴者。

⑪ 小半夏加茯苓汤证：卒呕吐，心下痞，膈间有水，眩悸者。

⑫ 己椒苈黄丸证：腹满，口舌干燥，属肠间有水气者。

⑬ 五苓散证：瘦人脐下有悸，吐涎沫而癫眩，属水者。

（22）消渴病方证

①肾气丸证：男子消渴，小便反多，以饮一斗，小便一斗者。

②文蛤散证：渴欲饮水不止者。

③白虎加人参汤证：渴欲饮水，口干舌燥者。

（23）小便不利病方证

①五苓散证：脉浮，小便不利，微热消渴；或渴欲饮水，水入则吐，名曰水逆者。

②猪苓汤证：脉浮发热，渴欲饮水，小便不利者。

③栝楼瞿麦丸证：小便不利者，口渴者。

④蒲灰散证：小便不利，小腹急痛者。

⑤滑石白鱼散证：消渴，小便不利，小腹胀痛者。

⑥茯苓戎盐汤证：小便不利，口不渴者。

（24）水气病方证

①防己黄芪汤证：风水，脉浮身重，汗出恶风者。

②越婢汤证：风水恶风，一身悉肿，脉浮不渴，续自汗出，无大热者。

③防己茯苓汤证：皮水为病，四肢肿，水气在皮肤中，四肢聂聂动者。

④越婢加术汤、甘草麻黄汤证：里水，一身面目悉肿，发热恶风，小便不利者。

⑤麻黄附子汤证：水之为病，其脉沉小，属少阴者。

⑥蒲灰散证：厥而皮水者。

⑦芪芍桂酒汤证：黄汗病，身体肿，发热汗出而渴，状如风水，汗沾衣，色正黄如药汁，脉自沉，由汗出入水中浴，水从汗孔入得之者。

⑧桂枝加黄芪汤证：黄汗之病，两胫自冷；或身重，汗出已辄轻者，久久必身𣊓，𣊓即胸中痛；又从腰以上必汗出，下无汗，腰髋弛痛，如有物在皮中状；剧者不能食，身疼重，烦躁，小便不利，属黄汗病者。

⑨桂枝去芍药加麻辛附子汤证：寸口脉迟而涩，趺阳脉微而迟；手足逆冷，腹满肠鸣，身冷，骨疼，恶寒，痹不仁，矢气，遗尿；心下坚大如盘，边如旋杯，水饮所作，属气分者。

⑩枳术汤证：心下坚大如盘，边如旋盘，水饮所作者。

（25）黄疸病方证

①茵陈蒿汤证：谷疸之为病，寒热不食，食即头眩，心胸不安，久久发黄为谷疸者。

②硝矾散证：女劳疸，日晡发热，恶寒；膀胱急，少腹满，身尽黄，额上黑，足下热，作黑疸；其腹胀如水状，大便黑，时溏者。

③栀子大黄汤证：酒疸，心中懊侬而热，不能食，时欲吐者。

④桂枝加黄芪汤证：黄疸初起，恶寒发热，脉浮自汗者。

⑤猪膏发煎证：诸黄，少腹急，大便秘结者。

⑥茵陈五苓散证，黄疸，小便不利者。

⑦大黄硝石汤证：黄疸，腹满，小便不利而赤，自汗出者。

⑧小半夏汤证：黄疸，小便色不变，欲自利，腹满而喘者。

⑨柴胡汤证：诸黄，腹痛而呕者。

⑩小建中汤证：男子发黄，小便自利者。

（26）惊悸病方证

①桂枝去芍药加蜀漆牡蛎龙骨救逆汤证：火邪所致亡阳，惊狂，卧起不安者。

②半夏麻黄丸证：心下悸者。

（27）出血病方证

①柏叶汤证：吐血不止者。

②黄土汤证：下血，先便后血之远血者。

③赤小豆当归散证：下血，先血后便之近血者。

④泻心汤证：心气不足，吐血，衄血者。

呕吐哕病方证

①茱萸汤证：呕而胸满；或干呕，吐涎沫，头痛者。

②半夏泻心汤证：呕而肠鸣，心下痞者。

③黄芩加半夏生姜汤证：干呕而利者。

④小半夏汤证：诸呕吐，谷不得下者。

⑤猪苓散证：呕吐而病在膈上者。

⑥四逆汤证：呕而脉弱，小便复利，身有微热，见厥者。

⑦小柴胡汤证：呕而发热者。

⑧大半夏汤证：胃反呕吐者。

⑨大黄甘草汤证：食已即吐者。

⑩茯苓泽泻汤证：胃反，吐而渴，欲饮水者。

⑪ 文蛤汤证：渴欲得水而贪饮者；兼微风，脉紧，头痛者。

⑫ 半夏干姜散证：干呕，吐逆，吐涎沫者。

⑬ 生姜半夏汤证：病人胸中似喘不喘，似呕不呕，似哕不哕，彻心中愦愦然无奈者。

⑭ 橘皮汤证：干呕，哕，若手足厥者。

⑮橘皮竹茹汤证：哕逆，虚烦少气者。

（28）**下利病方证**

①四逆汤证：下利腹胀满，身体疼痛者。

②大承气汤证：下利三部脉皆平，按之心下坚者；或下利，脉迟而滑，属实者；或下利，脉反滑者；或下利已差，至其年月日时复发，病未尽者。

③小承气汤证：下利、谵语，有燥屎者。

④桃花汤证：下利便脓血者。

⑤白头翁汤证：热利下重者。

⑥栀子豉汤证：下利后更烦，按之心下濡，属虚烦者。

⑦通脉四逆汤证：下利清谷，里寒外热，汗出而厥者。

⑧紫参汤证：下利肺痈者。

⑨诃梨勒散证：气利，每有矢气，大便即随之而下者。

（29）**肠痈病方证**

①薏苡附子败酱散证：肠痈之为病，其身甲错，腹皮急，按之濡，如肿状，腹无积聚，身无热，脉数，属腹内有痈脓者。

②大黄牡丹汤证：肠痈，少腹肿痞，按之即痛，如淋，小便自调，时时发热，自汗出，复恶寒，其脉迟紧，脓未成者。

（30）**金疮病方证**

王不留行散证：金疮。

（31）**趺蹶病方证**

藜芦甘草汤证：手指臂肿动，其人身体瞤瞤者。

（32）**转筋病方证**

鸡屎白散证：转筋之为病，其人臂脚直，脉上下行，微弦；转筋入腹者。

（33）阴狐疝病方证

蜘蛛散证：阴狐疝气者，偏有小大，时时上下者。

（34）蛔虫病方证

①甘草粉蜜证：蛔虫病，腹中痛，脉洪大；或吐涎，心痛发作有时，毒药不止者。

②乌梅丸证：蛔厥，病者静而复时烦，蛔上入膈，须臾复止；得食而呕，又烦，自吐蛔者。

（35）妇人妊娠病方证

①桂枝茯苓丸证：妇人宿有癥病，经断未及三月，而得漏下不止，胎动在脐上，属癥痼害者。

②附子汤证：妇人怀娠六七月，脉弦发热，其胎愈胀，腹痛恶寒者，少腹如扇，子脏开者。

③胶艾汤证：妇人漏下者，半产后续下血不绝者，妊娠下血者，妊娠腹中痛属胞阻者。

④当归芍药散证：妇人怀娠，腹中疞痛者。

⑤干姜人参半夏丸证：妊娠呕吐不止者。

⑥当归母苦参九证：妊娠小便难，饮食如故者。

⑦葵子茯苓散证：妊娠有水气，身重，小便不利，洒淅恶寒，起则头眩者。

⑧当归散证：胎动不安者。

⑨白术散证：妊娠养胎主之。

（36）妇人产后病方证

①小柴胡汤证：产妇郁冒，脉微弱，不能食，大便坚，但头汗出，血虚而厥，郁冒，头汗出；或大便坚，呕不能食者。

②大承气汤证：产妇郁冒，病解能食，七八日更发热，属胃实者。

③当归生姜羊肉汤证：产后腹中疼痛，腹中寒疝虚劳不足者。

④枳实芍药散证：产后腹痛，烦满不得卧者。

⑤下瘀血汤证：产妇腹痛，腹中有干血着脐下者；或经水不利。

⑥大承气汤证：产后七八日，无太阳证，少腹坚痛，属恶露不尽；或不大便，烦躁发热，脉微实，再倍发热，日晡时烦躁；或不食，食则谵语，至夜即愈，热在里，结在膀胱者。

⑦阳旦汤证：产后风，续之数十日不解，头微痛，恶寒，时时有热，心下闷，干呕汗出，虽久，阳旦证续在者。

⑧竹叶汤证：产后，中风发热，面正赤，喘而头痛者。

⑨竹皮大丸证：妇人乳中虚，烦乱呕逆者。

⑩白头翁加甘草阿胶汤证：产后下利虚极者。

（37）妇人杂病方证

①小柴胡汤证：妇人中风七八日，续来寒热，发作有时，经水适断，属热入血室者。

②半夏厚朴汤证：妇人咽中如有炙脔者。

③甘麦大枣汤证：妇人脏躁，喜悲伤欲哭，象如神灵所作，数欠伸者。

④小青龙汤及泻心汤证：妇人吐涎沫，医反下之，心下即痞；涎沫止，仍痞者。

⑤温经汤证：妇人年五十，下利数十日不止；暮即发热，少腹里急，腹满，手掌烦热，唇口干燥，病属带下；或曾经半产，瘀血在少腹不去，唇口干燥者。

⑥土瓜根散证：带下，经水不利，少腹满痛，经一月再见者。

⑦旋覆花汤证：寸口脉弦而大，证属寒虚相搏，或妇人半产漏下者。

⑧胶姜汤证：妇人陷经，漏下黑不解者。

⑨大黄甘遂汤证：妇人少腹满如敦状，小便微难而不渴，属水与血俱

结在血室者。

⑩ 抵当汤证：妇人经水不利者。

⑪ 矾石丸证：妇人经水闭而不利，脏坚癖不止，中有干血，下白物者。

⑫ 当归芍药散证：妇人腹中诸疾痛者。

⑬ 小建中汤证：妇人腹中痛者。

⑭ 肾气丸证：妇人病，饮食如故，烦热不得卧，而反倚息，属转胞不得溺者。

⑮ 蛇床子散证：妇人阴寒。

⑯ 狼牙汤证：少阴脉滑而数，阴中生疮，阴中蚀疮烂者。

⑰ 膏发煎证：胃气下泄，阴吹而正喧，属谷气之实所致者。

（三）随证治之

1. 治疗原则

（1）调和阴阳

无论外感疾病，还是内伤杂病，其发生发展的根本，在于阴阳失和。故调和阴阳，是最根本的治疗原则。调和阴阳，即纠正机体阴阳的偏盛偏衰，损其有余，补其不足，使机体之阴阳恢复平衡。调和阴阳，贯穿于《伤寒论》和《金匮要略》对于外感病及内科杂病、妇科、外科诸病的治疗之中。如"凡病，若发汗，若下，若亡血，亡津液，阴阳自和者，必自愈。"（《伤寒论·辨太阳病脉证并治上》）

① 阴阳偏盛，损其有余

对于阴寒偏盛之证，治以温散寒邪之法，或顾阳气之虚。如："寒实结胸，无热证者，与三物小胸汤，白散亦可服。"（《伤寒论·辨太阳病脉证并治下》）此属寒饮内结胸中成实之证，故以白散温散寒结。又如，《金匮要略·腹满寒疝宿食病脉证治》曰："心胸中大寒痛，呕不能饮食，腹中寒，上冲皮起，出见有头足，上下痛而不可触近，大建中汤主之。"此为脾阳衰微，中焦寒盛之证，故治以大建中汤温中散寒。又曰："胁下偏痛，发热，其脉紧弦，此寒也，以温药下之，宜大黄附子汤。"此为寒实内结之证，故治以大黄附子汤温下寒实。又曰："腹痛，脉弦而紧，弦则卫气不行，即恶寒；紧则不欲食，邪正相搏，即为寒疝。寒疝绕脐痛，若发则白汗出，手足厥冷，其脉沉紧者，大乌头煎主之。"此为沉寒痼冷所致寒疝，故治以大乌头煎破积散寒止痛。

对于阳热偏盛之证，治以清下邪热之法，或兼顾阴津之亏。如："心下痞，按之濡，其脉关上浮者，大黄黄连泻心汤主之。"（《伤寒论·辨太阳病脉证并治下》）此为无形邪热聚于心下，故以大黄黄连泻心汤清泄邪热。"伤寒身黄，发热，栀子柏皮汤主之。"（《伤寒论·辨阳明病脉证并治》）此为湿热郁于三焦，热势较重之证，故治以栀子柏皮汤，以清泄湿热为法。又如，"三阳合病，腹满身重，难以转侧，口不仁，面垢，谵语遗尿。发汗则谵语，下之则额上生汗，手足逆冷。若自汗出者，白虎汤主之。"（《伤寒论·辨阳明病脉证并治》）此为三阳合病，热邪内盛之证。故治以白虎汤独清阳明之热。"阳明病，发热汗多者，急下之，宜大承气汤。"（《伤寒论·辨阳明病脉证并治》）此为胃肠燥热结实之证，故治以大承气汤峻下热结。

②阴阳偏衰，补其不足

对于阴液亏损之证，治以滋补阴液之法，或兼清虚热。如："百合病见于阴者，以阳法救之；见于阳者，以阴法救之。见阳攻阴，复发其汗，此为逆；见阴攻阳，乃复下之，此亦为逆。"（《金匮要略·百合狐惑阴阳毒病脉证治》）此为百合病"调和阴阳"的治疗原则。从其具体证治来看，因百合病的主要病机是心肺阴虚内热，故治当以补其阴之不足以调整阳之偏盛。如："百合病不经吐下发汗，病形如初者，百合地黄汤主之。""百合病发汗后者，百合知母汤主之。""百合病吐之后者，用后方（百合鸡子黄汤）

主之。""百合病一月不解，变成渴者，百合洗方主之。""百合病渴不差者，栝楼牡蛎散主之。""百合病变发热者，百合滑石散主之。"(《金匮要略·百合狐惑阴阳毒脉证治》）以上各方，均以润肺养阴生津为主兼清虚热。又如："少阴病，得之二三日以上，心中烦，不得卧，黄连阿胶汤主之。"(《伤寒论·辨少阴病脉证并治》）此为肾阴不足，心火偏亢之证，故以黄连阿胶汤滋阴养血而清心火。

对于阳气偏衰之证，治以温补阳气之法，或兼祛寒邪。如："下之后，复发汗，昼日烦躁不得眠，夜而安静，不呕，不渴，无表证，脉沉微，身无大热者，干姜附子汤主之。"(《伤寒论·辨太阳病脉证并治中》）此为下后复汗致阳虚之证，故治以干姜附子汤急复其阳。"发汗过多，其人叉手自冒心，心下悸，欲得按者，桂枝甘草汤主之。"(《伤寒论·辨太阳病脉证并治中》）此为过汗损伤心阳之证，故治以桂枝甘草汤以复心阳。又如，"自利不渴者，属太阴，以其脏有寒故也，当温之，宜服四逆辈。"(《伤寒论·辨太阴病脉证并治》）此为脾阳虚而"脏有寒"之证，故治以四逆汤类方剂温补脾肾之阳。"少阴病，得之一二日，口中和，其背恶寒者，当灸之，附子汤主之。""少阴病，身体痛，手足寒，骨节痛，脉沉者，附子汤主之。""少阴病，脉沉者，急温之，宜四逆汤。""少阴病，下利清谷，里寒外热，手足厥逆，脉微欲绝，身反不恶寒，其人面色赤，或腹痛，或干呕，或咽痛，或利止脉不出者，通脉四逆汤主之。"(《伤寒论·辨少阴病脉证并治》）以上少阴病诸证，皆属阳气虚衰，阴寒内盛之证，故治以附子汤、四逆汤类，温补阳气，散寒通脉。

（2）补虚泻实

①虚则补之

虚则补之，是指正气不足之虚证，宜用补法补益正气。《伤寒论》与《金匮要略》中，在诊治外感、内伤诸病过程中，对于阴阳气血津液诸不足，以及脏腑虚损等，皆据其脉证施以补虚之法。如：

"伤寒二三日，心中悸而烦者，小建中汤主之。"（《伤寒论·辨太阳病脉证并治》）此为伤寒二三日，由于患者中气不足，兼见心悸而烦，故用小建中汤建中补脾，扶正以祛邪，里气和则表自解。又曰："虚劳里急，悸，衄，腹中痛，梦失精，四肢酸疼，手足烦热，咽干口燥，小建中汤主之。"（《金匮要略·血痹虚劳病脉证并治》）。此为虚劳病属阴阳两虚的证治。因脾胃为气血生化之源，脾胃失和而现上述阴阳失调诸证。故治以小建中汤，旨在恢复脾胃健运之功能。又曰："虚劳，里急，诸不足，黄芪建中汤主之。"（《金匮要略·血痹虚劳病脉证并治》）此条所述证候，较小建中汤为重。以方测证，当有身重或不仁，自汗盗汗，脉大而虚等见证。故用小建中汤加黄芪，补益中气以缓急。又曰："虚劳腰痛，少腹拘急，小便不利者，八味肾气丸主之。"（《金匮要略·血痹虚劳病脉证并治》）此为肾之阴阳两虚之证，故治以八味肾气丸补阴之虚以生气，助阳之弱以化水。"伤寒，脉结代，心动悸，炙甘草汤主之。"（《伤寒论·辨太阳病脉证并治下》）此结代之脉，皆有歇止，均属里虚，证属心血不足、心阳不振。方用炙甘草汤通阳复脉、滋阴补血。

此外，《伤寒论》与《金匮要略》之中，虚实夹杂之证最为多见。在治疗原则上，或先补虚而后泻实；或虚实同治，以补虚为主，兼以泻实之治。

②实则泻之

实则泻之，是指邪气有余之实证，当用泻法祛除邪气。《伤寒论》与《金匮要略》之中，对于外感风寒暑热燥湿之邪，内生痰饮水湿瘀血等，以及外邪从阴化寒、从阳化热，与体内诸邪互结为患等，皆据其脉证施以泻实之法。如："太阳病，头痛发热，身疼腰痛，骨节疼痛，恶风，无汗而喘者，麻黄汤主之。"（《伤寒论·辨太阳病脉证并治中》）此为太阳伤寒表实证，故治以解表逐邪发汗峻剂麻黄汤。"太阳中风脉浮紧，发热恶寒，身疼痛，不汗出而烦躁者，大青龙汤主之。若脉微弱，汗出恶风者，不可服之；服之则厥逆，筋惕肉瞤，此为逆也。"（《伤寒论·辨太阳病脉证并治中》）此为太阳病表寒里热证。因证属表里俱实，故治以大青龙汤外解表寒兼清里热。

"阳明病，谵语，有潮热，反不能食者，胃中必有燥屎五六枚也。若能食者，但硬耳，宜大承气汤下之。"（《伤寒论·辨阳明病脉证并治》）"太阳病三日，发汗不解，蒸蒸发热者，属胃也，调胃承气汤主之。"（《伤寒论·辨阳明病脉证并治》）"太阳病，若吐若下若发汗后，微烦，小便数，大便因硬者，与小承气汤，和之愈。"（《伤寒论·辨阳明病脉证并治》）以上诸证为邪热与肠中糟粕互结所致，因燥结程度之别，而有峻下与缓下之别。

"伤寒六七日，结胸热实，脉沉而紧，心下痛，按之石硬者，大陷胸汤主之。"（《伤寒论·辨太阳病脉证并治下》）"太阳病，重发汗而复下之，不大便五六日，舌上燥而渴，日晡所小有潮热，从心下至少腹硬满而痛不可近者，大陷胸汤主之。"（《伤寒论·辨太阳病脉证并治下》）此为表邪内传，邪热与水饮结于胸中及心下所致。治以大陷胸汤逐水破结，荡涤实邪。"小结胸病，正在心下，按之则痛，脉浮滑者，小陷胸汤主之。"（《伤寒论·辨太阳病脉证并治下》）此为痰热互结于心下的小结胸病。治以清热开结化痰，方用小陷胸汤。

《金匮要略·肺痿肺痈咳嗽上气病脉证治》："肺痈，喘不得卧，葶苈大枣泻肺汤主之。"此为肺痈初期属于实证的治法。因内有热毒之邪、浊唾涎沫壅滞于肺，故见邪实气闭之证。治以开泄肺气，泻水逐痰，方用葶苈大枣泻肺汤。又曰："咳逆上气，时时吐浊，但坐不得眠，皂荚丸主之。"此为痰浊咳喘的证治。因上焦有热，煎熬津液而成痰，痰浊胶固而壅阻肺气，且有痰壅气闭之危。故治以除痰峻剂皂荚丸。

《金匮要略·妇人产后病脉证治》："师曰：产妇腹痛，法当以枳实芍药散，假令不愈者，此为腹中有干血著脐下，宜下瘀血汤主之；亦主经水不利。"此为妇人产后瘀血凝着所致疼痛的证治，治以攻逐瘀血之法，方用下瘀血汤。枳实芍药散主治产后气血郁滞所致腹痛，此方重在攻逐凝着脐下之成块干血，故属攻坚破积之剂。

此外，《伤寒论》与《金匮要略》之中，虚实夹杂之证最为多见。在治疗原则上，或先泻实而后补虚；或虚实同治，以泻实为主，兼以补益正气。

（3）表里先后

在外感疾病发生发展过程中，常出现表里同病之证。关于表里同病的基本治疗原则，《伤寒论》中多有论述。如："本发汗，而复下之，此为逆也；若先发汗，治不为逆。本先下之，而反汗之，为逆；若先下之，治不为逆。"此条言病有缓急，治有先后，先后误施，病必不愈。具体而言，须根据表里证候的轻重缓急，而遵循先表后里、先里后表或表里同治的治疗原则。

①先表后里

先表后里，是表里同病，以表证为主的治法。先治疗表证，表解再治里证，此为治疗表里同病之常法。如："伤寒大下后，复发汗，心下痞，恶寒者，表未解也。不可攻痞，当先解表，表解乃可攻痞。解表宜桂枝汤，攻痞宜大黄黄连泻心汤。"（《伤寒论·辨太阳病脉证并治下》）此为伤寒大下后复发汗所致痞证兼表证的治法。属表里同病，表证未解，里证不急之证，故"当先解表，表解乃可攻痞"。

②先里后表

先里后表，是表里同病，以里证为急者的治法。故先治其里，待里证解除或缓解后，再视表证如何而相机治疗表证。此为治疗表里同病的变法。如："伤寒，医下之，续得下利清谷不止，身疼痛者，急当救里；后身疼痛，清便自调者，急当救表。救里，宜四逆汤；救表，宜桂枝汤。"（《伤寒论·辨太阳病脉证并治中》）此为少阴阳虚阴盛兼表证的治法。因此证以阳虚阴盛为急，故"急当救里"，待里证缓解后再急救其表。

③表里同治

表里同治，是表里同病，同时治疗表证和里证的方法。适于单治其表则里证不去，纯于治里则表证不解的证候。即便表里同治，也当分析表证、里证孰轻孰重，而决定具体的治疗法则。若表里同病，病情以表证为主，则治疗则偏重在表。如："太阳中风，脉浮紧，发热恶寒，身疼痛，不汗出而烦躁者，大青龙汤主之。"（《伤寒论·辨太阳病脉证并治上》）此为伤寒表实兼里热证，治以解表为主兼清里热。若表里同病，病情以里证为主，则治疗应偏重在里。如："太阳病，外证未除，而数下之，遂协热而利，利下不止，心下痞硬，表里不解者，桂枝人参汤主之。"（《伤寒论·辨太阳病脉证并治下》）此为太阴病脾阳虚夹有表证，治以温中止利兼以解表。

（4）因势利导

因势利导，从广义来说，是根据正邪相争的态势，或扶正，或祛邪，或扶正祛邪兼顾，以控制病情发展并促使疾病向愈的治疗原则。从狭义而言，多指根据邪气所在的部位，采取就近祛邪的方法以促进疾病向愈的治疗原则。鉴于广义之因势利导，在其他相关章节多有阐述，故此节仅举例而论狭义之"因势利导"。

①诸邪在表者，治以发汗解肌之法

太阳伤寒，治以麻黄汤发汗解表，宣肺平喘。太阳中风，治以桂枝汤调和营卫，解肌发汗。太阳病欲作刚痉，治以葛根汤开泄腠理，发汗祛邪；滋养津液，舒缓筋脉。太阳病柔痉，治以栝楼桂枝汤调和营卫，解肌发汗；滋养津液，舒缓筋脉。太阳病，湿邪在肌表，表实无汗者，治以麻黄加术汤、麻黄薏苡甘草汤振奋阳气、微发其汗；表虚自汗者，治以防己黄芪汤，振奋阳气，固表兼泄湿。太阳中暍、水行皮中之证，治以一物瓜蒂汤去身面、四肢之水气，水气去则暑邪无所依而病自解。此外，《伤寒论》中尚论及阳明中风、少阳中风、太阴中风、少阴中风、厥阴中风等证，但多未论及治法。此外，桂枝麻黄各半汤、桂枝二麻黄一汤、桂枝加葛根汤、桂枝加厚朴杏子汤、葛根汤、葛根加半夏汤、大青龙汤等，均主治太阳病之风寒表证。其他，尚论及诸多表里同病之证。治疗上，或表里同治，或先表后里，或先里后表等。

②诸有水者，腰之上下而治法各异

治水气病有发汗与利小便之别。"诸有水者，腰以下肿，当利其小便；腰以上肿，当发汗乃愈。"（《金匮要略·水气病脉证并治》）此为水肿病的一般治疗原则。亦即，凡治水气病，腰以下肿者，应当用利小便的方法，使停留于下部的水从小便排出。如："大病差后，从腰以下有水气者，牡蛎泽泻散主之。"（《伤寒论·辨阴阳易差后劳复病脉证并治》）此属大病差后，下焦气化失常，湿热壅滞，膀胱不气化利所致。故治以牡蛎泽泻散，利水消肿，使邪从小便排出。此外，水气病，腰以上肿者，应当用发汗的方法，使停留于上部的水，从汗液排泄。如"里水者，一身面目黄肿，其脉沉，小便不利，故令病水。"（《金匮要略·水气病脉证并治》）此里水之证，治以越婢加术汤，发汗行水兼清里热。

③痰结于胸中者，治以涌吐之法

痰实结于胸中者，治以涌吐之法。"病如桂枝证，头不痛，项不强，寸脉微浮，胸中痞硬，气上冲咽喉不得息者，此为胸有寒也，当吐之，宜瓜蒂散。"（《伤寒论·辨太阳病脉证并治下》）此痰实结于胸中，症见"气上冲咽喉不得息者"，为邪有上越之势，故治以瓜蒂散涌吐。又如："宿食在上脘，当吐之，宜瓜蒂散。"（《金匮要略·腹满寒疝宿食病脉证治》）此宿食内停，故亦治以瓜蒂散涌吐。此皆"其高者因而越之"之义。

④邪结于下焦者，治以通下之法

肠中有燥实内结者，治以通下之法。其中，若属津液内竭之脾约证，治以清热润导法通便。若属燥实内结轻证，治以调胃承气汤、小承气汤缓下；若属燥实内结重证，治以大承气汤峻下热结。《伤寒论》以大承气汤主治阳明病三急下证、少阴病三急下证，皆属峻下热结之法。此外，大柴胡汤、柴胡加芒硝汤、桂枝加大黄汤等，也有通下之功效。此外，若瘀血结于下焦者，则治以攻逐瘀血之法，方用抵当汤、抵当丸等。若"肠间有水气"而见腹满、口舌干燥者，治以分消水饮、导邪下行之法，方用己椒苈黄丸。

（5）保胃存津

无论是外感疾病的治疗，还是内伤杂病的治疗，张仲景都十分注意胃气之虚实、津液之有无，重视保护胃气、顾护津液。

①保护胃气

《素问·平人气象论》曰："平人之常气禀于胃。胃者，平人之常气也。人无胃气曰逆，逆者死。"又曰："人以水谷为本，故人绝水谷则死，脉无胃气亦死。"张仲景重视胃气的思想和保护胃气的治疗原则，与《黄帝内经》所论是一致的，并且贯穿于外感疾病和内伤杂病的辨证论治中。张仲景重视胃气和保护胃气的治疗原则，主要体现在以下三个方面：

其一，胃家实热者，治以清泄之法。

阳明病主证，为"胃家实"所致。若证属无形邪热充斥内外，或伴有热盛伤津者，治以白虎汤直清里热以保胃津。方用辛甘大寒之石膏为君，佐知母以清热润燥，以甘草粳米益胃生津，以免寒凉伤胃。若证属邪热与燥实互结而腑气不通者，则区分燥热结实之轻重，以调胃承气汤、小承气汤"和胃气"，或以大承气汤"大泄下"。如："阳明病，脉迟，虽汗出，不恶寒者，其身必重，短气，腹满而喘，有潮热者，此外欲解，可攻里也。

手足濈然汗出者，此大便已硬也，大承气汤主之。若汗多，微发热恶寒者，外未解也，其热不潮，未可与承气汤。若腹大满不通者，可与小承气汤，微和胃气，勿令至大泄下。"（《伤寒论·辨阳明病脉证并治》）"发汗后，恶寒者，虚故也；不恶寒，但热者，实也，当和胃气，与调胃承气汤。"（《伤寒论·辨太阳病脉证并治中》）

其二，胃中虚冷者，治以温补之法。

"阳明病，不能食，攻其热必哕，所以然者，胃中虚冷故也；以其人本虚，攻其热必哕。"（《伤寒论·辨阳明病脉证并治》）此言胃中虚冷不可攻下。"食谷欲呕，属阳明也，吴茱萸汤主之。"（《伤寒论·辨阳明病脉证并治》）此食谷欲呕，属胃中虚冷所致，故治以温中降逆之法。"伤寒，大吐大下之，极虚。复极汗者，其人外气怫郁，复与之水，以发其汗，因得哕。所以然者，胃中寒冷故也。"（《伤寒论·辨厥阴病脉证并治》）此言，大吐大下必伤中气，加之过度发汗，必致胃中虚冷，出现胃气上逆之哕。此提示汗吐下当必伤及胃气，故当慎用。

其三，胃中不和者，治以辛开苦降之法。

"伤寒汗出，解之后，胃中不和，心下痞硬，干噫食臭，胁下有水气，腹中雷鸣下利者，生姜泻心汤主之。""伤寒中风，医反下之，其人下利日数十行，谷不化，腹中雷鸣，心下痞硬而满，干呕心烦不得安。医见心下痞，谓病不尽，复下之，其痞益甚。此非结热，但以胃中虚，客气上逆，故使硬也，甘草泻心汤主之。""伤寒，胸中有热，胃中有邪气，腹中痛，欲呕吐者，黄连汤主之。""伤寒本自寒下，医复吐下之，寒格，更逆吐下，若食入口即吐，干姜黄芩黄连人参汤主之。"以上各条所述诸证，均属伤寒汗下失宜，损伤胃气，因而"胃中不和"；以致中焦痞塞，气机升降失常；故以辛开苦降诸方和胃消痞。

其四，察胃气之状态，判断疾病之转归。

《伤寒论》中，多从胃气之和与不和，判断疾病之转归。如："太阳病，发汗后，大汗出，胃中干，烦躁不得眠，欲得饮水者，少少与饮之，令胃气和则愈。若脉浮，小便不利，微热，消渴者，五苓散主之。"此论太阳表证解后，若"烦躁不得眠"而"欲得饮水"，是因津液受伤而"胃中干"所致；当少少与饮水，令"胃气和则愈"。"阳明病，胁下硬满，不大便而呕，舌上白胎者，可与小柴胡汤。上焦得通，津液得下，胃气因和，身濈然汗出而解。"此言阳明病，症见胁下硬满，不大便而呕，与胃气失和有关。治以小柴胡汤，使上焦得通，津液得下，胃气因和而病愈。

其五，外感病解后，重视保护胃气。

《伤寒论》中，特别重视外感病解后保护胃气。如："大病差后，喜唾，久不了了，胸上有寒，当以丸药温之，宜理中丸。"（《伤寒论·辨阴阳易差后劳复病脉证并治》）此论大病之后喜唾而久不了了，是脾胃虚寒，寒饮不化而上泛所致，故用理中丸温补中土。此虽未明言保护胃气，但自寓保护胃气之义。"伤寒解后，虚羸少气，气逆欲吐，竹叶石膏汤主之。"（《伤寒论·辨阴阳易差后劳复病脉证并治》）此属伤寒解后，胃虚津伤，余热未除之证；治以竹叶石膏汤益气生津，清热养阴。此外，还提出病新瘥而未痊愈之人"损谷则愈"。如"病人脉已解，而日暮微烦，以病新差，人强与谷，脾胃气尚弱，不能消谷，故令微烦，损谷则愈。"（《伤寒论·辨阴阳易差后劳复病脉证并治》）以上诸条所论，颇具临床参考价值。

其六，遣方用药及煎煮服用皆顾护胃气。

《伤寒论》在遣方用药，也处处体现顾护胃气。如：白虎汤与白虎加人参汤中，所用粳米，十枣汤方中所用大枣，小建中汤所用饴糖，以及多首方剂中所用甘草等，皆有调中和胃之义。又，桂枝汤服法中指出："禁生冷、黏滑、肉面、五辛、酒酪、臭恶等物。"此诸项禁忌，旨在顾护胃气。"太阴为病，脉弱，其人续自便利，设当行大黄芍药者，宜减之，以其人胃气弱，易动故也。"此论胃气弱者慎用寒凉之药，虽见脾家实，必须并用大黄、芍药时，亦应减其剂量而用之。因胃弱者，积滞易动，少用即可。若用量不减，必致伤及胃气，造成下利不止。又，《伤寒论》十枣汤服法中指出："得快下利后，糜粥自养。"

②顾护津血

其一，汗法宜忌。

明言禁汗之证，以免伤津亡血。如："脉浮紧者，法当身疼痛，宜以汗解之。假令尺中迟者，不可发汗。何以知？然，营气不足，血少故也。"（《伤寒论·辨太阳病脉证并治中》）此论营血亏虚者不可发汗。"咽喉干燥者，不可发汗。"（《伤寒论·辨太阳病脉证并治中》）此咽喉干燥者，当指阴液不足之人。咽喉干燥者，虽有表邪亦不可轻用发汗，以免更伤阴液。"淋家，不可发汗，发汗必便血。"（《伤寒论·辨太阳病脉证并治中》）此淋家，指下焦蓄热，阴液素亏者。淋家虽有外感，亦不能径用汗法。若误汗伤阴，使邪热炽盛，则可能迫血妄行。"疮家，虽身疼痛，不可发汗，汗出则痉。"（《伤寒论·辨太阳病脉证并治中》）疮家，指久患疮疡，气血已伤之人。疮家虽有表证不可发汗，误用汗法则阴液受伤更甚，筋脉失其濡养，必发生筋脉强直、肢体拘挛的痉病。"衄家，不可发汗，汗出必额上陷，脉急紧，直视不能眴，不得眠。"（《伤寒论·辨太阳病脉证并治中》）此衄家，指素有衄血证而阴液不足者。衄家虽有表证，亦不可发汗。若发汗则阴液重伤，筋脉失其濡养，必出现额上陷脉急紧、目直视不能转动，以及不得眠等证候。"亡血家，不可发汗，发汗则寒栗而振。"（《伤寒论·辨太阳病脉证并治中》）此亡血家，指阴血极度亏虚者。亡血家虽有表证，亦不可发汗。若发其汗则不但血虚，气亦必无所依。气血虚微，不能濡养筋脉、温煦肌肤，则呈现寒栗而振的症状。"大下之后，复发汗，小便不利者，亡津液故也。勿治之，得小便利，必自愈。"（《伤寒论·辨太阳病脉证并治中》）

此论误用汗下之法伤津，津复者必自愈。

明言禁用火法发汗，以免伤津亡血。"太阳病中风，以火劫发汗，邪风被火热，血气流溢，失其常度。两阳相熏灼，其身发黄，阳盛则欲衄，阴虚小便难，阴阳俱虚竭，身体则枯燥，但头汗出，剂颈而还，腹满微喘，口干咽烂，或不大便。久则谵语，甚则至哕，手足躁扰，捻衣摸床。小便利者，其人可治。"（《伤寒论·辨太阳病脉证并治中》）此论火逆所致血气流溢病变诸证及预后，其间多有阴津耗伤之证，示人治外感热病须存津液之旨。"微数之脉，慎不可灸。因火为邪，则为烦逆。追虚逐实，血散脉中，火气虽微，内攻有力，焦骨伤筋，血难复也。"（《伤寒论·辨太阳病脉证并治中》）此论阴虚火旺之人，不可用灸法并指出其危害。又曰："脉浮，宜以汗解之，用火灸之，邪无从出，因火而盛，病从腰以下必重而痹，名火逆也。欲自解者，必当先烦，烦乃有汗而解。何以知之？脉浮，故知汗出解。"（《伤寒论·辨太阳病脉证并治中》）又曰："太阳病，以火熏之，不得汗，其人必躁。到经不解，必清血，名为火邪。"（《伤寒论·辨太阳病脉证并治中》）"脉浮热甚，而反灸之，此为实。实以虚治，因火而动，必咽燥吐血。"（《伤寒论·辨太阳病脉证并治中》）以上诸条皆指出表证禁用火法发汗，以免伤及津血而成火逆之证。

避免过汗伤津。在桂枝汤服法中指出："温覆令一时许，遍身漐漐微似有汗者益佳，不可令如水流漓，病必不除。若一服汗出病差，停后服，不必尽剂。"在葛根汤服法中也指出："温服一升，覆取微似汗，余如桂枝法将息及禁忌。诸汤皆仿此。"在大青龙汤服法中指出："温服一升，取微似汗。汗出多者，温粉粉之。一服汗者，停后服。"

其二，清下存津

对于邪热炽盛，燥热津伤之证，当及时清下邪热并益气生津。如："伤寒，若吐若下后，七八日不解，热结在里，表里俱热，时时恶风，大渴，舌上干燥而烦，欲饮水数升者，白虎加人参汤主之。""伤寒无大热，口燥渴，心烦，背微恶寒者，白虎加人参汤主之。""若渴欲饮水，口干舌燥者，白虎加人参汤主之。"以上各条所述，皆为邪热炽盛，津气受伤之证，故以白虎加人参汤清热生津。

邪热伤津，燥热互结，导致阳明腑实证。如："问曰：何缘得阳明病？答曰：太阳病，若发汗，若下，若利小便，此亡津液，胃中干燥，因转属阳明。不更衣，内实，大便难者，此名阳明也。""伤寒四五日，脉沉而喘满，沉为在里，而反发其汗，津液越出，大便为难，表虚里实，久则谵语。"可见"亡津液"是阳明腑实证的主要病因病机。

阳明病燥热结实之"三急下"证。如："伤寒六七日，目中不了了，睛不和，无表里证，大便难，身微热者，此为实也，急下之，宜大承气汤。""阳明病，发热汗多者，急下之，宜大承气汤。""发汗不解，腹满痛者，急下之，宜大承气汤。"此所谓"急下之"者，是阳明燥热亢盛，肝肾阴精大伤，真阴欲竭之证，故治以急下存阴，用大承气汤。

阳明病燥热津伤轻证治宜"缓下"。如："阳明病，其人多汗，以津液外出，胃中燥，大便必硬，硬则谵语，小承气汤主之。若一服谵语止者，更莫复服。"

阳明病津液内竭便秘治宜"导下"。如："阳明病，自汗出，若发汗，小便自利者，此为津液内竭，虽硬不可攻之，当须自欲大便，宜蜜煎导而通之。若土瓜根及大猪胆汁，皆可为导。"

少阴病燥热津伤之"三急下证"。如："少阴病，得之二三日，口燥咽干者，急下之，宜大承气汤。""少阴病，自利清水，色纯青，心下必痛，口干燥者，急下之，宜大承气汤。""少阴病，六七日，腹胀，不大便者，急下之，宜大承气汤。"此所谓"急下之"者，是指少阴热化证阴液耗伤，内有燥热结实之实证，故治以大承气汤急下存阴。

其三，津伤禁利小便。

小便不利，口渴者，若属津伤所致，不可用利小便法。如："阳明病，汗出多而渴者，不可与猪苓汤；以汗多胃中燥，猪苓汤复利其小便故也。"阳明病，若见汗出多而渴，即使小便不利，亦不可以猪苓汤利小便，以免津液重伤。

（6）因人制宜

张仲景在辨证上重视个体差异，在治疗上往往因人制宜。如：《伤寒论》在治法禁忌方面，有诸多方面的论述。如："若酒客病，不可与桂枝汤，得之则呕，以酒客不喜甘故也。""凡用栀子汤，病人旧微溏者，不可与服之。""淋家，不可发汗，汗出必便血。""疮家，虽身疼痛，不可发汗，汗出则痉。""衄家，不可发汗，汗出必额上陷脉急紧，直视不能眴，不得眠。""亡血家，不可发汗，发汗则寒栗而振。""汗家，重发汗，必恍惚心乱，小便已阴疼，与禹余粮丸。""病人有寒，复发汗，胃中冷，必吐蛔。"在涌吐剂瓜蒂散服法中指出："诸亡血虚家，不可与瓜蒂散。"此外，在服药剂量方面也有因人而异的提示。如：在攻逐水饮的十枣汤服法中，即提出"强人服一钱匕，羸人服半钱"。（《伤寒论·辨太阳病脉证并治下》）又，在《金匮要略·腹满寒疝宿食病脉证治》，大乌头煎服法中指出："强人服七合，弱人服五合。"

2. 主要治法

通过对《伤寒论》与《金匮要略》方证的分类，可以看出张仲景在外感病和临床各科杂病诊治方面，主要运用了发汗解表、涌吐痰食、泻下燥实、调和气机、温阳散寒、清泄里热、补益气血、益阴扶阳、消瘀散结、散邪除湿、蠲饮化痰、化气行水、润导通便、固涩止利、镇惊安神、安胎、排脓、驱虫等治疗方法。

（1）发汗解表

此发汗解表法，是指以发汗解表、调和营卫为主；结合宣肺平喘、温阳、散寒、清热、祛湿、祛风，及平冲、降逆等，治疗太阳伤寒、中风及痉湿暍病，太阳病失治误治，表里同病；或太阴病、少阴病表证的治疗方法。所用处方，如:《伤寒论》中有麻黄汤、桂枝汤、桂枝麻黄各半汤、桂枝二麻黄一汤、桂枝加葛根汤、桂枝加厚朴杏子汤、桂枝二越婢一汤、葛根汤、葛根加半夏汤、桂枝加附子汤、桂枝人参汤、桂枝去芍药汤、桂枝去芍药加附子汤、桂枝去桂加茯苓白术汤、桂枝加桂汤、大青龙汤、文蛤汤、麻黄细辛附子汤、麻黄附子甘草汤等19首。《金匮要略》中有栝楼桂枝汤、葛根汤、麻黄加术汤、麻黄杏仁薏苡甘草汤、桂枝附子汤、白术附子汤、甘草附子汤、越婢加术汤、越婢汤、甘草麻黄汤、麻黄附子汤、杏子汤、桂枝汤（阳旦汤）、竹叶汤等14首。

（2）涌吐痰食

此涌吐痰实法，是指通过药物的涌吐作用，以排除胃中痰涎、宿食的方法。所用方剂，如:《伤寒论》中的瓜蒂散1首。《金匮要略》中的瓜蒂散1首。

（3）泄下燥实

此泄下燥实法，是指通过峻下、缓下、润下之法；结合清热、行气、活血及和解表里等，通利大便，以排除肠中宿食积滞，或燥屎，或瘀血，治疗胃肠实热燥结或瘀血内结病证的方法。所用方剂，如:《伤寒论》中有小承气汤、大承气汤、调胃承气汤、大柴胡汤、麻子仁丸、桂枝加大黄汤等6首。《金匮要略》中有大承气汤、厚朴七物汤、厚朴三物汤、大柴胡汤、厚朴大黄汤、麻子仁丸、小承气汤、大黄牡丹汤等8首。

（4）调和气机

此调和气机法，是指通过和解少阳、调和脏腑、行气解郁、温清并用等法，治疗邪在少阳，或脏腑失和，或气机郁滞，或寒热错杂所致病证。所用方剂，如:《伤寒论》中，有小柴胡汤、四逆散、柴胡桂枝汤、柴胡加芒硝汤、柴胡桂枝干姜汤、柴胡加龙骨牡蛎汤、半夏泻心汤、甘草泻心汤、生姜泻心汤、黄连汤、厚朴生姜半夏甘草人参汤、栀子干姜汤、附子泻心汤、旋覆代赭汤、桔梗汤、乌梅丸、麻黄升麻汤、干姜黄芩黄连人参汤、桂枝加芍药汤等19首。《金匮要略》中，有甘草泻心汤、奔豚汤、葶苈大枣泻肺汤、半夏泻心汤、小柴胡汤、乌梅丸、当归芍药散、枳实芍药散等8首。

（5）温阳散寒

此温阳散寒法，是指通过温补脏腑阳气，解散阴寒之邪，结合降逆、止呕、固摄、理气、止血、养血、化痰、利湿等法，以治疗阳衰阴盛，气化不利、血脉痹阻或血失固摄之证。所用方剂，如:《伤寒论》中有四逆汤、四逆加人参汤、白通汤、白通加猪胆汁汤、甘草干姜汤、干姜附子汤、吴茱萸汤、附子汤、当归四逆加吴茱萸生姜汤、当归四逆汤、通脉四逆加猪胆汁汤、茯苓四逆汤、理中丸及汤、甘草干姜汤、桂枝甘草汤、桃花汤等16首。《金匮要略》中，有甘草干姜汤、枳实薤白桂枝汤、人参汤、薏苡附子散、乌头赤石脂丸、大建中汤、大黄附子汤、赤丸、大乌头煎、当归生姜羊肉汤、乌头桂枝汤、柏叶汤、黄土汤、茱萸汤、大半夏汤、橘皮汤、四逆汤、通脉四逆汤、附子汤、蜀漆散、附子粳米汤等21首。

（6）清泄里热

此清泄里热法，是指通过清泄脏腑及气分血分之热，结合益气、滋阴、养血、行气、降逆、化瘀、利湿等，治疗里热炽盛、阴虚内热、湿热互结、热阻气机所致病证。所用方剂，如《伤寒论》中有麻黄杏仁甘草石膏汤、白虎汤、白虎加人参汤、竹叶石膏汤、葛根黄芩黄连汤、大黄黄连泻心汤、黄芩汤、黄芩加半夏生姜汤、黄连阿胶汤、栀子豉汤、栀子甘草豉汤、栀子生姜豉汤、栀子厚朴汤、茵陈蒿汤、栀子柏皮汤、麻黄连轺赤小豆汤、甘草汤、白头翁汤、枳实栀子豉汤、文蛤汤等20首。《金匮要略》中，有白虎加人参汤、栝楼牡蛎散、百合滑石散、百合知母汤、滑石代赭汤、百合鸡子黄汤、百合地黄汤、百合洗方、苦参汤、赤小豆当归散、升麻鳖甲汤、白虎加桂枝汤、麦门冬汤、蒲灰散、滑石白鱼散、茵陈蒿汤、栀子大黄汤、大黄硝石汤、泻心汤、黄芩加半夏生姜汤、大黄甘草汤、文蛤汤、橘皮竹茹汤、白头翁汤、栀子豉汤、黄连粉、当归散、竹皮大丸、白头翁加甘草阿胶汤、赤小豆当归散等30首。

（7）补益气血

此补益气血法，是指通过益气、补血，或益气补血之法，治疗气虚、血虚或气血两虚证的治疗方法。所用方剂，如：《伤寒论》中的炙甘草汤、桂枝加芍药生姜各一两人参三两新加汤2首。《金匮要略》中的黄芪桂枝五物汤、小建中汤、黄芪建中汤、肾气丸、薯蓣丸、酸枣仁汤、紫参汤、胶艾汤、当归贝母苦参丸、甘麦大枣汤、胶姜汤等11首。

（8）益阴扶阳

此益阴扶阳法，是指通过益阴、扶阳，或益阴与扶阳并用之法，治疗阴虚、阳虚或阴阳两虚证的治疗方法。所用方剂，如：《伤寒论》中的芍药甘草汤、芍药甘草附子汤、禹余粮丸、猪肤汤等4首。《金匮要略》中的桂枝龙骨牡蛎汤、天雄散2首。

（9）消瘀散结

此消瘀散结法，是指通过消散瘀血、痰浊、水饮等，治疗血瘀证、痰证、饮证的治法。所用方剂，如：《伤寒论》中的抵当汤、抵当丸、桃核承气汤；十枣汤、大陷胸汤、大陷胸丸、三物小白散；小陷胸汤、苦酒汤、半夏散及汤等10首。《金匮要略》中的鳖甲煎丸、大黄䗪虫丸、旋覆花汤、硝石矾石散、薏苡附子败酱散、蜘蛛散、桂枝茯苓丸、下瘀血汤、温经汤、土瓜根散、大黄甘遂汤、抵当汤、王不流行散等 13 首。

（10）散邪除湿

此散邪除湿法，是指通过温阳化气、散寒除湿、清热利湿等，治疗风湿、寒湿、湿热病证的治疗方法。所用方剂，如：《伤寒论》中的桂枝附子汤、去桂加白术汤、甘草附子汤等 3 首。《金匮要略》中的防己黄芪汤、桂枝芍药知母汤、乌头汤、甘草干姜茯苓白术汤、茯苓戎盐汤、茵陈五苓散、矾石丸、蛇床子散、狼牙汤、鸡屎白散、白术散等 11 首。

（11）蠲饮化痰

此蠲饮化痰法，是指通过调整脏腑气化、蠲饮化痰；结合外解表邪、内调气机、通利小便等，治疗饮邪泛溢肌肤，或内停脏腑，或流注肢体；痰浊痹阻心胸，攻走肢体，壅于咽喉等病证的方法。所用蠲饮方剂，如：《金匮要略》中的射干麻黄汤、厚朴麻黄汤、越婢加半夏汤、小青龙汤、茯苓杏仁甘草汤、橘皮枳实生姜汤、小青龙加石膏汤、桂枝生姜枳实汤、茯苓桂枝白术甘草汤、甘遂半夏汤、十枣汤、大青龙汤、木防己汤、木防己汤去石膏加茯苓芒硝汤、泽泻汤、半夏麻黄丸、猪苓散、半夏干姜散、生姜半夏汤、干姜人参半夏丸等 21 首。所用化痰方剂，如：《金匮要略》中的皂荚丸、栝楼薤白白酒汤、栝楼薤白半夏汤、藜芦甘草汤、半夏厚朴汤等 5首。

（12）化气行水

此化气行水法，是指通过调整脏腑气化；结合攻逐水饮、通利小便、平冲降逆等；治疗水液代谢异常，或泛溢肌肤，或留于脏腑，或流注肢体，或上蒙清窍，或阻滞气机等病证的治疗方法。相关方剂，如：《伤寒论》中的五苓散、茯苓甘草汤、葶苈大枣泻肺汤、茯苓桂枝甘草大枣汤、茯苓桂枝白术甘草汤、猪苓汤、真武汤、牡蛎泽泻散等 8 首。《金匮要略》中的桂枝加桂汤、茯苓桂枝甘草大枣汤、防己椒目葶苈大黄丸、五苓散、茯苓桂枝五味甘草汤、桂苓五味姜辛汤、桂苓五味甘草去桂干姜细辛半夏汤、桂苓五味加姜辛半夏杏仁汤、苓甘五味加姜辛半杏大黄汤、小半夏汤、小半夏加茯苓汤、栝楼瞿麦丸、猪苓汤、防己茯苓汤、黄芪芍药桂枝苦酒汤、桂枝去芍药加麻黄细辛附子汤、枳术汤、桂枝加黄芪汤、茯苓泽泻汤、葵子茯苓散、一物瓜蒂汤、泽漆汤等22首。

（13）润导通便

此润导通便法，是指将药物纳入"谷道"，通过润燥、清热、导下作用，以治疗大便秘结的方法。相关方剂，如：《伤寒论》中有蜜煎导方、土瓜根方、猪胆汁方等3首。《金匮要略》中，有猪膏发煎1首。

（14）固涩止利

此固涩止利法，重在温涩固脱，是指通过温阳散寒，结合留滞收涩、固摄肠胃等，治疗虚寒下利或便脓血的方法。所用方剂，如：《伤寒论》中，有桃花汤、赤石脂禹余粮汤2首。《金匮要略》中，有桃花汤、诃梨勒散2首。

（15）镇惊安神

此镇惊安神法，是指通过和解表里、温通心阳、潜镇安神及化痰等，治疗表邪内陷、心阳受伤、内有痰浊之证的方法。所用方剂，如：《伤寒论》中有桂枝去芍药加蜀漆牡蛎龙骨救逆汤、桂枝甘草龙骨牡蛎汤、柴胡加龙骨牡蛎汤3首。《金匮要略》中的桂枝去芍药加蜀漆牡蛎龙骨救逆汤1首。

（16）其他治法

①排脓：桔梗汤、排脓散、排脓汤3首。（《金匮要略》）

②安胎：当归散、白术散2首。（《金匮要略》）

③安蛔：甘草粉蜜汤1首。（《金匮要略》）

张仲景

临证经验

一、《伤寒论》辨证施治体系

（一）辨太阳病脉证并治

1. 概述

（1）太阳病篇的内容范围

在《伤寒论》中，"辨太阳病脉证并治"的内容范围，包括太阳病证、太阳病相关病证、太阳病误治变证、太阳少阳阳明合病与并病等的发生、发展、演变、诊治、预后、转归等。笔者主要依据有"太阳病"或"太阳"字样的原文，以及论述太阳"中风"和"伤寒"证的原文，论述"辨太阳病脉证并治"。《伤寒论》在"辨太阳病脉证并治"中，基于阴阳、表里、寒热、虚实及表里同病、寒热错杂、虚实互见等各类证候；论及桂枝汤类、麻黄汤类、小柴胡汤类、泻心汤类、承气汤类、抵当汤类、陷胸汤类、泻心汤类、栀子豉汤类、茵陈蒿汤类、四逆汤类等约80个方证及刺法证。清·尤怡在"辨列太阳条例大意"中阐明："伤寒一证，古称大病，而太阳一经，其头绪之繁多，方法之庞杂，又甚于他经，是以辨之非易。然非不可辨也，盖太阳之经，其原出之病，与正治之法，不过二十余条而已，其他则皆权变法、斡旋法、救逆法、类病法也。假使治伤寒者，审其脉之或缓或急，辨其证之有汗无汗，而从而汗之解之，如桂枝、麻黄等法，则邪却而病解矣。其或合阳明，或合少阳，或兼三阳者，则从而解之清之，如葛根、黄芩、白虎等法，亦邪分而病解矣。此为正治之法。顾人气体有虚实之殊，脏腑有阴阳之异，或素有痰饮痃气，以及咽燥淋疮汗衄之疾，或适当房室金刃产后亡血之余，是虽同为伤寒之候，不得竟从麻桂之法矣。于是乎有小建中、炙甘草、大小青龙及桂枝二麻黄一等汤也，是为权变之法。而用桂枝、麻黄等法，又不能必其无过与不及之弊，或汗出不彻，而邪不外散，则有传变他经，及发黄蓄血之病；或汗出过多，而并伤阳气，则有振振擗地、肉瞤筋惕等证，于是乎有可更发汗、更药发汗，及真武、四逆等法也，是为斡旋之法。且也医学久芜，方法罕熟，或当汗而反下，或既下而复汗，以及温针、艾灼、水潠，种种混施，以致结胸痞满，夹热下利，或烦躁不得眠，或内烦饥不欲食，或惊狂不安，或肉上粟起，于是乎有大小陷胸、诸泻心汤、文蛤散等方也，此为救逆之法。至于天之邪气，共有六淫，太阳受邪，亦非一种，是以伤寒之外，又有风温、温病、风湿、中湿、湿温、中暍、霍乱等证，其形与伤寒相似，其治与伤寒不同，于是乎有桂附、术附、麻黄、白术、瓜蒂、人参、白虎等方，此为伤寒类病法也。夫振裘者，必挈其领；整纲者，必提其纲。不知出此，而徒事区别，纵极清楚，亦何适于用哉。兹略引大端于前，分列纲目于后，而仲景之方与法，罔不备举。然后太阳一经，千头万绪，总归一贯，比于百八轮珠，个个在手矣。六经仿此，详见各篇。"(《伤寒贯珠集·卷一·太阳篇》)此为尤怡基于"以法类证"，的思想，重新编次、注释《伤寒论》时，首先阐明的"辨列太阳条例大意"。其以太阳正治法、太阳权变法、太阳斡旋法、太阳救逆法、太阳类病法为整体框架，进而下设具体标题，论述"辨太阳病脉证并治"的大部分内容。本书未采纳其对《伤寒论》的编次体例，在此引之仅供参考。

（2）太阳病提纲及主证

张仲景所言"太阳病"，即外感病初起所见证候。"太阳之为病，脉浮，头项强痛而恶寒。"此论太阳病基本特征，后世称其为太阳病提纲。太阳统摄营卫，主一身之表，以固护于外，为诸经之藩篱。风寒之邪侵袭人体，太阳首当其冲。体表受邪，因而出现脉浮、头项强痛、恶寒等，即称太阳病，亦称表病。邪干于表，正气向外抗邪，故脉象应之而浮。风寒外束，太阳之气运行受阻，邪正交争于太阳经的头项部分，所以头项强痛。风寒之邪外束于表，所以恶寒。此为太阳病的主要脉证。凡以下称太阳病者，多包括此脉证而言。尤怡注曰："人身十二经络，本相联贯，而各有畔界。是以邪气之中，必各有所见之证与可据之脉。仲景首定太阳脉证，曰脉浮、头项强痛、恶寒。盖太阳居三阳之表，而其脉上额交颠，入络脑，还出别下项；故其初病，无论中风、伤寒，其脉证皆如是也。"（《伤寒贯珠集·卷一》）

关于六经病提纲，尤在泾认为，还当参合其他条文，而不可拘泥。尤怡注曰："后阳明篇云：阳明之为病，胃家实也。少阳篇云：少阳之为病，口苦、咽干、目眩也。三阴篇云：太阴之为病，腹满而吐，食不下，自利益甚，时腹自痛。少阴之为病，脉微细，但欲寐。厥阴之为病，消渴，气上冲心，心中疼热，饥而不欲食，食即吐蛔。暨本文共六条，递举六经受病之脉证，故柯氏目为六经之纲领，而此则太阳之纲领也。然阳明条下无口干、恶热之文；少阳证中无往来寒热之目；少阴欲寐，仅举一端；太阴、厥阴，多言脏病，学人当参合他条，毋徒执一可也。"（《伤寒贯珠集·卷一》）

太阳病的主证，为中风与伤寒；中风为表虚之证，伤寒为表实之证。

太阳中风主证，如："太阳病，发热，汗出，恶风，脉缓者，名为中风"。此论太阳中风脉证。太阳病，脉浮，头项，强痛而恶寒，加之发热、汗出、恶风、脉缓等，就名中风。当人体初受风邪侵袭，荣卫失调，阳气外浮与邪相争则发热。风性疏泄，以致卫不外固，荣不内守则汗出。汗出肌疏，不胜风袭，故恶风。更以汗液外出，故脉象松弛而呈缓象。见此脉证，即称太阳中风。尤怡注曰："此太阳中风之的脉的证也。太阳篇中，原有伤寒、中风、风温、温病、中湿、风湿、湿温、痉暍等证，仲景盖以诸病皆有发热，皆能传变，与伤寒同，其实所受之邪则不同，故特列而辨之，所以清伤寒之源也。王叔和氏分出痉、湿、暍三种，以为与伤寒相似，宜应别论。其中风、风温等病，仍汇太阳篇中。要之，中风、风温、温病，虽并得称伤寒，而其病发之状与治之之法，实与伤寒不同。叔和汇列于此者，又以正中风、风温、温病之始也。然详仲景篇中，每多风寒互举之处。似有不容分别而出之者，岂非以风寒之气恒相兼，与阴阳之致可互参耶。余故以中风、伤寒，并列于此。而风温、温病则隶于类病法下，遵先圣之旨也，至于汗出、脉缓之理，成氏暨诸贤所谓风性解缓，而卫不外固者，陋矣。兹不复赘。"（《伤寒贯珠集·卷一》）

太阳伤寒主证，如："太阳病，或已发热，或未发热，必恶寒，体痛，呕逆，脉阴阳俱紧者，名为伤寒。"此论太阳伤寒脉证。太阳病，寒邪侵袭体表，或已发热，或未发热，是因感邪有轻重，体质有强弱，故发热亦有迟早之不同。已发热，是寒邪袭表，正气抗邪，阳气能及时达表。未发热，是寒邪初感，阳气一时还未能达表抗邪。感受寒邪，肌表外束，恶寒为必见之证。由于寒邪郁表，汗不得出，故身体疼痛。邪犯太阳，影响胃气顺行，胃气不得下降则呕逆。无汗，为表气不宣；寒伤太阳，脉必浮紧。上述脉证皆与寒邪郁表有关，故当见无汗。尤怡注曰："此太阳伤寒之的脉的证也，与前中风条参之自别。盖风为阳邪，寒为阴邪，阳气疾，阴气徐，故中风身热，而伤寒不即热也。风性解缓。寒性劲切，故中风汗出、脉缓，而伤寒无汗、脉紧也。恶寒者，伤于寒则恶寒，犹伤于风则恶风，伤于食则恶食也。体痛、呕逆者，寒伤于形则痛，胃气得寒则逆也。然窃尝考诸条，中湿、风湿，并兼体痛，中风、中暍，俱有恶寒；风邪上壅，多作干呕；湿家下早，亦成哕逆。故论太阳伤寒者，当以脉紧、无汗，身不即热为主，犹中风以脉缓、多汗、身热为主也。其恶寒、体痛、呕逆，则以之合证焉可耳。不言无汗者，以脉紧该之也。"（《伤寒贯珠集·卷一》）

此外，还论及太阳温病。如："太阳病，发热而渴，不恶寒者为温病。"

此论温病初起主证。太阳病,见有发热而渴不恶寒之证,是为温病。温病为外感温热或邪热内郁所致。尤怡注曰:"此温病之的证也。温病者,冬春之月,温暖太甚,所谓非节之暖,人感之而即病者也。此正是伤寒对照处,伤寒变乃成热,故必传经而后渴;温邪不待传变,故在太阳而即渴也。伤寒,阳为寒郁,故身发热而恶寒。温病,阳为邪引,故发热而不恶寒也。然其脉浮,身热,头痛,则与伤寒相似,所以谓之伤寒类病云。"(《伤寒贯珠集·卷一》)

"若发汗已,身灼热者,名风温。风温为病,脉阴阳俱浮,自汗出,身重,多眠睡,鼻息必鼾,语言难出。若被下者,小便不利,直视失溲;若被火者,微发黄色,剧则如惊痫,时瘛疭;若火熏之,一逆尚引日,再逆促命期。"此论太阳温病误治而成风温。若误用辛温发汗,必然邪热更盛,津液损伤,致身热如火灼状,此名风温。此风温是指温病误治后的变证,不同于后世温病学之风温。风温为病,由于热邪充斥内外,所以脉阴阳俱浮;热蒸于内而自汗出,热盛伤气而身重;热极神昏则多眠睡;热壅于肺,痰热交阻,呼吸不利,则鼻息必鼾;热邪内郁,气滞不宣,则语言难出。此证若被误下,津液被夺于下,则小便不利;阴精不能上注于目则直视;邪热伤及下焦之气,则二便失溲。若误用火攻,是以热助热,两阳相熏灼,轻者因热伤血分而皮肤发黄;重者热极风动,灼伤津液而筋失所养,出现惊痫、时时抽搐,肤色如火熏等征象。凡此皆为误治所造成的坏病。一次误治,尚可苟延时日;若一再误治,则病人就有生命危险。尤怡注曰:"此风温之的脉的证也,亦是伤寒反照处。伤寒,寒邪伤在表,汗之则邪去而热已,风温,温与风得,汗之则风去而温胜,故身灼热也。且夫风温之病,风伤阳气而温损阴气,故脉阴阳俱浮,不似伤寒之阴阳俱紧也。风泄津液,而温伤肺气,故自汗出、身重,不同伤寒之无汗而体痛也。多眠睡者,热胜而神昏也。鼻息鼾,语言难出者,风温上壅,凑于肺也。是当以辛散风而凉胜温，乃不知而遽下之，则适以伤脏阴而陷邪气，脏阴伤，则小便难、目直视；邪气陷，则时复失溲也。被火如温针灼艾之属，风温为阳邪，火为阳气，以阳遇阳，所谓两阳相熏灼，其身必发黄也。然火微则熏于皮肤，而身发黄色；火剧则逼入心脏，而如发惊痫。且风从火出，而时时瘛疭，乃所以为逆也。若已被火而复以火熏之，是谓逆而再逆；一逆尚延时日，再逆则促命期。此医家之大罪也。仲景示人风温温病之大戒加此。"（《伤寒贯珠集·卷一》）

（3）太阳病传变、自愈与欲解时

①太阳病传变的脉证特点

"伤寒一日，太阳受之，脉若静者，为不传；颇欲吐，若躁烦，脉数急者，为传也。"此论太阳病表证传与不传的脉证。此言伤寒，包括中风在内。脉静，指初病太阳的脉象，即浮紧或浮缓脉象未变。若颇欲吐，或见躁烦，而脉象又见数急，是邪气内扰，知病已传变。尤怡注曰："寒气外入，先中皮肤。太阳之经，居三阳之表，故受邪为最先。而邪有微甚，证有缓急，体有强弱，病有传与不传之异。邪微者，不能挠乎正，其脉多静；邪甚者，得与正相争，其脉则数急，其人则躁烦而颇欲吐。"（《伤寒贯珠集·卷一》）

"伤寒二三日，阳明、少阳证不见者，为不传也。"此论太阳伤寒不传变。太阳伤寒二三日，本有传变之可能。若二三日未见不恶寒、反无热、口渴之阳明证，也未见口苦、咽干、目眩之少阳证，即邪仍在表，则当从太阳表证论治。尤怡注曰："盖寒邪稍深，即变而成热；胃气恶邪，则逆而欲吐也。然邪既传经。则必递见他经之证。伤寒二三日，阳明少阳受病之时，而不见有身热、恶热、口苦、咽干、目眩等证，则邪气止在太阳，而不更传阳明少阳可知。仲景示人以推测病情之法如此。"（《伤寒贯珠集·卷一》）

（2）辨太阳病自愈及欲解时

"太阳病，头痛至七日以上自愈者，以行其经尽故也。若欲作再经者，针足阳明，使经不传则愈。"此论太阳病经尽自愈及欲作再经的治法。太阳病有经尽自愈之机，若不愈则有内传阳明之可能，当预先针刺足阳明经穴，使气血流通而病不再传而愈。尤怡注曰："太阳病头痛，所谓病发于阳也，法当七日愈。云以上者，该常与变而言之也。行其经尽者，邪行诸经尽而当解也。设不解，则将从太阳而复入阳明，所谓作再经也。故针足阳明，以引邪外出，邪出则经不传而愈矣。盖伤寒之邪，有在经、在腑、在脏之异；行其经尽者，邪行诸经而未入脏腑之谓。而经脉阴阳相贯，如环无端，是以行阴极而复行阳者有之。若入厥阴之脏，则病深热极而死耳。其或幸而不死者，则从脏出腑而愈，未闻有作经再传者也，此条诸注释俱误，盖于经腑脏未审耳。"（《伤寒贯珠集·卷一》）

"太阳病，脉浮紧，发热，身无汗，自衄者，愈。"此论太阳病伤寒证，所感邪气可随鼻衄而解。太阳病，脉浮紧，发热，身无汗，是太阳伤寒表实证，即麻黄汤证。因热盛而致衄，虽未服药，亦可能邪随衄解而病自愈。尤怡注曰："伤寒脉浮紧者，邪气在表，法当汗解；而不发汗，则邪无从达泄，内搏于血，必致衄也，衄则其邪当去，而犹以麻黄汤主之者。此亦营卫并实，如上条所云阳气重之证。上条卫已解而营未和，故虽已发汗，犹须得衄而解，此条营虽通而卫尚塞，故既已自衄，而仍与麻黄汤发汗而愈。然必欲衄而血不流，虽衄而热不解者，乃为合法。不然，靡有不竭其阴者。于是仲景复著夺血无汗之例曰：脉浮紧，发热，身无汗，自衄者愈。谓阳气重者，须汗血并出，以泄其邪。其稍轻者，设得衄血，邪必自解。身虽无汗，固不必更以麻黄汤发之也。"（《伤寒贯珠集·卷一》）

"太阳病未解，脉阴阳俱停，必先振栗汗出而解。但阳脉微者，先汗出而解；但阴脉微者，下之而解。若欲下之，宜调胃承气汤。"此据脉象推测太阳病将振栗汗出而解。太阳病不解，此时出现脉阴阳俱停，是因其人平素或一时正气之虚，正邪相争，气血被阻，经脉不利，故脉一时出现伏而不见的现象，此与脉绝是显然有别的，正因是一时所见脉象，故知病必从战汗而愈。尤怡注曰："脉阴阳俱停者，阴阳诸脉，两相停匀，而无偏胜也。既无偏胜，则必有相持不下之势，故必至于战而汗出。而后邪气乃解。振栗者，阴阳相争之候也。但阳脉微者，阳邪先衰，故当汗出而解；但阴脉微者，阴邪先衰，故可下之而解。所谓攻其坚而不入者，攻其瑕而立破也。然本论云：尺中脉微者，不可下。此又云：但阴脉微者，下之而解。盖彼为正虚而微，此为邪退而微也。脉微则同，而辨之于邪与正之间，亦未易言之矣。调胃承气，乃下药之最轻者，以因势利导，故不取大下而取缓行耳。夫伤寒先汗后下者，法之常也。或先汗，或先下，随脉转移者，法之变也。设不知此而汗下妄施，宁不为逆耶。"（《伤寒贯珠集·卷一》）

"太阳病欲解时，从巳至未上。"此论太阳病欲解之时。尤怡注曰："太阳为诸阳之长，巳午未时为阳中之阳，太阳病解，必从巳至未，所谓阳受病者，必阳气充而邪乃解也，与发于阳者七日愈同意。"（《伤寒贯珠集·卷一》）

（4）太阳病禁汗证及汗下之先后

①津血不足者不可发汗

"脉浮数者，法当汗出而愈。若下之，身重、心悸者，不可发汗，当自汗出乃解。所以然者，尺中脉微，此里虚，须表里实，津液自和，便自汗出愈。"此论太阳病尺中脉微者禁汗。脉浮主表，数为有热。浮数之脉，主热在表，应从汗解。若用下法，表邪不除，徒伤里气，可能出现身重、心悸等症状。此时尺中脉微，为里气虚衰，虽有表证，亦不可发汗。尺以候内，微为阳衰，里阳不足者，故当禁汗。待表里不虚，津液自和，便能自汗而愈。此示人在治疗时应培养正气，使表里正气得复，气血充沛，则津液自和，便自能汗出而愈。尤怡注曰："脉浮数者，其病在表，法当汗出而愈，所谓脉浮数者可发汗，宜麻黄汤是也。若下之，邪入里而身重，气内虚而心悸者，表虽不解，不可以药发汗。当俟其汗自出而邪乃解。所以然者，尺中脉微，为里虚不足，若更发汗，则并虚其表，里无护卫，而散亡随之矣。故必候其表里气复，津液通和，而后汗出而愈，岂可以药强迫之哉。"（《伤寒贯珠集·卷一》）

"脉浮紧者，法当身疼痛，宜以汗解之。假令尺中迟者，不可发汗。何以知然？以荣气不足，血少故也。"此论太阳病荣气不足血少者禁汗。脉浮紧，主表实，应见身疼痛，宜以汗法解表。若见尺脉迟时，此为血少，便不可发汗。尤怡注曰："脉浮紧者，寒邪在表，于法当身疼痛，而其治宜发汗。假令尺中脉迟，知其营虚而血不足，则虽身疼痛，而不可发汗。所以然者，汗出于阳而生于阴，营血不足而强发之，汗必不出，汗即出而筋惕肉瞤，散亡随之矣，可不慎哉。"（《伤寒贯珠集·卷一》）

"咽喉干燥者，不可发汗。"此论素体阴液不足者禁用汗法。太阳病本当发汗，但阴液不足之人，便当注意汗法的使用。咽喉干燥，是阴液不能上济之征。因此，虽有表邪，亦不可使用辛温发汗之剂治疗。若误以辛温之药发汗，则阴液更伤，将会发生变证。尤怡注曰："病寒之人，非汗不解，而亦有不可发汗者，不可不审。咽喉者，诸阴之所集，而干燥则阴不足矣。汗者，出于阳而生于阴也。故咽喉干燥者，虽有邪气，不可以温药发汗。若强发之，干燥益甚，为咳，为咽痛，为吐脓血，无所不至矣。云不可发汗者，谓本当汗而不可发之，非本不当汗之证也。此所谓之变也。下文仿此，淋家不可发汗，发汗必便血。"（《伤寒贯珠集·卷一》）

"淋家，不可发汗，发汗必便血。"此论下焦素有湿热者禁用汗法。素患小便淋沥之人，谓之淋家。其原因多由下焦蓄热，津液素亏，虽有外感，亦不能径用汗法。若误汗伤阴，使邪热炽盛，不但津液愈亏，更惧逼血妄行，以致引起便血之证。尤怡注曰："巢氏云：淋者，肾虚而膀胱热也。更发其汗，损伤脏阴，增益腑热，则必便血。如强发少阴汗而动其血之例也。"（《伤寒贯珠集·卷一》）

"疮家，虽身疼痛，不可发汗，汗出则痉。"此论气血已伤者禁用汗法。久患疮疡者，气血已伤，虽有表证，不可发汗。误用汗法，则阴液受伤更甚，筋脉失其濡养，必发生筋脉强直，肢体拘挛的痉证。尤怡注曰："身疼痛，表有邪也。疮家脓血流溢，损伤阴气，虽有表邪，不可发汗；汗之血虚生风，必发痉也。"（《伤寒贯珠集·卷一》）

"衄家，不可发汗，汗出，必额上陷脉急紧，直视不能眴，不得眠。"此论阴液不足者禁用汗法。素有衄血证者，阴液多不足；虽有表证，亦不可发汗。若发汗则阴液重伤，筋脉失其濡养，必出现额上陷脉急紧、目直视而不能转动，以及不得睡眠等。尤怡注曰："额上陷脉紧急者，额上两旁之动脉陷伏不起，或紧急不柔也。《灵枢》云：两跗之上，脉陷竖者，足阳明。陷谓陷伏，竖即紧急，与此正相发明。目直视，不能眴，不得眠，皆亡阴之证也。"（《伤寒贯珠集·卷一》）

"亡血家，不可发汗，发汗则寒栗而振。"此论素有阴血极度亏损者禁用汗法。平素阴血极度亏损之人禁用汗法。若发其汗，则不但加重血虚，气亦无所依。气血俱虚，筋脉失养，肌肤失于温煦，则呈现寒栗而振的症状。尤怡注曰："阴亡者，阳不守，亡血复汗，寒慄而振者，阴气先虚，而阳气后竭也。按：疮家、衄家并属亡血，而此条复出亡血家者，该吐下、跌仆、金刃、产后等证为言也。"（《伤寒贯珠集·卷一》）

②阳气虚者不可发汗

"汗家重发汗，必恍惚心乱，小便已阴疼，与禹余粮丸。"此论素体阳虚者当慎用汗法。平素常易汗出者，阳气必虚，卫阳不固。若再发其汗，阴阳两损，必致心气失养。心气虚于上，则心无所主而恍惚心乱不安；阴液竭于下，则小便后会出现阴部疼痛，如此者当用禹余粮丸治之。尤怡注曰："五液在心为汗，心液亡者，心阳无附，则恍惚心乱。心虚生热，下流所合，则小便已，阴疼。禹余粮丸方缺。常器之云：只禹余粮一味，火煅服亦可。按：禹余粮，体重可以去怯，甘寒可以除热，又性涩，主下焦前后诸病也。"（《伤寒贯珠集·卷一》）

"病人有寒，复发汗，胃中冷，必吐蛔。"此论胃中素有寒者禁用汗法。若误用汗法，必更伤阳气而致吐逆之证。病人素有寒，胃阳不足，虽有太阳病，不可发汗。否则，必阳气亡失，里寒更甚，而致胃中虚冷吐蛔，或吐逆的症状。尤怡注曰："有寒，里有寒也。里有寒者，虽有表邪，必先温里而后攻表，如后四逆汤之法。乃不与温里而反发汗。损伤阳气，胃中虚冷，必吐蛔也。"（《伤寒贯珠集·卷一》）

"发汗后，水药不得入口为逆。若更发汗，必吐下不止。"此论发汗后胃虚吐逆证。发汗后，胃气大虚，致水药不得入口，入口即吐，此为误治变证。若以此为伤寒呕逆，而更发其汗，使中气愈虚，脾胃失其升降之常，必呕吐不止。尤怡注曰："发汗后吐逆，至水药不得入口者，必其人素有积饮，乘汗药升浮之性而上行也。是当消饮下气，虽有表邪，不可更发其汗。设更发之，重伤阳气，其饮之在中者，不特上逆而仍吐呕，亦且下注而成泄利矣。"（《伤寒贯珠集·卷一》）

③汗下之先后缓急

"本发汗而复下之，此为逆也；若先发汗，治不为逆。本先下之而反汗之，为逆；若先下之，治不为逆。"此论汗下先后的治疗原则。治疗外感疾病的原则，一般先表后里。但若里证急者，当先救其急证。此外，或根据辨证，采用表里兼治之法。若违背缓急先后的治疗原则，则为"逆"。尤怡注曰："此泛言汗下之法，各有所宜，当随病而施治，不可或失其度也。如头痛、发热、恶寒者，本当发汗而反下之，是病在表而治其里也，故曰逆；

腹满、便闭、恶热者，本当下之而反汗之，是病在里而治其表也，故亦为逆。若审其当汗而汗之，或当下而下之，则亦何逆之有。《外台》云：表病里和，汗之则愈，下之则死；里病表和，下之则愈，汗之则死，不可不慎也。"（《伤寒贯珠集·卷二》）

（5）太阳病误治变证及预后转归

①太阳病误治之变证

"下之后，复发汗，必振寒，脉微细，所以然者，以内外俱虚故也。"此论下后复汗，内外俱虚之证。下之虚其里，汗之虚其表，是阴阳俱虚。振寒、脉微是阳气虚，脉细是阴血不足。汗下后见此脉证，为内外俱虚之候。尤怡注曰："振寒，振栗而寒也。脉微为阳气虚，细为阴气少。既下复汗，身振寒而脉微细者，阴阳并伤，而内外俱虚也。是必以甘温之剂，和之、养之为当矣。"（《伤寒贯珠集·卷二》）

"未持脉时，病人手叉自冒心，师因教试令咳，而不咳者，此必两耳聋无闻也。所以然者，以重发汗虚故如此。"此论重发汗后之虚证。"未持脉时，病人手叉自冒心"，是从望诊而知为心阳虚证。"师因教试令咳而不咳者，此必两耳无闻也"，是从问诊知为汗后阳虚。心寄窍于耳，心阳虚则两耳聋无所闻。"所以然者，以重发汗虚故如此"，是言以上见症，为重发汗致虚如故。此乃示人欲行汗法时，当注意勿使太过。发汗过度而伤心阳导致耳聋，提示过汗伤阳之弊。尤怡注曰："病人手叉自冒心者，心阳内虚，欲得外护，如上条所云也。耳聋者，阳气上虚，阴反得而实之也。师因叉手冒心，而更试耳之聪否，以求阳之虚实。若耳聋无闻，其为过汗致虚，当与温养无疑。临病之工，宜如是详审耳。许叔微曰：伤寒耳聋，发汗过多者，正气虚也；邪不出者，邪气闭也。虚之与闭，治法悬殊，学者更宜详审。"（《伤寒贯珠集·卷一》）

"发汗后，饮水多必喘，以水灌之亦喘。"此论汗后饮水多伤肺致喘。

汗后伤津，欲饮水者，宜少少与之。因汗出多不仅津亏，且阳气亦虚。若汗后饮水多，阳微不能行水，则水停不化，水寒射肺，肺失宣降，故喘。以水灌之，则外寒闭肺，致肺气不宣，亦喘。此形寒饮冷则伤肺之义。尤怡注曰："发汗后，肺气必虚。设饮水过多，水气从胃，上射肺中，必喘。或以水灌洗致汗，水寒之气，从皮毛而内侵其所合，亦喘，成氏所谓喘为肺疾是也。"（《伤寒贯珠集·卷一》）

"太阳病，先下而不愈，因复发汗，以此表里俱虚，其人因致冒，冒家汗出自愈。所以然者，汗出表和故也。里未和，然后复下之。"此论太阳病先下复汗致冒的治法。太阳表证，汗下失序，先下而虚其里，复发汗而虚其表，致令表里之气俱虚，邪乘虚入，阳气因不得伸，头目昏蒙，因而致冒。冒家能得汗出，使阳气通畅，表气自和，邪郁亦将随汗而解。若汗出表解后，仍有里实证者，然后复下之以和其里。此言太阳病先下复汗表里俱虚，当先解表；汗出表和而里未和，再治以下法。尤怡注曰："下之则伤其里，汗之则伤其表，既下复汗，表里俱虚，而邪仍不解，其人则因而为冒。冒，昏冒也，以邪气蔽其外，阳气被郁，欲出不能，则时自昏冒，如有物蒙蔽之也。若得汗出，则邪散阳出，而冒自愈。《金匮》云：冒家欲解，必大汗出也。然亦正气得复，而后汗自出耳，岂可以药强发之哉。若汗出冒解。而里未和者。然后复下之，以和其里。所谓里病表和，下之而愈是也。"（《伤寒贯珠集·卷二》）

"太阳病二日，反躁，凡熨其背而大汗出。火热入胃，胃中水竭，躁烦，必发谵语。十余日，振栗，自下利者，此为欲解也。故其汗从腰以下不得汗，欲小便不得，反欲呕失溲，足下恶风，大便硬，小便当数而反不数及不多；大便已，头卓然而痛，其人足心必热，谷气下流故也。"此论太阳病误用火法所致坏证及正复欲解之证。太阳病，因火法所迫而大汗出，火邪乘虚入胃，胃中热盛津枯，因见燥烦，必发谵语。此时，若治以下法可愈。如未经治疗，病至十余日，火邪势微，津液得复，可自愈而解。尤怡注曰："太阳病二日，不应发躁而反躁者，热气行于里也。是不可以火攻之，而反熨其背，汗出热入，胃干水竭，为躁烦，为谵语，势有所必至者。至十余日，火气渐衰，阴气复生，忽振栗，自下利者，阳得阴而和也，故曰欲解。因原其未得利时，其人从腰以下无汗，欲小便不得者，阳不下通于阴也。反呕者，阳邪上逆也。欲失溲，足下恶风者，阳上逆，足下无气也。大便硬，津液不下行也。诸皆阳气上盛，升而不降之故。及乎津液入胃，大便得行，于是阳气暴降而头反痛，谷气得下而足心热，则其腰下有汗，小便得行可知。其不呕不失溲，又可知矣。"（《伤寒贯珠集·卷二》）

"太阳病中风，以火劫发汗，邪风被火热，血气流溢，失其常度。两阳相熏灼，其身发黄，阳盛则欲衄，阴虚小便难，阴阳俱虚竭，身体则枯燥，但头汗出，剂颈而还，腹满微喘，口干咽烂，或不大便。久则谵语，甚则至哕，手足躁扰，捻衣摸床；小便利者，其人可治。"此论太阳中风误用火劫发汗之变证。太阳中风属表证，治当汗解，宜用汤剂，不宜用火法。由于误用火劫发汗，邪风被火热迫劫，气血受伤，自必失其运行常度，因而病变丛生。此提示治外感病须存津液之旨。尤怡注曰："风为阳邪，火为阳气，风火交煽，是为两阳，阳盛而热胜为发黄。阳盛则血亡而阴竭，为欲衄，为小便难也。阴阳俱虚竭，非阳既盛而复虚也。盛者，阳邪自盛。虚者，阳气自虚也。身体枯燥以下，并阴阳虚竭，火气熏灼之征，于法不治。乃小便本难而反利，知其阴气未绝，犹可调之使复也，故曰其人可治。"（《伤寒贯珠集·卷二》）

"形作伤寒，其脉不弦紧而弱，弱者必渴。被火，必谵语。弱者发热脉浮，解之当汗出愈。"此论里虚证禁用火法及脉浮当用汗法。形作伤寒，是有恶寒、头痛、身热等。其脉不弦紧而弱，是不见伤寒弦紧脉象，而见脉弱。弱脉是阴虚津液不足，故云"弱者必渴"。若误用火攻，是阴虚被火，胃中津液愈虚，火邪愈炽，所以说"必谵语"。若发热而脉弱中见浮，主正气尚能达表，可以祛邪外出，所以说"解之当汗出愈"。尤怡注曰："形作伤寒，其脉当弦紧而反弱，为病实而正虚也。脉弱为阴不足，而邪气乘之，生热损阴，则必发渴。及更以火劫汗，两热相合，胃中燥烦，汗必不出，而谵语立至矣。若发热脉浮，则邪欲出表，阴气虽虚，可解之，使从汗而愈，如下条桂枝二越婢一等法。若脉不浮，则邪热内扰，将救阴之不暇，而可更取其汗耶。"（《伤寒贯珠集·卷一》）

"太阳病，以火熏之，不得汗，其人必躁。到经不解，必清血，名为火邪。"此论误用火法而迫血下行。太阳病用火熏之法取汗，纵令汗出，亦由火力劫迫所致，于治为逆。况不得汗，则热无从出。火热灼津，必令病人躁扰不安。六七日到经不解，火邪入里，伤其阴络则必便血。此证由误用火法而引起，故便血时但治其火，不必止血；火清邪止，其病自愈。尤怡注曰："此火邪迫血，而血下行者也。太阳表病，用火熏之，而不得汗，则邪无从出，热气内攻，必发躁也。六日传经尽，至七日则病当解。若不解，火邪迫血，下走肠间，则必圊血。圊血，便血也。"（《伤寒贯珠集·卷二》）

"脉浮热甚，而反灸之，此为实。实以虚治，因火而动，必咽燥吐血。"此论表热误用灸治，血热上行致咽燥吐血。脉浮热甚，表热实证也。反用艾灸，是以治虚寒在里之法，治实热在表之证，使邪无出路而益炽。寒束于外，火攻于内，热不外泄，火气上炎，必致咽喉干燥，伤及阳络而吐血。尤怡注曰："此火邪迫血，而血上行者也。脉浮热甚，此为表实。古法泻多用针，补多用灸，医不知而反灸之，是实以虚治也。两实相合，迫血妄行，必咽燥而唾血。"（《伤寒贯珠集·卷二》）

"微数之脉，慎不可灸。因火为邪，则为烦逆；追虚逐实，血散脉中；火气虽微，内攻有力，焦骨伤筋，血难复也。"此论阴虚火旺证禁用灸法。脉浮热甚，表热实证也。反用艾灸，是以治虚寒在里之法，治实热在表之证，使邪无出路而火邪益炽；寒束于外，火攻于内，热不外泄，火气上炎，必出现咽喉干燥，伤及阳络而吐血。尤怡注曰："脉微数者，虚而有热，是不可以火攻，而反灸之，热得火气，相合为邪，则为烦逆。烦逆者，内烦而火逆也。血被火迫，谓之追虚，热因火动，谓之逐实。由是血脉散乱而难复，筋骨焦枯而不泽，火之为害何如耶。"（《伤寒贯珠集·卷二》）

"脉浮，宜以汗解，用火灸之，邪无从出，因火而盛，病从腰以下必重而痹，名火逆也。欲自解者，必当先烦，烦乃有汗而解。何以知之？脉浮，故知汗出解。"此论火逆及其自解之证。脉浮者，病在表，宜以汗解。误用火灸，足以阻遏正气之外张，使邪无从出。火气助邪，热灸愈盛；血热奔集于上，气不周流于下，故病从腰以下必气虚而重，血虚而痹。此乃因火而病，故名"火逆"。若正气充实之人，仍有恢复气血循行之力，可因汗出邪去而解。唯于汗出之先，必当先烦，烦乃有汗而解。因脉浮为邪在表，故知汗出而解。尤怡注曰："脉浮者，病在表，不以汗解，而以火攻，肌腠未开，则邪无从出，反因火气而热乃盛也。夫阳邪被迫而不去者，则必入而之阴，痛从腰以下，重而痹者，邪因火迫而在阴也，故曰火逆。邪气欲解之候，必先见之于证与脉，若其人自烦而脉浮者，知其邪必将从汗而解。盖自烦为邪正相争之候，而脉浮为邪气外达之征也。设脉不浮而沉，则虽烦，岂能作汗，即汗亦岂得解哉。"（《伤寒贯珠集·卷二》）

"太阳伤寒者，加温针，必惊也。"此论太阳伤寒证误用温针之变证。太阳伤寒为病在表，当用汗法。若反用温针以迫汗，温针属火，能损营血而动心气，故言"必惊"。此条提示表证不宜用温针迫汗。尤怡注曰："寒邪在表，不以汗解，而以温针，心虚热入，必作惊也。成氏曰：温针损营血而动心气。"（《伤寒贯珠集·卷二》）

"太阳病，当恶寒发热，今自汗出，反不恶寒发热，关上脉细数者，以医吐之过也。一二日吐之者，腹中饥，口不能食；三四日吐之者，不喜糜粥，欲食冷食，朝食暮吐，以医吐之所致也，此为小逆。"此论太阳病误吐致脾胃气虚证治。太阳病，恶寒，发热，属于表证，治宜解表发汗；汗出表和，则寒热除而病解。今太阳病，自汗出，反不恶寒发热，是表已解而里未和。关上以候脾胃之脉，细为血少，数为有热。脉见关上细数者，脾胃之气伤，所以说"以医吐之过也"。一二日吐之者，其势尚浅，吐后表解，仅胃气受伤，脾未受伤，故腹中饥、口不能食。若三四日邪入已深，吐后脾虚不运，胃液不足，故不喜糜粥、欲食冷食、朝食暮吐，皆为吐之过。但脾胃一时受伤，而表证因之得解，故称"小逆"。尤怡注曰："病在表而医吐之，邪气虽去，胃气则伤，故自汗出，无寒热而脉细数也。一二日，胃气本和，吐之则胃空思食，故腹中饥，而胃气因吐而上逆，则又口不能食也。三四日，胃气生热，吐之则其热上动，故不喜糜粥，欲食冷食，而胃气自虚，不能消谷，则又朝食而暮吐也。此非病邪应尔，以医吐之所致，曰小逆者，谓邪已去而胃未和，但和其胃，则病必自愈。"(《伤寒贯珠集·卷二》)

"太阳病吐之，但太阳病当恶寒，今反不恶寒，不欲近衣，此为吐之内烦也。"此论太阳病误吐致内热生烦。太阳表证，当汗而不当吐。吐虽或可解表，但吐后必损伤胃津，胃津伤则里热炽，故反见不恶寒、不欲近衣的内热病情。以津伤则热，热则生烦，此内烦是由过吐所致。尤怡注曰："病在表而吐之，邪气虽去，胃气生热，则为内烦。内烦者，热从内动而生烦也。"(《伤寒贯珠集·卷二》)

"病人脉数，数为热，当消谷引食，而反吐者，此以发汗，令阳气微，膈气虚，脉乃数也。数为客热，不能消谷。以胃中虚冷，故吐也。"此论汗后引起胃中虚冷致吐的脉证。数脉为热，热当消谷善饥。今反不能消食而吐，此因发汗令在表之阳气由汗出而微，胸膈间阳气亦随汗出亦虚。虚而脉数，非真有热，故曰"客热"。客热不能消谷，乃因发汗伤阳而胃中虚冷之故，是以不能消谷而反吐。此言发汗法用之不当则会伤及阳气。尤怡注曰："脉数为热，乃不能消谷而反吐者，浮热在上，而虚冷在下也。浮热不能消谷，为虚冷之气，逼而上浮，如客之寄，不久即散，故曰客热。是虽脉数如热，而实为胃中虚冷，不可更以寒药益其疾也。"（《伤寒贯珠集·卷一》）

"太阳病，小便利者，以饮水多，必心下悸；小便少者，必苦里急也。"此以小便利否，辨水停的部位。太阳病饮水多，若小便利，是水不在下而在上，必见心下悸；若小便少，是水饮停于膀胱，必见少腹里急胀满。尤怡注曰："病在太阳之时，里热未甚，水液尚通，其外虽病，而其内犹晏如也，故不可多饮水。设饮水多，必停于心下为悸，所以然者，里无热，不能消水，心属火而畏水，水多凌心，故惕惕然跳动不宁也。然使小便自利，则停水自行，虽悸，犹当自愈。若小便不利而少，则水不下行，积于膀胱，必苦里急，里急者，小便欲行而不能，则小腹奔迫急痛也。此以饮水所致，比于汗下之过，而非太阳本病，故附于斡旋法下。"（《伤寒贯珠集·卷一》）

"太阳病二三日，不能卧，但欲起，心下必结，脉微弱者，此本有寒分也。反下之，若利止，必作结胸；未止者，四日复下之，此作协热利也。"（143）此论太阳病误下成结胸或协热利的病变。太阳病二三日，是邪尚在表，同时复见不得卧、但欲起之证，是心下必有邪结聚。若邪结于里者，脉必沉实；今脉微弱，知其人素有寒饮积于心下，正为邪阻之故。治当解表兼温化痰饮，乃属正治。医见心下结，误用下法，下后表邪内陷胸膈，与饮相结，则为结胸。如医见利未止而心下痞硬，以为邪未尽去，复用下法，脾胃之阳受损，外热夹里寒，势必造成里虚协热下利证。此论里虚有寒之人患太阳病，误下后成结胸或协热利的病变。提示表里同病，当治以先表后里或表里同治，不可单用攻下之法。尤怡注曰："太阳病，二三日，为病未久也。不能卧，但欲起者，心下结满，卧则气愈壅而不安也。脉微弱，阳气衰少也。夫二三日，为病未久，则寒未变热，而脉又微弱，知其结于心下者，为寒分而非热分矣。寒分者，病属于寒，故谓寒分，犹《金匮》所谓血分、气分、水分也。寒则不可下，而医反下之，里虚寒入，必为下利不止。若利止，必作结胸者，寒邪从阳之化，而上结于阳位也。若未止，四日复下之者，寒已变热，转为协热下利，故须复下，以尽其邪。所谓在下者，引而竭之也。总之，寒邪中人，久必变热，而邪不上结，势必下注。仲景反复详论，所以诏示后人者深矣。"(《伤寒贯珠集·卷三》)

"太阳病下之，其脉促，不结胸者，此为欲解也。脉浮者，必结胸。脉紧者，必咽痛。脉弦者，必两胁拘急。脉细数者，头痛未止。脉沉紧者，必欲呕。脉沉滑者，协热利。脉浮滑者，必下血。"此条以脉论证。提示太阳病误用下法，可能出现脉促、脉浮、脉紧、脉弦、脉细数、脉沉紧、脉沉滑、脉浮滑等多种脉象；会出现结胸、咽痛、两胁拘急、头痛、欲呕、协热下利、下血等多种病证。亦即，有以下多种转归：或脉促而病欲解；或脉浮，结胸；或脉紧，咽痛；或脉弦，两胁拘急；或脉细，头痛不止；或脉沉紧，呕吐；或脉沉滑，协热利；或脉浮滑，便血等。太阳病在表而非里实之证，为避免气血阴阳受损之变证，当禁用下法。尤怡注曰："此因结胸，而并详太阳误下诸变。谓脉促为阳盛，而不结于胸，则必无下利、痞满之变，其邪将从外解。若脉浮者，下后邪已入里，而犹在阳分，则必作结胸矣。脉紧者。太阳之邪，传入少阴之络，故必咽痛，所谓脉紧者属少阴，又邪客于足少阴之络，令人咽痛，不可内食是也。脉弦者，太阳之邪，传入少阳之经，故必两胁拘急，所谓尺寸俱弦者，少阳受病，其脉循胁络于耳故也。脉细为气少，数为阳脉，气不足而阳有余，乃邪盛于上也，故头痛未止。脉沉为在里，紧为寒脉，邪入里而正不容，则内为格拒，故必欲呕。脉沉滑者，热胜而在下也，故协热利。脉浮滑者，阳胜而阴伤也，故必下血。经曰：不宜下而更攻之，诸变不可胜数，此之谓也。以下并太阳下后之证，而或胸满，或喘，或烦惊谵语，或胁痛发黄，是结胸、痞满、烦躁、下利外，尚有种种诸变如此。"(《伤寒贯珠集·卷二》)

"太阳少阳并病，而反下之，成结胸，心下硬，下利不止，水浆不下，其人心烦。"此论太阳少阳并病误下而成结胸。太阳少阳并病，本不当下，而反下之，三焦气阻，水道不行，与水相结，成为结胸，因而心下硬。正虚于下，则下利不止；邪逆于上，则水浆不下；气结于中，则其人心烦。尤怡注曰："太阳病未罢而并于少阳，法当和散，如柴胡加桂枝之例。而反下之，阳邪内陷，则成结胸，亦如太阳及少阳误下之例也。但邪既上结，则当不复下注，乃结胸心下硬，而又下利不止者，邪气甚盛，而淫溢上下也。于是胃气失其和，而水浆不下，邪气乱其心，而烦扰不宁。所以然者，太少二阳之热，并而入里，充斥三焦心胃之间，故其为病，较诸结胸有独甚焉。仲景不出治法者，非以其盛而不可制耶。"(《伤寒贯珠集·卷二》)

"脉浮而紧，而复下之，紧反入里，则作痞。按之自濡，但气痞耳。"

此论痞的成因与症状。脉浮紧为太阳伤寒表实证的脉象特征。此言太阳伤寒表实证误用下法，导致无形之气内结之"气痞"。尤怡注曰："此申言所以成痞之故。浮而紧者，伤寒之脉，所谓病发于阴也。紧反入里者，寒邪因下而内陷，与热入因作结胸同意。但结胸心下硬满而痛，痞则按之濡而不硬且痛。所以然者，阳邪内陷，止于胃中，与水谷相结，则成结胸。阴邪内陷，止于胃外，与气液相结则为痞，是以结胸为实，而按之硬痛；痞病为虚，而按之自濡耳。"(《伤寒贯珠集·卷二》)

"太阳病，医发汗，遂发热恶寒，因复下之，心下痞。表里俱虚，阴阳气并竭，无阳则阴独，复加烧针，因胸烦，而色青黄，肤瞤者，难治；今色微黄，手足温者易愈。"此论汗下烧针致虚的变证和预后。太阳病，因发汗，遂发热恶寒，是发汗徒虚表阳而病亦不解。医见病不解，复用下法，下之虚其里，表邪随下内陷，以致心下痞，此属虚痞。汗下使表里俱虚，表为阳，里为阴，故云"阴阳气并竭"。汗下阳虚，阴邪独盛，故称"无阳则阴独"。医不知其虚，更用烧针以取汗，火邪内逼，因见胸烦；汗出后，阳气大虚，因见面色青黄；肤𥆧，为土虚木乘之征；手足必冷，是中土已败，故云"难治"。若病人面色微黄，微黄为土之本色，且手足温者，是脾胃之气尚能达于四肢，中土未败，故云"易愈"。

"伤寒吐下后，发汗，虚烦，脉甚微，八九日，心下痞硬，胁下痛，气上冲咽喉，眩冒，经脉动惕者，久而成痿。"此论伤寒吐下后致虚及失治致痿。虚烦见于伤寒吐下后发汗，是津液不足之证；脉甚微，为阳气衰微之候。经过八九日，正气自复者，其病当愈。今见心下痞硬、胁下痛、气上冲咽喉、眩冒等，是阳气虚而阴气逆使然。汗吐下后，不独伤阳，阴亦受损，以致气血已亏，正气难复，经脉失养，必动惕不安。久而失治，则肢体痿废。提示伤寒吐下后复发汗，必致气血亏虚、正气难复，久则导致痿证。尤怡注曰："吐下复汗，津液叠伤，邪气陷入，则为虚烦。虚烦者，正不足而邪扰之为烦，心不宁也。至八九日，正气复，邪气退，则愈；乃反心下痞硬，胁下痛，气上冲咽喉，眩冒者，邪气抟饮，内聚而上逆也。内聚者，不能四布；上逆者，无以逮下。夫经脉者，资血液以为用者也。汗吐下后，血液之所存几何，而复抟结为饮，不能布散诸经，譬如鱼之失水，能不为之时时动惕耶。且经脉者，所以纲维一身者也。今既失浸润于前，又不能长养于后，必将筋膜干急而挛，或枢折胫纵而不任地，如《内经》所云：脉痿，筋痿之证也。故曰久而成痿。"（《伤寒贯珠集·卷二》）

②误治变证治则

"太阳病三日，已发汗，若吐，若下，若温针，仍不解者，此为坏病，桂枝不中与之也。观其脉证，知犯何逆，随证治之。"此论太阳"坏病"当随证施治。太阳病三日，是太阳病已经过数日，曾用发汗或吐下、温针等法治疗，而病仍不解，此为坏病。因太阳病施治不当，往往变为坏病。坏病治法，当观其脉证，并须知其所犯的何种误治，随证施治。尤怡注曰："若，与或同。言或汗，或吐，或下，或温针，而病仍不解，即为坏病，不必诸法杂投也。坏病者，言为医药所坏，其病形脉证不复如初，不可以原法治也，故曰桂枝不中与也。须审其脉证，知犯何逆，而后随证依法治之。"（《伤寒贯珠集·卷二》）

"桂枝本为解肌，若其人脉浮紧，发热汗不出者，不可与之也。常须识此，勿令误也。"此论太阳伤寒表实证禁服桂枝汤。桂枝汤是治太阳中风表虚证的主方，为解肌表之邪而设，适用于脉浮缓、发热、汗出等。若脉浮紧、发热、汗不出，为太阳伤寒表实证，治宜用麻黄汤，不宜用桂枝汤。尤怡注曰："仲景既详桂枝之用，后申桂枝之禁，曰桂枝本为解肌，而不可用以发汗。解肌者，解散肌表之邪，与麻黄之发汗不同。故惟中风发热，脉浮缓，自汗出者为宜。若其人脉浮紧，发热汗不出，则是太阳麻黄汤证。设误与桂枝，必致汗不出而烦躁，甚则斑黄、狂乱，无所不至矣。此桂枝汤之大禁也，故曰不可与也。当须识此，勿令误也，仲景叮咛之意至矣。"（《伤寒贯珠集·卷一》）

③诸证自愈的机理

"风家表解而不了了者，十二日愈。"此论风家表解，正气复自愈。此所谓"风家"，必其人平素卫阳不足；故外感风邪，虽表解后，正气一时尚未能复。不了了，是身体欠舒畅，正气未复之状。十二日愈，是约略之辞。尤怡注曰："风家表解，邪退而正安矣。而犹不能霍然无患者，邪去未尽故也。十二日，经气已周，余邪毕达，故必自愈。"（《伤寒贯珠集·卷一》）

"太阳病，脉浮紧，发热，身无汗，自衄者愈。"此论太阳伤寒自衄者愈。太阳病，脉浮紧，发热，身无汗，是伤寒麻黄汤证。因热盛而致衄，虽未服药，亦可能邪随衄解而病自愈。此即所谓血之与汗，异名同类，不从汗解，则从衄解之义。尤怡注曰："伤寒脉浮紧者，邪气在表，法当汗解。

而不发汗，则邪无从达泄，内搏于血，必致衄也。衄则其邪当去，而犹以麻黄汤主之者，此亦营卫并实，如上条所云阳气重之证。上条卫已解而营未和，故虽已发汗，犹须得衄而解。此条营虽通而卫尚塞，故既已自衄，而仍与麻黄汤发汗而愈。然必欲衄而血不流，虽衄而热不解者，乃为合法。不然，靡有不竭其阴也。于是仲景复著夺血无汗之例曰：脉浮紧，发热，身无汗，自衄者愈。谓阳气重者，须汗血并出，以泄其邪。其稍轻者，设得衄血，邪必自解，身虽无汗，固不必更以麻黄汤发之也。"（《伤寒贯珠集·卷二》）

"凡病，若发汗、若吐、若下，若亡血、亡津液，阴阳自和者，必自愈。"此论凡病阴阳自和者必能自愈。凡病，指所有疾病，若误用汗、吐、下导致亡津液，阴阳自趋调和时，则病必自然向愈。

"大下之后，复发汗，小便不利者，亡津液故也。勿治之，得小便利，必自愈。"此论误治伤津，津复者自愈。大下之后，复发其汗，汗下之序，津液重伤。小便不利者，为津伤之证，不可治以利小便法。应待其津回，则小便自然通利。换言之，小便得利之时，即津液恢复之日。尤怡注曰："既下复汗，重亡津液，大邪虽解，而小便不利，是未可以药利之。俟津液渐回，则小便自行而愈。若强利之，是重竭其阴也，况未必即利耶。"（《伤寒贯珠集·卷二》）

（6）刺法在伤寒病中的运用

"伤寒腹满谵语，寸口脉浮而紧，此肝乘脾也，名曰纵，刺期门。"此论肝邪乘脾证治。腹满谵语似阳明证，脉浮而紧似太阳脉，但腹满谵语而无潮热，脉浮而紧独见寸口，自与太阳阳明有异。腹满谵语，是木旺侮土所致；侮其所胜，故名曰纵。治法当刺期门，因期门为肝之募穴，故刺之以泄肝邪。尤怡注曰："腹满谵语，里之实也。其脉当沉实。而反浮紧，则非里实，乃肝邪乘脾，气窒而热也。纵，直也。以肝木制脾土，于理为直，

故曰纵。"(《伤寒贯珠集·卷五》)

"伤寒发热，啬啬恶寒，大渴欲饮水，其腹必满，自汗出，小便利，其病欲解，此肝乘肺也，名曰横，刺期门。"此论肝邪乘肺证治。发热恶寒似太阳证，大渴腹满似阳明证，但发热恶寒不见头项强痛，大渴腹满而无潮热便秘，自与太阳、阳明有异，而是肝邪乘肺使然。肺主皮毛，肺受肝邪则毛窍闭塞，所以发热，啬啬恶寒；木火刑金，津液劫烁，故渴欲饮水；肺失通调水道之功能，所以小便不利而腹满。"自汗出，小便利，其病欲解"应置于"刺期门"后。本病属肝邪乘肺，侮其所不胜，故名曰"横"。仍刺期门以泻肝邪。刺期门后，肝邪得泄，肺不受侮，毛窍通畅，则自汗出，水道通调则小便利，故其病为欲解。尤怡注曰："发热恶寒，表有邪也。其病不当有渴，而反大渴，则非内热。乃肝邪乘肺，气郁而燥也。以里无热，不能消水，故腹满而汗出。小便利，则肺气以行，故愈。横，不直也。以木畏金而反乘金，于理为曲，故曰横。二者俱泻肝邪则愈，故刺期门。期门，肝之募也。设不知，而攻其实热则误矣。此病机之变，不可不审也。"(《伤寒贯珠集·卷五》)

（7）并病及其治法

"太阳与少阳并病，头项强痛，或眩冒，时如结胸，心下痞硬者，当刺大椎第一间、肺俞、肝俞，慎不可发汗。发汗则谵语，脉弦，五日谵语不止，当刺期门。""太阳少阳并病，心下硬，颈项强而眩者，当刺大椎、肺俞、肝俞，慎勿下之。"以上两条论太阳少阳并病可治以刺法。太阳病未罢，证见头项强痛；病及少阳，气机不利，证见眩冒、时如结胸、心下痞硬。可治以针刺大椎第一间、肺腧，以散太阳在表之邪。因肝胆互为表里，故通过针刺肝俞以和解少阳，切勿使用下法。尤怡注曰："太阳之脉，其直者，从颠入络脑，还出别下项；少阳之脉，起目锐眦，上抵头角。其内行者，由缺盆下胸中，贯膈，络肝，属胆，故头项强痛者，太阳之邪未罢，或眩冒，时如结胸；心下痞硬者，少阳之邪方盛也。大椎在脊骨第一节上，刺之所以泻太阳邪气，而除颈项之强痛。肺俞在脊骨第三节下两旁，肝俞在第九节下两旁，刺之所以泻少阳邪气，而除眩冒，时如结胸，及心下之痞硬。慎不可发汗，以亡胃液。液亡胃燥，必发谵语，且恐少阳之邪得乘虚而干胃也。若脉弦，至五六日，谵语不止，是少阳胜而阳明负，亦如阳明与少阳合病之为失也，故当刺期门，以泻少阳之邪。亦慎勿下之，以虚其胃。胃虚邪陷，必作结胸。如本论云：太阳少阳并病，而反下之，成结胸也。"（《伤寒贯珠集·卷二》)

"太阳少阳并病，而反下之，成结胸，心下硬，下利不止，水浆不下，其人心烦。"此论太阳少阳并病，误用下法后成为结胸。太阳少阳并病，本不当下。而反下之，三焦气阻，水道不行，与水相结，成为结胸，因而心下硬。正虚于下则下利不止，邪逆于上则水浆不下，气结于中则其人心烦。尤怡注曰："太阳病未罢而并于少阳，法当和散，如柴胡加桂枝之例。而反下之，阳邪内陷，则成结胸，亦如太阳及少阳误下之例也。但邪既上结，则当不复下注，乃结胸心下硬，而又下利不止者，邪气甚盛，而淫溢上下也。于是胃气失其和，而水浆不下；邪气乱其心，而烦扰不宁。所以然者，太少二阳之热，并而入里，充斥三焦心胃之间，故其为病。较诸结胸有独甚焉。仲景不出治法者，非以其盛而不可制耶。"（《伤寒贯珠集·卷二》）

"二阳并病，太阳初得病时，发其汗，汗先出不彻，因转属阳明，续自微汗出，不恶寒。若太阳病证不罢者，不可下，下之为逆，如此可小发汗。设面色缘缘正赤者，阳气怫郁在表，当解之熏之。若发汗不彻，不足言，阳气怫郁不得越，当汗不汗，其人躁烦，不知痛处，乍在腹中，乍在四肢，按之不可得，其人短气但坐，以汗出不彻故也，更发汗则愈。何以知汗出不彻，以脉涩故知也。"此论太阳阳明并病而太阳表证未罢证治。太阳病初得病发其汗，汗先出不彻，非但表邪未解，而且邪气入里化热，为二阳并病。今表证未罢，虽面色正赤颇似阳明证，但此乃阳气怫郁，不得出表，非阳明里实，仍不可下。若下之，必致邪气内陷，可外用熏蒸法以透表邪。文中还重申汗出不彻，阳气郁闭不得外越而导致的证候，如其人躁烦，不知痛处，乍在腹中，乍在四肢，按之而不可得，短气，面色正赤等。此时所见涩脉，也是因汗出不彻所致气血阻滞使然。尤怡注曰："二阳并病者，太阳病未罢，而并于阳明也。太阳得病时，发汗不彻，则邪气不得外出，而反内走阳明，此并之由也。续自微汗出，不恶寒，此阳明证续见，乃并之证也。若太阳证不罢者，不可下，下之为逆，所谓本当发汗而反下之，此为逆是也。如是者，可小发汗，以病兼阳明，故不可大汗而可小发，此并病之治也。若发其小汗已，面色缘缘正赤者，阳气怫郁在表而不得越散，当解之熏之，以助其散，又并病之治也。发汗不彻下，疑脱一彻字，谓发汗不彻，虽彻而不足云彻，犹腹满不减，减不足言之文。汗出不彻，则阳气怫郁不得越；阳不得越，则当汗而不得汗，于是邪无从出，攻走无常，其人躁烦，不知痛处，乍在腹中，乍在四肢，按之而不可得也。短气者，表不得泄，肺气不宣也。坐，犹缘也。言躁烦短气等证，但缘汗出不彻所致。故当更发其汗，则邪气外达而愈，非特熏解所能已其疾矣。以面色缘缘正者，邪气怫郁躯壳之表；躁烦短气者，邪气怫郁躯壳之里也。按《内经》云：脉滑者多汗。又曰：脉涩者，阴气少阳气多也。夫汗出于阳而生于阴，因诊其脉涩，而知其汗出不彻也，此又并病之治也。"（《伤寒贯珠集·卷三》）

2. 方证

（1）桂枝汤证

"太阳中风，阳浮而阴弱，阳浮者热自发，阴弱者汗自出，啬啬恶寒，淅淅恶风，翕翕发热，鼻鸣干呕者，桂枝汤主之。"此论太阳中风证治。太阳中风，症见脉浮，头项强痛而恶寒；发热，汗出，恶风，脉缓。卫阳抗邪，正盛于外，故热自发；营阴弱于内，不能自守，故汗自出。此即阳浮者热自发、阴弱者汗自出之义。感受风邪后，卫外之阳受伤，所以恶风、恶寒。肺应皮毛，邪客于表，肺气不利则鼻鸣。肺气不利，影响胃气上逆，是以干呕。据此脉证，可知邪在体表，而致荣卫不和，故可用桂枝汤调和营卫，解肌发汗。桂枝宣通阳气，助气运行；芍药和阴，通调血脉；芍药与桂枝为伍，能调和荣卫。生姜辛散，温胃止呕，佐桂枝以通阳。大枣、甘草甘缓，益气调中，助芍药以和阴。诸药合用，可扶正祛邪，安内攘外。服用本方，尤须啜热稀粥以助药力，使谷气得充，滋养汗源，则微汗而解。尤怡注曰："太阳中风者，阳受风气而未及乎阴也，故其脉阳浮而阴弱。阳浮者，不待闭郁而热自发；阴弱者，不必攻发而汗自出。所以然者，风为阳邪而上行，卫为阳气而主外；以阳从阳，其气必浮，故热自发；阳得风而自强，阴无邪而反弱；以弱从强，其气必馁，故汗自出。啬啬恶寒，淅淅恶风者，肌腠疏缓，卫气不谐，虽无寒而若不能御，虽无风而常觉洒淅也。翕，越也。动也，盛也。言其热时动而盛，不似伤寒之一热至极也。鼻鸣干呕，不特风气上壅，亦邪气暴加，里气上争之象。是宜桂枝汤助正以逐邪，抑攘外以安内也……按：风之为气，能动阳气而泄津液，所以发热，汗自出，与伤寒之发热、无汗不同。此方用桂枝发散邪气，即以芍药摄养津气，炙甘草合桂枝之辛，足以攘外，合芍药之酸，足以安内；生姜、大枣，甘辛相合，补益营卫，亦助正气去邪气之用也。盖以其汗出而邪不出，故不用麻黄之发表，而以桂枝助阳以为表，以其表病而里无热，故不用石膏之清里，而用芍药敛阴以为里，此桂枝汤之所以异于麻黄、大青龙也。服已须臾，啜稀粥一升余，所以助胃气，即所以助药力，盖药力必借胃气以行也。温覆令微汗，不使流漓如水者，所谓汗出少者为自和，汗出多者为太过也。一服汗出病差，停后服者，中病即止，不使过之以伤其正也。若不汗，后服小促，及服至二三剂者，期在必克，以汗出为和而止也。

仲景示人以法中之法如此。"(《伤寒贯珠集·卷一》)

"太阳病，头痛，发热，汗出，恶风，桂枝汤主之。"此承前条论桂枝汤主治证。凡太阳病见头痛、发热、汗出、恶风等症状时，可治以桂枝汤。

"太阳病，下之后，其气上冲者，可与桂枝汤，方用前法。若不上冲者，不得与之。"此论太阳病误用下法后，正气未衰，邪犹在表之证。下之后见气上冲，是正气未衰，邪犹在表且有外解之机。此时仍可治以调和营卫，以解肌表之邪，方用桂枝汤。

"太阳病，初服桂枝汤，反烦不解者，先刺风池、风府，却与桂枝汤则愈。"此论太阳病中风证，服桂枝汤而不愈，是表邪太甚，药不胜病。故先刺风池、风府，疏通经络而泄邪气，然后再服桂枝汤以解肌表之邪。

"太阳病，外证未解，脉浮弱者，当以汗解，宜桂枝汤。"此论太阳病外证未解，脉浮弱者，宜桂枝汤。太阳病，外证未解，是发热、恶寒、恶风等仍在，法宜汗解。因脉浮弱，不宜过汗，宜用桂枝汤解肌发汗。

"太阳病，外证未解，不可下也，下之为逆，欲解外者，宜桂枝汤。"此论太阳病外证未解者禁用下法。病在表，应当用汗法；病属里实，应当用下法。今外证未解，是表证尚在，虽有里证，亦不可下，当先用桂枝汤解表。若误用下法，必致邪气内陷，引起变证，故曰"下之为逆"。

"太阳病，先发汗，不解，而复下之，脉浮者不愈。浮为在外，而反下之，故令不愈；今脉浮，故在外。当须解外则愈，宜桂枝汤。"此论太阳病汗下之后表证仍在之证治。太阳病先发汗不解而复下之，因表证仍在，故仍见脉浮。此时，还当有表证的其他见证。仍可用桂枝汤调和营卫以解表邪。

"伤寒，发汗已解，半日许复烦，脉浮数者，可更发汗，宜桂枝汤。"此论伤寒发汗后余邪未尽而表证仍在者，可以桂枝汤微发汗，以解未尽之表邪。

"太阳病，发热汗出者，此为荣弱卫强，故使汗出，欲救邪风者，宜桂枝汤。"此论太阳中风荣弱卫强证治。感受外邪之时，卫气与之抵抗而发热，荣阴不能内守而汗出；弱言正气虚，强谓邪气实；虚由汗出，强因邪阻。故宜用桂枝汤救邪风之所伤。邪风去则卫气和，汗出止则荣自复。

"伤寒大下后，复发汗，心下痞，恶寒者，表未解也，不可攻痞，当先解表，表解乃可攻痞。解表，宜桂枝汤；攻痞，宜大黄黄连泻心汤。"此论伤寒表证误用汗下，致使表邪内陷而成热痞，但表证仍在之证治。治疗当先以桂枝汤微发其汗，再用大黄黄连泻心汤（大黄、黄连）清热消痞。

以上各条所论，为太阳中风表虚证病机及桂枝汤证治；或虽经误治而表证仍在者，可以用桂枝汤治疗。

"病常自汗出者，此为荣气和；荣气和者，外不谐，以卫气不共荣气谐和故尔。以荣行脉中，卫行脉外，复发其汗，荣卫和则愈，宜桂枝汤。"此论卫不与荣和而常自汗出的证治。"病人脏无他病，时发热自汗出而不愈者，此卫气不和也，先其时发汗则愈，宜桂枝汤。"此论卫气不和证治。此两条所论桂枝汤证，似属内伤病之营卫不和之证。可治以调和营卫之法，方用桂枝汤。

"伤寒，不大便六七日，头痛有热者，与承气汤。其小便清者，知不在里，仍在表也，当须发汗。若头痛者，必衄。宜桂枝汤。"此据小便清否辨析表里证治。伤寒不大便至六七日，症见头痛有热，如因久不大便，里热上犯所致者，可以承气汤下之。但又当验之于小便。小便赤浊，知为里热，下之无误。若小便清长，便非里热。头痛有热是表不解，虽六七日不大便，病犹在表，治宜解表，可用桂枝汤。

桂枝汤禁忌，有以下三条：

"桂枝本为解肌，若其人脉浮紧，发热汗不出者，不可与之也。当须识此，勿令误也。"此论太阳伤寒表实证禁服桂枝汤。桂枝汤是治太阳中风的主方，为解肌表之邪而设，适用于脉浮缓、发热、汗出者。若脉浮紧，发热，汗不出者，属太阳伤寒表实证，当治以麻黄汤，切不可与桂枝汤，

"若酒客病，不可与桂枝汤，得之则呕，以酒客不喜甘故也。"此论酒客患太阳中风，不当服用桂枝汤。因酒客多有湿热内蕴，故当慎用桂枝汤。因辛能助热，甘能助湿；湿热得辛甘之药而壅滞胃中，可能导致胃气上逆作呕。

"凡服桂枝汤吐者，其后必吐脓血也。"此论内热盛者不可服用桂枝汤。服桂枝汤后吐脓血者，必是内热炽盛之人。

（2）桂枝加附子汤证

"太阳病，发汗，遂漏不止，其人恶风，小便难，四肢微急，难以屈伸者，桂枝加附子汤主之。"此论太阳病发汗后，表阳虚且阴液已亏证治。太阳病表证，因发汗太过而阳气受伤，故汗漏不止、恶风；汗多于外，津亏于内，故小便难；阳不足以温煦，阴不足以濡润，故四肢微急，难以屈伸。故治宜扶阳固表，兼摄阴液；方用桂枝加附子汤（桂枝、芍药、甘草、生姜、大枣、附子），以桂枝汤调和营卫以解外，加附子温经扶阳以固表。尤怡注曰："发汗伤阳，外风复袭，汗遂不止，《活人》所谓漏风是也。夫阳者，所以实腠理，行津液，运肢体者也。今阳已虚，不能护其外，复不能行于里，则汗出，小便难。而邪风之气，方外淫而旁溢，则恶风、四肢微急、难以屈伸。是宜桂枝汤解散风邪，兼和营卫，加附子补助阳气，并御虚风也。"（《伤寒贯珠集·卷一》）

（3）桂枝加桂汤证

"烧针令其汗，针处被寒，核起而赤者，必发奔豚。气从少腹上冲心者，灸其核上各一壮，与桂枝加桂汤，更加桂二两也。"此论烧针取汗致发奔豚证治。本证因其人素有寒，复因烧针取汗，损伤心阳，寒气乘虚上犯所致。治宜外解表邪、内降冲逆；方用桂枝加桂汤（桂枝、芍药、生姜、

甘草、大枣）。本方是治太阳表邪未解而发为奔豚的主方，即于桂枝汤内更加桂二两，解外止冲以治奔豚。此外，还可灸其核上各一壮以散针处之寒邪。尤怡注曰："烧针发其汗，针处被寒者，故寒虽从汗而出，新寒复从针孔而入也。核起而赤者，针处红肿如核，寒气所郁也。于是心气因汗而内虚，肾气乘寒而上逆，则发为奔豚，气从少腹上冲心也。灸其核上，以杜再入之邪，与桂枝加桂，以泄上逆之气。"（《伤寒贯珠集·卷一》）

（4）桂枝去芍药汤证（桂枝去芍药加附子汤证）

"太阳病，下之后，脉促，胸满者，桂枝去芍药汤主之。若微寒者，桂枝去芍药加附子汤主之。"此论太阳病误下后两种变证的治法。太阳病误下后，症见脉促、胸满，是下后邪陷于胸而正气仍能抗邪向外的见证。脉促是数中一止，主心阳已伤；胸满是邪陷于胸，卫阳不能畅达。故用桂枝汤去芍药之阴柔，取桂枝、生姜宣阳解表，甘草、大枣和中，以复心阳而调营卫。若微恶寒者，是表邪已陷，阳气已虚；故用桂枝去芍药加附子汤（桂枝、甘草、生姜、大枣、附子），即桂枝去芍药汤加附子扶其阳气，全方共奏温经复阳之功。尤怡注曰："阳邪被抑，不复浮盛于表，亦未结聚于里，故其胸满，其脉促。促者，数而时一止也。夫促为阳脉，胸中为阳之府，脉促胸满，则虽误下，而邪气仍在阳分，故以桂、甘、姜、枣甘辛温药，从阳引而去之；去芍药者，恐酸寒气味，足以留胸中之邪，且夺桂枝之性也。若微恶寒者，其人阳不足，必加附子，以助阳气而逐阳邪。设徒与前法，则药不及病，虽病不增剧，亦必无济矣。"（《伤寒贯珠集·卷一》）

（5）桂枝加厚朴杏子汤证

"喘家，作桂枝汤，加厚朴、杏子佳。"此论素有喘疾而病太阳中风的治法。素有喘疾，又病太阳中风，引起喘息发作，治疗上须新病久病兼顾，用桂枝汤加厚朴、杏子，调和营卫兼去风邪，宣肺降气以治宿喘。"太阳病，下之微喘者，表未解故也，桂枝加厚朴杏子汤主之。"此论太阳病误用下法，引起微喘的证治。此条证候与前述证候有新久之别，此下后微喘属里气上逆，邪未传里而尤在表，故治法同前。方用桂枝加厚朴杏子汤（桂枝、芍药、甘草、生姜、大枣、厚朴、杏子）。本方以桂枝汤加厚朴、杏仁而成。用桂枝汤以解肌，加杏仁、厚朴降气定喘，适用于喘病兼桂枝汤证者。尤怡注曰："太阳误下，无结胸、下利诸变，而但微喘，知其里未受病，而其表犹未解，胸中之气为之不利也。故与桂枝汤，解表散邪，加厚朴、杏仁，下气定喘。"（《伤寒贯珠集·卷二》）

（6）小建中汤证

"伤寒，阳脉涩，阴脉弦，法当腹中急痛，先与小建中汤，不差者，小柴胡汤主之。"此论少阳病里虚寒证治，属先补后和之法。伤寒阳脉涩主气血虚，阴脉弦主病在少阳。脾胃之阳气郁滞，故腹中急痛；故治宜调和气血，建中止痛，方用小建中汤（桂枝、甘草、大枣、芍药、生姜、胶饴）。服后腹痛止，而少阳证不差者，再用小柴胡汤和解少阳。本方为温养中气之剂，虽属桂枝汤加味，而非解外之方。方中重用饴糖，甘温补中；倍用芍药，苦平益阴；甘温辛苦合用，能调和气血，平补阴阳，旨在建中，故名小建中汤。尤怡注曰："阳脉涩，阳气少也。阴脉弦，阴有邪也。阳不足而阴乘之，法当腹中急痛，故以小建中汤，温里益虚散阴气。若不差，知非虚寒在里，而是风邪内干也，故当以小柴胡汤，散邪气，止腹痛。"（《伤寒贯珠集·卷五》）"伤寒二三日，心中悸而烦者，小建中汤主之。"此论伤寒里虚，心中悸而烦的证治。此心悸而烦是中气不足所致，故用建中汤建中补脾，扶正以祛邪，里气和则表自解。尤怡注曰：此论伤寒里虚心中悸而烦的证治。此证为伤寒二三日，由于中气不足，兼见心悸而烦，故治宜建中补脾，扶正以祛邪，里气和则表自解，方用小建中汤。"伤寒里虚则悸，邪扰则烦。二三日悸而烦者，正虚不足，而邪欲入内也。是不可攻其邪，但与小建中汤温养中气，中气立则邪自解；即不解，而攻取之

法，亦可因而施矣。仲景御变之法如此，谁谓伤寒非全书哉。"（《伤寒贯珠集·卷一》）

（7）桂枝加芍药生姜各一两人参三两新加汤证

"发汗后，身疼痛，脉沉迟者，桂枝加芍药生姜各一两人参三两新加汤主之。"此论太阳表证发汗太过，伤及营血之证治。汗后身疼痛，脉见沉迟，沉为在里，迟为血不足。因汗多伤耗荣血，筋脉失其濡养，故用桂枝加芍药生姜各一两人参三两新加汤（桂枝、芍药、甘草、人参、大枣、生姜），调和营卫兼和血益气生津。此方以桂枝汤原方为主，意在调和营卫；增芍药以滋养荣血，生姜宣通卫阳，加人参以补汗后之虚。尤怡注曰："发汗后，邪痹于外，而营虚于内，故身痛不除而脉转沉迟。经曰：其脉沉者，营气微也。又曰：迟者，营气不足，血少故也。故以桂枝加芍药、生姜、人参，以益不足之血，而散未尽之邪。东垣云：仲景于病人汗后身热，亡血，脉沉迟者，下利身凉，脉微，血虚者，并加人参。古人血脱者，必益气也。然人参味甘气温，温固养气，甘亦实能生血，汗下之后，血气虚衰者，非此不为功矣。"（《伤寒贯珠集·卷一》）

（8）桂枝甘草汤证

"发汗过多，其人叉手自冒心，心下悸，欲得按者，桂枝甘草汤主之。"此论过汗损伤心阳证治。汗为心液，发汗过多，损伤心阳，致心下悸动不宁。虚则喜按，故病人叉手按于心部。治宜温补心阳，方用桂枝甘草汤。本方以复心阳为主，故用桂枝入心助阳，甘草补中益气，辛甘合用，阳气乃生。尤怡注曰："心为阳脏，而汗为心之液；发汗过多，心阳则伤。其人叉手自冒心者，里虚欲为外护也。悸，心动也。欲得按者，心中筑筑不宁，欲得按而止之也。是宜补助心阳为主，桂枝、甘草，辛甘相合，乃生阳化气之良剂也。"（《伤寒贯珠集·卷一》）

"未持脉时，病患叉手自冒心，师因教试令咳，而不咳者，此必两耳聋无闻也。所以然者，以重发汗，虚故如此。"此论重发汗致心阳虚，提示发汗勿使太过。尤怡注曰："病人叉手自冒心者，心阳内虚，欲得外护，如上条所云也。耳聋者，阳气上虚，阴反得而实之也。师因叉手冒心，而更试耳之聪否，以求阳之虚实。若耳聋无闻，其为过汗致虚，当与温养无疑。临病之工，宜如是详审耳。许叔微曰：伤寒耳聋，发汗过多者，正气虚也。邪不出者，邪气闭也。虚之与闭，治法悬殊，学人更宜详审。"（《伤寒贯珠集·卷一》）

（9）茯苓桂枝甘草大枣汤证

"发汗后，其人脐下悸者，欲作奔豚，茯苓桂枝甘草大枣汤主之。"此论汗后阳虚欲作奔豚证治。气由少腹上冲至胸者，称为奔豚证。此为汗后欲作奔豚，非已成为奔豚病。因汗后心阳不振，水气上犯，故见脐下悸动，欲作奔豚。治宜温阳利水，方用茯苓桂枝甘草大枣汤（茯苓、桂枝、甘草、大枣）。此方为培土制水之方，方中重用茯苓以利水，先煮则其力更专；桂枝温阳益心，合甘草、大枣，共成培土制水之方。尤怡注曰："发汗后，脐下悸者，心气不足而肾气乘之也。奔豚，肾之积，发则从少腹上冲心胸，如豕之突，故名奔豚。又肾为水脏，豚为水畜；肾气上冲，故名奔豚。茯苓能泄水气，故以为君；桂枝能伐肾邪，故以为臣；然欲治其水，必防其土，故取甘草、大枣，补益土气为使。甘澜水者，扬之令轻，使水气去不益肾邪也。"（《伤寒贯珠集·卷一》）

（10）桂枝麻黄各半汤证

"太阳病，得之八九日，如疟状，发热恶寒，热多寒少，其人不呕，清便欲自可，一日二三度发，脉微缓者，为欲愈也。脉微而恶寒者，此阴阳俱虚，不可更发汗、更下、更吐也。面色反有热色者，未欲解也。以其不能得小汗出，身必痒，宜桂枝麻黄各半汤。"此论太阳病得之八九日后的几种转归。其一，好转将愈。其二，阴阳俱虚。其三，太阳病邪郁日久，不得汗出之证。治宜小发其汗。方用桂枝麻黄各半汤（桂枝、芍药、生姜、甘草、麻黄、大枣、杏仁）。桂枝麻黄各半汤，于桂枝、麻黄二方各取三分之一，为发汗轻剂。因本证邪气微而正气未复，仍须发汗解表；无汗不得专用桂枝汤，寒少不得专用麻黄汤，故以轻量桂麻合剂，小发其汗，解表而不伤正。尤怡注曰："病在太阳，至八九日之久，而不传他经，其表邪本微可知。不呕，清便欲自可，则里未受邪可知。病如疟状，非真是疟，亦非传少阳也，乃正气内胜，数与邪争故也。至热多寒少，一日二三度发，则邪气不胜而将退舍矣。更审其脉而参验之，若得微缓，则欲愈之象也。若脉微而恶寒者，此阴阳俱虚，当与温养，如新加汤之例，而发汗吐下，均在所禁矣。若面色反有热色者，邪气欲从表出，而不得小汗，则邪无从出，如面色缘缘正赤，阳气怫郁在表，当解之熏之之类也。身痒者，邪盛而攻走经筋则痛，邪微而游行皮肤则痒也。夫既不得汗出，则非桂枝所能解。而邪气又微，亦非麻黄所可发。故合两方为一方，变大制为小制，桂枝所以为汗液之地，麻黄所以为发散之用，且不使药过病，以伤其正也。"（《伤寒贯珠集·卷一》）

（11）桂枝二麻黄一汤

"服桂枝汤，大汗出，脉洪大者，与桂枝汤，如前法。若形似疟，一日再发者，汗出必解，宜桂枝二麻黄一汤。"此论服桂枝汤后两种证治。其一，服桂枝汤后，虽大汗出，脉洪大，但未见烦渴，邪仍在太阳，可治以桂枝汤。其脉象洪大，是大汗出时阳盛于外使然，非主里热。其二，太阳病服桂枝汤，汗后微邪郁于肌表；治宜调和营卫兼以发汗以解散外邪；方用桂枝二麻黄一汤（桂枝、芍药、麻黄、生姜、杏仁、甘草、大枣），在解肌方中略加发汗之品以散外邪。尤怡注曰："服桂枝汤，汗虽大出而邪不去，所谓如水淋漓，病必不除也。若脉洪大，则邪尤甚，故宜更与桂枝。取汗如前法者，如啜热稀粥，温覆取汗之法也。若其人病形如疟，而一日再发，则正气内胜，邪气欲退之征。设得汗出，其邪必从表解，然非重剂所可发者，桂枝二麻黄一汤，以助正而兼散邪，而又约小其制，乃太阳发汗之轻剂也"（《伤寒贯珠集·卷一》）。

（12）桂枝二越婢一汤

"太阳病，发热恶寒，热多寒少，脉微弱者，此无阳也，不可发汗，宜桂枝二越婢一汤。"

此论太阳病表未解而内有郁热证治。发热恶寒，热多寒少，是太阳表邪未解，此外必有口渴、心烦等里热见症。故治宜调和营卫，兼清里热；方用桂枝二越婢一汤（桂枝、芍药、麻黄、甘草、大枣、生姜、石膏）。本方为桂枝汤与越婢汤合方，小制其剂。此在疏解方中加入清热之品，用桂枝汤解散表邪，越婢汤发越郁热，为表里双解轻剂。若脉见微弱，是病人正气素虚，发汗则易致亡阳，故不可发汗。尤怡注曰："无阳与亡阳不同，亡阳者，阳外亡而不守也，其根在肾；无阳者，阳内竭而不用也，其源在肾。发热恶寒，热多寒少，病须得汗而解，而脉微弱，则阳无气矣。阳者，津液之根，犹水之气也。无气则水不至，无阳则津不化，而汗之源绝矣。虽发之，其可得乎！故用桂枝二分，生化阴阳，越婢一分，发散邪气，设得小汗，其邪必解，乃伤寒发汗之变法也"（《伤寒贯珠集·卷一》）。

（13）桂枝去桂加茯苓白术汤

"服桂枝汤，或下之，仍头项强痛，翕翕发热，无汗；心下满微痛，小便不利者，桂枝去桂加茯苓白术汤主之。"此论太阳表证误下后，致水气内停、表邪未解之证治。头项强痛、翕翕发热、无汗，是太阳表证不解；心下满微痛、小便不利，是脾不转输，水气内阻所致。治宜健脾利水，方用桂枝去桂加茯苓白术汤（芍药、甘草、生姜、白术、茯苓、大枣）。本方用茯苓渗湿利水，白术健脾除湿，芍药开阴结而利小便，生姜宣散水气，枣、草和中。尤怡注曰："头项强痛，翕翕发热，无汗，邪在表也。心下满微痛，饮在里也。此表间之邪，与心下之饮，相得不解，是以发之而不从表出，夺之而不从下出也。夫表邪挟饮者，不可攻表，必治其饮，而后表可解。桂枝汤去桂，加茯苓、白术，则不欲散邪于表，而但逐饮于里，饮去则不特满痛除，而表邪无附，亦自解矣。"（《伤寒贯珠集·卷一》）

（14）桂枝去芍药加蜀漆牡蛎龙骨救逆汤证

"伤寒脉浮，医者以火迫劫之，亡阳，必惊狂，卧起不安者，桂枝去芍药加蜀漆牡蛎龙骨救逆汤主之。"此论伤寒火劫而亡心阳的证治。伤寒表证，误用火劫，致阳气散乱而发生惊狂、卧起不安之状。治宜温阳镇惊，止狂救逆；方用桂枝去芍药加蜀漆牡蛎龙骨救逆汤（桂枝、甘草、生姜、大枣、牡蛎、蜀漆、龙骨）。方用桂枝汤去芍药之阴柔以助心阳，加龙骨、牡蛎敛正镇惊，加蜀漆消痰以止惊狂。尤怡注曰："阳者，心之阳，即神明也。亡阳者，火气通于心，神被火迫而不守。此与发汗亡阳者不同。发汗者，摇其精则厥逆，筋惕肉瞤，故当用四逆；被火者，动其神则惊狂，起卧不安，故当用龙、蛎；其去芍药者，盖欲以甘草急复心阳，而不须酸味更益营气也。与发汗后，其人叉手自冒心，心下悸，欲得按者，用桂枝甘草汤同意。蜀漆，即常山苗，味辛，能去胸中邪结气。此证火气内迫心包，故须之以逐邪而安正耳。"（《伤寒贯珠集·卷二》）

（15）桂枝甘草龙骨牡蛎汤证

"火逆下之，因烧针烦躁者，桂枝甘草龙骨牡蛎汤主之。"此论火逆复下，因烧针而现烦躁的证治。火逆复用下法，又因烧针致心阳受伤，故烦躁不安。治宜温补心阳，潜阳镇逆，收敛心气；方用桂枝甘草龙骨牡蛎汤（桂枝、甘草、牡蛎、龙骨）。此方由桂枝甘草汤加龙骨、牡蛎而成。桂枝甘草汤，温补心阳；龙骨、牡蛎，潜阳镇逆，收敛心气。尤怡注曰："火逆复下，已误复误，又加烧针，火气内迫，心阳内伤，则生烦躁。桂枝、甘草，以复心阳之气。牡蛎、龙骨，以安烦乱之神。此与下条参看更明。"

（《伤寒贯珠集·卷一》）

（16）桂枝加葛根汤证

"太阳病，项背强几几，反汗出恶风者，桂枝加葛根汤主之。"此论风邪客于太阳经输证治。太阳中风，当以桂枝汤调和营卫，解肌发汗。今增项背强几几之证，是风邪入于太阳经输，经气不能敷布，经脉失去濡养所致。故用桂枝汤调和营卫，解肌祛风，加葛根以散经输之邪。

（17）麻黄汤证

"太阳病，头痛发热，身疼腰痛，骨节疼痛，恶风，无汗而喘者，麻黄汤主之。"此论太阳伤寒表实证治。由于寒束于表，表气被郁，血行不利，故症见身疼、腰痛、骨节疼痛等。阳气外浮，与邪相争则发热，邪气外束，阳气不能畅达则恶风寒。肺合皮毛，皮毛闭塞，致肺气不宣，故无汗而喘。治宜发汗解表，宣肺定喘；方用麻黄汤（麻黄、桂枝、甘草、杏仁）。此方为解表逐邪之发汗峻剂，是治疗太阳伤寒表实证的主方。方中麻黄发散风寒，发汗定喘；桂枝通阳，助麻黄增强发汗解表之功；杏仁利肺气止喘，甘草和中。尤怡注曰："足之太阳，其脉上际颠顶，而下连腰足。而寒之为气，足以外闭卫阳，而内郁营血。故其病，有头痛发热，身疼腰痛，骨节疼痛，恶风无汗而喘之证。然惟骨痛、脉紧、无汗，为麻黄汤的证。其余，则太阳中风，亦得有之。学者若不以骨痛、脉紧、无汗为主，而但拘头痛、发热等证，必致发非所当发矣。虽本文不言脉紧，然可从无汗而推。犹太阳伤寒条，不言无汗，而以脉紧该之也……人之伤于寒也，阳气郁而成热，皮肤闭而成实。麻黄轻以去实，辛以散寒，温以行阳；杏仁佐麻黄，达肺气、泄皮毛、止喘急。王好古谓其治卫实之药是也，然泄而不收，升而不降；桂枝、甘草，虽曰佐之，实以监之耳。"（《伤寒贯珠集·卷一》）

"太阳病，脉浮紧，无汗，发热，身疼痛，八九日不解，表证仍在，此当发其汗。服药已微除，其人发烦，目瞑，剧者必衄，衄乃解。所以然者，阳气重故也。麻黄汤主之。"此论太阳伤寒八九日不解证治。太阳伤寒表实证，经八九日不解，表证仍在，仍宜用麻黄汤发汗解表。唯此病经久不解，服药后，轻者出现心中发烦，并有合目畏光之感；重者可致衄血，衄血后则热邪随之而泄，病亦得解。此衄血是由于阳气郁久化热过甚所致。

"脉浮者，病在表，可发汗，宜麻黄汤。"此论脉浮主表病，可用麻黄汤发汗。"脉浮而数者，可发汗，宜麻黄汤。"此言脉浮数，可用麻黄汤发汗。脉浮，为正气达表之征，故脉浮主邪在表。伤寒表实证，正气达表，里气不虚，尺脉不微不迟，方可用麻黄汤发汗。本条虽未言证，但当具备伤寒表实见证，并非仅凭脉浮即可用麻黄汤。

"伤寒，脉浮紧，不发汗，因致衄者，麻黄汤主之。"此论伤寒表实失汗致衄，仍须汗解。伤寒脉浮紧，当用麻黄汤发汗解表；失汗则邪无从出，壅逼阳络，迫血妄行，因而致衄；衄后表实证仍在者，还当以麻黄汤主治。

"太阳病，十日已去，脉浮细而嗜卧者，外已解也；设胸满胁痛者，与小柴胡汤；脉但浮者，与麻黄汤。"此论太阳病十日已去，有三种不同转归。太阳病十日以上，脉浮细而嗜卧，是表邪已去，正气尚未全复；若见胸满胁痛，为邪传少阳，应以小柴胡汤和之。若见脉浮不变，主病仍在表，且属表实之证，仍当以麻黄汤发汗解表。

"太阳与阳明合病，喘而胸满者，不可下，宜麻黄汤主之。"此论太阳与阳明合病喘而胸满证治。太阳与阳明合病，表寒外束，肺气被阻，故喘而胸满。此与阳明内实之腹满而喘不同，故不可下。本证虽为太阳阳明合病，但以表寒为主。故治宜解表宣肺定喘，方用麻黄汤。

（18）麻黄杏子甘草石膏汤证

"发汗后，不可更行桂枝汤，汗出而喘，无大热者，可与麻黄杏仁甘草石膏汤。"此论发汗后热邪迫肺作喘的证治。尤怡注曰："发汗后，汗出而喘，无大热者，其邪不在肌腠，而入肺中。缘邪气外闭之时，肺中已自蕴热。发汗之后，其邪不从汗而出之表者，必从内而并于肺耳。故以麻黄、杏仁之辛而入肺者，利肺气，散邪气；甘草之甘平，石膏之甘辛而寒者，益肺气，除热气；而桂枝不可更行矣。盖肺中之邪，非麻黄、杏仁不能发；而寒郁之热，非石膏不能除，甘草不特救肺气之困，抑以缓石膏之悍也。"（《伤寒贯珠集·卷一》）"下后，不可更行桂枝汤；若汗出而喘，无大热者，可与麻黄杏子甘草石膏汤。"此论攻下后热邪迫肺作喘的证治。尤怡注曰："此与汗后不可更行桂枝汤条大同，虽汗下不同，其为邪入肺中则一，故其治亦同。"（《伤寒贯珠集·卷二》）太阳病，经过发汗或攻下后，有汗出而喘、无大热的见症，是热邪内迫于肺，热郁熏蒸而汗出，气逆不降而喘作。治宜清宣肺热而定喘，方用麻黄杏子甘草石膏汤。方中麻黄与石膏为伍，清宣肺中郁热，佐杏仁降肺气以定喘，甘草安胃和中。

（19）大青龙汤证

"太阳中风，脉浮紧，发热恶寒，身疼痛，不汗出而烦躁者，大青龙汤主之。若脉微弱，汗出恶风者，不可服之，服之则厥逆，筋惕肉𥆧，此为逆也。"此论大青龙汤主要脉证及治疗禁忌。外感风寒，闭郁于表，故见发热、恶寒、身疼痛、不汗出、脉浮紧等表实证候。邪实于表，热郁于里，则烦躁不安。本证与麻黄汤证相较，表寒见证相同，而里热烦躁一证，则为大青龙证所独有。故伤寒主以麻黄汤解表发汗，而本证治宜外解表寒，兼清里热，方用大青龙汤（麻黄、桂枝、甘草、杏仁、生姜、大枣、石膏）。脉微弱属里虚，汗出恶风属卫阳虚，切不可服用大青龙汤。如果误服，势必出现大汗亡阳，手足厥冷，筋肉跳动等，故言"此为逆也"。大青龙汤为发汗峻剂，由麻黄汤加减而成。方中倍用麻黄，佐桂枝、生姜辛温以发散在表之风寒，加石膏辛寒以除烦热，甘草、大枣和中以资汗源，共奏解表清里之功。尤怡注曰："此治中风而表实者之法。表实之人，不易得邪；设得之，则不能泄卫气，而反以实阳气；阳气既实，表不得通，闭热于经，则脉紧身痛，不汗出而烦躁也。是当以麻黄桂姜之属，以发汗而泄表实；加石膏，以除里热而止烦躁，非桂枝汤所得而治者矣。盖其病已非中风之常病，则其法亦不得守桂枝之常法，仲景特举此者，欲人知常知变，不使拘中风之名，而拘解肌之法也。若脉微弱，汗出恶风，则表虚不实，设与大青龙汤发越阳气，必致厥逆筋惕肉瞤，甚则汗多阳亡矣，故曰此为逆。逆者，虚以实治，于理不顺，所以谓之逆也。"（《伤寒贯珠集·卷一》）

"伤寒，脉浮缓，身不疼，但重，乍有轻时，无少阴证者，大青龙汤发之。"此重申大青龙汤脉证及禁忌。本条重申，凡用大青龙汤，必须以发热恶寒、不汗出而烦躁等主要见症为依据。至于脉之紧缓，身疼之有无，不必备具。此外，若因寒郁气滞而身不疼，但重，乍有轻时，亦可治以大青龙汤。

（20）小青龙汤证

"伤寒表不解，心下有水气，干呕，发热而咳，或渴，或利，或噎，或小便不利、少腹满，或喘者，小青龙汤主之。"此论伤寒表不解，心下有水气证治。伤寒表不解则发热，心下有水气致胃气上逆则干呕，水气犯肺则咳。若水停心下，不能化气则渴；水走肠间则利；阳气被水气所阻则噎；水停下焦，气化不行，则小便不利，少腹胀满；水气上逆，射肺作喘。凡见此或然症状，是因表寒外束，水饮内阻，变动不居所致，非本方之必见证。总之，伤寒表证，症见干呕，发热而咳，或咳而微喘，及水饮所致口渴、下利、噎、小便不利、少腹满等或然症状。治宜外散表邪，内蠲水饮；方用小青龙汤（麻黄、芍药、细辛、干姜、甘草、桂枝、五味子、半夏）。本方为外散风寒，内除水饮，表里双解之剂。细辛辛以散寒，五味酸以敛肺，干姜温以行水。凡水寒射肺之咳，三味合用，多有效验。方中麻黄协桂枝发汗，芍药配桂枝和荣卫，半夏降逆，甘草和中。本方主治寒水喘咳，无论有无表证及或见证，皆可用之。尤怡注曰："表寒不解，而心下有水饮，饮寒相搏，逆于肺胃之间，为干呕发热而咳，乃伤寒之兼证也。夫饮之为物，随气升降，无处不到，或壅于上，或积于中，或滞于下，各随其所之而为病。而其治法，虽各有加减，要不出小青龙之一法。麻黄、桂枝散外入之寒邪，半夏、细辛、干姜，消内积之寒饮，芍药、五味，监麻、桂之性，且使表里之药，相就而不相格耳。"(《伤寒贯珠集·卷一》)"若微利者，去麻黄，加芫花如鸡子大，熬令黄色。若渴者，去半夏，加栝楼根三两。若噎者，去麻黄，加附子一枚，炮。若小便不利，小腹满，去麻黄，加茯苓四两。若喘者，去麻黄，加杏仁半升，去皮尖。"此论小青龙汤的加减运用之法。尤怡注曰："微利者，水渍入胃也。下利者，不可攻其表，故去麻黄之发表，而加芫花之行水。渴者，津液不足，故去半夏之辛燥，而加栝楼之苦润。若饮结不布而渴者，似宜仍以半夏流湿而就燥也。噎者，寒饮积中也。附子温能散寒，辛能破饮，故加之。麻黄发阳气，增胃冷，故去之。小便不利，小腹满，水蓄于下也，故加茯苓以泄蓄水，不用麻黄，恐其引气上行，致不下也。喘者，水气在肺，故加杏仁下气泄肺。麻黄亦能治喘，而不用者，恶其发气也。"(《伤寒贯珠集·卷一》)

"伤寒，心下有水气，咳而微喘，发热不渴，服汤已渴者，此寒去欲解也，小青龙汤主之。"此承上条论小青龙汤主治证及服药后向愈的机转。病人感受寒邪，心下有水气停聚，邪气闭塞，肺气不宣，见咳而微喘、发热、不渴等，可治以小青龙汤。服小青龙汤后，若见口渴，此乃药已中病，寒水已去，是病有向愈之机。尤怡注曰："内饮外寒，相得不解，气凌于肺，为咳而微喘，发热不渴，如上条之证也。是必以小青龙汤外解寒邪、内消水饮为主矣。若服汤已渴者，是寒外解而饮内行也，故为欲解。'小青龙汤主之'六字，当在发热不渴下。或问水饮之证，或渴或不渴云何？曰：水积于中，故不渴也。其渴者，水积一处，而不得四布也。然而不渴者，常也。其渴者，变也。服小青龙汤已而渴者，乃寒去饮消之常道也。"(《伤寒贯珠集·卷一》)

（21）葛根汤证（附：葛根加半夏汤证）

"太阳病，项背强几几，无汗，恶风，葛根汤主之。""太阳与阳明合病者，必自下利，葛根汤主之。""太阳与阳明合病，不下利，但呕者，葛根加半夏汤主之。"此论风寒之邪客于太阳经腧证治。风寒伤于太阳经腧，故见项背强几几。因无汗、恶风，故治宜解肌发汗，生津液，舒经脉；方用葛根汤（葛根、麻黄、桂枝、生姜、甘草、芍药、大枣）。本方为桂枝汤加麻黄、葛根而成，葛根起阴气，致津液，解肌散邪，故本汤用于项背强几几，虽发汗而不伤津液，最为适宜。若因里病为表病所引起，内干肠胃，使得中焦升降失常；不自下利，逆而为呕者，故仍以葛根汤解外，加半夏降逆止呕。尤怡注曰："伤寒之邪，在上则为喘满，入里则为下利，两阳合病，邪气盛大，不特充斥于上，抑且浸淫于里，故曰必自下利，其不下利者，则必上逆而呕。晰而言之，合病下利者，里气得热而下行也；不下利但呕者，里气得热而上行也。夫邪盛于外而之内者，仍当先治其邪，葛根汤合用桂枝、麻黄而加葛根，所以解经中两阳相合之邪。其不下利而但呕者，则加半夏以下邪气；而葛根解外，法所不易也矣。"（《伤寒贯珠集·卷一》）

（22）葛根黄芩黄连汤证

"太阳病，桂枝证，医反下之，利遂不止，脉促者，表未解也，喘而汗出者，葛根黄芩黄连汤主之。"此论桂枝汤证误下后，里热夹表热下利的两种证治。其一，太阳病桂枝汤证，误用下法，损伤肠胃，因而利遂不止。若脉见急促，主表犹未解，当专解表，表解则下利自止。其二，若见喘而汗出，是邪陷化热，上蒸于肺作喘，外蒸体表则汗出；治宜表里双解，重在清解里热；葛根黄芩黄连汤（葛根、甘草、黄芩、黄连）。本方为表里双解之剂，用葛根解表，黄芩、黄连清解里热，甘草和中安正。表证解则下利止，里热清则喘汗除。尤怡注曰："太阳中风发热，本当桂枝解表，而反下之，里虚邪入，利遂不止，其脉则促，其证则喘而汗出。夫促为阳盛，脉促者，知表未解也。无汗而喘，为寒在表；喘而汗出，为热在里也。是其邪陷于里者十之七，而留于表者十之三。其病为表里并受之病，故其法亦宜表里两解之法。葛根黄连黄芩汤，葛根解肌于表，芩、连清热于里，甘草则合表里而并和之耳。盖风邪初中，病为在表，一入于里，则变为热矣。故治表者，必以葛根之辛凉；治里者，必以芩、连之苦寒也。而古法汗者不以偶，下者不以奇，故葛根之表，则数多而独行；芩、连之里，则数少而并须。仲景矩矱，秩然不紊如此。"(《伤寒贯珠集·卷二》)

（23）小柴胡汤证

"伤寒五六日，中风，往来寒热，胸胁苦满，嘿嘿不欲饮食，心烦喜呕，或胸中烦而不呕，或渴，或腹中痛，或胁下痞硬，或心下悸、小便不利，或不渴、身有微热，或咳者，小柴胡汤主之。"此论小柴胡汤主治证。小柴胡汤证，为邪热壅于少阳，少阳气机不利之证。伤寒五六日中风，有往来寒热，胸胁苦满，默默不欲饮食，心烦、喜呕等，为小柴胡汤主治证。由于邪正相争在半表半里，故往来寒热。胸胁是少阳部位，邪热壅于少阳，故胸胁苦满。邪热郁阻胸中，气机不宣，影响于胃，故默默不欲饮食。热郁则烦，胃逆则呕，故心烦喜呕。治宜和解少阳，方用小柴胡汤（柴胡、黄芩、半夏、人参、甘草、生姜、大枣）。本方为和解少阳之主方。方中柴胡气质轻清，苦味最薄，能疏少阳郁滞，其邪可解；黄芩苦寒，气味较重，能清胸腹之热，烦满可除；柴、芩合用，能解半表半里之邪；生姜、半夏调理胃气以止呕，人参、大枣、甘草益气和中以养正。本方寒热并用，攻补兼施，有疏利三焦气机，调达上下升降，宣通内外，运行气血之功，故称"和剂"。尤怡注曰："伤寒五六日中风者，言或伤寒五六日，传至少阳；或少阳本经，自中风邪，非既伤寒五六日，而又中于风也。往来寒热者，少阳居表里之间，进而就阴则寒，退而从阳则热也。胸胁苦满者，少阳之脉，其直者，从缺盆下腋，循胸过季胁故也。默默不欲饮食，心烦喜呕者，木火相通，而胆喜犯胃也。或者，未定之辞，以少阳为半表半里，其气有乍进乍退之机，故其病有或然或不然之异。而少阳之病，但见有往来寒热，胸胁苦满之证，便当以小柴胡，和解表里为主。所谓伤寒中风，有柴胡证，但见一证便是，不必悉具是也。"（《伤寒贯珠集·卷五》）

小柴胡汤证的或然之证及方药加减。如"若胸中烦而不呕者，去半夏、人参，加栝楼实一枚；若渴，去半夏，加人参合前成四两半、栝楼根四两；若腹中痛者，去黄芩，加芍药三两；若胁下痞硬，去大枣，加牡蛎四两；若心下悸、小便不利者，去黄芩，加茯苓四两。若不渴，外有微热者，去人参，加桂枝三两，温覆微汗愈。若咳者，去人参、大枣、生姜，加五味子半升、干姜二两。"尤怡注曰："胸中烦而不呕者，邪聚于膈而不上逆也。热聚则不得以甘补，不逆则不必以辛散，故去人参、半夏，而加栝楼实之寒，以除热而荡实也。渴者，水火内烦，而津虚气燥也。故去半夏之温燥，而加人参之甘润，栝楼根之凉苦，以彻热而生津也。腹中痛者，木邪伤土也，黄芩苦寒，不利脾阳；芍药酸寒，能于土中泻木，去邪气，止腹痛也。胁下痞硬者，邪聚少阳之募。大枣甘能增满，牡蛎咸能软坚。好古云：牡蛎以柴胡引之，能去胁下痞也。心下悸，小便不利者，水饮蓄而不行也。水饮得冷则停，得淡则利，故去黄芩，加茯苓。不渴，外有微热者，里和而表未解也。故不敢人参之补里，而用桂枝之解外也。咳者，肺寒而气逆也。经曰：肺苦气上逆，急食酸以收之。又曰：形寒饮冷则伤肺，故加五味之酸，以收逆气；干姜之温，以却肺寒，参、枣甘壅，不利于逆；生姜之辛，亦恶其散耳。"（《伤寒贯珠集·卷五》）

"血弱气尽，腠理开，邪气因入，与正气相搏，结于胁下。正邪纷争，往来寒热，休作有时，嘿嘿不欲饮食；脏腑相连，其痛必下，邪高痛下，故使呕也，小柴胡汤主之。服柴胡汤已，渴者属阳明，以法治之。"此论小柴胡汤证病机及转属阳明治法。"血弱气尽，腠理开，邪气因入"，指人体气血不足时，外邪因入，与正气相搏结于胁下。胁下为少阳部位，因正邪交争而出现往来寒热，默默不欲饮食等小柴胡汤证候。脾胃相通，肝胆相连，肝病则影响于脾，故其痛必下；胆病亦影响于胃，故上逆而为呕，属小柴胡汤证。若服柴胡汤后，病不已而反渴者，此病不在少阳，已属阳明，应以治阳明病之法治疗。

"伤寒四五日，身热恶风，颈项强，胁下满，手足温而渴者，小柴胡汤主之。"此论三阳合病治从少阳。伤寒四五日，身热，恶风，颈项强，属太阳；胁下满，属少阳；手足温而渴，属阳明。三阳证见，治从少阳。用小柴胡汤和解少阳，使太阳之邪从外而解，阳明之热得从里而解。

"伤寒中风，有柴胡证，但见一证便是，不必悉具。"此论小柴胡汤用法。此所谓"一证"，是指小柴胡汤证主证之一而言，如往来寒热，胸胁苦满，默默不欲饮食，心烦喜呕等。

"凡柴胡汤病证而下之，若柴胡汤证不罢者，复与柴胡汤，必蒸蒸而振，却发热汗出而解。"此论误下后服柴胡汤的机转。凡见柴胡证而误用下法，若柴胡证仍在时，还可再用柴胡汤。唯误下后正气较弱，抗邪乏力，得柴胡汤之助，使正气振奋，故在邪正交争，邪尚为却时，必见蒸蒸而振；及至正胜邪却时，遂发热汗出而解。

"太阳病，十日已去，脉浮细而嗜卧者，外已解也。设胸满胁痛者，与小柴胡汤；脉但浮者，与麻黄汤。"此论太阳病十日以上的三种转归。其一，脉浮细而嗜卧，为表邪已去，正气尚未全复；其二，若胸满胁痛，为邪传少阳，应以小柴胡汤和之。其三，若脉浮不变，有表实见症，当用麻黄汤解表。

"伤寒五六日，头汗出，微恶寒，手足冷，心下满，口不欲食，大便硬，脉细者，此为阳微结，必有表，复有里也。脉沉，亦在里也。汗出为阳微，假令纯阴结，不得复有外证，悉入在里。此为半在里半在外也。脉虽沉紧，不得为少阴病。所以然者，阴不得有汗，今头汗出，故知非少阴也。可与小柴胡汤。设不了了者，得屎而解。"此论阳微结与纯阴结的脉证。要点有三：其一，阳微结的脉证特点。伤寒五六日，头汗出，为热上越；微恶寒，是表证尚在；手足冷，心下满，口不饮食，大便硬，为热结于里而不得外达；脉细是因血行不畅。主证是由于"阳微结"而气血不能正常运行之故，此既有表证复有里证。其二，阳微结与纯阴结的鉴别。由于本证脉沉细、汗出、手足冷，有似于少阴病的纯阴结，故须加以鉴别。少阴病之"纯阴结"无外证，本证"阳微结"有外证存在，属半在里半在外；少阴病阴寒内盛，不得有汗；本证则见上越之头汗出。因而，脉虽沉紧，而并非少阴病。其三，阳微结的治疗。本证病在半表半里，故可治以小柴胡汤，使上焦得通，津液得下，胃气因和，则诸证自解。若里气不和，病人尚不了了，自当微通其大便，故曰"得屎而解"。

"得病六七日，脉迟浮弱，恶风寒，手足温，医二三下之，不能食，而胁下满痛，面目及身黄，颈项强，小便难者，与柴胡汤，后必下重；本渴饮水而呕者，柴胡不中与也，食谷者哕。"此论病人素虚，误下致变的柴胡疑似证。得病六七日，多为疾病转变之时。脉迟为寒，浮为气虚，弱为血虚。恶风寒为表邪仍在；身不热而手足温，是为系在太阴。此属病人气血素虚，感受风寒，邪入里而表未解之证。医见邪入，竟二三次误下。下后重虚胃气，因而不能食。复因误下邪陷，致胁下满痛，属脾虚气滞。面目及身黄，属邪陷太阴；颈项强，属表犹未解。小便难，为脾不转输，水不下行所致。上述见症，乃误下后脾胃已虚而表证未解，治宜温中解表。此时，若治以小柴胡汤，必致脾虚气陷，而见下重。水饮病所致呕者，亦不可用小柴胡汤治疗。若误用必因脾胃受伤而致哕。

妇人热入血室证，可治以小柴胡汤，或治以"刺期门"之法。

"妇人中风，发热恶寒，经水适来，得之七八日，热除而脉迟、身凉，胸胁下满如结胸状，谵语者，此为热入血室也，当刺期门，随其实而取之。"此言妇人中风，热入血室，可刺期门。妇人中风，发热恶寒，经水适来，表邪有乘虚内陷之机。得之七八日，热除而脉迟身凉者，是表证已罢，外热去而身凉。病已入里，故脉变为迟；胸胁下满如结胸状为血蓄不行，谵语为郁热上乘。此为热入血室证。期门为肝之募，刺之以泻肝血之实。热去血室得清，诸证自愈。

"妇人中风七八日，续得寒热，发作有时，经水适断者，此为热入血室，其血必结，故使如疟状，发作有时，小柴胡汤主之。"此论热入血室证治。妇人中风至七八日，其得病之初，月事已来；既病之后，七八日经水适断，属热入血室与血相结之证。因邪阻于脉，气血郁滞，故使如疟状，发作有时。以小柴胡汤解散热邪，邪去则血结自散。

"妇人伤寒，发热，经水适来，昼日明了，暮则谵语，如见鬼状者，此为热入血室。无犯胃气及上二焦，必自愈。"此论妇人伤寒热入血室自愈之证。妇人伤寒，发热，经水适来，昼日明了，暮则谵语如有所见，此非阳明胃燥之谵语，乃经水适来，热入血室而成实热之证；故不可用承气汤犯其胃气，亦不可用汗、吐之法治其上二焦；只须经行不断，则热随血去，必能自愈。设或未解，可刺期门；如前小柴胡汤加减，亦可。

（24）大柴胡汤证

"太阳病，过经十余日，反二三下之，后四五日，柴胡证仍在者，先与小柴胡汤；呕不止，心下急，郁郁微烦者，为未解也，与大柴胡汤下之则愈。"此论少阳兼里实之证治。太阳传入少阳，谓之过经。十余日中二三次误下，下后四五日，柴胡证仍在时，仍应先用小柴胡汤和解少阳。若服小柴胡汤后，有呕不止、心下急、郁郁微烦等出现，这是因屡下之后已兼里证，邪气留积于里而不去，故用大柴胡汤和解少阳兼清里热。伤寒发热，虽汗出而热不解者,是表和而里病,是心中痞硬,气机被阻所致。气滞于中,脾胃升降失常,故上逆而呕吐,下迫而为利;治宜宣通气机,兼散里之结滞;方用大柴胡汤(柴胡、黄芩、芍药、半夏、生姜、枳实、大枣)。本方是小柴胡汤去人参、甘草,加枳实、芍药、大黄而成,主治少阳病兼阳明里实证者。因少阳未解,故仍用柴胡剂;已见里实,故去人参、甘草,恐其缓中留邪,加枳实、大黄、芍药以涤除热滞。此少阳兼阳明两解之剂。尤怡注曰:"太阳病,过经十余日,而有柴胡证,乃邪气去太阳之阳明,而复之少阳也。少阳不可下,而反二三下之,于法为逆。若后四五日,柴胡证仍在者,先与小柴胡汤,所谓柴胡汤病证而下之,若柴胡证不罢者,复与柴胡是也。若服汤已,呕不止,心下急,郁郁微烦者,邪气郁滞于里,欲出不出,欲结不结,为未解也。与大柴胡以下里热则愈,亦先表后里之意也。"(《伤寒贯珠集·卷五》)

"伤寒发热,汗出不解,心中痞硬,呕吐而下利者,大柴胡汤主之。"此论大柴胡汤证治。伤寒发热,虽汗出而热不解,为表和而里病;此因心中痞硬,气机被阻所致。气滞于中,升降不利,故上逆而呕吐,下迫而为利,宜大柴胡汤宣通气机,兼散结滞。

(25)柴胡桂枝汤证

"伤寒六七日,发热,微恶寒,支节烦疼,微呕,心下支结,外证未去者,柴胡桂枝汤主之。"此论太阳兼少阳证治。症见发热,微恶寒,肢节疼痛,为太阳病证;微呕,心下支结为少阳病证。治宜太阳少阳兼治。方用柴胡桂枝汤(桂枝、黄芩、人参、甘草、半夏、芍药、大枣、生姜、柴胡)。本方是小柴胡汤、桂枝汤各半而成,以桂枝汤调和营卫以解表邪,以小柴胡汤和解少阳半表半里之邪。尤怡注曰:"发热微恶寒,支节烦疼,邪在肌表,所谓外证未去也。伤寒邪欲入里,而正不容则呕。微呕者,邪入未多也。支结者,偏结一处,不正中也,与心下硬满不同。此虽表解,犹

不可攻，况外证未去者耶。故以柴胡、桂枝合剂，外除表邪，内除支结，乃七表三里之法也。"(《伤寒贯珠集·卷五》)

（26）柴胡加龙骨牡蛎汤证

"伤寒八九日，下之，胸满烦惊，小便不利，谵语，一身尽重，不可转侧者，柴胡加龙骨牡蛎汤主之。"此论伤寒下后烦惊谵语证治。本条未下之前是柴胡证，误下后少阳之邪未解，热邪内陷，胸满未除，复增烦惊；三焦失职，故小便不利；邪热入胃，则发谵语；热盛伤气，则一身尽重，不可转侧。治宜和解少阳，泄热和胃，镇惊安神；方用柴胡加龙骨牡蛎汤（柴胡、龙骨、黄芩、生姜、铅丹、人参、桂枝、茯苓、半夏、大黄、牡蛎、大枣）。本方为小柴胡汤之变法，加桂枝配柴胡，使内陷之邪得以从外而解；加龙骨、牡蛎、铅丹镇静而止烦惊，大黄和胃气以止谵语，茯苓通利小便，去甘草使邪速去，以专除热之力，使错杂之邪得从内外而解。尤怡注曰："伤寒下后，其邪有并归一处者，如结胸、下利诸候是也。有散漫一身者，如此条所云诸证是也。胸满者，邪痹于上；小便不利者，邪痹于下；烦惊者，邪动于心；谵语者，邪结于胃，此病之在里者也。一身尽重，不可转侧者，筋脉骨肉，并受其邪，此病之在表者也。夫合表里上下而为病者，必兼阴阳合散以为治。方用柴胡、桂枝，以解其外而除身重，龙、蛎、铅丹，以镇其内而止烦惊；大黄以和胃气，止谵语；茯苓以泄膀胱，利小便；人参、姜、枣，益气养营卫，以为驱除邪气之本也。如是表里虚实，泛应曲当，而错杂之邪，庶几尽解耳。"(《伤寒贯珠集·卷二》)

（27）柴胡桂枝干姜汤证

"伤寒五六日，已发汗而复下之，胸胁满微结，小便不利，渴而不呕，但头汗出，往来寒热，心烦者，此为未解也，柴胡桂枝干姜汤主之。"此论误治后少阳未解，兼水饮微结证治。胸胁满微结、小便不利，渴而不呕，是水饮阻于胸胁而胃气尚和；但头汗出，是郁热上蒸，病邪未离少阳，是以心烦、往来寒热；故治宜和解少阳，兼治水饮；方用柴胡桂枝干姜汤。本方为小柴胡汤化裁而成，柴胡、黄芩合用，和解少阳之邪；栝楼、牡蛎同用，逐饮开结；桂枝、干姜同用，温化水饮。因不呕，故去半夏；胃气不虚，水饮内阻，故去人参、大枣之壅补。此亦疏利少阳半表半里之方，故初服正邪相争而见微烦，复服则表里之阳气通，汗出而愈。尤怡注曰："汗下之后，胸胁满微结者，邪聚于上也。小便不利，渴而不呕者，热胜于内也。伤寒汗出，周身漐漐，人静不烦者，为已解；但头汗出而身无汗，往来寒热，心烦者，为未欲解。夫邪聚于上，热胜于内，而表复不解，是必合表里以为治。柴胡、桂枝，以解在外之邪；干姜、牡蛎，以散胸中之结；栝楼根、黄芩，除心烦而解热渴，炙甘草佐柴胡、桂枝以发散，合芩、栝楼、姜、蛎以合里，为三表其里之法也。"（《伤寒贯珠集·卷五》）

（28）柴胡加芒硝汤证

"伤寒十三日不解，胸胁满而呕，日晡所发潮热。已而微利，此本柴胡证，下之以不得利，今反利者，知医以丸药下之，此非其治也。潮热者，实也。先宜服小柴胡汤以解外，后以柴胡加芒硝汤主之。"此论柴胡汤证误用丸药下后兼有里实的证治。伤寒十三日不解，有向里传变之势，胸胁满而呕，日晡发潮热等，是少阳兼阳明里实之征。上证既兼里实，大便应见秘结。今反下利，是误用丸药所致。丸药不能荡涤肠胃实邪，药力反留中不去，而致微利不止。虽有微利而病不解，柴胡证依然存在。潮热为里实，但因少阳之邪未解。治疗先用小柴胡汤以解少阳，再用柴胡加芒硝汤（柴胡、黄芩、人参、甘草、生姜、半夏、大枣、芒硝）。柴胡加芒硝汤，治小柴胡汤证兼胃肠实热者；加芒硝泄热软坚，胃实可除，潮热、微利自止。本方量小，为和解兼清里之轻剂。尤怡注曰："此少阳经邪兼阳明内实之证。少阳病在经，故胸胁满而呕，所谓柴胡证也。'下之而'三字，疑衍。凡柴胡证不得利，今反利者，知医以丸药下之，为医之误，非病之情也。潮热者，阳明之实也。实则可下，而证兼少阳，则不可下，故先宜小柴胡以解其外，后以柴胡加芒硝汤，以治其里，亦如下条之先与小柴胡，后与大柴胡之例也。"（《伤寒贯珠集·卷五》）

（29）栀子豉汤证（附：方用栀子甘草豉汤证、栀子生姜豉汤证）

"发汗吐下后，虚烦不得眠，若剧者，必反复颠倒，心中懊憹，栀子豉汤主之；若少气者，栀子甘草豉汤主之；若呕者，栀子生姜豉汤主之。"此论汗吐下后虚烦不得眠诸证治。汗吐下后心烦，非因实邪所致，故曰"虚烦"。虚烦不得眠，甚者必睡卧不宁，烦冤不安，此乃余热内扰胸中，故用栀子豉汤清热除烦。栀子味苦性寒，能清热除烦；香豉味苦性甘平，佐栀子以宣透胸中余热，故治心中懊憹。若兼胸中少气，则加甘草以益气和中；若兼有呕吐，则加生姜以降逆止呕。尤怡注曰："发汗吐下后，正气既虚，邪气亦衰，乃虚烦不得眠，甚则反复颠倒，心中懊憹者，未尽之邪，方入里而未集；已虚之气，欲胜邪而不能，则烦乱不宁，甚则心中懊憹，郁闷而不能自已也。栀子体轻，味苦微寒；豉经蒸罨，可升可降；二味相合，能彻散胸中邪气，为除烦止躁之良剂。少气者，呼吸少气，不足以息也。甘草之甘，可以益气。呕者，气逆而不降也。生姜之辛，可以散逆。得吐则邪气散而当愈，不可更吐以伤其气，故止后服。"（《伤寒贯珠集·卷二》）

"发汗，若下之，而烦热，胸中窒者，栀子豉汤主之。"此论汗下后烦热、胸中窒的治法。发汗或下之，烦热壅于胸中，窒塞不通，用栀子豉汤清胸中之热，宣上焦之郁，使窒通而愈。"伤寒五六日，大下之后，身热不去，心中结痛者，未欲解也，栀子豉汤主之。"此论伤寒大下后，心中结痛的治法。伤寒五六日，多为表邪传里之期。若病已传阳明之腑，经大下后当即病解。今大下后身热不去，是病非阳明腑实，徒虚胃气，热邪乘虚，结于心中，因结致痛，较诸心烦、胸中窒等为重。"未欲解也"，是言热不因大下而解，并非表证未欲解，故用栀子豉汤治胸中之虚热。尤怡注曰："烦热者，心烦而身热也。胸中窒者，邪入胸间而气窒不行也。盖亦汗下后，正虚邪入，而犹未集之证，故亦宜栀子豉汤散邪彻热为主也。心中结痛者，邪结心间而为痛也。然虽结痛而身热不去，则其邪亦未尽入，与结胸之心下痛而身不热者不同。此栀子豉汤之散邪彻热，所以轻于小陷胸之荡实除热也。"（《伤寒贯珠集·卷二》）

（30）栀子厚朴汤证

"伤寒下后，心烦腹满，卧起不安者，栀子厚朴汤主之。"此论伤寒表证误下，邪热在胸，气滞于腹证治。伤寒下后，邪热在胸，故心烦；下后邪乘，气滞于腹，故腹满；胸腹壅滞，故卧起不安。治宜清热除烦，行气除满；方用栀子厚朴汤（栀子、厚朴、枳实）。栀子苦寒，能泄烦热；厚朴苦温，能消腹满；枳实苦寒，解胃中之热结。此为清热止烦，宽中泄满之剂。本方以枳、朴除实满，而不用香豉，是专其除腹满之力。未经吐下之心烦腹满，下之即愈。下后心烦腹满，则不可下。此种证候，最易误认为下之未尽而复下，或误认为下后里虚而竟用补，二者均属误治。尤怡注曰："下后心烦，证与上同；而加腹满，则邪入较深矣。成氏所谓邪气壅于心腹之间者是也。故去香豉之升散，而加枳、朴之降泄。若但满而不烦，则邪入更深，又当去栀子之轻清，而加大黄之沉下矣。此栀子厚朴汤所以重于栀豉而轻于承气也。"（《伤寒贯珠集·卷二》）

（31）栀子干姜汤证

"伤寒，医以丸药大下之，身热不去，微烦者，栀子干姜汤主之。"此论伤寒以丸药误下致身热微烦的治法。伤寒医以丸药大下之，虚其肠胃，身热未去而增微烦。微烦亦虚烦之候，乃胸膈有热，腹中有寒使然。治宜清胸中之热，温中焦之寒；方用栀子干姜汤（栀子、干姜）。栀子苦寒，清热除烦；干姜辛热，温脾散寒。因证有微烦，故仍用栀子；因大下后肠胃必冷，故用干姜。此为寒热并用的方剂。尤怡注曰："大下后，身热不去，证与前同。乃中无结痛，而烦又微而不甚。知正气虚，不能与邪争，虽争而亦不能胜之也。故以栀子彻胸中陷入之邪，干姜复下药损伤之气。"（《伤寒贯珠集·卷二》）

"凡用栀子汤，病人旧微溏者，不可与服之。"此论栀豉汤的禁忌证。所谓"旧微溏"，提示素有脾胃虚寒。素来脾胃虚寒者，虽有烦证，亦不能从热治。因栀子苦寒，服后更伤脾胃，必泄下不止，故脾胃虚寒者忌用栀子汤。尤怡注曰："病人旧微溏者，未病之先，大便本自微溏，为里虚而寒在下也。栀子汤，本涌泄胸中客热之剂。旧微溏者，中气不固，与之，恐药气乘虚下泄，而不能上达，则膈热反因之而深入也，故曰不可与服之。"（《伤寒贯珠集·卷二》）

（32）调胃承气汤证

"发汗后，恶寒者，虚故也。不恶寒，但热者，实也。当和胃气，与调胃承气汤。"此论太阳病发汗后虚、实转变及治法。其一，若发汗后恶寒，是由于汗后转虚，阳虚阴亦不足。如芍药甘草附子汤证。其二，若发汗后不恶寒但热，是因汗后胃津受伤，转入阳明，化燥化热，里实已成。治宜泄热和胃，方用调胃承气汤（芒硝、甘草、大黄）。大黄泄热，芒硝软坚，甘草和中，为泄下热实之轻剂，少与可和胃气。尤怡注曰："汗出而恶寒者，阳不足而为虚也，芍药甘草附子汤治之是已。汗出而不恶寒，但热者，邪入里而成实也，然不可以峻攻，但与调胃承气汤，和其胃气而已。"（《伤寒贯珠集·卷一》）

"伤寒十三日，过经谵语者，以有热也，当以汤下之。若小便利者，大便当硬，而反下利，脉调和者，知医以丸药下之，非其治也。若自下利者，脉当微厥；今反和者，此为内实也，调胃承气汤主之。"此论太阳转阳明后因误治而下利的证治。伤寒十余日，已由太阳转入阳明，谵语为里有实热之征，当用汤药下之。若见小便自利，大便当硬，脉象沉实，此为脉证相合。今大便反利，脉反调和，此因误服丸药下之，治之不当所致。丸药性缓留中，不能迅除实热；因药力不去，故下利不止。由此可见，凡下阳明实热，宜速不宜迟，宜汤不宜丸。若丸药之性燥烈者，更不相宜。若自下利者，脉当微厥。今脉不微厥而反调和，知非虚寒之自下利证，乃丸药之过；虽有下利，实热未除，故应通因通用，仍用调胃承气汤主治。尤怡注曰："此亦邪气去太阳而之阳明之证。过经者，邪气去此而之彼之谓，非必十三日不解，而后谓之过经也。观少阳篇第二十条云：太阳病，过经十余日。又本篇第六十一条云：此为风也，须下之，过经乃可下之，则是太阳病罢而入阳明，或传少阳者，即谓之过经。其未罢者，即谓之并病耳。谵语，胃有热也，则热当以汤下之。若小便利者，津液偏渗，其大便必硬，而反下利，脉调和者，医知宜下，而不达宜汤之旨，故以丸药下之，非其治也。脉微厥，脉乍不至也。言自下利者，里气不守，脉当微厥。今反和者，以其内实，虽下利而胃有燥屎，本属可下之候也，故当以调胃承气汤下其内热。"（《伤寒贯珠集·卷三》）

"太阳病，过经十余日，心下温温欲吐，而胸中痛，大便反溏，腹微满，郁郁微烦，先此时自极吐下者，与调胃承气汤。若不尔者，不可与。但欲呕，胸中痛，微溏者，此非柴胡汤证，以呕，故知极吐下也。"此论吐下致变证及辨调胃承气汤与柴胡汤的使用法。太阳病，表证已去，谓之"过经"。十余日后，心下温温欲吐，胸中痛，是因"极吐下"之后，胃气受伤，津液干燥，胃结成实，中气被阻，上逆而不得降，故欲吐；且吐下伤中，阳明尚有余热，故便溏、腹满、微烦并见。与调胃承气汤和之，则诸证自除。若不因极度吐下之故，虽有欲呕、胸中痛，似少阳柴胡汤证，而微溏、腹满则为虚候，并非柴胡汤证。

（33）桃核承气汤证

"太阳病不解，热结膀胱，其人如狂，血自下，下者愈。其外不解者，尚未可攻，当先解其外。外解已，但少腹急结者，乃可攻之，宜桃核承气汤。"此论太阳病不解，热结膀胱之蓄血证治。太阳病不解，内热郁结下焦膀胱部位。其人如狂者，是热盛血瘀所致。唯其外不解时，尚不可攻下，恐致外邪内陷，当治以先表后里之法。待外证已解，仅见少腹急结时，再用桃核承气汤（桃仁、大黄、桂枝、甘草、芒硝）下其瘀热。本方为清热活血祛瘀之剂，以调胃承气汤原方加桂枝宣行阳气，加桃仁化瘀通经；经此化裁后，入气入血，各不相同。尤怡注曰："太阳之邪，不从表出，而内传于府，与血相搏，名曰蓄血。其人当如狂，所谓蓄血在下，其人如狂是也。其证当下血，血下则热随血出而愈，所谓血病见血自愈也。如其不愈而少腹急结者，必以法攻而去之。然其外证不解者，则尚未可攻，攻之恐血去而邪复入里也。是必先解其外之邪，而后攻其里之血，所谓从外之内而盛于内者，先治其外，而后调其内也。"（《伤寒贯珠集·卷一》）

（34）抵当汤证

《伤寒论·辨太阳病脉证并治》，所论抵当汤证，为太阳病，瘀热互结于下焦之蓄血重证。"太阳病六七日，表证仍在，脉微而沉，反不结胸，其人发狂者，以热在下焦，少腹当硬满；小便自利者，下血乃愈。所以然者，以太阳随经，瘀热在里故也，抵当汤主之。"此论太阳随经瘀热在里之蓄血证治。太阳病至六七日，为表邪入里之时。若表病尚在，脉当见浮。今脉微而沉，是沉滞不起之状，由气血壅阻所致。虽有表证，凭脉知邪已陷于里。邪虽陷入，因在上焦，故反不结胸。其人发狂，是热在下焦与血相结所致。太阳之邪随经入里，瘀热结于少腹，故少腹硬满。治宜行瘀破结，方用抵当汤（水蛭、虻虫、桃仁、大黄）。本方为行瘀逐血的峻剂，药力猛于桃核承气汤。方中除桃仁、大黄以外，有水蛭、虻虫直入血络，行瘀破结。尤怡注曰："此亦太阳热结膀胱之证。六七日，表证仍在，而脉微沉者，病未离太阳之经，而已入太阳之府也。反不结胸，其人发狂者，热不在上而在下也。少腹硬满，小便自利者，不结于气而结于血也。下血则热随血去，故愈。所以然者，太阳，经也；膀胱，腑也；太阳之邪，随经入里，与血俱结于膀胱，所谓经邪入腑，亦谓之传本是也。抵当汤中，水蛭、虻虫食血去瘀之力，倍于芒硝，而又无桂枝之甘辛，甘草之甘缓，视桃仁承气汤为较峻矣。盖血自下者，其血易动，故宜缓剂，以去未尽之邪；瘀热在里者，其血难动，故须峻药以破固结之势也。"(《伤寒贯珠集·卷一》)

"太阳病，身黄，脉沉结，少腹硬，小便不利者，为无血也；小便自利，其人如狂者，血证谛也，抵当汤主之。"此以小便利否辨蓄血之有无。身黄之证，有湿热与蓄血之异，两种病证均属瘀热在里，故脉应之而见沉结。若少腹硬，小便不利者，是邪无出路，属湿热发黄。若少腹硬，小便自利，其人如狂者，此非膀胱蓄水，是蓄血发黄，用抵当汤下之则愈。

（35）抵当丸证

"伤寒有热，少腹满，应小便不利，今反利者，为有血也，当下之，不可余药，宜抵当丸。"此论太阳病蓄血轻证之缓治法。伤寒有热、少腹满，是邪在下焦。若为膀胱蓄水证，应见小便不利；今小便反利，知为蓄血证。抵当丸（水蛭、虻虫、桃仁、大黄）方中药物与抵当汤相同，但药力比汤剂较缓。尤怡注曰："有热，身有热也，身有热而少腹满，亦太阳热邪传本之证。膀胱者，水溺所由出，其变为小便不利，今反利者，乃血瘀而非水结，如上条抵当汤下之之例也。云不可余药者，谓非抵当丸，不能以治之耳。"(《伤寒贯珠集·卷一》)

（36）十枣汤证

"太阳中风，下利呕逆，表解者，乃可攻之。其人漐漐汗出，发作有时，头痛。心下痞硬满，引胁下痛，干呕短气，汗出不恶寒者，此表解里未和也，十枣汤主之。"又曰："强人服一钱匕，羸人服半钱，温服之，平旦服。若下少，病不除者，明日更服加半钱。得快下利后，糜粥自养。"此论悬饮证治。由于饮邪结聚于胸胁，气机升降失常，故上干而为呕逆，下迫而为下利。治法当先表后里。其漐漐汗出，发作有时，是正邪相争，互有进退，水停于里，阳气不宣，卫外不固所致。若头痛、干呕、短气等，乃水饮攻窜，上下充斥，内外泛滥所致。但必须表证已罢，汗出不恶寒者，乃可攻逐水饮，方用逐水峻剂十枣汤（芫花、甘遂、大戟）。方中芫花、大戟、甘遂，均性峻而利水；三味合用，其力尤猛。故主以大枣健脾和中，兼以制水，使邪去而不伤正气。方后"平旦服"即空心服，使药力速行。"糜粥自养"，乃借谷气以补养正气之意。尤怡注曰："此外中风寒，内有悬饮之证，下利呕逆，饮之上攻而复下注也。然必风邪已解，而后可攻其饮。若其人漐漐汗出，而不恶寒，为表已解；心下痞硬满，引胁下痛，干呕短气，为里未和。虽头痛而发作有时，知非风邪在经，而是饮气上攻也。故宜十枣汤，下气逐饮。"（《伤寒贯珠集·卷一》）

（37）大陷胸汤证

"太阳病，脉浮而动数，浮则为风，数则为热，动则为痛，数则为虚，头痛发热，微盗汗出，而反恶寒者，表未解也。医反下之，动数变迟，膈内拒痛，胃中空虚，客气动膈，短气躁烦，心中懊恼，阳气内陷，心下因硬，则为结胸，大陷胸汤主之。若不结胸，但头汗出，余处无汗，剂颈而还，小便不利，身必发黄。"此论太阳病误下成结胸与发黄证治。太阳病表未解而反下之，表邪内陷，主要可致两种病变：其一，为结胸。若表证未解，医反下之，脉之动数变迟，迟为里虚之征；表邪乘虚内陷，正邪交争，相拒于膈，故膈内拒痛；下后胃中空虚，客气乘虚动于膈，膈为邪踞，升降被阻，故短气、躁烦、心中懊恼，此皆阳邪陷内之征。阳热与水热相结，心下因之出现硬满而痛，而成结胸，故宜大陷胸汤下其结热。其二，为发黄。若下后不结胸，热入胃中，则与湿相聚；湿热郁蒸于上则但头汗出，湿热不得外越则身无汗，湿热不得下泄则小便不利。这因下伤脾胃，湿热不化，郁蒸于内，身必发黄，治宜清热利湿。尤怡注曰："脉浮动数，皆阳也，故为风为热为痛而数，则有正为邪迫，失其常度之象，故亦为虚。头痛发热，微盗汗出，而复恶寒，为邪气在表。法当发散而反下之，正气则虚，邪气乃陷。动数变迟者，邪自表而入里，则脉亦去阳而之阴也。膈内拒痛者，邪欲入而正拒之，正邪相击则为痛也。胃中空虚，客气动膈者，胃气因下而里虚，客气乘虚而动膈也。短气躁烦，心中懊侬者，膈中之饮，为邪所动，气乃不舒，而神明不宁也。由是阳邪内陷，与饮相结，痞硬不消，而结胸之病成矣。大陷胸汤，则正治阳邪内结胸中之药也。若其不结胸者，热气散漫，既不能从汗而外泄，亦不得从溺而下出，蒸郁不解，浸淫肌体，势必发黄也。"（《伤寒贯珠集·卷二》）

"伤寒六七日，结胸热实，脉沉而紧，心下痛，按之石硬者，大陷胸汤主之。"此论大结胸病机及证治。结胸热实，指水与热邪相结，壅积于上而为结胸。症见心下痛，按之石硬，脉沉而紧；治宜泻热逐水开结，方用大陷胸汤（甘遂、芒硝、大黄）。方中甘遂辛苦寒，既能泄热，又能逐水破结；芒消咸寒软坚；大黄苦寒，荡涤实邪，推陈致新。此方为攻逐峻剂，故方后注云："得快利止后服。"尤怡注曰："邪气内结，既热且实，脉复沉紧，有似大承气证。然结在心下，而不在腹中，虽按之石硬而痛，亦是水食互结，与阳明之燥粪不同。故宜甘遂之破饮，而不宜枳、朴之散气。如上条之说也。"（《伤寒贯珠集·卷二》）

"太阳病，重发汗，而复下之，不大便五六日，舌上燥而渴，日晡所小有潮热，从心下至少腹硬满而痛不可近者，大陷胸汤主之。"此论大结胸病因与证治。太阳病发汗，发汗不愈，又重发汗，再汗不愈，复加攻下，致津液重伤，表邪内陷。故五六日不大便，舌上燥而渴，日晡所小有潮热，颇似阳明腑实证。但从心下至少腹硬满而痛不可近，实属大结胸证，故以大陷胸汤主治。尤怡注曰："汗下之后，津液重伤，邪气内结，不大便五六日，舌上燥而渴，日晡所小有潮热，皆阳明胃热之征也。从心下至少腹，硬满而痛不可近，则不特征诸兆，抑且显诸形矣。乃不用大承气而用大陷胸者，亦以水食互结，且虽至少腹，而未离心下故也。不然，下证悉具，下药已行，何以不臣枳、朴而臣甘遂哉。"（《伤寒贯珠集·卷二》）

"伤寒十余日，热结在里，复往来寒热者，与大柴胡汤；但结胸，无大热者，此为水结在胸胁也，但头微汗出者，大陷胸汤主之。"此论大柴胡汤证与大陷胸汤证的辨析。大柴胡汤证，为少阳兼里实所致；以大便不利、舌干口燥、往来寒热为证候特征。大陷胸汤证，为水热互结于胸胁所致；以心下痛，按之石硬，身无大热，头微汗出为证候特征。尤怡注曰："热结在里，而复往来寒热，是谓表里俱实，不得以十余日之久，而独治其里也，故宜大柴胡表里两解之法。若但结胸而无大热，如口燥渴、心烦等证者，此为水饮结在胸胁之间，所谓水结胸者是也。盖邪气入里，必挟身中所有，以为根据附之地。是以在肠胃则结于糟粕，在胸膈则结于水饮，各随其所有而为病耳。水结在胸，而但头汗出者，邪膈于上而气不下通也，故与大陷胸汤，以破饮而散结。"（《伤寒贯珠集·卷二》）

"结胸者，其脉浮大者，不可下，下之则死。"此论结胸证脉浮大者禁用下法。结胸证，脉见浮大无力，是正气已虚；下之则正气不支，必虚脱而死。

"结胸证悉具，烦躁者亦死。"所谓"结胸证悉具"，是指大结胸之主要症状悉具，如若更见烦躁，是正不胜邪，真气散乱使然。若下之则正虚不支，不下则邪实不去，故属极危之候。

关于结胸与脏结的脉证辨析。"问曰：病有结胸，有脏结，其状何如？答曰：按之痛，寸脉浮，关脉沉，名曰结胸也。何谓脏结：答曰：如结胸状，饮食如故，时时下利，寸脉浮，关脉小细沉紧，名曰脏结，舌上白胎滑者，难治。"脏结与结胸，虽皆有硬满而痛之见症，但病机却有阴阳寒热之别。结胸证是水饮与热邪结于胸胁，属阳属实，故按之则痛。寸脉候上，寸脉浮为有热邪在胸上。关脉候中，关脉沉主饮结于心下中焦。脏结证属阴属虚，邪结于阴，胃无实邪壅滞，所以饮食如故；因脾胃虚寒，不能运化水谷，故时时下利。寸脉浮，主阳虚于上，必浮而无力。关脉小细沉紧，主寒实于里。邪结于脏，故名脏结。若再见舌上苔白而滑者，是中阳衰败，虚寒尤甚，正虚邪实，攻补两难，故云难治。"病胁下素有痞，连在脐旁，痛引少腹入阴筋者，此名脏结，死。"此论脏结之危候。胁下脐旁少腹，为三阴之部。病胁下素有痞，连在脐旁，痛引少腹入阴筋者，为阴阳气结于脏所致，属危笃之证。"脏结无阳证，不往来寒热，其人反静，舌上苔滑者，不可攻也。"此论脏结不可治以攻法。邪结在脏，故无阳证表现。硬满结于心下而非少阳证，故不往来寒热。病为阴结而不现躁象，故曰"其人反静"。若舌上胎滑者，为阳气虚衰，寒湿凝聚使然，故治疗不可攻下，宜用温补运化之法。

太阳病和太少并病误用下法致结胸证。"太阳少阳并病，而反下之，成结胸，心下硬，下利不止，水浆不下，其人心烦。"太阳少阳并病，本不当下，而反下之，三焦气阻，水道不行，水热互结，而成结胸，故见心下硬；正气虚于下，故下利不止；邪逆于上，则水浆不下；气结于中，则其人心烦。

关于结胸与痞证成因的辨析。"病发于阳而反下之，热入因作结胸；病发于阴而反下之，因作痞也。所以成结胸者，以下之太早故也。"结胸与痞证，由太阳病误下而成。虽同属误下，因体质不同而变证各异。所谓"病发于阳而反下之"，是说其人胃阳素盛且内有痰饮，误下后阳邪内陷与饮相结，便成结胸；所谓"病发于阴而反下之"，是其人胃阳不足，内无痰饮，误下后胃气愈伤，致客气结于心下，因而成痞。临床所见结胸和痞证，并非皆因误下而成。

（38）大陷胸丸证

"结胸者，项亦强，如柔痉状，下之则和，宜大陷胸丸。"此论水热互结，邪偏于上之证治。结胸，项强如柔痉状者，病位偏上，宜缓攻之，方用大陷胸丸（大黄、葶苈子、芒硝、杏仁）。杏仁开胸中之气结；葶苈以清泄肺中之热结，使气降而水与热俱降；甘遂可峻下痰水；芒硝、大黄泄下热结。此丸以白蜜甘缓和之，是峻下行之以缓，以攻为和之方。尤怡注曰："痉病之状，颈项强直。结胸之甚者，热与饮结，胸膈紧贯，上连于项，但能仰而不能俯，亦如痉病之状也。曰柔而不曰刚者，以阳气内陷者，必不能外闭，而汗常自出耳。是宜下其胸中结聚之实，则强者得和而愈。然胸中盛满之邪，固非小陷胸所能去，而水热互结之实，亦非承气汤所可治，故与葶苈之苦，甘遂之辛，以破结饮而泄气闭；杏仁之辛，白蜜之甘，以缓下趋之势，而去上膈之邪。其芒硝、大黄，则资其软坚荡实之能。"（《伤寒贯珠集·卷二》）

（39）小陷胸汤证

"小结胸病，正在心下，按之则痛，脉浮滑者，小陷胸汤主之。"此论小结胸病之证治。小结胸病，属痰热互结于心下，症见心下痞硬，按之则痛，脉浮缓；治宜清热化痰开结；方用小陷胸汤（黄连、半夏、栝楼实）。黄连苦寒，半夏辛降，苦辛合用，清热祛痰。栝楼实甘寒滑润，开结除痰独胜。先煮栝楼，则其力专而任重，以开中焦之结。本方较大陷胸汤为缓，证有轻重，方有大小，故名小陷胸汤。小陷胸汤证，较之大陷胸汤证病势为轻，病位局限。从病机而言，大陷胸汤证为饮热互结所致，而小陷胸汤证为痰热互结所致。尤怡注曰："胸中结邪，视结胸较轻者，为小结胸。其证正在心下，按之则痛，不似结胸之心下至少腹硬满，而痛不可近也。其脉浮滑，不似结胸之脉沉而紧也。是以黄连之下热，轻于大黄、半夏之破饮，缓于甘遂、栝楼之润利，和于芒硝，而其蠲除胸中结邪之意，则又无

不同也，故曰小陷胸汤。"（《伤寒贯珠集·卷二》）

（40）白散证

"寒实结胸，无热证者，与三物小陷胸汤。白散亦可服。"此论寒实结胸的治法。本证是痰饮结聚胸中成实，无口燥烦渴等热象，故称寒实结胸，治宜温散寒结，方用白散。本方有除痰开结，攻寒逐水之功。桔梗、贝母，开结消痰；巴豆气味辛烈，用以攻寒逐水。因寒实凝聚之结胸，非热药不足以祛其水寒，非峻药不足以破其结。药物制成后，其色皆白，故名三物小白散。尤怡注曰："寒实者，寒邪成实，与结胸热实者不同。审无口燥渴烦等证见者，当与三物白散温下之剂，以散寒而除实也。本文'小陷胸汤'及'亦可服'七字，疑衍。盖未有寒热而仍用黄连、栝楼者，或久而变热者，则亦可与服之耳。"（《伤寒贯珠集·卷二》）

（41）半夏泻心汤证

"伤寒五六日，呕而发热者，柴胡汤证具，而以他药下之，柴胡证仍在者，复与柴胡汤。此虽已下之，不为逆，必蒸蒸而振，却发热汗出而解。若心下满而硬痛者，此为结胸也，大陷胸汤主之。但满而不痛者，此为痞，柴胡不中与之，宜半夏泻心汤。"此论小柴胡汤证、大陷胸汤证、半夏泻心汤证治。其一，伤寒五六日，本属柴胡汤证，误以他药下之，柴胡汤证仍在者，可再与柴胡汤。服汤后必见蒸蒸而振，发热汗出而解。其二，若下后热入与水饮相结，症见心下满而硬痛者，是已成为大结胸证，宜治以大陷胸汤。其三，若下之后，寒热互结于中焦，气机升降失常，见心下满而不痛之痞证，治宜辛开苦降，补泻兼施，方用半夏泻心汤。本证以呕为主，故主以半夏降逆止呕；半夏、干姜辛温，黄芩、黄连苦寒，辛开苦降以消痞满；人参、甘草、大枣补益中气。尤怡注曰："结胸及痞，不特太阳误下有之，即少阳误下亦有之。柴胡汤证具者，少阳呕而发热，及脉弦、口苦等证具在也。是宜和解，而反下之，于法为逆。若柴胡证仍在者，复与柴胡汤和之即愈，此虽已下之，不为逆也。蒸蒸而振者，气内作而与邪争胜，则发热汗出而邪解也。若无柴胡证，而心下满而硬痛者，则为结胸，其满而不痛者，则为痞，均非柴胡所得而治之者矣。结胸宜大陷胸汤，痞宜半夏泻心汤，各因其证而施治也。"（《伤寒贯珠集·卷二》）

（42）生姜泻心汤证

"伤寒汗出解之后，胃中不和，心下痞硬，干噫食臭，胁下有水气，腹中雷鸣下利者，生姜泻心汤主之。"生姜泻心汤证治。伤寒汗出解之后，胃中不和，气滞于心下，故心下痞硬；胃气上逆，胁下有水气，谷食不消，故干噫食臭；肠间水阻气击则腹中雷鸣，时有水气下趋而作下利。治宜和胃消痞，散水止利；方用生姜泻心汤（生姜、甘草、炙人参、干姜、黄芩、半夏、黄连、大枣）。本方与半夏泻心汤比较，增生姜为四两，减干姜为一两，彼方重在温运降逆，此方重在宣散水气。尤怡注曰："汗解之后，胃中不和，既不能营运真气，并不能消化饮食，于是心中痞硬，干噫食臭。《金匮》所谓中焦气未和，不能消谷，故令人噫是也。噫，嗳食气也。胁下有水气，腹中雷鸣下利者，土德不及而水邪为殃也。故以泻心消痞，加生姜以和胃。"（《伤寒贯珠集·卷二》）

（43）甘草泻心汤证

"伤寒中风，医反下之，其人下利日数十行，谷不化，腹中雷鸣，心下痞硬而满，干呕，心烦不得安。医见心下痞，谓病不尽，复下之，其痞益甚，此非结热，但以胃中虚，客气上逆，故使硬也。甘草泻心汤主之。"此论甘草泻心汤证治。伤寒中风误下虚其肠胃，表邪乘虚内陷而格于心下，因而成痞。下后脾气虚弱，运化失常，故下利日数十行，谷不化，腹中雷鸣；胃中虚客气上逆，致干呕、心烦不得安。医见心下痞硬而满，误以为水热互结而下之未尽，遂复下之使胃气益虚，痞塞益甚；故治宜缓中补虚，和胃降逆；方用甘草泻心汤（甘草、黄芩、干姜、半夏、大枣、黄连）。本方与半夏泻心汤比较，重用甘草。取其缓中补虚。余义相同。尤怡注曰："伤寒中风者，成氏所谓伤寒或中风者是也。邪盛于表而反下之，为下利谷不化，腹中雷鸣，为心下痞硬而满，为干呕心烦不得安，是表邪内陷心间，而复上攻下注，非中气空虚，何致邪气淫溢至此哉！医以为结热未去，而复下之，是已虚而益虚也，虚则气不得化，邪愈上逆，而痞硬有加矣。故与泻心消痞，加甘草以益中气。"（《伤寒贯珠集·卷二》）

（44）大黄黄连泻心汤证

"心下痞，按之濡，其脉关上浮者，大黄黄连泻心汤主之。"此论热痞证治。心下痞，按之濡软，关上脉浮，是无形邪热聚于心下所致；治宜泻火清热以消痞，方用大黄黄连泻心汤。大黄、黄连均为苦寒之品，泻心火兼清胃热，则痞自除。本方不取煎而只用麻沸汤渍须臾绞取汁，取其轻扬清淡以消痞；若久煎汁则必走肠胃，便不能发挥本方的作用。尤怡注曰："按：成氏云：心下硬，按之痛，关脉沉者，实热也；心下痞，按之濡，关上浮者，虚热也，与大黄、黄连以导其虚热。成氏所谓虚热者，对燥屎而言也，非阴虚阳虚之谓。盖热邪入里，与糟粕相结，则为实热；不与糟粕相结，即为虚热。本方以大黄、黄连为剂，而不用枳、朴、芒硝者，盖以泄热，非以荡实也。麻沸汤者，煮水小沸如麻子，即以煮药，不使尽药力也。"（《伤寒贯珠集·卷二》）

（45）附子泻心汤证

"心下痞，而复恶寒汗出者，附子泻心汤主之。"此论热痞兼表阳虚证治。此心下痞为无形邪热聚于心下所致，而恶寒、汗出是表阳虚使然。本证若专攻痞则阳气愈虚，专补阳气则痞证愈甚，故以附子泻心汤，寒热补泻合用，并行不悖。方中大黄、黄芩、黄连，味苦荡涤，不取煎而取渍，欲其味薄气扬以清热；附子别煮取汁，取其味厚以重扶阳之力，与泻心汤合用，补泻各建其功。尤怡注曰："此即上条而引其说，谓心下痞，按之濡，关脉浮者，当与大黄黄连泻心汤泻心下之虚热；若其人复恶寒而汗出，证兼阳虚不足者，又须加附子以复表阳之气，乃寒热并用，邪正兼治之法也。"(《伤寒贯珠集·卷一》)

(46) 黄连汤证

"伤寒，胸中有热，胃中有邪气，腹中痛，欲呕吐者，黄连汤主之。"此论伤寒胸膈有热，脾胃虚寒，寒热分拒之证治。伤寒阳气内郁胸中，胃中有邪气，致脾胃升降失常。胃失和降，则胸中有热而欲呕吐。脾气不升，则中焦有寒而腹中痛。因证属邪气阻滞中焦，寒热分据上下；故治宜清上温下，方用黄连汤（黄连、甘草、干姜、桂枝、人参、半夏、大枣）。本方寒热互用，主治在胃。方中黄连清解胸膈之热，干姜温理脾胃之寒，桂枝宣通上下之阳气，人参、甘草、大枣和胃安中，半夏降逆止呕，胃气和则呕吐、腹痛自除。尤怡注曰："此上中下三焦俱病，而其端实在胃中。邪气，即寒淫之气。胃中者，冲气所居，以为上下升降之用者也。胃受邪而失其和，则升降之机息，而上下之道塞矣。成氏所谓阴不得升而独治其下，为下寒，腹中痛；阳不得降而独治于上，为胸中热，欲呕吐者是也。故以黄连之苦寒，以治上热；桂枝之甘温，以去下寒；上下既平，升降乃复，然而中焦不治，则有升之而不得升，降之而不得降者矣。故必以人参、半夏、干姜、甘草、大枣，以助胃气而除邪气也。此盖痞证之属，多从寒药伤中后得之。本文虽不言及，而其为误治后证可知。故其药亦与泻心相似，而多桂枝耳。"(《伤寒贯珠集·卷二》)

(47) 黄芩汤证（附：黄芩加半夏生姜汤证）

"太阳与少阳合病，自下利者，与黄芩汤；若呕者，黄芩加半夏生姜汤主之。"此论太阳少阳合病下利或呕证治。太阳少阳合病，太阳在表之邪并入少阳，内迫于里而下利。此证邪在下而不在上，热在里而不在外；治宜清热止利，方用黄芩汤（黄芩、芍药、甘草、大枣）。若胃气上逆而呕者，可加半夏、生姜以降逆止呕。方中黄芩、芍药之苦以撤热和阴，甘草、大枣之甘以调中益气，后世用作热利之主方，有苦甘合化、清热存阴之义。呕为气逆，加半夏辛降，生姜辛散，则气逆得降，呕亦自止。尤怡注曰："少阳居表里之间，视阳明为较深，其热气尤易内侵，是以太阳与少阳合病，亦自下利，而治法则不同矣。太阳阳明合病者，其邪近外，驱之使从外出为易。太阳少阳合病者，其邪近里，治之使从里和为易，故彼用葛根，而此与黄芩也。夫热气内淫，黄芩之苦，可以清之；肠胃得热而不固，芍药之酸，甘草之甘，可以固之。若呕者，热上逆也，故加半夏、生姜，以散逆气，而黄芩之清里，亦法所不易矣。"（《伤寒贯珠集·卷一》）

（48）旋覆代赭汤证

"伤寒发汗，若吐，若下，解后，心下痞硬，噫气不除者，旋覆代赭汤主之。"此论伤寒吐下后噫气不除证治。伤寒发汗，或吐或下后，表解而中阳虚，痰饮内聚，致心下痞硬，噫气不除；治宜补中镇逆，方用旋覆代赭汤（旋覆花、人参、生姜、代赭、甘草、半夏、大枣）。旋覆花宣气涤饮，代赭石降气镇逆，人参补益正气，助生姜、半夏蠲饮降浊，甘草、大枣培土益气，本方为补中降浊，涤饮镇逆之剂。尤怡注曰："伤寒发汗，或吐或下，邪气则解，而心下痞硬，噫气不除者，胃气弱而未和，痰气动而上逆也。旋覆花咸温，行水下气；代赭石味苦质重，能坠痰降气；半夏、生姜、辛温，人参、大枣、甘草甘温，合而用之，所以和胃气而止虚逆也。"（《伤寒贯珠集·卷一》）

（49）厚朴生姜半夏甘草人参汤证

"发汗后，腹胀满者，厚朴生姜半夏甘草人参汤主之。"此论发汗后腹胀满治法。此证腹胀满，是因汗后脾胃之气受伤，致转运失职，气滞不通，壅而作满。故治宜健脾胃以除胀满，方用厚朴生姜半夏甘草人参汤（厚朴、生姜、半夏、甘草、人参）。方中厚朴宽中除满，生姜宣通阳气，半夏开结降逆，甘草、人参培补中土，故可治汗后脾虚气滞之腹胀满证。尤怡注曰："发汗后，表邪虽解而腹胀满者，汗多伤阳，气窒不行也。是不可以徒补，补之则气愈窒，亦不可以径攻，攻之则阳益伤。故以人参、甘草、生姜助阳气，厚朴、半夏行滞气，乃补泄兼行之法也。"（《伤寒贯珠集·卷一》）

（50）白虎汤证

"伤寒，脉浮滑，此以表有热，里有寒，白虎汤主之。"此论白虎汤脉证。伤寒脉浮滑，浮为热盛于外，滑为热炽于里。此为表里俱热，太阳病化热已转阳明之脉象。阳明里热炽盛，必见大汗、大渴、烦躁等。故治宜清泄里热，兼以生津，方用白虎汤（知母、石膏、甘草、粳米）。方中石膏清热除烦，知母清肺润燥，粳米、甘草调中和胃。尤怡也认为这段话的记载有误，他说："按'阳明篇'云：伤寒无大热，口燥渴，心烦，背微恶寒者，白虎汤主之。'厥阴篇'云：伤寒脉滑而厥者，里有热也，白虎汤主之。审此，本文当作'里有热，表有寒'。表寒即手足厥、背恶寒之谓。盖传写之误，不必曲为之解也。"（《医学读书记·卷中·简误》）

（51）白虎加人参汤证

"服桂枝汤，大汗出后，大烦渴不解，脉洪大者，白虎加人参汤主之。"此论服桂枝汤后转属阳明证治。服桂枝汤大汗出后，表邪虽去，而津液被劫，里热炽盛，故脉见洪大，大烦渴不解；治宜清热生津，方用白虎加人参汤（知母、石膏、甘草、粳米、人参）。方中石膏清热除烦，知母清肺润燥，人参益气生津，粳米、甘草调中和胃。尤怡注曰："服桂枝汤后，大汗出，脉洪大，与上条同。而大烦渴不解，则其邪去表而之里，不在太阳之经，而入阳明之腑矣。阳明者，两阳之交，而津液之府也，邪气入之，足以增热气而耗津液，是以大烦渴不解，方用石膏，辛甘大寒，直清胃热为君，而以知母之咸寒佐之；人参、甘草、粳米之甘，则以之救津液之虚，抑以制石膏之悍也。曰白虎者，盖取金气彻热之义云耳。"（《伤寒贯珠

集·卷三》）

"伤寒，若吐若下后，七八日不解，热结在里，表里俱热，时时恶风，大渴，舌上干燥而烦，欲饮水数升者，白虎加人参汤主之。"此论伤寒表证因吐下而津液被夺，致使表里俱热之证治。症见时时恶风，大渴，舌上干燥而烦，欲饮水数升，为热结于里使然。此为阳明经证伤津较重者，故用白虎加人参汤（知母、石膏、甘草、人参、粳米）清泄里热，益气生津。

"伤寒无大热，口燥渴，心烦，背微恶寒者，白虎加人参汤主之。"此论伤寒表无大热证治。此属阳明热炽，气阴两伤之证。背微恶寒，是热炽而汗出肌疏使然；因恶寒只在背而非全身，口燥渴而非口中和，既与太阳病表证恶寒不同，又与少阴病背恶寒迥异，故治宜清热益气生津，方用白虎加人参汤。

"伤寒，脉浮，发热无汗，其表不解，不可与白虎汤；渴欲饮水，无表证者，白虎加人参汤主之。"此论白虎加人参汤证及禁例。白虎汤必须在表解后内热盛时方可使用。若伤寒脉浮、发热、无汗，为麻黄汤证；表犹未解，便不可用白虎汤。用之，反使表邪不除，变证蜂起。若渴欲饮水无表证者，是恶寒已罢，里热已炽，热盛津伤，方可用白虎加人参汤泄热救阴。

（52）五苓散证（茯苓甘草汤证）

"太阳病，发汗后，大汗出，胃中干，烦躁不得眠，欲得饮水者，少少与饮之，令胃气和则愈；若脉浮，小便不利，微热，消渴者，五苓散主之。"此论汗下后胃中干与蓄水证治。其一，太阳病，发汗后，汗出太过，以至胃中津液受损，症见烦躁不得眠，欲得饮水等，应少少与饮之，令胃气和则愈。其二，若汗后见脉浮，小便不利，微热消渴者，是由于水蓄而气化不行，且表邪未解所致。外有表邪，故脉浮，微热；内有水饮，气化不行，故消渴、小便不利。治宜化气行水，兼解表邪，方用五苓散。方中猪苓、泽泻利水于下，茯苓、白术健脾利湿，桂枝通阳化气，共奏化气行水之功，则渴与小便不利自愈。白饮和服，多饮暖水，助阳以发汗，故方后云"汗出愈"。尤怡注曰："伤寒之邪，有离太阳之经，而入阳明之府者，有离太阳之标，而入太阳之本者。发汗后，汗出胃干，烦躁饮水者，病去表而之里，为阳明府热证也。脉浮，小便不利，微热消渴者，病去标而之本，为膀胱府热证也。在阳明者，热能消水，与水即所以和胃；在膀胱者，水与热结，利水即所以去热。多服暖水汗出者，以其脉浮而身有微热，故以此兼彻其表，昔人谓五苓散为表里两解之剂，非以此耶？"（《伤寒贯珠集·卷一》）

"发汗已，脉浮数，烦渴者，五苓散主之。"此论汗后蓄水证治。太阳病发汗后，脉浮数，是外有表邪；烦渴，是内有蓄水，用五苓散双解表里。

"中风发热，六七日不解而烦，有表里证，渴欲饮水，水入则吐者，名曰水逆，五苓散主之。"此论太阳表邪未解，内有水饮上逆证治。症见发热而烦，渴欲饮水，水入则吐。此属饮水过多，不能下行，饮入则格拒，故上逆而吐，名为"水逆"。治宜化气行水兼以解表，方用五苓散。尤怡注曰："太阳风邪，至六七日之久而不解，则风变热而传里，故烦而渴，有表里证，即身热烦渴之谓。渴欲饮水，水气不行，反上逆则吐。名水逆者，言因水气而逆，非火逆气逆之谓。故当以五苓散辛甘淡药，导水而泄热也。"（《伤寒贯珠集·卷一》）

"本以下之，故心下痞。与泻心汤，痞不解，其人渴而口燥，烦，小便不利者，五苓散主之。"此论水停心下致痞证治。本条所论痞证，是水饮内停，津液不行所致，故有渴而口燥，心烦，小便不利等见症。因本证之痞为有形之水邪停聚，而非无形热邪痞结，故用泻心汤治痞而不能解，而用五苓散化气行水自愈。尤怡注曰："下后成痞，与泻心汤，于法为当矣。乃痞不解，而其人口燥烦渴，小便不利者，此非痞也，乃热邪与水蓄而不行也。水蓄不行，则土失其润，而口燥烦渴，下迷其道，而小便不利，泻心

汤不中与矣。五苓散散水泄热，使小便利，则痞与烦渴俱止耳。"(《伤寒贯珠集·卷二》)

（53）茯苓甘草汤证

"伤寒，汗出而渴者，五苓散主之；不渴者，茯苓甘草汤主之。"此论五苓散证与茯苓甘草汤证的鉴别。若水饮内蓄、气化不行，症见汗出而渴，小便不利者，宜以五苓散化气行水。若水停中焦、胃阳被遏，症见心下悸、口不渴，宜以茯苓甘草汤（茯苓、桂枝、甘草、生姜）温胃散水。茯苓甘草汤，用茯苓淡渗行水，桂枝通阳化气，生姜温胃散水，甘草和中。尤怡注曰："发汗已，脉浮数烦渴者，太阳经病传府，寒邪变热之候，故与五苓散导水泄热。王宇泰云：太阳，经也；膀胱，府也。膀胱者，溺之室也。故东垣以渴为膀胱经本病。然则治渴者，当泻膀胱之热；泻膀胱之热者，利小便而已矣。然府病又有渴与不渴之异，由府阳有盛与不足之故也。渴者，热盛思水，水与热结，故宜五苓散导水泄热；不渴者，热虽入里，不与水结，则与茯苓甘草汤，行阳化气。此膀胱热盛热微之辨也。"(《伤寒贯珠集·卷一》)

（54）文蛤散证

"病在阳，应以汗解之，反以冷水潠之，若灌之；其热被劫不得去，弥更益烦，肉上粟起，意欲饮水，反不渴者，服文蛤散；若不差者，与五苓散。"此论表证误用冷水潠灌引起变证的治法。病在表，当以汗解之。若反用冷水潠之，若灌之，症见肉上粟起，意欲饮水，反不渴，属表邪未解，阳郁于里，有渐欲化热之势，故治宜清热解表，方用文蛤散（文蛤）。文蛤咸平无毒，能止烦渴，利小便，可谓解表清里之剂。服文蛤散之后，病不愈而见口渴、小便不利，是水停不化，又当以五苓散解表利水。按：此以文蛤一味为散，仅有止渴清热利小便的作用，无解表功能，且清热之力甚微。故后世有注家指出，文蛤散用于本证，不甚切合。治本证当选用《金匮要略》文蛤汤（文蛤、麻黄、石膏、杏仁、大枣、甘草、生姜）为宜。
文蛤汤即大青龙汤去桂枝加文蛤而成。尤怡注曰："病在阳者，邪在表也，
当以药取汗，而反以冷水潠之，或灌濯之；其热得寒，被劫而又不得竟去；
于是热伏水内，而弥更益烦；水居热外，而肉上粟起。而其所以为热，亦
非甚深而极盛也。故意欲饮水，而口反不渴。文蛤咸寒而性燥，能去表间
水热互结之气。若服之而不差者，其热渐深，而内传入本也。五苓散，辛
散而淡渗，能去膀胱与水相得之热。若其外不郁于皮肤，内不传于膀胱，
则水寒之气，必结于胸中，而成寒实结胸。"（《伤寒贯珠集·卷二》）

（55）四逆汤证（附：桂枝汤证）

"伤寒，医下之，续得下利清谷不止，身疼痛者，急当救里；后身疼
痛，清便自调者，急当救表。救里宜四逆汤，救表宜桂枝汤。"此论伤寒
误下后表里缓急证治。伤寒当先解表，若兼里证，须待表证解后，再治里
证，此为常法。此误用下法，致脾胃受伤，因而下利清谷不止。此时外证
虽未解除，里证虚寒已属严重，当先顾护胃气；胃气充实，方可解表，故
"急当救里，救里宜四逆汤"。若后来身疼痛，清便自调者，是里和而表未
解，故云"急当救表"，救表宜桂枝汤。亦即，先宜温中回阳止利，方用四
逆汤（干姜、附子、甘草）；再治以调和营卫，滋阴和阳，方用桂枝汤（桂
枝、芍药、生姜、甘草、大枣）。尤怡注曰："伤寒下后，邪气变热，乘虚入
里者，则为挟热下利。其邪未入里而脏虚生寒者，则为下利清谷，各因其
人邪气之寒热，与脏气之阴阳而为病也。身疼痛者，邪在表也。然脏气不
充，则无以为发汗散邪之地，故必以温药，舍其表而救其里。服后清便自
调，里气已固，而身痛不除，则又以甘辛发散为急。不然，表之邪又将入
里而增患矣。而救里用四逆，救表用桂枝，与厥阴篇下利腹胀满身疼痛条
略同。彼为寒邪中阴，此为寒药伤里，而其温中散邪，先表后里之法则一
也。"（《伤寒贯珠集·卷二》）

"病发热头痛，脉反沉，若不差，身体疼痛，当救其里，宜四逆汤。"此论里虚兼表证治。发热、头痛属在表之证，脉反沉为里虚之脉。表证而见里虚之脉，治当顾及里虚，应解表、温里并施。若不差，是里虚为甚，虽有身体疼痛之表证，亦当先救其里，方用四逆汤。尤怡注曰："发热，身疼痛，邪在表也。而脉反沉，则脉与病左矣。不瘥者，谓以汗药发之而不差也，以其里气虚寒，无以为发汗散邪之地，故与四逆汤，舍其表而救其里，如下利身疼痛之例也。"（《伤寒贯珠集·卷一》）

（56）干姜附子汤证

"下之后，复发汗，昼日烦躁不得眠，夜而安静，不呕，不渴，无表证，脉沉微，身无大热者，干姜附子汤主之。"此论下后复汗致阳虚证治。此烦躁属阳虚见症。白昼阳旺之时，虚阳尚能与阴争，故昼日烦躁不得眠；夜间阴气盛，微阳不能与阴争，故夜间安静。不呕不渴，知病不在少阳和阳明。无表证，知病不在太阳。脉见沉微，沉以候里，微候阳虚。阳气虚衰，所以身无大热。本证属阴寒偏盛，阳气大虚之危重证；治宜急复其阳，方用干姜附子汤（干姜、附子）。干姜、附子为辛热之品；附子生用，则力更猛；不加甘草，其力更专；一次顿服，使药力集中，收效更捷。尤怡注曰："大法昼静夜剧，病在肾阴；夜静昼剧，病在胃阳；汗下之后，昼日烦躁不得眠，夜而安静者，邪未尽而阳已虚。昼日阳虚欲复，而与邪争，则烦躁不得眠；夜而阴旺阳虚，不能与邪争，则反安静也。不呕不渴，里无热也。身无大热，表无热也。而又无头痛恶寒之表证，其脉又不浮而沉，不洪而微，其为阳气衰少无疑。故当与干姜、附子，以助阳虚而逐残阴也。以上三条，并是汗下后小便不利者，伤其阴也；振寒，脉微细者，阴阳并伤也；昼日烦躁不得眠，夜而安静者，伤阳而不及阴也。于此见病变之不同。"（《伤寒贯珠集·卷二》）

（57）茯苓四逆汤证

"发汗，若下之，病仍不解，烦躁者，茯苓四逆汤主之。"此论汗下后阴阳两虚证治。其证当见烦躁、手足厥冷及下利清谷等。治宜温里扶阳救阴，方用茯苓四逆汤（茯苓、人参、附子、甘草、干姜）。方中干姜、附子温里扶阳，人参、茯苓益气益阴，甘草和中；本方扶阳救阴，服后烦躁自愈。尤怡注曰："发汗若下，不能尽其邪，而反伤其正，于是正气欲复而不得复，邪气虽微而不即去，正邪交争，乃生烦躁。是不可更以麻、桂之属逐其邪，及以栀、豉之类止其烦矣，是方干姜、生附之辛，所以散邪；茯苓、人参、甘草之甘，所以养正，乃强主弱客之法也。"（《伤寒贯珠集·卷二》）

（58）甘草附子汤证

"风湿相搏，骨节疼烦，掣痛不得屈伸，近之则痛剧，汗出短气，小便不利，恶风不欲去衣，或身微肿者，甘草附子汤主之。"此论风湿蓄于关节，湿盛阳微证治。风湿相搏，湿盛阳微，故骨节疼烦，掣痛不得屈伸，近之则痛剧；汗出、恶风不欲去衣，或身微肿；短气，小便不利，是风湿蓄于内，阳气不足，气化不利所致。本证属湿盛阳微，故治宜温经助阳祛湿，方用甘草附子汤（甘草、附子、白术、桂枝）。附子温经散寒定痛，白术健脾胜湿，桂枝、甘草散风邪而助心阳。因病邪已深入关节，意在缓而行之，故以甘草为主。尤怡注曰："此亦湿胜阳微之证，其治亦不出助阳驱湿，如上条之法也。盖风湿在表，本当从汗而解，而汗出表虚者，不宜重发其汗。恶风不欲去衣，卫虚阳弱之征，故以桂枝、附子助阳气，白术、甘草崇土气。云得微汗则解者，非正发汗也，阳胜而阴自解耳。"（《伤寒贯珠集·卷一》）

（59）桂枝附子汤证（去桂加白术汤证）

"伤寒八九日，风湿相搏，身体疼烦，不能自转侧，不呕不渴，脉浮虚而涩者，桂枝附子汤主之；若其人大便硬，小便自利者，去桂加白术汤主之。"此论风湿相搏或风去湿存证治。伤寒八九日，风湿相搏，症见身体疼烦，不能自转侧；其不呕不渴，知非少阳、阳明证，病不在里。脉浮虚主风，涩主湿滞，为风湿相搏之象。故治宜温经祛湿，方用桂枝附子汤。若其人大便硬、小便自利者，是太阳之气已和，而太阴为湿所困，脾失健运，故加白术健脾燥湿，使脾气得运而津液自还入胃中。去桂，是为避免津液再夺，故用桂枝去桂加白术汤治之。桂枝附子汤证是风湿相搏，去桂加白术汤证是风去湿存。湿病，一般大便多溏而小便不利；今大便溏、小便自利，兼见身体疼烦，不能自转侧，是由脾困而湿滞肌肉，与湿邪纯然在里者不同。桂枝附子汤，即桂枝去芍药加附子汤，而剂量不同，主治各异。本方取桂枝祛在表之风，配附子之辛热行阳除湿，甘草、生姜、大枣和中，使风湿之邪得从外解。去桂加白术汤，即于桂枝附子汤中去桂加术，所治大致相同；唯本证因风邪已去，不须再通阳，所以去桂；加白术，专主健脾行湿。尤怡注曰："伤寒至八九日之久，而身疼不除，至不能转侧，知不独寒淫为患，乃风与湿相合而成疾也。不呕不渴，里无热也。脉浮虚而涩，风湿外持，而卫阳不振也。故于桂枝汤去芍药之酸寒，加附子之辛温，以振阳气而敌阴邪。若大便硬，小便自利，知其人在表之阳虽弱，而在里之气自治，则皮中之湿，所当驱之于里，使从水道而出，不必更出之表，以危久弱之阳矣。故于前方，去桂枝之辛散，加白术之苦燥，合附子之大力健行者，于以并走皮中，而逐水气。此避虚就实之法也。"（《伤寒贯珠集·卷一》）

（60）茯苓桂枝白术甘草汤证

"伤寒，若吐若下后，心下逆满，气上冲胸，起则头眩，脉沉紧，发汗则动经，身为振振摇者，茯苓桂枝白术甘草汤主之。"此论伤寒误吐下致中阳虚而水气上逆证治。邪在太阳当汗，若误施吐下，损伤脾胃之阳，可致中虚不运，水气上逆而心下逆满；水气内停，蒙蔽清阳而起则头眩。脉沉主里，紧主寒，治宜苓桂术甘汤温化水气。若误用发汗，不但水饮不去，而且阳气益虚，使经脉失于濡养，则身体振摇而不能自持。治宜健脾除湿，温阳制水，方用茯苓桂枝白术甘草汤（茯苓、桂枝、白术、甘草）。方中淡渗之茯苓通降水饮，辛温之桂枝补益阳气，甘温之白术健脾除湿，甘平之甘草调中益气。尤怡注曰："此伤寒邪解而饮发之证。饮停于中则满，逆于上则气冲而头眩，入于经则身振振而动摇。《金匮》云：膈间支饮，其人喘满，心下痞坚，其脉沉紧。又云：心下有痰饮，胸胁支满，目眩。又云：其人振振身瞷剧，必有伏饮是也。发汗则动经者，无邪可发，而反动其经气。故与茯苓、白术，以蠲饮气。桂枝、甘草，以生阳气，所谓病痰饮者，当以温药和之也。"（《伤寒贯珠集·卷一》）

（61）芍药甘草附子汤证

"发汗，病不解，反恶寒者，虚故也，芍药甘草附子汤主之。"此论表证汗后阴阳两虚证治。发汗病不解，反恶寒，此恶寒非表邪不去，而是汗后转虚所致。因阳虚阴亦不足，故治宜补益阴阳，方用芍药甘草附子汤（芍药、甘草、附子）。芍药、甘草酸甘化阴，附子温经扶阳。尤怡注曰："发汗不解，反加恶寒者，邪气不从汗而出，正气反因汗而虚也。是不可更逐邪气，当先复其正气。是方芍药之酸，可以益血；附子之辛，可以复气；甘草甘平，不特安中补虚，且与酸合而化阴，与辛合而生阳也。"（《伤寒贯珠集·卷一》）

（62）甘草干姜汤证（芍药甘草汤证、调胃承气汤证、四逆汤证）

"伤寒脉浮，自汗出，小便数，心烦，微恶寒，脚挛急。反与桂枝欲攻其表，此误也。得之便厥，咽中干，烦躁，吐逆者，作甘草干姜汤与之，以复其阳；若厥愈足温者，更作芍药甘草汤与之，其脚即伸；若胃气不和，谵语者，少与调胃承气汤；若重发汗，复加烧针者，四逆汤主之。"此论伤寒误服桂枝汤所致变证及随证施治之法。其一，伤寒脉浮，自汗出，小便数，心烦，微恶寒，脚挛急，为阳虚感寒之证，治宜首重温阳散寒。误用桂枝汤解表，使阳虚加重，则手足厥冷、吐逆；阴液不足则咽中干，烦躁为阴阳不能相济使然。此阴阳两虚，阳虚为急之证，先以甘草干姜汤（甘草、干姜）急复其阳，再以芍药甘草汤（芍药、甘草）养阴缓急。甘草干姜汤为辛甘化阳之方。方中甘草之甘平能补中益气；干姜之辛温可以复阳，辛甘合用，为理中之半，重在复中焦之阳气，中阳一复，其厥自愈。芍药甘草汤为酸甘化阴之方。津液不足则无以灌溉，血液不足则无以养筋。方中芍药和血养筋，甘草补中缓急，故服后"其脚即伸"。其二，若阳复太过而致胃热谵语之证，当以调胃承气汤（大黄、甘草、芒硝）泄热和胃。调胃承气汤为泄热软坚之方，方中大黄泄热，芒硝软坚，甘草和中，为阳明泄下热实之轻剂，可少与以和胃气。其三，若因烧针发汗导致大汗亡阳之证，治宜回阳救逆，方用四逆汤（甘草、干姜、附子）。四逆汤为回阳救逆之方。方中附子温经回阳，干姜温中散寒，甘草调中补虚，三味相合，同奏回阳之功。

关于上述一系列变证，何以能够治愈？"问曰：证象阳旦，按法治之而增剧，厥逆，咽中干，两胫拘急而谵语。师曰：言夜半手足当温，两脚当伸。后如师言。何以知此？答曰：寸口脉浮而大，浮为风，大为虚。风则生微热，虚则两胫挛，病形象桂枝，因加附子参其间，增桂令汗出，附子温经，亡阳故也。厥逆，咽中干，烦躁，阳明内结，谵语烦乱，更饮甘草干姜汤。夜半阳气还，两足当热；胫尚微拘急，重与芍药甘草汤，尔乃胫伸。以承气汤微溏，则止其谵语，故知病可愈。"此条所论，大体上是对上条证治的解释。

（63）真武汤证

"太阳病发汗，汗出不解，其人仍发热，心下悸，头眩，身𥆧动，振振欲擗地者，真武汤主之。"此论太阳病误汗致阳虚水泛证治。阳虚而不能制水，水饮上泛则心悸，气不得升则头眩，汗后阳浮则发热。因阳虚而筋肉失其温煦，经脉失其主持，故见筋肉跳动，全身颤抖，且站立不稳。故治宜温阳利水，方用真武汤（茯苓、芍药、生姜、白术、附子）。附子辛热，温经散寒；白术甘温，健脾燥湿；茯苓甘平，淡渗利水；生姜辛温，温胃散寒；芍药苦平，和血益阴。尤怡注曰："发汗过多，不能解太阳之邪，而反动少阴之气，于是身仍发热，而悸眩瞤动等证作矣。少阴之气，水气也。心属火而水乘之，故悸。头为阳而阴加之，故眩。经脉纲维一身，以行血气。故水入之，则振振瞤动也。擗，犹据也。眩动之极，心体不安，思欲据地以自固。此与阳虚外亡有别，阳虚者，但须四逆以复阳，此兼水饮，故必真武以镇水。方用白术、茯苓之甘淡，以培土而行水；附子、生姜之辛，以复阳而散邪；芍药之酸，则入阴敛液，使泛滥之水，尽归大壑而已耳。"（《伤寒贯珠集·卷一》）

（64）桂枝人参汤证

"太阳病，外证未除，而数下之，遂协热而利，利下不止，心下痞硬，表里不解者，桂枝人参汤主之。"此论里虚寒夹表热而作协热利证治。太阳病外证未除而数下之。下后表邪内陷，外邪协里虚而利下不止，致心下痞硬，此痞证属虚。故治宜温中止利，通阳解表；方用桂枝人参汤（桂枝、甘草、白术、人参、干姜）。人参补益正气，干姜温中散寒，白术健脾燥湿，甘草调和补中。此四药，共奏温中止利之功，又加桂枝以行阳解表。尤怡注曰："太阳误下自利，而又表里不解，与上条同。然曰数下，则气屡伤矣。曰利下不止，则虚复甚矣。虽心下痞硬，亦是正虚失运之故，是宜桂枝之辛，以解其表；参、术、姜、草之甘温，以安其里；而不可以葛根攻表，亦不得以芩、连清里。治如上条之例矣。"（《伤寒贯珠集·卷二》）

（65）赤石脂禹余粮汤证

"伤寒，服汤药，下利不止，心下痞硬。服泻心汤已，复以他药下之，利不止。医以理中与之，利益甚。理中者，理中焦，此利在下焦，赤石脂禹余粮汤主之。复不止者，当利其小便。赤石脂禹余粮汤方。"此论误治而下利不止证治。此为伤寒表证攻下导致痞证，痞证治愈后再次攻下，以理中汤治之无效的下焦滑脱之证。治宜收涩固脱，方用赤石脂禹余粮汤（赤石脂、太一禹余粮）。赤石脂甘温，能治泄利肠澼；禹余粮味甘无毒，能治赤白下利。此二药不但有收涩固脱之功，亦有入脾扶正之义，合而成方，相得益彰。尤怡注曰："下后下利痞硬，泻心汤是已，而复以他药下之，以虚益虚；邪气虽去，下焦不约，利无止期，故不宜参、术、姜、草之安中，而宜赤脂、禹粮之固下也。乃服之而利犹不止，则是下焦分注之所，清浊不别故也，故当利其小便。"（《伤寒贯珠集·卷二》）

（66）炙甘草汤证

"伤寒脉结代，心动悸，炙甘草汤主之。"

此论心血不足，心阳不振证治。结代之脉皆有歇止，结脉是止后更来时稍数，代脉是止后更来时稍迟，皆属里虚之脉。心动悸，属心血不足，心阳不振；治宜通阳复脉，滋阴补血；方用炙甘草汤（甘草、生姜、人参、生地黄、桂枝、阿胶、麦门冬、麻仁、大枣）。本方以炙甘草为主药，养脾胃补中气；人参、生地黄、阿胶、麦冬、麻仁益气滋阴补血；桂枝温通心阳，生姜、大枣调和脾胃；更以清酒入药以温通经络，经络通则脉道利，心动悸自止，故本方又称复脉汤。尤怡注曰："脉结代者，邪气阻滞而营卫涩少也。心动悸者，神气不振而都城震惊也。是虽有邪气，而攻取之法，无所施矣。故宜人参、姜、桂，以益卫气；胶、麦、麻、地、甘、枣，以益营气。营卫既充，脉复神完，而后从而取之，则无有不服者矣。此又扩建中之制，为阴阳并调之法如此。今人治病，不问虚实，概与攻发，岂知

真气不立，病虽去，亦必不生，况病未必去耶。"（《伤寒贯珠集·卷一》）

"脉按之来缓，时一止复来者，名曰结。又脉来动而中止，更来小数，中有还者反动，名曰结阴也。脉来动而中止，不能自还，因而复动者，名曰代阴也。得此脉者，必难治。"

此论结代脉特征及预后。脉来一息四至为正，若缓中一止、止而复来，即为结代之脉。若续来之脉略见数象，且止后复来，小数之中即能自还跳动，这是邪结血分，经脉流行受阻，名为"结阴"。若续来之脉未见数象，直到下一脉至后，始继续跳动，此为阴不能自还，必须阳代之而动，名为"代阴"。脉之搏动，为阴阳荣卫调协之功；倘阴阳失调，气血因虚不能正常运行，皆属"难治"。尤怡注曰："脉来数，时一止复来者，名曰促。脉来缓，时一止复来者，名曰结。结者，邪气结滞，而脉之行不利也。又结与代，相似而实不同。结脉止而即还，不失至数，但少差迟耳。代脉止而不还，断已复动，有此绝而彼来代之意，故名曰代，而俱谓之阴者，结代脉皆为阴，故谓之结阴代阴也。凡病得此脉者，攻之，则邪未必去而正转伤；补之，则正未得益而邪反滞，故曰难治。仲景因上条脉结代，而详言其状如此。"（《伤寒贯珠集·卷一》）

（67）瓜蒂散证

"病如桂枝证，头不痛，项不强，寸脉微浮，胸中痞硬，气上冲咽喉不得息者，此为胸有寒也，当吐之，宜瓜蒂散。"此论痰阻胸膈证治。病如桂枝证，言有发热、汗出等证；头不痛、项不强，知非表证；寸脉微浮，主病在上；胸中痞硬，是邪实于胸；上冲咽喉不得息，是邪实阻碍气机。此邪有上越之势，故曰"胸中有寒"。《素问·至真要大论》曰："在上者，因而越之。"故治宜用吐法，方用瓜蒂散。瓜蒂味极苦，性升而催吐；赤小豆味苦酸，功能利水消肿。两药配合，有酸苦涌泄之功。香豉轻清宣泄，更能加强涌吐之力。本方力猛，过吐恐伤胃气，所以体虚或失血的人务必慎用。尤怡注曰："此痰饮类伤寒证，寒为寒饮，非寒邪也。《活人》云：痰饮之为病，能令人憎寒发热，状类伤寒，但头不痛，项不强为异，正此之谓。脉浮者，病在膈间，而非客邪，故不盛而微也。胸有寒饮，足以阻清阳而碍肺气，故胸中痞硬，气上冲咽喉，不得息也。经曰：其高者因而越之。《千金》云：气浮上部，顿塞心胸；胸中满者，吐之则愈，瓜蒂散能吐胸中与邪相结之饮也。"（《伤寒贯珠集·卷二》）

（二）辨阳明病脉证并治

1. 概述

（1）阳明病篇的内容范围

《伤寒论·辨阳明病脉证并治》，主要论述阳明病"胃家实"所致诸证，有无形邪热弥漫诸证，燥热结实诸证。如白虎汤证、承气汤证。同时，还有阳明湿热发黄证、瘀血内结证、热入血室证、津伤水热内蓄证、胃热津伤脾约证、热扰胸膈证、热邪上逆证等热性证候。如茵陈蒿汤证、栀子柏皮汤证、麻黄连翘赤小豆汤证、抵当汤证、猪苓汤证、麻子仁丸证、栀子豉汤证等。《伤寒论·辨阳明病脉证并治》，还论及阳明虚寒诸证，如吴茱萸汤证、四逆汤证等。还有桂枝汤证、麻黄汤证、小柴胡汤证等。尤怡在"辨列阳明条例大意"中阐明："太阳病从外入，是以经病多于腑病。若阳明则腑病多于经病，以经邪不能久留，而腑邪常聚而不行也。故仲师以胃家实为阳明正病。本篇先列腑病于前，次列经病于后，遵先圣之法也。而经病有传经自受之不同，腑病有宜下、宜清、宜温之各异。详见各条，要皆不出为正治之法也。此为上编，凡五十条。其次则为明辨法。盖阳明以胃实为病之正，以攻下为法之的，而其间有经腑相连，虚实交错，或可下，或不可下，或可下而尚未可下，及不可大下之时，故有脉实，潮热，转矢气，小便少等辨，及外导、润下等法。又其次为杂治法，谓病变发黄、蓄血诸候，非复阳明胃实，及经邪留滞之时，所可比例。或散或下，所当各随其证，而异其治者也。此为下编，凡三十三条。"（《伤寒贯珠集·卷一》）此为尤怡基于"以法类证"思想，重新编次、注释《伤寒论》时，阐明的"辨列阳明条例大意"。其以阳明正治法、阳明明辨法、阳明杂治法为整体框架，进而下设具体标题，论述"辨阳明病脉证并治"的内容。本书未采纳其对《伤寒论》的编次体例，在此引之仅供参考。

（2）阳明病提纲及主证

《伤寒论·辨阳明病脉证并治》所论阳明病，主证是由"胃家实"所致。"阳明之为病，胃家实是也。"此为阳明病提纲。"大肠小肠皆属于胃。"（《灵枢·本输》）。所谓"胃家"，当包括肠与胃。阳明病，邪热入于胃肠，属无形之邪热弥漫全身者，后世称为"阳明经证"；属热邪入胃与糟粕结实于肠间，以致不大便而成燥屎者，后世称为"阳明腑证"。此"胃家实"，是就阳明病的核心病机而言。尤怡注曰："胃者，汇也，水谷之海，为阳明之府也。胃家实者，邪热入胃，与糟粕相结而成，实非胃气自盛也。凡伤寒腹满便闭，潮热，转矢气，手足濈濈汗出等证，皆是阳明胃实之证也。"（《伤寒贯珠集·卷三》）

阳明病的外证，即阳明病的证候特点。"问曰：阳明病外证云何？答曰：身热，汗自出，不恶寒，反恶热也。"此为阳明病之外候。不过，也有不发热而恶寒者。如："问曰：病有得之一日，不发热而恶寒者，何也？答曰：虽得之一日，恶寒将自罢，即自汗出而恶热也。"此论阳明病初感外邪之见症。又，"问曰：恶寒何故自罢？答曰：阳明居中，主土也。万物所归，无所复传，始虽恶寒，二日自止，此为阳明病也。"此论阳明病恶寒自罢的原因。尤怡注曰："经邪未变，故恶寒；入腑则变热而不寒，经邪不能聚，故传入腑，则聚而不传，曰万物所归者。谓邪气离经入腑，聚而不行，如万物之归于土也。是以恶寒为伤寒在表之证，恶热为阳明入腑之证，始虽恶寒，不久即止，岂若太阳始终有寒者哉。此三条并论阳明受病之证

也。"(《伤寒贯珠集·卷三》)

"伤寒三日，阳明脉大。"此论阳明病主脉。阳明病为正邪俱盛之里热证。外邪入里化热，里热已盛，气蒸于外，故脉应之而大。尤怡注曰："邪气并于太阳则浮，并于阳明则大。云三日者，举传经次第之大凡也。又阳明之脉，人迎、趺阳皆是。伤寒三日，邪入阳明，则是二脉当大，不得独诊于右手之附上也。"(《伤寒贯珠集·卷三》)

总之，阳明病以"身热，汗自出，不恶寒，反恶热，脉大"为基本特征。特别是"阳明经证"与"阳明腑证"相关方证，皆具有上述证候特征。

（3）阳明病的病因病机

"问曰：病有太阳阳明，有正阳阳明，有少阳阳明，何谓也？太阳阳明者，脾约是也；正阳阳明者，胃家实是也；少阳阳明者，发汗、利小便已，胃中燥、烦、实，大便难是也。"此论阳明病有三种类型。阳明病的成因不同，轻重各异，太阳阳明、正阳阳明、少阳阳明，病因虽有别，但皆属肠胃燥热实证。太阳阳明，是素体胃强脾弱，脾不转输，约束津液，致肠胃燥热，大便秘结，名曰"脾约"。正阳阳明，是肠胃本自有热，邪入化燥，因燥热而成实，名曰"胃家实"。少阳阳明，是少阳病发汗、利小便后，肠胃因津伤而燥，因燥而烦，致大便难之实证。尤怡注曰："太阳阳明者，病在太阳，而兼阳明内实，以其人胃阳素盛，脾阴不布，屎小而硬，病成脾约，于是太阳方受邪气，而阳明已成内实也。正阳阳明者，邪热入胃，糟粕内结，为阳明自病，《活人》所谓病患本谷盛气实是也。少阳阳明者，病从少阳而转属阳明，得之发汗，利小便，津液去，而胃燥实。如本论所谓伤寒十余日，热结在里，复往来寒热者，与大柴胡汤是也。此因阳明之病，有是三者之异，故设为问答以明之，而其为胃家实则一也。"(《伤寒贯珠集·卷三》)

太阴病湿邪化燥可转属阳明，如："伤寒脉浮而缓，手足自温者，是为系在太阴。太阴者，身当发黄；若小便自利者，不能发黄；至七八日，大便硬者，为阳明病也。"此论太阴转属阳明之证。此脉浮缓虽与太阳中风脉象相同，但身不热而手足自温，则并非太阳中风证，故云"系在太阴"。太阴病湿盛阳微，不能温运水湿；若寒湿瘀滞，身当发黄；如小便通利，湿从下泄，便不能发黄。这是叙述太阴寒湿发黄的病机。若七八日后大便硬者，是湿已化燥，转属阳明。

关于太阳病转属阳明，还有以下成因和见症。如："问曰：何缘得阳明病？答曰：太阳病，若发汗，若下，若利小便，此亡津液，胃中干燥，因转属阳明。不更衣，内实，大便难者，此名阳明也。"此论太阳病误治亡津液转属阳明。太阳病因过汗，或下，或利小便，致津液亏损，胃中干燥，热实在里而转属阳明。不更衣是不大便，内实是燥热内结成实，大便难是大便困难，此三者虽有轻重之分，均系肠胃因燥成热，因热成实，即"胃家实"。尤怡注曰："胃者，津液之腑也。汗、下、利小便，津液外亡，胃中干燥，此时寒邪已变为热。热，犹火也。火必就燥，所以邪气转属阳明也。而太阳转属阳明，其端有二：太阳初得病时，发其汗，汗先出不彻，因转属阳明者，为邪气未尽，而传其病在经。此太阳病若汗若下若利小便、亡津液、胃中干燥，因转属阳明者，为邪气变热，而传其病在腑也。此阳明受病之因也。"(《伤寒贯珠集·卷三》)

"本太阳初得病时，发其汗，汗先出不彻，因转属阳明也。伤寒发热，无汗，呕不能食，而反汗出濈濈然者，是转属阳明也。""伤寒转系阳明者，其人濈然微汗出也。"此论太阳伤寒转属阳明之证。太阳病汗不如法，或邪热亢盛，俱能转属阳明。或伤寒发热无汗，太阳证未罢，呕不能食，为热阻于胃，而汗出濈濈然，此亦为转属阳明。尤怡注曰："彻，达也。汗虽欲出，而不达于皮肤，则邪不外出而反内入。此太阳之邪，传阳明之经，与汗下后入府者不同也"。又曰："发热无汗，为太阳病在表。呕不能食者，邪欲入里而正气拒之也。至汗出濈濈然者，是转属阳明也。"又曰："阳明病除大便硬之外，尚有濈然微汗出之证可征。发热无汗，为太阳病在表，呕不能食者，邪欲入里而正气拒之也。至汗出，则太阳之邪，阳明已受之矣，故曰转系阳明。太阳寒在皮毛，腠理闭塞，故无汗，阳明热在肌肉，腠开液泄，故然汗自出也。"(《伤寒贯珠集·卷三》)

"伤寒四五日，脉沉而喘满，沉为在里，而反发其汗，津液越出，大便为难，表虚里实，久则谵语。"此因误汗而成里实热证。伤寒四五日，脉沉而喘满，为邪结在里之见症；病在里，而反发其汗，致津液越出，胃中干燥，大便为难。久则津愈亏，里热愈盛，故发谵语。尤怡注曰："脉沉，病在里也。喘满，因满而为喘，病之实也。伤寒四五日，病在里而成实，法当攻里，而反发其汗，津液外亡，肠胃内燥，大便为难，所必然矣。表虚里实，亦即表和里病之意。久则谵语者，热气乘虚，必归阳明而成胃实也。"(《伤寒贯珠集·卷三》)

"脉阳微而汗出少者，为自和也；汗出多者，为太过。阳脉实，因发其汗，出多者，亦为太过。太过者，为阳绝于里，亡津液，大便因硬也。"此论汗多津伤引起大便硬。脉浮取而微，为表虚而邪不甚，正值正胜邪却，邪去而正不伤，是为自和。如汗出多，为邪实于里，是为太过。阳脉实，指浮取而见实脉，此为表实，当以汗解。但汗出多者，亦为太过。无论表实、里实，如汗出太多者，易致津亡于外，阳绝于里之证。尤怡注曰："脉阳微者，诸阳脉微，即正之虚也。故汗出少者，邪适去而正不伤，为自和；汗出多者，邪虽却而正亦衰，为太过也。阳脉实者，邪之实也。然发其汗出多者，亦为太过，为其津亡于外，而阳绝于里也。夫阳为津液之源，津液为阳之根，汗出过多，津液竭矣。阳气虽存，根本则离，故曰阳绝。阳绝津亡，大便焉得不硬耶。"(《伤寒贯珠集·卷三》)

"脉浮而芤，浮为阳，芤为阴，浮芤相搏，胃气生热，其阳则绝。"此论阳明胃热津伤的脉证。浮为阳气盛，芤为阴血虚，阳气盛则气有余而生热，阴血虚则阴不足以和阳；阳盛则伤胃中津液，阴不能和阳，则阳独亢而血愈虚。阳盛阴虚，如是不已，故曰胃气生热，其阳则绝。尤怡注曰："脉浮为盛于外，脉芤为歉于内。浮为阳，谓阳独盛也。芤为阴，调阴不足也。浮芤相搏，阳有余而阴不足也。胃液枯竭，内虚生热，虽有阳气，无与为偶，亦如上条之意也，故曰其阳则绝。"（《伤寒贯珠集·卷三》）

以上各条所论证候，多因误治、失治，导致伤津化燥而转属阳明所致；症见燥热内结所致大便难、自汗出、不能食等。

在《伤寒论·辨阳明病脉证并治》中，还论及诸种虚寒证的病因病机。包括：阳明病中寒欲作痼瘕之证。如："阳明病，若中寒者，不能食，小便不利，手足濈然汗出，此欲作固瘕，必大便初硬后溏。所以然者，以胃中冷，水谷不别故也。"寒湿在里之发黄证。如："伤寒发汗已，身目为黄，所以然者，以寒湿在里不解故也。以为不可下也，于寒湿中求之。"胃中虚冷饮水致哕证。如："若胃中虚冷，不能食者，饮水则哕。"以能食与不能食，区别阳明"中风"与"中寒"。如："阳明病，若能食，名中风，不能食，名中寒。"与此相关的方证，有吴茱萸汤证、四逆汤证等。

（4）阳明病的治疗与禁忌

阳明病以"胃家实"为基本病机，以燥热充斥或燥热结实为主要病变。主要治疗原则是清利邪热，泻下燥实；时时注意存津液，和胃气，随证治之。

阳明腑实已成，亦即内有燥屎，且汗出、谵语等，方可攻下。如：

"汗出谵语者，以有燥屎在胃中，此为风也。须下者，过经乃可下之。下之若早，语言必乱，以表虚里实故也。下之则宜，宜大承气汤。"此论表虚里实者不可早下。汗出、谵语者，为有燥屎在胃中之征，下之则愈，宜大承气汤。但虽有阳明可下之证，若兼风邪表虚之证，须待太阳表邪已解后方可攻下。若下之太早，则表邪乘虚内陷，邪随热化，语言必乱而谵语。尤怡注曰："汗出谵语，谓风未去表，而胃已成实也。故曰有燥屎在胃中。又曰：此为风也，须下之，过经乃可下之。见胃实须下，而风未去表，则必过经而后可下。不然，表间邪气，又将入里，胃益增热，而语言错乱矣。表虚里实，即表和里病之意，言邪气入而并于里也。《外台》云：里病表和，下之则愈，汗之则死，故宜大承气以下里实。"（《伤寒贯珠集·卷四》）

"阳明病，下之，心中懊憹而烦，胃中有燥屎者，可攻。腹微满，初头硬，后必溏，不可攻之。"此论阳明病下后，心中懊憹，若有燥屎则可攻之。阳明里实证，下后心中懊憹而烦，乃燥屎未尽所致，宜以大承气汤攻之。若腹满不甚，知热尚未结实，其大便必初硬后溏，切不可攻。尤怡注曰："阳明下后，心中懊憹而烦，胃中有燥屎者，与阳明下后，心中懊憹，饥不能食者有别矣。彼为邪扰于上，此为热实于中也。热实则可攻，故宜大承气。若腹微满，初头硬，后必溏者，热而不实，邪未及结，则不可攻，攻之必胀满不能食也。"（《伤寒贯珠集·卷四》）

对于阳明病的多种见症，以及如何随证治之，恰当地把握攻下法的适应证，《伤寒论·辨阳明病脉证并治》中多有论述。如：

"阳明中风，口苦咽干，腹满微喘，发热恶寒，脉浮而紧。若下之，则腹满小便难也。"此论阳明自中风邪，虽里气不和，亦当慎用下法。若竟下之，必致邪气内陷，而腹满更甚；若损伤津液，则小便难。尤怡注曰："口苦咽干，阳邪内侵也。腹满微喘，里气不行也。发热恶寒，表邪方盛也。夫邪在里者已实，而在表者犹盛，于法则不可下，下之则邪气尽陷，脾乃不化，腹加满而小便难矣。此阳明自中风邪，而表里俱受之证，是以脉浮而紧。盖太阳脉紧，为表有寒；阳明脉紧，为里有实。"（《伤寒贯珠集·卷四》）

"阳明病，不能食，攻其热必哕。所以然者，胃中虚冷故也。以其人本虚，攻其热必哕。"此论胃中虚冷不能食者不可攻下。阳明病，胃中虚冷，不能食，属中焦虚寒。如因其不能食属胃家实而攻其热，必致胃败气逆而哕。尤怡注曰："天之邪气，中人则同；而人之脏气，虚实则不同。此下三条，乃为阳明病之中虚不足者设也。阳明病，当攻其热；而胃中虚冷不能食者，则不可攻其热；攻之则中寒益甚，而气乃上逆，故必作哕。哕，呃逆也。"（《伤寒贯珠集·卷三》）

"阳明病，脉迟，食难用饱，饱则微烦，头眩，必小便难，此欲作谷瘅。虽下之，腹满如故，所以然者，脉迟故也。"此论阳明病脉迟欲作谷瘅。阳明病脉迟，为胃阳虚弱之象。此证患者不能多进饮食，若强食过饱，脾胃气机阻滞则水谷不化，必致食郁中焦而微烦，清阳不升而头眩；中焦运化失常，水不下泄，故见小便难。若不及时适当治疗，则必因水谷不消，湿邪内郁，发为谷瘅。此时治宜温中除湿，若误用下法，腹满必不能减，甚至可能使病情加重。故脉迟者，必不可下。尤怡注曰："脉迟者，气弱而行不利也，气弱不行，则谷化不速；谷化不速，则谷气郁而生热。其热上冲，则作头眩。气上冲者，不下走，则小便难。而热之郁于中者，不得下行浊道，必将蒸积为黄，故曰欲作谷疸。然以谷气郁而成热，而非胃有实热，故虽下之，而腹满不去，不得与脉数胃实者同论也。"（《伤寒贯珠集·卷四》）

"阳明病，法多汗，反无汗，其身如虫行皮中状者，此以久虚故也。"此论久虚之人患阳明病的外证。阳明病里热熏蒸，津液被迫，本应多汗；今反无汗，此不但阴亏，津液不足，更兼阳虚失其温化之力，不能使汗达表，致津液欲出不得，故有身痒如虫行皮中的感觉。尤怡注曰："阳明者，津液之府也。热气入之，津为热迫，故多汗。反无汗，其身如虫行皮中状者，气内蒸而津不从之也，非阳明久虚之故，何致是哉。"（《伤寒贯珠集·卷四》）

"阳明病，反无汗而小便利，二三日呕而咳，手足厥者，必苦头痛；若不咳不呕，手足不厥者，头不痛。"此论阳明中寒寒饮上逆证。阳明病，常多汗，今病属阳明中寒，寒饮内聚于中焦，中阳不能健运，水气不得宣化，故反无汗，寒饮内蓄，胃失和降，上逆为呕，射肺则为咳。阳气虚不能达于四末，因而手足厥冷。头为诸阳之会，水寒上逆，直犯清阳，必苦头痛。尤怡注曰："无汗而小便利，邪不外散，而气但下趋也。二三日，呕而咳者，邪复从上行也。手足厥者，气仍不外达也，故必苦头痛。所以然者，下趋而极，势必上行，外达无由，上攻必猛也。若不咳不呕，则气且下行，手足不厥，则气得四达，何至上逆而头痛哉。读此，可以知阳明邪气上下进退之机。"(《伤寒贯珠集·卷四》)

"伤寒呕多，虽有阳明证，不可攻之。"此论伤寒呕多，虽有阳明里实见证，亦不可攻下。"阳明病，心下硬满者，不可攻之。攻之利遂不止者死，利止者愈。"此论心下硬满者误攻致变。"阳明病，面合色赤，不可攻之。必发热，色黄者，小便不利也。"此论阳明病邪热在经者不可攻下。尤怡注曰："阳明虽有可下之例，然必表证全无，而热结在肠中者，方可攻之。若呕多者，邪在膈也；心下硬满者，邪未下于胃也；面合赤色者，邪气怫郁在表也，故皆不可攻之，攻之则里虚而热入。其淫溢于下者，则下利不止；其蓄聚于中者，则发热色黄，小便不利；其或幸而不死者，邪气竟从下夺而愈耳，然亦难矣。"(《伤寒贯珠集·卷四》)

（5）阳明病的诸种转归

《伤寒论·辨阳明病脉证并治》中，论及阳明病的诸种转归。如："阳明病，初欲食，小便反不利，大便自调，其人骨节疼，翕翕如有热状，奄然发狂，濈然汗出而解者。此水不胜谷气，与汗共并，脉紧则愈。"本条承阳明中风之意，申言水湿郁于肌肉关节，犹是表浅之证。阳明病初欲食，是为阳明中风，知胃气尚强。大便自调，知里无结滞，胃气尚和，此为本病有可能自愈转归的主要前提条件。一般言之，此时若小便自利者，水湿有下排之道，即使阳明受风，亦无水湿之患。今小便不利，则水湿停留，复因内邪所激，则水湿郁于表分，而流注于肌肉关节，故生是证。水湿停留，外不能发泄，内不能通利，但郁蒸于表，化而为热，故翕翕如有热状。此与太阳中风之"啬啬恶寒、淅淅恶风、翕翕发热"不同。彼证为风寒外感，营卫不和所致，必见发热恶寒、汗出、脉浮、头项强痛等。此乃水湿郁于肌肉关节所致，脉必不浮，亦无恶寒汗出等。"奄然发狂"以下，讨论本证自愈机转。本证患者胃气尚强，里气通和，正气抗邪，邪正相争激烈，心神一时为邪所扰故然发狂。此非蓄血发狂，亦非阳明燥结发狂，蓄血与燥结发狂，神志昏乱，不辨亲疏，难以自愈，且伴见证候与此全非而本证发狂，神志尚清，但以心中烦躁至甚，且为时短暂，狂躁后，必然汗出邪解，诸证全失，系邪正剧烈相争时期的一种反应。其汗出者，乃正胜邪却之象，小水湿得以宣泄之机，故"此水不胜谷气，与汗共并"。"脉紧则愈"，是补充说明病将解时的脉象，反映了正邪交争较为剧烈，且正气振奋，祛邪有力，故为愈候。切不可误认为是邪盛之紧脉，否则，将无法作解。尤怡注曰："此阳明风湿为痹之证……奄然发狂者，胃中阳胜，所谓怒狂生于阳也。然汗出者，谷气内盛，所谓汗出于谷也。谷气盛而水湿不能胜之，则随汗外出，故曰与汗共并，汗出邪解。脉气自和，故曰脉紧则愈。前第四十三条中寒不能食，所以虽有坚积，而病成固瘕。此条胃强饮食，所以虽有水湿而忽从汗散。合而观之，可以知阴阳进退之机。"（《伤寒贯珠集·卷三》）

"阳明病，本自汗出，医更重发汗，病已差，尚微烦不了了者，此必大便硬故也。以亡津液，胃中干燥，故令大便硬。当问其小便日几行，若本小便日三四行，今日再行，故知大便不久出。今为小便数少，以津液当还入胃中，故知不久必大便也。"此据小便多少推测大便硬的程度。阳明病不大便，主要由热结、津伤所致。热结者可以寒下而解，津伤者需待津回燥解。津液是否恢复，可据小便次数加以判断。小便次数由多转少，则"不久必大便出"。尤怡注曰："阳明病不大便，有热结与津竭两端。热结者，可以寒下，可以咸软。津竭者，必津回燥释，而后便可行也。兹已汗复汗，重亡津液，胃燥便硬，是当求之津液，而不可复行攻逐矣。小便本多而今数少，则肺中所有之水精，不直输于膀胱，而还入于胃府，于是燥者得润，硬者得软，结者得通，故曰不久必大便出，而不可攻之意，隐然言外矣。"（《伤寒贯珠集·卷四》）

"阳明病，口燥，但欲漱水不欲咽者，此必衄。"此论阳明热在血分致衄的辨证。阳明病，渴而能饮，是热在气分。今口燥为阳明有热，未见烦渴欲饮而仅漱水不欲咽，是热不在气分而在血分。热入血分，灼伤阳络，必致衄血。尤怡注曰："阳明口燥，欲饮水者，热在气而属腑；口燥但欲漱水不欲咽者，热在血而属经；经中热甚，血被热迫，必妄行为衄也。"（《伤寒贯珠集·卷三》）

"脉浮发热，口干鼻燥，能食者则衄。"此论气分热盛，迫血致衄。脉浮发热是热在气分，热盛于上，故口干鼻燥；胃热则能食，热盛由气及血，伤及阳络则衄血。尤怡注曰："脉浮发热，口干鼻燥，亦热邪壅盛于经之证。能食者，风多热迫，安得不胜阴血被衄耶。"（《伤寒贯珠集·卷三》）

"夫实则谵语，虚则郑声。郑声者，重语也。直视，谵语，喘满者死，下利者亦死。"此论阳明病谵语与郑声的辨证。谵语是妄言妄语，属实热见证；郑声是语言低微重复，为正气虚衰见症。直视是目不能眴，乃邪热伤津，血气不能上荣于目使然。直视、谵语，或喘满，则属阴绝而阳无所附，为正气将脱于上之征兆，故断为死候；直视，谵语，若兼有下利，是阴气走泄于下，故亦主死。尤怡注曰："实者，邪气盛也。虚者，精气夺也。邪盛则狂妄多言，变乱不测。正夺者，语不能多，惟平时心事，言讫复言而

已，故曰重语。重，犹叠也。"(《伤寒贯珠集·卷四》)

"发汗多，若重发汗者，亡其阳；谵语，脉短者死，脉自和者不死。"此论亡阳谵语凭脉象辨吉凶。此谵语为汗多或重发其汗，过汗伤津，阳气外亡，致心气内乱所致。此时若见脉短，主气血虚、津液竭，故危；脉不短而自和，预示阴阳有自和之机，尚可挽救，故曰"不死"。尤怡注曰："汗多复汗，阳气重伤，而邪复不解，为谵语而脉短。谵语为邪之盛，脉短为气之少，病盛胜脏，故死。脉自和者，邪气虽盛，而正气犹足相持，故得不死。"(《伤寒贯珠集·卷四》)

"阳明病，但头眩，不恶寒，故能食而咳，其人咽必痛；若不咳者，咽不痛。"此论阳明中风热邪上逆之证。阳明中风，邪气入里化热，热邪上干于头故头眩，上逆于肺则咳，胃热消谷故能食。咽为呼吸之门户，关系于肺，肺受热侵，则咽必痛；若不咳则咽亦不痛，可见此咽痛由咳所引起。尤怡注曰："但头眩，不恶寒，能食而咳者，阳明风邪变热，聚于胃而逆于肺也。咽居肺上，故必咽痛。若不咳者，肺不受热，则咽必不痛。不恶寒而头眩者，气方外淫而不内炽，亦何至能食而咳哉。"(《伤寒贯珠集·卷四》)

"阳明病，反无汗而小便利，二三日呕而咳，手足厥者，必苦头痛；若不咳，不呕，手足不厥者，头不痛。"此论阳明病邪气上下进退之机。尤怡注曰："无汗而小便利，邪不外散，而气但下趋也。二三日，呕而咳者，邪复从上行也。手足厥者，气仍不外达也，故必苦头痛。所以然者，下趋而极，势必上行，外达无由，上攻必猛也。若不呕不咳，则气且下行。手足不厥，则气得四达，何至上逆而头痛哉。读此，可知阳明邪气上下进退之机。"(《伤寒贯珠集·卷三》)

"阳明病，脉浮而紧者，必潮热，发作有时；但浮者，必盗汗出。"此论阳明病脉浮紧与脉但浮的辨证。阳明病，脉浮紧而见潮热，是热蒸于外，邪实于里，故潮热发作有时；脉但浮而不紧，此为热越在外，故盗汗出。尤怡注曰："太阳脉紧，为寒在表。阳明脉紧，为实在里。里实则潮热，发作有时也。若脉但浮不紧者，为里未实而经有热，经热则盗汗出。盖杂病盗汗，为热在脏；外感盗汗，为邪在经。《易简方》用防风治盗汗不止，此之谓也。"（《伤寒贯珠集·卷三》）

"阳明病，下血谵语者，此为热入血室；但头汗出者，刺期门，随其实而泻之，濈然汗出则愈。"此论热入血室证及治以刺法的原则。阳明谵语在气分，为腑实证。本病是热在血分，因阳明热盛，侵及血室，血室不藏，故下血。下血后，邪乘虚入，与血相合，热邪熏蒸于上，故发谵语，但头汗出。本病乃热入血室所致，血室隶于肝脉，故刺期门以泻肝实，使热从外泄，濈然汗出则愈。

（6）阳明病欲解时

"阳明病欲解时，从申至戌上。"此论阳明之气，旺于申酉戌。此时正气得助，正能胜邪，其病自解。尤怡注曰："申酉戌时，日晡时也。阳明潮热，发于日晡；阳明病解，亦于日晡，则申酉戌为阳明之时。其病者，邪气于是发；其解者，正气于是复也。"（《伤寒贯珠集·卷四》）

2. 方证

（1）大承气汤证

《伤寒论·辨阳明病脉证并治》，论及大承气汤证"燥屎"内结之特征（潮热、谵语、不能食），及阳明病"三急下证"，阳明腑实证之正虚邪实之危候。详而言之，阳明病，潮热、谵语、不能食；或潮热，手足漐漐汗出，大便难而谵语；或不大便五六日，绕脐痛、烦躁发作有时；或六七日不大便，烦不解，腹满痛；或腹满不减，减不足言；或小便不利，大便乍难乍易，时有微热，喘冒，不能卧者等，均是邪热炽盛，内有"燥屎"所致，皆可用大承气汤峻下热结。

①大承气汤证"燥屎"内结之特征

"阳明病，谵语，有潮热，反不能食者，胃中必有燥屎五六枚也；若能食者，但硬耳，宜大承气汤下之。"此以能食不能食辨燥结之微甚。阳明病，谵语，潮热，皆胃中热盛所致。胃热则能消食，今反不能食，此为热伤胃中津液，气滞而不能下行，燥屎结于胃肠之故；宜用大承气汤（枳实、厚朴、芒硝、大黄）急下燥热之实，以救垂危之阴。若谵语、潮热症见而饮食尚可，则知仅是大便硬而未至燥结，不须大承气汤峻攻，只用小承气汤微和胃气即可。肠胃燥结成实，正气郁滞不通，本方能承顺胃气下行，使塞者通，闭者畅，故名"承气"。方中枳实苦寒散结除满，厚朴苦温通气泄满，芒硝咸寒润燥软坚，大黄苦寒荡涤积热，故为去实热，通积滞，除燥屎之峻剂。尤怡注曰："伤寒胃热而虚者，能食；胃寒而实者，则不能食；而阳明病有燥屎者可攻，无燥屎者则不可攻。谵语潮热，胃之热也。是当能食，而反不能食者，中有燥屎，气窒而不行，法当大承气下之者也。若能食者，屎未成燥而但硬耳；设欲攻之，则必以小承气和之。如上二条所云而已。本文宜大承气汤下之七字，当在'胃中有燥屎'句下。"（《伤寒贯珠集·卷三》）

"汗出谵语者，以有燥屎在胃中，此为风也。须下者，过经乃可下之。下之若早，语言必乱，以表虚里实故也。下之则愈，宜大承气汤。"此论表虚里实者不可早用攻下之法。此汗出谵语为内有燥屎之见症，以大承气汤攻下则愈，此为正治之法。自"此为风也"至"以表虚里实故也"一段，言虽有阳明可下之证，若兼风邪表虚，须待太阳表邪解之后，方可下之。若下之早，则表邪乘机内陷，邪随热化，语言必乱。故表虚里实者，切不可早用攻下之法。

"病人不大便五六日，绕脐痛，烦躁发作有时者，此有燥屎，故使不大便也。"此论燥屎内结之见症。病人不大便五六日，热邪在里，绕脐痛者，为肠内燥结阻滞，气不下行之征；烦躁发作有时者，是胃已成实之候，故曰"此有燥屎，故使不大便也"。此证当治以大承气汤。

"病人小便不利，大便乍难乍易，时有微热，喘冒，不能卧者，有燥屎也，宜大承气汤。"此论喘冒不能卧，内有燥屎的证治。阳明病津液内亡，所以大便乍难；小便不利，津液当还入胃中，所以大便乍易；阳明内结，故时有微热；喘冒不能卧，是腑气壅塞，火气上逆使然。入里之邪，化燥成实，故云"有燥屎也"。当用大承气汤下其里实。

"大下后，六七日不大便，烦不解，腹满痛者，此有燥屎也。所以然者，本有宿食故也，宜大承气汤。"此论下后燥屎复结之证。阳明腑实证，每经大下后，不过数日，热邪复聚，燥屎又结。今下后六七日又不大便，症见烦不解，腹部满痛，此有燥屎之征。以本有宿食未尽，致燥屎复结，宜大承气汤下其宿食，则燥屎可除。

"阳明病，下之，心中懊𢙖而烦，胃中有燥屎者，可攻。腹微满，初头硬，后必溏，不可攻之。若有燥屎者，宜大承气汤。"此论阳明病下后仍有燥屎者可攻。阳明病胃实，下之当愈。而此证下后，则心中懊𢙖而烦，此非余热所致虚烦，乃燥屎未尽所致，宜大承气汤攻之。若腹满不甚，知燥热尚未结实，其大便必初硬后溏，切不可使用攻下之法。

"腹满不减，减不足言，当下之，宜大承气汤。"此论腹满不减证治。腹满有虚实之别，满而时减为虚，满而不减为实。今腹满不减，属里实重证，故当下之，宜大承气汤。

"二阳并病，太阳证罢，但发潮热，手足漐漐汗出，大便难而谵语者，下之则愈，宜大承气汤。"此论太阳病转属阳明证治。二阳并病，太阳证罢，发潮热，手足漐漐汗出，大便难而谵语，是阳明燥结成实，宜大承气汤攻之。

②阳明病当急下存阴之"三急下证"

阳明病"三急下证"，为内有燥实而真阴将竭之证，治宜"急下"存阴。

"伤寒六七日，目中不了了，睛不和，无表里证，大便难，身微热者，此为实也，急下之，宜大承气汤。"此论热邪伏里，真阴将竭之证治。伤寒经过六七日，既无头痛、恶寒之表证，又无潮热、谵语之里证，只见大便难、身微热。病似不甚急，但目中不了了、睛不和，是热邪伏里灼津，真阴将竭之见症，故治宜急下存阴，方用大承气汤。

"阳明病，发热汗多者，急下之，宜大承气汤。"此论热蒸肠胃，汗出不止之证治。阳明病，发热汗多，为热邪熏蒸肠胃，津液有不尽不止之趋势，为阳明腑实之见症。治宜急下之法，使热实之邪速去，方用大承气汤。

"发汗不解，腹满痛者，急下之，宜大承气汤。"此论津液外泄，燥实内结之证治。发汗病不解，津液已从外夺；腹满痛者，为里之热邪急疾燥化成实之见症；不急下去实，势将津液重伤，故急下通腑，旨在存阴。

此"三急下证"均属邪热炽盛、燥结已甚，津液将竭，故皆宜急下以存阴。

③阳明腑实证之正虚邪实危候

"伤寒，若吐若下后，不解，不大便五六日，上至十余日，日晡所发潮热，不恶寒，独语如见鬼状。若剧者，发则不识人，循衣摸床，惕而不安。微喘直视，脉弦者生，涩者死。微者，但发热谵语者，大承气汤主之。若一服利，则止后服。"此论阳明腑实证正虚邪实危候治法和预后。伤寒或吐或下后，病仍不解，津液受伤，以致五六日至十余日不大便，日晡时发潮热，不恶寒，独语如有所见等。此为表证已罢，燥热内结，胃实已甚，当用大承气汤攻下。如因循施治，病势加剧，发潮热时，目不识人，循衣摸床，惊惕不安，微喘直视，此乃热极津枯之危证。如脉见弦象，是正气尚在，犹有生机；脉涩则属正虚邪实，正虚不可更下，邪实又不可不下，施治无善策，所以病情极危。若症状较轻，只发潮热谵语，可用大承气汤。但用时应审慎从事，若一服止则停后服。因吐下后，津液已伤，不可尽剂。尤怡注曰："吐下之后，邪气不从外解而仍内结，热入胃府，聚而成实，致不大便五六日，或十余日也。阳明内实，则日晡所发潮热，盖申酉为阳明王时，而日晡为申酉时也。表和里病，则不恶寒，伤寒以恶热为里，而恶寒为表也。热气熏心，则独语如见鬼状。盖神藏于心，而阳明之络通于心也。若热甚而剧者，发则不识人，循衣摸床，惕而不安，微喘直视，是不特邪盛而正亦衰矣。若脉弦，则阴未绝而犹可治；脉涩，则阴已绝而不可治。所谓伤寒阳胜而阴绝者，死也。其热微而未至于剧者，则但发热，谵语，不大便而已，是可以大承气下之而愈也。一服利，止后服者，以热未至剧，故不可过下，以伤其正耳。"（《伤寒贯珠集·卷三》）

"阳明少阳合病，必下利。其脉不负者，为顺也。负者，失也，互相克贼，名为负也。脉滑而数者，有宿食也，当下之，宜大承气汤。"此论阳明少阳合病宜攻下之证。阳明少阳合病，邪热较重，影响肠胃，而见下利。阳明主胃，少阳主胆；脾与胃合，肝与胆合；以脉而论，阳明脉应实大，少阳脉弦。今病下利，若阳明脉见，下之即愈，即不负为顺；若少阳脉见，则不可下，邪无从出，病不能解，即为负。负者，失也。木必克土，内有宿食，而见热结旁流、脉滑而数之证，当攻逐实热，方用大承气汤。

"病人烦热，汗出则解，又如疟状，日晡所发热者，属阳明也。脉实者，宜下之；脉浮虚者，宜发汗。下之与大承气汤，发汗宜桂枝汤。"此论烦热、汗出，应辨其表里而施治。病人有烦热见症，若病在太阳则汗出即解。今汗出后又见如疟状之寒热，知表邪未尽；日晡所发热，是里实已成。似此表里证见，治法当有所区别。若脉实者则宜下之，若脉浮虚者则宜发汗。下之，可与大承气汤；发汗，宜用桂枝汤。

综上所述，阳明病，潮热、汗出多；谵语，烦不解；不能食，不大便，内有燥屎；绕脐痛，腹满不减，减不足言；喘冒，不能卧等，属腑实重证；治当峻下热结，方用大承气汤（芒硝、厚朴、枳实、大黄）。

（2）小承气汤证

小承气汤证，较之大承气汤证，其燥热结实的程度相对轻缓，所以不必"大泄下"，故以小承气汤"微和胃气"。

"阳明病，脉迟，虽汗出，不恶寒者，其身必重，短气，腹满而喘；有潮热者，此外欲解，可攻里也。手足濈然汗出者，此大便已硬也，大承气汤主之。若汗多，微发热恶寒者，外未解也。其热不潮，未可与承气汤。若腹大满不通者，可与小承气汤微和胃气，勿令至大泄下。"此论阳明病可攻与不可攻证治。阳明病脉迟而有力，是由于腑气不行，脉道郁滞所致；虽汗出却不恶寒，可知外证已解；见身重、短气、腹满而喘，有潮热等，是病已渐次入里；若更见手足濈然汗出，知里实已成，故可用大承气汤攻下。如仍有发热、恶寒，是表证未解，当慎用下法。其热不潮，是热未入里，不仅禁用大承气汤，三承气汤皆不可用。假如表证已解，应该攻下；但仅见腹大满不通，未至手足濈然汗出，是里虽实满而燥结不甚，所以只宜小承气微和胃气。小承气汤较大承气汤少芒硝，枳实、厚朴用量亦少，药力自比大承气汤为轻，主要用以宣气除滞，清热通便。尤怡注曰："伤寒以身热恶寒为在表，身热不恶寒为在里；而阳明病无表证者可下，有表证者则不可下。此汗出不恶寒，身重短气，腹满而喘，潮热，皆里证也。脉虽迟，犹可攻之。以腹满便闭，里气不行，故脉为之濡滞不利，非可比于迟则为寒之例也。若手足濈然汗出者，阳明热甚，大便已硬，欲攻其病，非大承气不为功矣。若汗多，微发热，恶寒，则表犹未解；其热不潮，则里亦未实，岂可漫与大承气，遗其表而攻其里哉！即腹大满不通，而急欲攻之者，亦宜与小承气微和胃气，而不可以大承气大泄大下，恐里虚邪陷，变证百出，则难挽救矣。以下七条，于可攻证，而更审其小便之多少，大便之溏硬，脉之实与不实，经之过与不过，热之潮与不潮，而后从而治之。故知下法不可不慎也。"（《伤寒贯珠集·卷三》）

"太阳病，若吐若下若发汗后，微烦，小便数，大便因硬者，与小承气汤和之愈。"此论太阳病误治伤津，成里热便硬的证治。太阳病，或吐，或下，或发汗后，津液受伤，热邪入里，故微烦、小便数、大便硬。本证经误治后，津液受伤，气滞热结，故与小承气汤和之，以通胃气而除热，热除津复自愈。

"得病二三日，脉弱，无太阳柴胡证，烦躁，心下硬；至四五日，虽能食，以小承气汤，少少与微和之，令小安；至六日，与承气汤一升。若不大便六七日，小便少者，虽不能食，但初头硬，后必溏，未定成硬，攻之必溏，须小便利，屎定硬，乃可攻之，宜大承气汤。"此论大、小承气汤使用法。得病二三日，脉弱而不实，既无太阳之表证，又无半表半里证；烦躁，心下硬，是阳明燥热在里之证。至四五日，虽能食，知胃犹未虚，肠未成实，只须以小承气汤少与微和之。至六日仍烦躁不大便，可将小承气汤加至一升，使得大便而止。若不大便六七日，虽然小便少，不能食，还是不可攻下，下之必初硬后溏。因为未定成硬而攻之，攻之必溏。须注意小便利，大便定硬，乃可攻之。欲知大便是否已硬，既审其能食与不能食，又当视其小便之利与不利，此示人慎用大承气汤之义。

"阳明病，潮热，大便微硬者，可与大承气汤，不硬者，不可与之。若不大便六七日，恐有燥屎；欲知之法，少与小承气汤；汤入腹中，转矢气者，此有燥屎也，乃可攻之。若不转矢气者，此但初头硬，后必溏，不可攻之，攻之必胀满不能食也。欲饮水者，与水则哕。其后发热者，必大便复硬而少也，以小承气汤和之。不转矢气者，慎不可攻也。小承气汤。"此以小承气汤试探是否可攻，汤入腹中转矢气者，为可用大承气汤攻下之证。

本条提出，阳明病大便不硬者，禁用大承气汤；欲测知病人腹中是否有燥屎，可以小承气汤试之；若误用大承气汤，必损伤胃气；大下后伤津后大便结硬者，当以小承气汤和之。

"阳明病，谵语，发潮热，脉滑而疾者，小承气汤主之。因与承气汤一升。腹中转气者，更服一升；若不转气者，勿更与之。明日又不大便，脉反微涩者，里虚也，为难治，不可更与承气汤也。"此论小承气汤脉证及用法。阳明病，谵语，潮热，属里热可攻之证。脉滑为热实，疾则燥结未甚，故主以小承气汤。此条还强调辨谵语及服小承气汤后是否转矢气。服小承气汤后"转矢气"，是燥屎未去，当再服小承气汤。若不转矢气且不大便，是津液枯竭之证，为难治。

"阳明病，其人多汗，以津液外出，胃中燥，大便必硬，硬则谵语，小承气汤主之。若一服，谵语止者，更莫复服。"阳明病多汗伤津致便硬、谵语的治法。阳明病，汗出多，则津液外泄，里必津亏，因此大便转硬。但燥结未甚者，只可用小承气汤和其胃气，而不可用大承气汤峻下。服后谵语得止，应停止后服，以免过服伤正。论中以"谵语"为是否继续使用小承气汤的主要指征。

综上所述，阳明病，潮热，谵语，小便数，大便硬，腹满者，可以小承气汤（厚朴、枳实、大黄）泄热除满，微和胃气。

（3）调胃承气汤证

"阳明病，不吐不下，心烦者，可与调胃承气汤。"此言胃实热郁心烦证治。阳明病未经吐下而心烦者，为胃中实热壅滞所致。尤怡注曰："病在阳明，既不上涌，又不下泄；而心烦者，邪气在中土，郁而成热也，经曰：上郁则夺之。调胃承气，盖以通土气，非以下燥屎也"（《伤寒贯珠集·卷四》）。

"太阳病三日，发汗不解，蒸蒸发热者，属胃也，调胃承气汤主之。"

此论太阳病汗后转属阳明证治。太阳病虽经发汗，热仍不解，转属阳明。此发热，非太阳病之翕翕发热，而是热聚于里而腾达于外的蒸蒸发热，为燥实盛于里之征，故曰"属胃也"。热虽聚于胃，尚未见潮热、谵语等，故只用调胃承气汤以泄热和胃。调胃，即调其胃气，使之返于中和，以免热盛气实而劫夺津气。

"伤寒吐后，腹胀满者，与调胃承气汤。"此论伤寒吐后腹胀满证治。伤寒吐后而见腹胀满，以原有实热在里，吐后实热不解，故腹仍胀满。但因吐后胃气已虚，虽有热邪内聚，亦不宜峻下。故治宜去其实热，兼和胃气，方用调胃承气汤（甘草、芒硝、大黄）。

（4）麻子仁丸证

"跌阳脉浮而涩，浮则胃气强，涩则小便数，浮涩相搏，大便则硬，其脾为约，麻子仁丸主之。"此论胃热津伤之脾约证治。脾约丸证，症见小便数、大便硬，跌阳脉浮而涩；治宜润肠通便，方用麻子仁丸（麻子仁、芍药、枳实、大黄、厚朴、杏仁）。此方为小承气汤加麻仁、杏仁、芍药组成。麻仁润肠滋燥，杏仁润降肺气，芍药养阴和血，小承气汤行气破滞。此方以蜜为丸，取缓缓润下之义。尤怡注曰："浮者，阳气多；涩者，阴气少，而跌阳见之，是为胃强而脾弱。约，约束也。犹弱者受强之约束，而气馁不用也。脾不用而胃独行，则水液并趋一处，而大便失其润矣。大黄、枳实、厚朴，所以令胃弱，麻仁、杏仁、芍药，所以滋令脾厚；用蜜丸者，恐速下而伤其脾也"（《伤寒贯珠集·卷四》）。

（5）导法证

"阳明病，自汗出，若发汗，小便自利者，此为津液内竭，虽硬不可攻之，当须自欲大便，宜蜜煎导而通之。若土瓜根及大猪胆汁为导。"此论阳明病导法及运用。此导法用于治疗阳明病"津液内竭"所致"大便硬"。阳明病，本自汗出，再发汗则津液大伤；小便自利者，为津液内竭，此证不可攻下。宜用蜜煎方（食蜜）导下。后世有疑此法非张仲景之意者，但经试效果甚好。亦可用猪胆汁导法（猪胆汁），用后可排出肠中之"宿食恶物"。尤怡注曰："津液内竭之人，其不欲大便者，静以需之；其自欲大便者，则因而导之；仲景成法，后人可以守之而无变也。"（《伤寒贯珠集·卷四》）

（6）抵当汤证

"阳明证，其人喜忘者，必有畜血。所以然者，本有久瘀血，故令喜忘。屎虽硬，大便反易，其色必黑者，宜抵当汤下之。"此论阳明蓄血证治。阳明证而健忘，其人必素有瘀血。阳明里热，耗伤津液，肠胃燥结，大便必难。今患者大便虽硬，而便时反易，其色必黑，此乃瘀血见症，当用抵当汤下其瘀血。尤怡注曰："喜忘，即善忘。蓄血者，热与血蓄于血室也。以冲任之脉，并阳明之经，而其人又本有瘀血，久留不去，适与邪得，即蓄积而不解也。蓄血之证，其大便必硬，然虽硬而其出反易者，热结在血，而不在粪也。其色必黑者，血瘀久而色变黑也。是宜入血破结之剂，下其瘀血，血去则热亦不留矣"（《伤寒贯珠集·卷四》）。

"病人无表里证，发热七八日，虽脉浮数者，可下之。假令已下，脉数不解，合热则消谷喜饥。至六七日不大便者，有瘀血，宜抵当汤。若脉数不解而下不止，必协热便脓血也。"此论阳明瘀血证治及血热灼伤阴络之变证。病人无表里证，是既无头痛、恶寒之太阳表证，又无腹满、谵语之阳明里证。而发热经过七八日不解，因无表证，虽脉浮数，可用下法以泄其热。若下后脉浮已去而数不减，是气分之热已去，血分之热不解，故脉仍数。若血分之热影响于胃，与胃合热则消谷善饥。至六七日不大便，为血分之热已蒸于胃，故知有瘀血，宜抵当汤以去其瘀。若脉数不解而下利不止者，是血分之热灼伤阴络，故言"必协热便脓血也"。尤怡注曰："发热七八日，而无太阳表证，知其热盛于内，而气蒸于外也。脉虽浮数，亦可下之，以除其热，令身热去，脉数解则愈。假令已下，脉浮去而数不解，知其热不在气，而在血也。热在血，则必病于血，而其变亦有二；合，犹并也，言热气并于胃，为消谷善饥，至六七日不大便者，其血必蓄于中，若不并于胃，而下利不止者，其血必走于下。蓄于中者，为有瘀血，宜抵当汤，结者散之，亦留者攻之也。走于下者，为协热而便脓血，则但宜入血清热而已。"（《伤寒贯珠集·卷三》）。

以上所述抵当汤证，为阳明大便燥结、瘀血凝滞之蓄血证。症见喜忘、大便虽硬而便时反易，大便色黑、脉数；治以破血逐瘀，方用抵当汤（水蛭、虻虫、大黄、桃仁）。此方是行瘀逐血的峻剂，药力猛于桃核承气汤；方中除桃仁、大黄之外，有水蛭、虻虫直入血络，行瘀破结。

（7）白虎汤证

"三阳合病，腹满身重，难以转侧，口不仁，面垢，谵语，遗尿。发汗则谵语，下之则额上生汗，手足逆冷。若自汗出者，白虎汤主之。"此论三阳合病证治。三阳合病，由于热邪炽盛，胃气不能通畅，故腹满身重，难以转侧；胃热炽盛，津液被灼，故口不仁，面垢；热扰神明，故谵语；热迫膀胱，故遗尿；热邪充斥内外，而见自汗。故治宜独清阳明之热，方用白虎汤（知母、石膏、甘草、粳米）。若妄行发汗，则津液外泄；里热愈炽，谵语愈甚。若误下之，则阴竭而阳无所附，故额上汗出，手足逆冷。尤怡注曰："三阳合病，视诸合病邪气为较大矣。而太阳之腑膀胱，阳明之腑胃，少阳之腑胆，热邪盛满，自经入腑，故腹满身重，口不仁而面垢，谵语遗尿，及但欲眠睡，目合则汗，皆为里为热之征也。夫里而不表，故不可汗，汗之则津亡；胃燥而谵语，热而不实，复不可下，下之则中伤气竭，而额上生汗，手足逆冷。若自汗出句，顶腹满身重四句来，谓有腹满、身重等证而自汗出者，则虽三阳合病，而邪聚于阳明者较太阳为多，故宜白虎汤清而解之。若不自汗出者，则太阳为多，白虎不可与矣。"（《伤寒贯

珠集·卷一》）

（8）栀子豉汤证

"阳明病，脉浮而紧，咽燥口苦，腹满而喘，发热汗出，不恶寒反恶热，身重……若下之，则胃中空虚，客气动膈，心中懊憹，舌上苔者，栀子豉汤主之。"此论阳明经证误下致热扰胸膈之证治。若以腹满为胃实而竟下之，则下后胃虚，客气乘虚扰于胸膈之间，出现心中懊憹不安，舌上苔等热郁胸膈之证，用栀子豉汤以清上焦之热。尤怡注曰："下之而邪不尽于里，则胃气徒虚，客气内动，心中懊憹。若舌上胎者，邪气盛于上焦，故与栀子豉汤，以越胸中之邪，所谓病在胸中，当须吐之是也"（《伤寒贯珠集·卷三》）。

"阳明病下之，其外有热，手足温，不结胸，心中懊憹，饥不能食，但头汗出者，栀子豉汤主之。"此论阳明病下后余热未尽，热扰胸膈之证治。阳明病属里实证，下之当愈。今下后余热未尽，留于胸膈，所以出现心中懊憹、饥不能食等。下后胸中未成寒实，故手足温；亦未热结，故不结胸。但头汗出是胸膈热蒸于上所致。用栀子豉汤，以清胸膈余热。尤怡注曰："阳明下后，其邪既不从里而出，又不因下而结。其外有热，手足温者，邪虽陷而未深也。心中懊憹，饥不能食者，热客胸中，而胃虚不能纳谷也。但头汗出者，胸中之热熏蒸于上，而阳受热气，复不能降而下行也。是为邪气入里，而未成聚之证。故宜栀子豉汤，以彻胸中之邪，亦高者因而越之之意也。"（《伤寒贯珠集·卷四》）。

（9）白虎加人参汤证

《伤寒论·辨阳明病脉证并治》，所论白虎加人参汤证，为阳明病热盛伤津之证。如："阳明病，脉浮而紧，咽燥口苦，腹满而喘，发热汗出，不恶寒反恶热，身重……若渴欲饮水，口干舌燥者，白虎加人参汤主之。"此论阳明经证证治。阳明脉浮紧，浮是里热外达，紧是邪已成实，故此脉象为阳明病里实之征。里热上冲，因而咽燥口苦；热及胃肠，气机阻碍，因见腹满而喘；热蒸于外，故发热汗出；邪不在表而里有热，故不恶寒反恶热；热盛伤气，故身重。此时，若见渴欲饮水，口干舌燥者，为热盛伤津所致。治宜清热生津。方用白虎加人参汤。尤怡注曰："浮而紧，阳明表里之脉然也。咽燥口苦，腹满而喘，发热汗出，不恶寒，反恶热，身重，阳明入里之证然也……若渴欲饮水，口干舌燥者，则邪气不在上而在中，故以白虎加人参，以清胃热，益胃液，所谓热淫于内，治以甘寒也"（《伤寒贯珠集·卷四》）

（10）茵陈蒿汤证

"阳明病，无汗，小便不利，心中懊憹者，身必发黄。"此论阳明湿热郁遏而发黄。阳明病里热炽盛，多有汗出，且小便自利。若阳明病，有里热见症而无汗出，是湿热不能外散；小便不利，是水湿不能下行。湿与热蒸于内，则身体发黄。无汗与小便不利，是阳明病发黄的主要因素。湿热郁蒸，扰及心胸，故心中懊憹。"阳明病被火，额上微汗出而小便不利者，必发黄。"此论阳明病误用火法，火热相合，湿热相蒸而发黄。阳明病里热证，医者误用火法治疗；火与热相合，两阳相熏灼，使阳邪愈盛。湿热相蒸，湿郁于里，热无从出，湿热熏蒸于上，故额上微寒出；更兼身无汗而小便不利，则湿热无出路，因而发黄。尤怡注曰："邪入阳明，寒已变热，若更被火，则邪不得去，而热反内增矣。且无汗，则热不外越，小便不利，则热不下泄，蕴蓄不解，集于心下，而聚于脾间，必恶热，为懊憹不安。脾以湿应。与热相合。势必蒸郁为黄矣。额上虽微汗。被火气劫。从炎上之化也。岂能解其火邪哉。"（《伤寒贯珠集·卷四》）

"阳明病，发热汗出者，此为热越，不能发黄也；但头汗出，身无汗，剂颈而还，小便不利，渴饮水浆者，此为瘀热在里，身必发黄，茵陈蒿汤主之。"此论阳明瘀热发黄证治。湿热瘀于里，蒸发而外见黄色。茵陈苦寒清湿而解郁热，栀子清利三焦以通水道；大黄可除胃热，导火下行兼清血分中之热。三味合用，使瘀热湿浊从小便而出，湿热一泄则发黄自愈。尤怡注曰："热越，热随汗而外越也。热越则邪不蓄而散，安能发黄哉！若但头汗出而身无汗，剂颈而还，则热不得外达，小便不利，则热不得下泄；而又渴饮水浆，则其热之蓄于内者方炽，而湿之引于外者无已；湿与热得，瘀郁不解，则必蒸发为黄矣。茵陈蒿汤，苦寒通泄，使病从小便出也。"（《伤寒贯珠集·卷四》）

　　"伤寒七八日，身黄如橘子色，小便不利，腹微满者，茵陈蒿汤主之。"此论湿热郁积在里而发黄证治。阳明湿热熏蒸，身黄如橘子色，但头汗出，自颈以下无汗，小便不利，腹微满，口渴。治宜清利湿热。方用茵陈蒿汤（茵陈蒿、栀子、大黄）。此方后注曰："小便当利，尿如皂荚汁状，色正赤，一宿腹减，黄从小便去也。"尤怡注曰："此则热结在里之证也。身黄如橘子色者，色黄而明，为热黄也。若湿黄则色黄而晦，所谓身黄如熏黄也。热结在里，为小便不利，腹微满，故宜茵陈蒿汤，下热通瘀为主也。"（《伤寒贯珠集·卷四》）

　　有寒湿在里之发黄。如："伤寒发汗已，身目为黄。所以然者，以寒湿在里，不解故也，以为不可下也，于寒湿中求之。"此论寒湿在里之发黄证治。寒湿发黄证，后世称之为"阴黄"。因患者脾阳不运，寒湿为患，复发汗而中气愈虚，脾虚湿滞，故身目发黄。治宜温中散寒除湿。尤怡注曰："伤寒发汗已，热与汗越，不能发黄，而反身目为黄者，以寒湿深入在里，汗虽出而寒湿不与俱出也。寒湿在里，必伤于脾，脾伤则色外见，则身目为黄。是不可比于瘀热在里之例，而辄用下法也。云于寒湿中求之者，意非温脾燥湿不可耳。"（《伤寒贯珠集·卷四》）

（11）栀子柏皮汤证

　　"伤寒，身黄，发热，栀子柏皮汤主之。"此论伤寒湿热郁于三焦，热势较重之发黄证治。伤寒病，因湿热相蒸，以致全身发黄，且有发热。此湿热郁于三焦，热势较重。论中只言身黄、发热，既无腹微满之里证，又无体痛、恶寒之表证，故治宜清热泄湿，方用栀子柏皮汤（肥栀子、甘草、黄柏）。栀子苦寒，善清内热，治郁结热气，泻三焦之火由小便而出；黄柏苦寒清热，且能化湿。栀子、黄柏两者合用，相得益彰。甘草和中健脾，且可缓解栀子、黄柏苦寒伤胃。本方为清热除湿之剂，使邪从小便而出，湿热除而黄自愈。尤怡注曰："此热瘀而未实之证。热瘀，故身黄；热未实，故发热而腹不满。栀子彻热于上，柏皮清热于下，而中未及实，故须甘草以和之耳"（《伤寒贯珠集·卷四》）。

（12）麻黄连轺赤小豆汤证

"伤寒瘀热在里，身必黄，麻黄连轺赤小豆汤主之。"此论外有表邪、里有湿热之发黄证治。伤寒表邪不解，热不外泄，以其人素有湿热内蕴，故曰"瘀热在里"。又因感受外邪，以致湿热郁蒸于外而发身黄。故治宜解散表邪、清利湿热。方用麻黄连轺赤小豆汤（麻黄、连轺、连翘根、杏仁、赤小豆、大枣、生梓白皮、生姜、甘草）。麻黄、杏仁，宣肺利气，解表散寒；黄连、赤小豆、生梓白皮，清热利湿；姜、枣辛甘相合，健脾和中。此方为表里双解之剂。尤怡注曰："此亦热瘀而未实之证。瘀热在里者，汗不得出而瘀热在里也。故与麻黄、杏仁、生姜之辛温，以发越其表；赤小豆、连轺、梓白皮之苦寒甘，以清热于里；大枣、甘草，甘温悦脾，以为散湿驱邪之用；用潦水者，取其味薄，不助水气也。合而言之，茵陈蒿汤是下热之剂，栀子柏皮汤是清热之剂，麻黄连轺赤小豆汤是散热之剂也"（《伤寒贯珠集·卷四》）。

（13）五苓散证

"太阳病，寸缓关浮尺弱，其人发热汗出，复恶寒，不呕，但心下痞者，此以医下之也。如不下者，病人不恶寒而渴者，此转属阳明也。小便数者，大便必硬，不更衣十日，无所苦也。渴欲饮水，少少与之，但以法救之。渴者，宜五苓散。"此条为太阳病误下变证与转属阳明之辨。太阳病，脉见寸缓关浮尺弱，是中风浮缓之脉；发热、汗出、恶寒，是中风证，当用桂枝汤治疗。若见心下痞，是表证误下，邪气入里而聚于心下所致。此时，若表证仍在，当先解表，而后治痞。如未经误下，病人不恶寒而口渴，是转属阳明之证。此时，虽小便数、大便硬，但无所苦，则不必攻下。若渴欲饮水，可少少与之。若渴仍不止，兼有小便不利者，是停饮所致。此证为膀胱气化失常，水液内停或水气上逆的病证。故治宜化气行水，方用五苓散。太阳本病脉浮，发汗表证虽解，而膀胱之热邪犹存，用之利水止渴，下取上效之法。

（14）猪苓汤证

"阳明病，脉浮而紧，咽燥口苦，腹满而喘，发热汗出，不恶寒，反恶热，身重……若脉浮发热，渴欲饮水，小便不利者，猪苓汤主之。"此论阳明病津伤兼水热内蓄之证治。阳明脉浮紧，浮是热外达，紧是邪已成，此为阳明里实之证。里热上冲，故咽燥口苦；热及胃肠，气机阻碍，因见腹满而喘；热蒸于外，故发热汗出；邪不在表而里有热，故不恶寒反恶热，热盛伤气则身重……若脉浮发热，渴欲饮水，无口舌干燥，而有小便不利，属津伤兼水热内蓄；治宜泄热利水养阴，方用猪苓汤（猪苓、茯苓、泽泻、阿胶、滑石）。尤怡注曰："脉浮而紧，阳明表里之脉然也。咽燥口苦，腹满而喘，发热汗出，不恶寒，反恶热，身重，阳明入里之证然也……若脉浮发热，渴欲饮水，小便不利者，邪热不在上中，而独在下，故与猪苓汤以利水泄热，兼滋阴气。所谓在下者，引而竭之也。"（《伤寒贯珠集·卷四》）

"阳明病，汗出多而渴者，不可与猪苓汤，以汗多胃中燥，猪苓汤复利其小便故也。"此论猪苓汤之禁忌证。猪苓汤虽兼滋阴，但毕竟是利水之剂。若汗出多而口渴，是汗多津伤所致。津液已伤，必引水自救。汗出既多，胃中自燥。此时虽见小便不利，但因津伤较重，亦不可与猪苓汤复利其小便。

（15）吴茱萸汤证

"食谷欲呕，属阳明也，吴茱萸汤主之；得汤反剧者，属上焦也。"此论呕证寒热之辨。阳明虚寒所致食谷欲呕，治宜温胃降逆止呕，方用吴茱萸汤（吴茱萸、人参、大枣、生姜）。吴茱萸温中散寒，降逆下气；生姜散寒止呕，人参、大枣补虚和中。若服药后病情加重，是上焦有热所致。尤怡注曰："食谷欲呕，有中焦、上焦之别。盖中焦多虚寒，而上焦多火逆也。阳明中虚，客寒乘之，食谷则呕，故宜吴茱萸汤，以益虚而温胃。若得汤反剧，则仍是上焦火逆之病，宜清降而不宜温养者矣"（《伤寒贯珠集·卷四》）

（16）四逆汤证

"脉浮而迟，表热里寒，下利清谷者，四逆汤主之。"此论表热里寒证治。脉浮而迟，浮是表热，迟是里寒；因里有真寒，故下利清谷；因阴盛格阳于外，故表有假热。用四逆汤以温里散寒，使里证除而表证自解。尤怡注曰："脉浮而迟，表热里寒，下利清谷者，四逆汤主之。脉迟为寒，而病系阳明，则脉不沉而浮也。寒中于里，故下利清谷，而阳为阴迫，则其表反热也，四逆汤为复阳散寒之剂，故得主之。"（《伤寒贯珠集·卷四》）

"若胃中虚冷，不能食者，与水则哕。"此论胃中虚冷，饮水致哕。胃阳既虚，寒邪内盛，故胃中虚冷。因而，不但饮食减少，或竟不能食。如饮之以水，水停胃中，寒水相搏，胃气上逆故哕。尤怡注曰："阳明土也，土恶水而喜温。若胃虚且冷，不能纳谷者，土气无权，必不能胜水而禁。设与之水，水与寒搏，必发为哕。哕，呃逆也。"（《伤寒贯珠集·卷四》）

（17）小柴胡汤证

"阳明病，发潮热，大便溏，小便自可，胸胁满不去者，与小柴胡汤。"

此论阳明病柴胡汤证治。阳明病，若邪郁少阳，致胃气不和，症见胁下硬满，不大便而呕，舌苔白者，仍当从少阳施治，方用小柴胡汤。尤怡注曰："潮热者，胃实也。胃实则大便硬；乃大便溏，小便自可，胸胁满不去，其邪不在于阳明之腑，而入于少阳之经。由胃实而肠虚，是以邪不得聚而复传也。是宜小柴胡以解少阳邪气。"（《伤寒贯珠集·卷三》）

"阳明病，胁下硬满，不大便而呕，舌上白胎者，可与小柴胡汤。上焦得通，津液得下，胃气因和，身濈然汗出而解。"此论阳明病之小柴胡汤证治。阳明病未见燥实内结之证，但见少阳郁结、上焦不通、胃气不和之证，可以小柴胡汤和解少阳而获愈。服小柴胡汤后，上焦得通则胁下硬满可去，津液得下则大便自调，胃气和则呕自除，三焦通畅则气机无阻，自得濈然汗出而病解。尤怡注曰："此亦阳明传入少阳之证。胁下硬满而呕，舌上苔白，皆少阳经病见证。虽不大便，不可攻之，亦宜小柴胡和解少阳邪气而已。夫胁下满痛而呕，则邪方上壅，而津液不得下行，与小柴胡和散其邪，则上焦得通，而胁不满硬矣。津液得下。而呕不作矣。气通津下，胃气因和，便从里出，汗从表出，而邪自涣然冰释矣。是以胃中硬满，不大便，而无少阳证者，可攻；其有少阳证者，虽不大便，亦不可攻而可和也。"（《伤寒贯珠集·卷三》）

"阳明中风，脉弦浮大，而短气，腹都满，胁下及心痛；久按之气不通，鼻干，不得汗，嗜卧，一身及目悉黄，小便难，有潮热，时时哕，耳前后肿。刺之小差，外不解。病过十日，脉续浮者，与小柴胡汤。脉但浮，无余证者，与麻黄汤。若不尿，腹满加哕者，不治。"此论阳明中风证治。阳明中风实为"三阳合病"，即太阳少阳阳明合病，属热邪壅聚之证。治以刺法后，脉证稍平而邪不去，少阳证见者，可治以小柴胡汤；若但见脉浮者，则治以麻黄汤。尤怡注曰："此条虽系阳明，而已兼少阳；虽名中风，而实为表实，乃阳明少阳邪气闭郁于经之证也。阳明闭郁，故短气腹满，鼻干不得汗，嗜卧，一身及面目悉黄，小便难，有潮热；少阳闭郁，故胁下及心痛，久按之气不通，时时哕，耳前后肿。刺之小差，外不解者，脉证少平，而大邪不去也。病过十日，而脉续浮，知其邪犹在经，故与小柴胡和解邪气。若脉但浮，而无少阳证兼见者，则但与麻黄汤发散邪气而已。盖以其病兼少阳，故不与葛根而与柴胡，以其气实无汗，故虽中风而亦用麻黄。若不得尿，故腹加满，哕加甚者，正气不化，而邪气独盛，虽欲攻之，神不为使，亦无益矣，故曰不治。"（《伤寒贯珠集·卷四》）

（18）麻黄汤证

"阳明病，脉浮，无汗而喘者，发汗则愈，宜麻黄汤。"此论阳明病兼太阳表实证治，宜用麻黄汤发汗解表。阳明病见太阳病"脉浮"之脉象，且无汗而喘，为太阳表实之征象，故先发汗解表，方用麻黄汤。

（19）桂枝汤证

"阳明病，脉迟，汗出多，微恶寒者，表未解也，可发汗，宜桂枝汤。"此论阳明病兼太阳表虚证治。阳明病，虽有脉迟、汗出多之里实之证，但微恶寒为表证未解，故当先解表。治宜解肌发汗，方用桂枝汤。

对以上二条所论麻黄汤证与桂枝汤证，尤怡注曰："乃风寒初中阳明之证，其见证与太阳中风、伤寒相类，而阳明比太阳稍深。故中风之脉，不浮而迟；伤寒之脉，不紧而浮。以风寒之气，入肌肉之分，则闭固之力少，而壅遏之力多也。而其治法，则必与太阳少异，见有汗而恶寒者，必桂枝可解；无汗而喘者，非麻黄不发矣。"（《伤寒贯珠集·卷四》）

（三）辨少阳病脉证并治

1. 概述

（1）少阳病篇的内容范围

《伤寒论·辨少阳病脉证并治》，论述了少阳病的主证、治法；少阳病欲愈之脉象，及少阳病欲解时；太阳、少阳、阳明合病及少阳不传三阴证，阳去入阴之表邪传里证，太阳病转属少阳证及误治救逆法；还指出少阳病禁用汗、吐、下法及温针，并论述了误治变证的病机。篇中仅论及小柴胡汤证。尤怡在"辨列少阳条例大意"中阐明："少阳居表里之间，当肓膜之处，外不及于皮肤，内不及于脏腑，汗之而不从表出，下之而不从里出，故有汗吐下之戒。而惟小柴胡一方，和解表里，为少阳正治之法，凡十六条。其次，则有和解而兼汗下之法，谓证兼太阳之表，则宜兼汗；或证兼阳明之里，则宜兼下，如柴胡加桂枝汤、柴胡加芒硝汤、大柴胡汤、柴胡桂枝汤等方是也。夫有汗下之禁，而或汗之，或下之，此亦少阳权变法也。凡四条。又其次为刺法，如纵横胁满，合并之病，当刺期门、大椎、肺俞、肝俞诸穴是也。凡四条。"（《伤寒贯珠集·卷五·少阳篇》）此为尤怡基于"以法类证"，的思想，重新编次、注释《伤寒论》时，阐明的"辨列少阳条例大意"。其以少阳正治法、少阳权变法、少阳刺法为整体框架，进而下设具体标题，本书未采纳其对《伤寒论》的编次体例，在此引之仅供参考。

（2）少阳病提纲及主证

少阳病，是肝胆之火循经上炎，津液受伤；肝胆气机阻滞，胃气上逆所致。"少阳之为病，口苦，咽干，目眩也"作为少阳病提纲，概括了少阳病的基本特征。病在少阳，邪在半表半里。胆火上炎，灼伤津液，故见口苦、咽干；胆与肝合，肝阳上升，故目眩。此属热邪在胸胁，循经上扰之证。少阳病，除口苦、咽干、目眩外，还有往来寒热、胸胁苦满、默默不欲饮食、心烦喜呕等，也都是少阳病的主要见症。尤怡注曰："足少阳，胆也。胆盛精汁三合，而其味苦，胆受邪而热，其气上溢，故口苦。咽门者，肝胆之候；目锐眦者，胆脉之所起，故咽干、目眩也。"（《伤寒贯珠集·卷五》）

（3）少阳病禁用汗吐下及温针法

少阳病，病不在表且里无有形实邪，故不可用汗吐下法及温针法等。

如："少阳中风，两耳无所闻，目赤，胸中满而烦者，不可吐下，吐下则悸而惊。"此论少阳中风禁用吐、下之法。少阳中风，邪热在于胸胁；热邪上扰，不但见口苦、咽干、目眩，且兼见耳聋、目赤、胸中烦满等，治宜和解。若误以为肠胃积滞而误用吐、下之法，伤及气血，则必然引起惊悸之证，故少阳病禁用吐、下之法。尤怡注曰："此少阳自中风邪之证，不从太阳传来者也。少阳之脉，起于目锐眦，其支从耳后入耳中，以下胸中。少阳受邪，壅热于经，故耳聋目赤，胸中满而烦也。是不在表，故不可吐；复不在里，故不可下；吐则伤阳，阳虚而气弱则悸；下则伤阴，阴虚而火动则惊。"（《伤寒贯珠集·卷五》）

"伤寒，脉弦细，头痛发热者，属少阳。少阳不可发汗，发汗则谵语。此属胃，胃和则愈；胃不和，烦而悸。"此论少阳病禁用发汗。此头痛、发热与脉弦细并见，可知其病属少阳。因少阳病不在表，故不可发汗。若误用发汗法，必致津液外出、胃中干燥，津伤热盛，而见谵语。谵语实因"胃家实"所致。治当和胃气，"胃和则愈"，否则必气血失和、心神不安而烦与悸。尤怡注曰："经曰：少阳之至，其脉弦。故头痛发热者，三阳表证所同。而脉弦细。则少阳所独也。少阳经兼半里，热气已动，是以不可发汗，发汗则津液外亡，胃中干燥，必发谵语。云此属胃者，谓少阳邪气并于阳明胃府也。若邪去而胃和则愈，设不和，则木中之火，又将并入心脏，而为烦为悸矣。"（《伤寒贯珠集·卷五》）

（4）少阳病传变与向愈

"伤寒六七日，无大热，其人躁烦者，此为阳去入阴故也。"此论表邪传里之证。伤寒六七日为阳去入阴之际，无大热、躁烦是指表未见大热而里热转盛，故其人躁烦不安。所谓"阳去入阴"，是指表邪已去，病已入里。尤怡注曰："邪气在表则发热，入里则躁烦，伤寒六七日，外无大热，而其人躁烦者，邪气去阳而之阴也。去又训作往，言阳邪往入阴中也。"

（《伤寒贯珠集·卷五》）

"伤寒三日，三阳为尽，三阴当受邪。其人反能食而不呕，此为三阴不受邪也。"此论少阳不传三阴之证。伤寒三日，三阳为尽，三阴当受邪，是约略之辞。今其人反能食而不呕，知胃气尚和。此中关键在于"能食"，因未见太阴病"食不下"，少阴病呕吐、下利，厥阴病之"饥而不欲食"，故言"此为三阴不受邪也"。尤怡注曰："伤寒一日太阳，二日阳明，三日少阳，四日当传太阴，《内经》《伤寒》传变之常法然也。阳邪传阴，则当呕而不能食。若其人反能食，不呕，则邪气不传于阴，将从阳而解也。"（《伤寒贯珠集·卷五》）

"伤寒三日，少阳脉小者，欲已也。"此论少阳病欲愈之脉象。伤寒三日，多为表邪内传之期。今少阳病见脉小，是邪气已退，故其病为欲愈。尤怡注曰："伤寒三日，少阳受邪，而其脉反小者，邪气已衰，其病欲解而愈。经云：大则病进，小则病退，此之谓也。"（《伤寒贯珠集·卷五》）

（5）少阳病欲解时

"少阳病欲解时，从寅至辰上。"此论少阳病欲解之时。少阳为阴中之少阳，通于春气。春气属木，寅卯辰为少阳木气旺盛之时，少阳病得肝木旺气相助，故有欲解之机。尤怡注曰："少阳，胆木也。从寅至辰，为木旺之时，故其病欲解，必于是三时，亦犹太阳之解于巳午未，阳明之解于申酉戌也。"（《伤寒贯珠集·卷五》）

（6）三阳合病

"三阳合病，脉浮大，上关上，但欲眠睡，目合则汗。"此论三阳合病而证见少阳。浮大见于关上，是三阳同时受邪，而少阳病重。但欲眠睡，是热盛神昏所致。目合则汗即盗汗，以少阳位居半表半里而主疏泄，目合则阳入于阴，卫阳减弱，里热加盛，故致汗外出。尤怡注曰："三阳合病，视诸合病邪气为较大矣。而太阳之腑膀胱，阳明之腑胃，少阳之腑胆，热邪盛满，自经入腑，故腹满身重，口不仁而面垢，谵语遗尿，及但欲眠睡，目合则汗，皆为里为热之征也。夫里而不表，故不可汗；汗之则津亡，胃燥而谵语；热而不实，复不可下；下之则中伤气竭，而额上生汗，手足逆冷。若自汗出句，顶腹满身重四句来，谓有腹满身重等证而自汗出者，则虽三阳合病，而邪聚于阳明者较太阳为多，故宜白虎汤清而解之。若不自汗出者，则太阳为多，白虎不可与矣。脉浮大，上关上者，病盛于阳经，故脉亦盛于阳位也。但欲眠睡者，热胜而神昏也。目合则汗者，胆热则液泄也。此条盖补上条之所未备，而热之聚于少阳者，视太阳阳明较多矣。设求治法，岂白虎汤所能尽哉。"（《伤寒贯珠集·卷一》）

2. 方证

小柴胡汤证

"本太阳病，不解，转入少阳者，胁下硬满，干呕不能食，往来寒热。尚未吐下，脉沉紧者，与小柴胡汤。若已吐下发汗温针，谵语，柴胡汤证罢，此为坏病。知犯何逆，以法治之。"此论太阳病转为少阳病证及误治救逆之法。本太阳病不解，若胁下硬满，干呕不能食，往来寒热等，是病已转入少阳。若未经误治，脉见沉紧，是病已去表。此脉紧亦属于弦脉，是少阳病脉象，故用小柴胡汤治疗。若已误用吐、下、发汗及温针而致谵语，已无小柴胡汤证，属于坏病，应"知犯何逆，以法治之"。尤怡注曰："本太阳脉浮、头痛、恶寒之证，而转为胁下硬满，干呕不能食，往来寒热者，太阳不解，而传入少阳也。尚未吐下，不经药坏者，脉虽沉紧，可与小柴胡以和之。以证见少阳，舍脉而从证也。或云脉沉紧，连上未吐下看，言尚未经吐下，与脉未至沉紧者，知其邪犹在经，可与小柴胡以和之。或云沉当作浮，前阳明篇第四十八条云：病过十日，脉续浮者，与小柴胡汤是也，并通。若已吐下发汗温针，叠伤津液，胃燥谵语，而胁下硬满干呕等证反罢者，此众法尽投，正已大伤，而邪犹不解，谓之坏病，非小柴胡所

得而治者，须审其因犯何逆，随证以法治之。"(《伤寒贯珠集·卷五》)

（四）辨太阴病脉证并治

1.概述

（1）太阴病篇的内容范围

太阴病的辨证施治，包括太阴病主证、治法及主方；太阴中风欲愈脉证、太阴病欲解时、太阴病从外而解的治法、太阴下利证治、太阴湿郁发黄与脾家实阳复自愈证、太阳误下后转属太阴的两种变证；指出治胃弱者当慎用大黄、芍药。论及四逆汤类方证、桂枝加芍药汤证、桂枝汤证等方证。尤怡在"辨列太阴条例大意"中阐明："太阴者，土也。在脏为脾，在气为湿。伤寒传经之热，入而与之相抟，则为腹满吐利等证。直中之寒，入而与湿相抟，则为腹满吐利等证。但有肢冷肢温，脉迟脉数，口渴不渴之异耳。又三阴为三阳之里，而三阴亦自有表里，是以风寒所中，不必尽入于脏，而亦留连于经。故有太阴中风之条，与桂枝发汗之法。又下利腹胀满，身体疼痛者，此为经脏俱病之证，故与先里后表之法。乃今之论三阴者，但云直中传经而已，是知有三阴之里，不知有三阴之表也。兹篇先列脏病，次列经病，又次为经脏俱病，凡十条，为一卷。"(《伤寒贯珠集·卷六·太阴篇》)此为尤怡基于"以法类证"，的思想，重新编次、注释《伤寒论》时，阐明的"辨列太阴条例大意"。其以"太阴诸法"为题，论述"辨太阳病脉证并治"的内容。本书未采纳其对《伤寒论》的编次体例，在此引之仅供参考。

（2）太阴病提纲及主证

"太阴之为病，腹满而吐，食不下，自利益甚，时腹自痛。若下之，必胸下结硬。"此条为太阴病提纲，阐明了太阴病的基本特征。太阴病主证属脾虚湿盛，或由传变而来，或由本经自病而起。脾主运化，脾虚邪入则运化无权，故太阴病多见腹满而吐，食不下等。脾主腹，太阴虚寒，寒湿阻滞，是以腹满；寒犯中焦，胃气上逆，故吐；脾失健运，故食不下；寒湿下注，必下利甚剧而腹部时痛，此皆太阴虚寒征象。故治以温运为主。若误下则中焦愈虚，客气乘虚结于膈间，则胃脘部痞结而硬。尤怡注曰："此足太阴病之的证也。太阴之脉，入腹属脾络胃，上膈侠咽，故其病有腹满而吐，食不下，自利腹痛等证。然太阴为病，不特传经如是，即直中亦如是；且不特伤寒如是，即杂病亦如是。但有属阴属阳，为盛为虚之分耳。而太阴者，脏也，满而不实，法不可下。若下之，则胸下结硬，中气伤者，邪气必结也。"（《伤寒贯珠集·卷六》）

（3）太阴病的病因病机

太阴病，或因素体脾胃虚寒，复感风寒之邪所致；或太阳病表证，因误用下法损伤脾气而致邪陷太阴所致。

"太阴中风，四肢烦疼，脉阳微阴涩而长者，为欲愈。"此论太阴中风欲愈脉证。太阴中风，乃脾胃虚寒之人感受风邪，因正气不能达表抗邪，故初感多见太阴里虚证。脾主四肢，故见四肢烦疼；风脉本浮，今脉见阳微，知在外之风邪不盛；脾主湿病，今脉见阴涩，知在里之湿邪未甚；且阴脉长，主里气充实。此脉阳微阴涩而长者，为邪气不盛，正气充实，故为欲愈之象。涩脉多与短脉并见，今脉涩而长，故知为欲愈。尤怡注曰："此太阴自中风邪之证，不从阳经来也。夫太阴、脾也。风，阳邪也。脾主行气于四肢，而风淫为末疾，故太阴中风，四肢烦热而疼痛也。脉阳微阴涩而长者，阳无病而阴受邪，而涩又为邪气之将衰，长为正气之方盛，正盛邪衰，故为欲愈。"（《伤寒贯珠集·卷六》）

"本太阳病，医反下之，因而腹满时痛者，属太阴也，桂枝加芍药汤主之；大实痛者，桂枝加大黄汤主之。"太阳病误下后转属太阴的两种变证。阳病不当下而误下，故曰"反"。太阳误下后，见腹满时痛，是邪陷于里，病属太阴，但有两种不同变证：下后腹满时痛时止，是阳邪下陷，脾气不和，用桂枝加芍药汤以和之；若下后大实痛者，是因腐秽积滞于肠胃不去，其痛属实，故用桂枝加大黄汤除邪以止痛。桂枝加芍药汤，为用阴和阳法。因太阳误下，邪陷太阴，而见腹满时痛，用桂枝汤倍芍药以调脾和中而止腹痛。桂枝加大黄汤即上方加大黄。尤怡注曰："病在太阳，不与解表，而反攻里，因而邪气乘虚陷入太阴之位，为腹满而时痛，陶氏所谓误下传者是也。夫病因邪陷而来者，必得邪解而后愈。而脏阴为药所伤者，亦必以药和之而后安，故须桂枝加芍药汤主之。桂枝所以越外入之邪，芍药所以安伤下之阴也。按《金匮》云：伤寒阳脉涩，阴脉弦，法当腹中急痛者，与小建中汤；不差者，与小柴胡汤。此亦邪陷阴中之故。而桂枝加芍药，亦小建中之意。不用胶饴者，以其腹满，不欲更以甘味增满耳。"（《伤寒贯珠集·卷六》）

（4）太阴病欲愈证

"伤寒脉浮而缓，手足自温者，系在太阴，太阴当发身黄；若小便自利者，不能发黄，至七八日，虽暴烦下利日十余行，必自止，以脾家实腐秽当去故也。"此论太阴湿郁发黄与脾家实阳气来复之证。本条"不能发黄"以上所述，与阳明篇第192条同。但彼条至七八日大便硬为属阳明，本条"至七八日，虽暴烦下利十余行"为属太阴。正气恢复，脾能转输，则腐秽之邪可自利以去，故曰"虽暴烦下利日十余行，必自止，以脾家实。腐秽当去"。此即脾阳复，邪去利止之意。尤怡注曰："伤寒脉浮而缓者，脉紧去而成缓，为寒欲变热之证。如太阳第四十七条之例也。手足自温，非太阴定证；见太阴有寒，手足必寒；有热，手足乃自温耳。又阳明受热，即一身及手足热；太阴则身不热，而手足温。兹寒已变热，而手足自温，则伤寒之邪，不之阳明而之太阴；而其脉仍浮，则其邪亦未尽入，故曰系在太阴，谓以太阳而内连太阴也。于法，太阴受热而汗不出者，热与湿抟，当发身黄；若小便自利者，其热得通，不能蒸郁为黄矣。至七八日，暴烦下利者，正气内作，邪气欲去也。虽日十余行，继必自止。所以然者，脾家本有秽腐当去，故为自利；秽腐尽，则利亦必自止矣。"（《伤寒贯珠集·卷六》）

"太阴中风，四肢烦疼，脉阳微阴涩而长者，为欲愈。"此论太阴中风欲愈脉证。太阴中风，乃脾胃虚寒之人感受风邪之证。因正气不能达表抗邪，故初感多见太阴里虚证。脾主四肢，故见四肢烦疼；风脉本浮，今脉仅见阳微，知在外之风邪不盛；脾主湿病，今脉仅见阴涩，知在里之湿邪未甚；且阴脉长，主里气充实。此脉阳微阴涩而长者，为邪气不盛，正气充实，故为欲愈之象。涩脉多与短脉并见，今脉涩而长，故知为欲愈。尤怡注曰："此太阴自中风邪之证，不从阳经来也。夫太阴，脾也；风，阳邪也。脾主行气于四肢，而风淫为末病，故太阴中风，四肢烦热而疼痛也。脉阳微阴涩而长者，阳无病而阴受邪；而涩又为邪气之将衰，长为正气之方盛；正盛邪衰，故为欲愈。"（《伤寒贯珠集·卷六》）

（5）太阴病欲解时

"太阴病欲解时，从亥至丑上。"脾为阴中之至阴，亥子丑为阴消阳长之时。所以，太阴病将愈也在此时。尤怡注曰："六经邪解之时，必于其经王之时。太阴者，土也，土王于辰戌丑未，而独于亥子丑时解者，脾为阴土，应王于阴，故其病欲解，必从亥至丑上也。"（《伤寒贯珠集·卷六》）

（6）太阴病治疗的注意事项

"太阴为病，脉弱，其人续自便利，设当行大黄、芍药者，宜减之，以其人胃气弱，易动故也。"此论太阴病脾胃虚弱，虽有当用大黄、芍药之证，亦应减其用量。因"胃气弱"而容易致下利。尤怡注曰："大黄、芍药之得以用者，为其胃实而便坚也。若其人脉弱，续自便利，则虽有大实痛证，此法不可用矣。即欲用之，亦宜量减而与之。所以然者，胃气弱而不振，邪气不聚而易动，故可以缓图，而难以峻攻也。"（《伤寒贯珠

集·卷六》)

2. 方证

（1）四逆汤类方证

"自利不渴者，属太阴，以其脏有寒故也，当温之，宜服四逆辈。"此论太阴病下利证治。自利不渴，是脾虚寒盛，故言"属太阴，以其脏有寒故也"。因太阴病属脾虚"脏有寒"之病，故治以温法，用四逆汤类方剂。尤怡注曰："自利不渴者，太阴本自有寒，而阴邪又中之也。曰属太阴，其脏有寒，明非阳经下利及传经热病之必比。法当温脏祛寒，如四逆汤类。不可更以苦寒坚之清之，如黄芩汤之例也。"(《伤寒贯珠集·卷七》)。

（2）桂枝加芍药汤证（桂枝加大黄汤）

"本太阳病，医反下之，因尔腹满时痛者，属太阴也，桂枝加芍药汤主之；大实痛者，桂枝加大黄汤主之。"此论太阳病不当用下而误下，故曰"反"。太阳误下后见腹满时痛，是邪陷于里而病属太阴，但有两种不同的变证。

其一，阳邪下陷，脾气不和之证。下后腹满时痛时止，是阳邪下陷，脾气不和，用桂枝加芍药汤（桂枝、芍药、甘草、大枣、生姜）以和之。本方为用阴和阳法。因太阳误下，邪陷太阴，而见腹满时痛，用桂枝汤倍芍药以调脾和中而止腹痛。尤怡注曰："病在太阳，不与解表，而反攻里，因而邪气乘虚陷入太阴之位，为腹满而时痛……夫病因邪陷而来者，必得邪解而后愈。而脏阴为药所伤者，亦必以药和之而后安，故须桂枝加芍药汤主之。桂枝所以越外入之邪，芍药所以安伤下之阴也。"(《伤寒贯珠集·卷七》)

其二，腐秽积滞于胃肠之证。下后大实痛者，是因腐秽积滞于胃肠而不去，其痛属实，故治以桂枝加大黄汤（桂枝、大黄、芍药、生姜、甘草、大枣）除邪以止痛。本方即上方加大黄以除腐秽。尤怡注曰："腹满而未实，痛而不甚者，可以桂枝加芍药，和而解之。若大实痛者，邪气成聚，必以桂枝加大黄，越陷邪而去实滞也。夫太阴，脾脏也，脏何以能实而可下？阳明者，太阴之表，以膜相连，脏受邪而腑不行则实。故脾非自实也，大黄所以下胃，岂以下脾哉？少阴厥阴，亦有用承气法，详见各篇，所当互考。"（《伤寒贯珠集·卷六》）

（3）桂枝汤证

"太阴病，脉浮者，可发汗，宜桂枝汤。"此论太阴病表证治法。尤怡注曰："太阴脉浮有二义，或风邪中于太阴之经，其脉则浮；或从阳经传入太阴，旋复反而之阳者，其脉亦浮。浮者，病在经也。凡阴病在脏者宜温，在经者则宜汗。如少阴之麻黄附子细辛，厥阴之麻黄升麻是也。桂枝汤甘辛入阴，故亦能发散太阴之邪。"（《伤寒贯珠集·卷七》）太阴病，虽脾虚湿重，但见脉浮，说明表邪未解；治宜调和营卫，解肌发汗；方用桂枝汤。

（五）辨少阴病脉证并治

1. 概述

（1）少阴病篇的内容范围

少阴病的辨证施治，包括阳虚阴盛吐利证治，少阴病阴盛格阳吐利证治、少阴病阳虚水停证治、少阴病虚寒下利便脓血证治、少阴病阴盛阳脱危候证治；少阴病阴虚内热咽痛及咽中生疮证治、少阴病阴虚水热互结证治，少阴病热化成实三急下证治；少阴病实热便脓血证治；少阴病阳郁四逆证治；少阴病治法及治疗禁忌证；少阴病误治变证及危重证；少阴病预后及愈解时。篇中论及附子汤证、桃花汤证、吴茱萸汤证、白通汤证、白通加猪胆汁汤证、真武汤证、通脉四逆汤证、四逆汤证、黄连阿胶汤证、猪肤汤证、甘草汤证、桔梗汤证、苦酒汤证、半夏散及汤证、猪苓汤证、大承气汤证、四逆散证等方证。尤怡在"辨列少阴条例大意"中阐明："少阴为太阳之里，居厥、太二阴之间，故有邪在太阳，而已内及少阴者；有寒中少阴，而仍外连太阳者；有邪在少阴，而或兼厥阴，或兼太阴者。大抵连太阴者多发热，连厥阴者多厥利也。是传经、直中之外，又有不同如此。且也直中之寒，久亦化热；传经之热，极必生阴。兹篇先列脉证于前，次清法，次温法，又次为生死法，欲学者明辨宜清宜温之实，不必但泥传经直中之名也。又其次为少阴病禁，以少阴为汗下之例，亦不得不著汗下之禁云。凡四十五条，为一卷。"（《伤寒贯珠集·卷七·少阴篇》）此为尤怡基于"以法类证"，的思想，重新编次、注释《伤寒论》时，阐明的"辨列少阴条例大意"。其以"少阴诸法"为题，论述"辨少阴病脉证并治"的内容。本书未采纳对《伤寒论》的编次体例，在此引之仅供参考。

（2）少阴病提纲及主证

少阴病是阳气虚衰而阴寒内盛，乃至虚阳上浮所致。如"少阴之为病，脉微细，但欲寐也。"此条作为少阴病提纲，阐明了少阴病的基本特征。少阴病属心肾虚衰，气血不足，水火偏虚，复感风寒，是少阳病的主要成因。少阴为病，脉微细是气血虚少，但欲寐是阴阳不调、正气不足，反为邪困。尤怡注曰："经脉阳浅而阴深，阳大而阴小；邪传少阴，则脉之浮者转为微，大者转为细也。又多阳者多寤，多阴者多寐；邪传少阴则目不瞑者，转而为但欲寐也。夫少阴者，三阴之枢也，阳于是乎入，而阴于是乎出，故虽太阴、厥阴同为阴脏，而其为病，实惟少阴为然。而少阴之为病，亦非独脉微细、但欲寐二端，仲景特举此者，以为从阳入阴之际，其脉证变见有如此。"（《伤寒贯珠集·卷七》）

"少阴病，欲吐不吐，心烦，但欲寐。五六日自利而渴者，属少阴也，虚故引水自救；若小便色白者，少阴病形悉具，小便白者，以下焦虚有寒，不能制水，故令色白也。"此论少阴病水火不济之证。少阴病阴盛于下，阳扰于上，正虚邪僭，水火不济，故欲吐不吐，心烦；阳衰阴盛，故但欲寐。至五六日邪入已深，下水无阳以温则自利，上火无阴以济则口渴。津不上承，故引水自救；下焦阳虚不能制水，故小便色白。太阴病自利不渴，是寒在中焦；少阴病自利而渴，是寒在下焦。症见下利而渴，小便色白，虽渴不能多饮，且喜热饮，知为下焦有寒。尤怡注曰："此少阴自受寒邪之证，不从阳经来也。寒初到经，欲受不可，欲却不能，故欲吐不吐，心烦，但欲寐，而实不能寐也。至五六日，自利而渴，则其邪已入少阴之脏矣。然少阴阴脏也，寒阴邪也。以阴受阴，法当不渴，而渴者，此非有热，以脏虚故引水自救耳。更审其小便，若色白者，则少阴寒病，全体大露无疑。何以言之？热传少阴，自利而渴者，邪热足以消水，其小便色必赤，寒中少阴，自利而渴者，虽能饮而不能制，其小便色必白也。仲景辨证之精如此。"（《伤寒贯珠集·卷七》）

"病人脉阴阳俱紧，反汗出者，亡阳也，此属少阴，法当咽痛而复吐利。"此论少阳病亡阳脉证。脉阴阳俱紧，为寒邪直中少阴。太阳伤寒脉阴阳俱紧，是浮而紧；本条所言脉阴阳俱紧，是沉而紧，故曰"此属少阴"。阴证见紧脉，一般不应有汗，现在反见汗出，这是阴寒太甚，阳虚不能卫外为固所致。且同时出现虚阳上浮而为咽痛，外脱而为吐利，所以谓其"亡阳"。尤怡注曰："阴阳俱紧，太阳伤寒之脉也。法当无汗，而反汗出者，表虚亡阳，其病不属太阳而属少阴矣。少阴之脉，上膈循喉咙；少阴之脏，为胃之关，为二阴之司；寒邪直入，经脏俱受，故当咽痛而复吐利也。此为寒伤太阳，阳虚不任，因遂转入少阴之证。盖太阳者，少阴之表，犹唇齿也。唇亡则齿寒，阳亡则阴及，故曰少阴之邪从太阳飞渡者多也。"（《伤寒贯珠集·卷七》）

"少阴病，下利，若利自止，恶寒而踡卧，手足温者，可治。"此论少阴病阳复者可治。"少阴病，恶寒而踡，时自烦，欲去衣被者，可治。"此论少阴病阳气欲复者可治。下利是少阴病阳虚之候，若利能自止而手足转温，此为阳气来复，阴寒渐退；虽恶寒、蜷卧仍在，犹有可治之机。尤怡注曰："寒中少阴，或下利，或恶寒而蜷卧，或吐利交作而脉不至，阴邪盛而阳气衰之候也。若利自止，手足温；或自烦欲去衣被，或反发热，则阳气已复，而阴邪将退，故皆得不死而可治。脉不至者，吐利交作，元气暴虚，脉乍不至也。灸少阴以引阳气，脉必自至。总之，传经之病，以阴气之存亡为生死。直中之病，以阳气之消长为生死也。"(《伤寒贯珠集·卷七》)

综上所述，少阴病主证为脉微细，但欲寐；或欲吐不吐，心烦，五六日自利而渴；或小便色白；或脉阴阳俱紧，汗出；或咽痛而复吐利；或恶寒而蜷卧等。

（3）少阴病治法及禁忌

对于少阴病主证，主要采用扶阳、滋阴等补益之法，一般不用汗、下之法治疗。

少阴病正虚兼表之证，当扶正兼以祛邪；邪去而正复，则其病自愈。但若以火法发汗，必伤阴液致小便难。故少阴病禁用强发汗法。如："少阴病，咳而下利，谵语者，被火气劫故也，小便必难，以强责少阴汗也。"此论少阴病火劫发汗之变证。少阴受邪，当治以扶阳兼祛邪之法，邪去正复，其病自愈。若以火劫迫使汗出，则阳未复而阴已伤，致肾虚气逆而作咳，阳微于下而下利。火浮于上，扰及神志则谵语。津亏者，小便必难，故少阴首戒发汗。尤怡注曰："少阴之邪，上逆而咳，下注而利矣。而又复谵语，此非少阴本病，乃被火气劫夺津液所致，火劫即温针灼艾之属。少阴不当发汗，而强以火劫之，不特竭其肾阴，亦并耗其胃液，胃干则谵语，肾燥则小便难也。"(《伤寒贯珠集·卷七》)

"少阴病，脉细沉数，病为在里，不可发汗。"此论少阴禁汗之脉。少阴病，脉沉细数，细为血虚，沉为在里。数脉与沉细并见，按之必散而无力，常并见阴寒之证，其病在里，故不可发汗。尤怡注曰："少阴与太阳为表里，而少阴亦自有表里，经病为在表，脏病为在里也。浮沉而身发热，为病在表；脉细沉数，身不发热，为病在里。病在表者可发汗，如麻黄附子细辛汤之例是也。病在里而汗之，是竭其阴而动其血也，故曰不可发汗。"(《伤寒贯珠集·卷七》)

"少阴病，脉微，不可发汗，亡阳故也。阳已虚，尺脉弱涩者，复不可下之。"此论少阴病不可汗下之脉。少阴病脉微为阳虚，尺脉弱涩为血虚。阳虚则不可发汗，否则会有亡阳之变。血虚亦不可发汗，否则会有亡阴之变。尤怡注曰："少阴虽为阴脏，而元阳寓焉，故其病有亡阳亡阴之异。脉微者为亡阳，脉弱涩者为亡阴。发汗则伤阳，故脉微者，不可发汗。下则伤阴，故阳已虚而尺脉弱涩者，非特不可发汗，亦复不可下之也。"(《伤寒贯珠集·卷七》)

"少阴病，但厥无汗，而强发之，必动其血。未知从何道出，或从口鼻，或从目出者，是名下厥上竭，为难治。"此论强发少阴汗致下厥上竭之危候。少阴病阳气衰微，既不能温煦四肢，更不能蒸化为汗，所以但厥无汗。若因其无汗而强发汗，则既伤其阳，复竭其阴，势必厥逆不除，更动其血，逼血上出，或从口鼻，或从目出，致阴亡于下而厥，阴涸于上而竭。下厥上竭，属误治危候，故曰"难治"。尤怡注曰："少阴中寒，但厥无汗，邪方内淫而气不外达，非可得汗愈者。而强发之，则汗必不出，而血反自动，或口鼻，或目，随其所攻之道而外出也。盖发汗之药，其气上行，而性多剽悍，不得于气，则去而之血，必尽其性而后止耳。然既脏虚邪入，以致下厥，而复迫血妄动，以致上竭；上下交征，而血气之存者无几矣。尚何以御邪而却疾耶，故曰难治。"(《伤寒贯珠集·卷七》)

（4）少阴病预后转归

①少阴病向愈之证

"少阴病，脉紧，至七八日，自下利，脉暴微，手足反温，脉紧反去者，为欲解也，虽烦，下利必自愈。"此论少阴病下利自愈证。少阴病脉紧，为阴寒内盛之象，至七八日出现下利，但脉转微而手足温，是阴寒之邪去而阳气来复之征，故谓"欲解"。此时虽见烦躁，但下利将愈。尤怡注曰："寒伤少阴之经，手足厥冷而脉紧。至七八日，邪气自经入脏，自下利而脉微，其病为较深矣。乃手足反温，脉紧反去者，阳气内充，而阴邪不能自容也，故为欲解。虽烦下利，必自止者，邪气转从下出，与太阴之秽腐当去而下利者同意。设邪气尽，则烦与利，亦必自止耳。"(《伤寒贯珠集·卷七》)

"少阴中风，脉阳微阴浮者，为欲愈。"少阴中风欲愈的脉象。少阴的主脉为微细，为里气虚衰之象。若少阴病中风，阳脉微为邪气不盛，阴脉浮为正气不虚。脉阳微阴浮，乃正气有抗邪外出之象，故为向愈之征。尤怡注曰："少阴中风者，少阴之经，自中风邪，不从阳经传入者也。脉阳微者，邪气微。阴浮者，邪气浅而里气和，故为欲愈，亦阴病得阳脉则生也。"(《伤寒贯珠集·卷七》)

"少阴病，吐利，手足不逆冷，反发热者，不死；脉不至者，灸少阴七壮。"此论少阴病阳复可治，脉不至可灸。少阴病吐利，属阴盛阳虚者，当见虚寒之证。今手足不逆冷，反见发热，为阳气来复、阴寒渐退之征兆。尤怡注曰："寒中少阴，或下利，或恶寒而蜷卧，或吐利交作而脉不至，阴邪盛而阳气衰之候也。若利自止，手足温，或自烦欲去衣被，或反发热，则阳气已复，而阴邪将退，故皆得不死而可治。脉不至者，吐利交作，元气暴虚，脉乍不至也。灸少阴以引阳气，脉必自至。总之，传经之病，以阴气之存亡为生死；直中之病，以阳气之消长为生死也。"(《伤寒贯珠集·卷七》)

②少阴病难治证与死证

少阴病，纯阴无阳，阴盛阳衰，虚阳欲脱，下竭上脱，属"难治证""死证"。

"少阴病,恶寒,身蜷而利,手足逆冷者,不治。"此论少阴病纯阴无阳之危候。少阳病恶寒,为阳虚之象;身蜷而利乃恶寒之甚,亦纯阴之象。此阳不足而阴寒极盛,若至手足逆冷,知真阳已败,故云"不治"。"少阴病,四逆,恶寒而身蜷,脉不至,不烦而躁者,死。"此论少阴病阴盛阳衰之危候。少阴病四逆,恶寒而身蜷,是阴寒极盛;脉不至,不烦而躁,是阳气已绝,有阴无阳,固属极危。尤怡注曰:"恶寒身蜷而利,手足逆冷,阴气太盛,阳气不振,与前利止手足温等证正相反。盖手足温时,自烦发热者,阳道长阴道消也。手足逆冷,不烦而躁者,阴气长,阳气消也。且四逆而脉不至,与手足温而脉不至者不同。彼则阳气乍厥,引之即出;此则阳气已绝,招之不返也。而烦与躁又不同,烦者热而烦也,躁者乱而不必热也。烦而躁者,阳怒而与阴争,期在必胜则生;不烦而躁者,阳不能战,复不能安而欲散去,则死也。"(《伤寒贯珠集·卷七》)

"少阴病,吐利,躁烦,四逆者,死。"此论少阴病阴寒独盛,虚阳欲脱之极危之候。少阴病既吐复利,是阴寒盛极,阳气已虚。若加烦躁、四逆,则虚阳有欲脱之势,故属危殆。尤怡注曰:"寒中少阴,吐利交作,阴邪已太盛矣。然或自烦发热,或手足不逆冷,则阳气犹在,阴邪虽盛,犹或可治。所谓吐利,手足不逆冷,反发热者,不死也。若更烦躁四逆,则阳气有散亡之象,阴邪无退舍之期,虽欲不死,乌可得耶。"(《伤寒贯珠集·卷七》)

"少阴病,下利止而头眩,时时自冒者,死。"此论少阴病下竭上脱之极危之候。少阴病下利自止,应属阳回之征。今利止而头眩、时时自冒,是阴竭于下、阳脱于上之危候,故属不治,尤怡注曰:"下利止,非利自愈也,脏阴尽也。眩,目黑而转也。冒,昏冒也。阴气既尽,孤阳无附,而浮乱于上,故头眩,时时自冒也。而阴气难以卒复,孤阳且易上散,虽有

良药，亦无及矣。是以少阴病阳复利止则生，阴尽利止则死也。"(《伤寒贯珠集·卷七》)

"少阴病，脉微细沉，但欲卧，汗出不烦，自欲吐。至五六日，自利，复烦躁不得卧寐者，死。"此论少阴病阴盛阳脱极危之候。脉微细沉，但欲卧，是少阴病本证；汗出不烦是阳气外亡，自欲吐为阴邪上逆。此时，治当急温；若失此不治，至五六日自利，烦躁不得卧寐，显然是阴盛阳脱，正不胜邪，故属极危之候。尤怡注曰："脉微细沉，但欲卧，邪传少阴之本证。如本篇第一条所云也。汗出不烦者，气外泄而邪不与俱泄也。自欲吐，继后自利者，邪上下行而气不能驱而出之也。至烦躁不得卧寐，则阴阳尽虚，邪气独盛，正不胜邪，躁扰不宁，顷之离散而死矣，所谓病胜脏者死是也。"(《伤寒贯珠集·卷七》)

"少阴病六七日，息高者，死。"此论少阴病肺气肾气俱脱极危之候。尤怡注曰："息高，气高而喘也。少阴为真气之源，呼吸之根；六七日病不愈而息高者，邪气不去体，而真气已离根也，故死。"(《伤寒贯珠集·卷七》)

③少阴病热及血分证

"少阴病八九日，一身手足尽热者，以热在膀胱，必便血也。"此论少阴病阳热太过之变。病在少阴，一般不发热。今少阴病至八九日，不见少阴虚寒证，而见一身手足尽热，寒邪已化为热，是为病由阴转阳，肾移热与膀胱，气病及血，引起迫血妄行而见便血，此乃阳回太过之象。尤怡注曰："此热传少阴，而复还入膀胱之证。膀胱者，太阳也，太阳为三阳之表，而多血少气；热在膀胱，则一身手足尽热。而热气有余，血为热迫，散而下行，则必便血也。"(《伤寒贯珠集·卷七》)

④少阴病阳虚用灸法证

"少阴病，下利，脉微涩，呕而汗出，必数更衣，反少者，当温其上，灸之。"此论少阴病下利，阳虚气陷用灸之证治。少阴病下利，证属虚寒，脉微为气虚，脉涩主血少；呕而汗出，为阴寒气逆，阳不外固所致；大便频数而量少，为正虚气陷之象。此属气血俱虚，中阳不运；治宜回阳以救阴，祛邪以扶正；阴阳两虚，扶阳为急。此"当温其上"，是指用灸法温上部穴位，灸百会穴。尤怡注曰："少阴病，下利脉微涩，阴伤于下也。呕而汗出，阳虚于上也。阴虚并伤，法必上下并温矣。若更衣虽数，而所下无多，尤为阴亡之验，是但当温其上而不可温其下，即温上之法，亦不可以药伤其阴，而但宜灸以引其阳也。灸法未详。"（《伤寒贯珠集·卷七》）

（5）少阴病欲解时

"少阴病欲解时，从子至寅上。"阳生于子，阳进则阴退，阳长则阴消。少阴解于子至寅时，即阴得阳则解。可见少阴病，阳气之存亡至关重要。尤怡注曰："少阴，水脏也。少阴之病，阴邪也。水王于子，而阳长于寅。少阴病欲解，从子至寅上者，阴气待子则王，而阴邪得阳则解也。"（《伤寒贯珠集·卷七》）

2. 方证

（1）麻黄细辛附子汤证

"少阴病，始得之，反发热，脉沉者，麻黄细辛附子汤主之。"此论阳虚感寒证治。症见发热、脉沉，少阴病不当有热，故称"反发热"。脉沉，为病属少阴；发热，为外感寒邪所致。治以温阳散寒解表。方用麻黄细辛附子汤（麻黄、细辛、附子）。本方为补散兼施之剂，麻黄发汗解表寒，附子温经扶阳，细辛散逐里寒。三药合用，阳气得振，则寒邪外达。尤怡注曰："此寒中少阴之经，而复外连太阳之证，以少阴与太阳互为表里，其气相通故也。少阴始得本无热，而外连太阳则反发热。阳病脉当浮而仍紧，少阴则脉不浮而沉，故与附子、细辛，专温少阴之经，麻黄兼发太阳之表，乃少阴经温经散寒，表里兼治之法也。"（《伤寒贯珠集·卷七》）。

（2）麻黄附子甘草汤证

"少阴病，得之二三日，麻黄附子甘草汤微发汗。以二三日无里证，故微发汗也。"此亦论阳虚感寒证治。此证虽邪未入里，但以方测证，当见无寒、无汗，病情较麻黄细辛附子汤证为轻，治以温经并"微发汗"。方用麻黄附子甘草汤（麻黄、甘草、附子）。本方即麻黄细辛附子汤去细辛之辛散，加甘草之甘缓。此少阴感寒之微发汗法。尤怡注曰："少阴中寒二三日，为脉沉、恶寒无热之时，故可与麻黄附子甘草汤，以取微汗而散寒邪。无里证者，无吐利、心烦、不得卧等证也。以二三日，病未入脏，而寒亦未变热，故得用温经散邪之法，如麻黄附子细辛之例。然去细辛之辛，而加甘草之甘，于法为较和矣。所以然者，寒邪不可不发，而阴病又不可过发耳。"（《伤寒贯珠集·卷七》）

（3）附子汤证

"少阴病，得之一二日，口中和，其背恶寒者，当灸之，附子汤主之。"此论少阴感寒入里，邪随寒化之证治。少阴感寒后，症见口中和，背恶寒；或身体痛，手足寒，骨节痛，脉沉者，属邪随寒化。尤怡注曰："口中和者，不燥不渴，为无里热也。背恶寒者，背为阳，而阴乘之，不能通于外也。阳不通，故当灸之以通阳痹；阳不足，故主附子汤以补阳虚，非如麻黄附子细辛之属，徒以温散为事矣。此阳虚受寒，而虚甚于寒者之治法也……气虚者，补之必以甘；气寒者，温之必以辛；甘辛合用，足以助正气而散阴邪，人参、白术、茯苓、附子是也。而病属阴经，故又须芍药以和阴气，且引附子入阴散寒，所谓向导之兵也。"（《伤寒贯珠集·卷七》）

"少阴病，身体痛，手足寒，骨节痛，脉沉者，附子汤主之。"此承上条补叙少阴寒化证治。尤怡注曰："身体痛，骨节痛，寒在阴也。手足寒，脉沉，病属阴也。若脉浮而手足热，则为太阳伤寒，可与汗解者矣。此为少阴血气不足，而寒邪侵之之证，故亦宜附子汤，复阳散阴，益精气也。"

此证治宜复阳散阴，补益精气，健脾燥湿；方用附子汤（附子、茯苓、人参、白术、芍药）。本方以人参回生气之源，附子温真阳之本；再加白术、茯苓健脾利湿，芍药和血，同奏温经逐寒，益气健脾之功，为治疗少阴寒化证之方剂。还可以灸法温经散寒。

（4）四逆汤证

"少阴病，脉沉者，急温之，宜四逆汤。"此论少阴病宜急温之脉象。脉微细，但欲寐，是少阴病之脉证特征。本条虽仅举脉象，实包括微细在内。脉沉而微细，属阳气大虚可知。故当用四逆汤急温之，以回阳救逆。方中附子温经回阳，干姜温中散寒，甘草调中补虚。三味相合，同奏回阳之功。

"少阴病，饮食入口则吐，心中温温欲吐，复不能吐，始得之，手足寒，脉弦迟者，此胸中实，不可下也，当吐之。若膈上有寒饮，干呕者，不可吐也，当温之，宜四逆汤。"此论胸中实宜吐与膈上有寒饮宜温的证治。少阴病，饮食入口则吐，属热属实，其热在胸，其实为痰。痰实于胸，故饮食入口则吐；心中温温欲吐，复不能吐者，是痰涎上阻，胶着于上，欲吐而不能出。胸中阳气被郁，不能四达，故始得之手足寒。脉弦主邪实，迟主气血被阻。此邪实于胸，可用吐法，不可议下。若膈上有寒饮，症见干呕，此属阳气不化之寒饮。病痰饮者，当以温药和之，宜四逆汤温之，则寒去胃和，不可议吐。尤怡注曰："肾者，胃之关也。关门受邪，上逆于胃，则饮食入口即吐，或心中温温欲吐，而复不能吐也。夫下气上逆而为吐者，原有可下之例。如本论之哕而腹满，视其前后，知何部不利者而利之。《金匮》之食已即吐者，大黄甘草汤主之是也。若始得之，手足寒，脉弦迟者，胸中邪实而阳气不布也，则其病不在下而在上，其治法不可下而可吐，所谓因其高者而越之也。若膈上有寒饮而致干呕者，则复不可吐而可温，所谓病痰饮者，当以温药和之也。故实可下，而胸中实则不

可下；饮可吐，而寒饮则不可吐。仲景立法，明辨详审如此。"（《伤寒贯珠集·卷七》）

（5）通脉四逆汤证

"少阴病，下利清谷，里寒外热，手足厥逆，脉微欲绝，身反不恶寒，其人面色赤，或腹痛，或干呕，或咽痛，或利止脉不出者，通脉四逆汤主之。"此论少阴病阴盛格阳证治。此为内真寒而外假热之证，下利清谷，手足厥逆，脉微欲绝属"里寒"；身反不恶寒，面色赤属"外热"。此阴盛于内，格阳于外之真寒假热证，故称"里寒外热"。其他或然证，如腹痛是寒盛于里，干呕是寒气上逆，咽痛是上有假热，利止是阴液内竭而并非阳回之利止，故利虽止而脉仍不出。故治宜回阳救逆，通阳复脉，方用通脉四逆汤（甘草、附子、干姜）。本方即四逆汤倍干姜加葱白以通阳。尤怡注曰："此寒中少阴，阴盛格阳之证。下利清谷，手足厥逆，脉微欲绝者，阴盛于内也。身热不恶寒，面色赤，格阳于外也。为真阳之气，被阴寒所迫，不安其处，而游散于外，故显诸热象，而实非热也。通脉四逆，即四逆加干姜一倍，为阴内阳外，脉绝不通，故增辛热以逐寒邪。寒去则阳复反，而脉复出耳。故曰其脉即出者愈。"（《伤寒贯珠集·卷七》）

通脉四逆汤，即四逆汤倍干姜加葱白以通阳。服药后向愈之征及通脉四逆汤的加减运用："其脉即出者愈。面色赤者，加葱九茎；腹中痛者，去葱，加芍药二两；呕者，加生姜二两；咽痛者，去芍药，加桔梗一两；利止脉不出者，去桔梗，加人参二两。病皆与方相应者，乃服之。"尤怡注曰："面色赤，阳格于上也。葱中空，味辛，能通阳气。腹中痛，阴滞于里也。芍药味酸，能利阴气，止腹痛，故加之。葱通阳而不利阴，故去之。呕者，阴气上逆也。生姜之辛，可散阴降逆。咽痛者，阳气上结也。桔梗之辛，可开阳结；去芍药者，恶其收也。利止脉不出，亡血也。故不利桔梗之散，而利人参之甘而能补也。"（《伤寒贯珠集·卷七》）

（6）白通汤证（附：白通加猪胆汁汤证）

"少阴病，下利，白通汤主之。"此论少阴病通阳止利法。少阴病下利，是阴寒盛而阳气虚，肾火衰微，不能制水所致。本方用干姜、附子回阳温里，里温则寒自散；葱白通阳，阳行则阴自消。本证下利不用四逆而用白通汤者，是因阳虚阴盛至下利清谷者，应用四逆汤回阳补虚；今阳为阴拒，气郁脉微者，用葱白之辛滑，通阳以破阴，四逆汤中之甘草反嫌其滞，故不用。用葱白而言"白通"者，是通其阳则阴自消之义。白通汤用干姜、附子以回元阳，佐葱白通阳以破阴，此扶阳散寒止利之剂。白通加猪胆汁汤，即白通汤加人尿、猪胆汁而成，引阳药达于至阴，而调二气之格拒，通上下之阴阳。尤怡注曰："少阴病，下利脉微者，寒邪直中，阳气暴虚，既不能固其内，复不能通于脉，故宜姜、附之辛而温者，破阴固里；葱白之辛而通者，入脉引阳也。"（《伤寒贯珠集·卷七》）

"少阴病，下利，脉微者，与白通汤。利不止，厥逆无脉，干呕烦者，白通加猪胆汁汤主之。服汤，脉暴出者死，微续者生。"此承上条论下利不止而病情加重的证治及预后。少阴病，下利，脉微者，乃阳气衰微，阳为阴拒，与白通汤通阳下济，则利自止。若利不止，是阴液欲下脱；脉微而至无脉，是阴阳之气上下已不能交接；且真寒之厥逆与假热之干呕、心烦并见，是阳无所附而欲上脱之征兆。治宜回阳救逆兼通阳以破阴。尤怡注曰："若服汤已，下利不止，而反厥逆无脉，干呕烦者，非药之不中病也。阴寒太甚，上为格拒，王太仆所谓甚大寒热，必能与违性者争雄，异气者相格也。故即于白通汤中，加人尿之咸寒，猪胆汁之苦寒，反其佐以同其气，使不相格而适相成，《内经》所谓寒热温凉，反从其病是也。脉暴出者，无根之阳，发露不遗，故死。脉微续者，被抑之阳，来复有渐，故生。"（《伤寒贯珠集·卷七》）

（7）桃花汤证

"少阴病，下利，便脓血者，桃花汤主之。""少阴病，二三日至四五日，腹痛，小便不利，下利不止，便脓血者，桃花汤主之。"此论脾肾阳虚，下焦滑脱证治。"少阴病，下利，便脓血者，可刺。"此论少阴病下利便脓血可用刺法。此腹痛是寒凝所致，小便不利、下利不止是水并大肠，水谷不别使然；此便脓血属虚寒滑脱，色多晦暗；或色浅淡，气不臭而腥；泻时滑脱不禁，无里急后重及肛门灼热。治宜温中散寒，涩肠固脱，方用桃花汤（赤石脂、干姜、粳米）。本方重在温涩，以赤石脂入下焦血分而固脱，干姜暖中焦气分而散寒，粳米益脾胃而补虚，赤石脂为末冲服，取其留滞收涩以固肠胃。本方久病而虚寒滑脱者亦可用，此即"涩者固脱"之义。尤怡注曰："少阴病，下利便脓血者，脏病在阴，而寒复伤血也。血伤故腹痛，阴病故小便不利，与阳经挟热下利不同。故以赤石脂理血固脱，干姜温里散寒，粳米安中益气。用刺法者，以邪陷血中，刺之以行血散邪耳，刺法未详。"（《伤寒贯珠集·卷七》）

（8）真武汤证

"少阴病，二三日不已，至四五日，腹痛，小便不利，四肢沉重疼痛，自下利者，此为有水气。其人或咳，或小便利，或下利，或呕者，真武汤主之。"此论少阴病阳虚水停证治。少阴病二三日不愈，至四五日邪已入里，而见腹痛，小便不利，四肢沉重疼痛，自下利，此为肾阳衰微致水寒之气浸润内外所致。腹痛是寒盛于内，小便不利是水不下行，四肢沉重疼痛是湿侵于外，自下利是水溢于内。此皆阳虚不能化气所致。故治宜温阳利水。方用真武汤（茯苓、芍药、白术、生姜、附子）。本方为温阳利水之剂，附子辛热，温经散寒；白术甘温，健脾燥湿；茯苓甘平，淡渗利水；生姜辛温，温胃散寒；芍药苦平，和血益阴。诸药合用以治阳虚水泛之证。真武汤之加减运用："若咳者，加五味子半升、细辛一两、干姜一两；若小便利者，去茯苓；若下利者，去芍药，加干姜二两；若呕者，去附子，加生姜，足前为半斤。"咳者，是水寒射肺，气逆而不下所致。故加五味子之酸，以收逆气；加细辛、干姜之辛，以散水寒。小便利者，水已下趋，不必更利其水，故去茯苓；下利为寒盛于内，故去芍药加干姜，避寒而就温。呕者，为气逆于上所致，故去附子，加生姜。此二药辛热则同，而生姜善降逆，附子能行而不能下，是其不同之处。尤怡注曰："少阴中寒，二三日不已，至四五日，邪气递深而脏受其病矣。脏寒，故腹痛，寒胜而阳不行，故小便不利，于是水寒相搏，浸淫内外，为四肢沉重疼痛，为自下利，皆水气乘寒气而动之故也。其人或咳，或小便利，或下利，或呕者，水寒之气，或聚或散或止，三服。"（《伤寒贯珠集·卷七》）

（9）吴茱萸汤证

"少阴病，吐利，手足逆冷，烦躁欲死者，吴茱萸汤主之。"此论寒邪犯胃，浊阴上逆证治。本证重在呕吐，虽有下利，必不甚剧。手足逆冷与烦躁，乃因呕吐频繁而剧烈所致，与真阳欲绝之四逆、躁烦根本不同。呕吐由于寒邪犯胃，胃中虚寒所致。治宜温胃散寒，补中泄浊，降逆止呕，方用吴茱萸汤（吴茱萸、人参、生姜、大枣）。吴茱萸温中散寒，降逆下气；生姜散寒止呕，人参、大枣补虚和中。尤怡注曰："此寒中少阴，而复上攻阳明之证。吐利厥冷，烦躁欲死者，阴邪极盛而阳气不胜也。故以吴茱萸温里散寒为主，而既吐且利，中气必伤，故以人参、大枣，益虚安中为辅也。"（《伤寒贯珠集·卷七》）

（10）大承气汤证

少阴病属邪热入里成实有"三急下"证。如："少阴病，得之二三日，口燥咽干者，急下之，宜大承气汤。"此论少阴热并阳明证治。得病二三日，症见口燥咽干，此伏热在里，灼伤肾阴，肾水有枯竭之危，故用大承气汤急下存阴。尤怡注曰："此少阴热并阳明之证。二三日，为病未久，而便口燥咽干，热气盛而阴气少矣。盖阳明土，少阴水，热并阳明，则土实而水虚，不特热气伤阴，即土气亦伤水也。故宜急下，以泻土而全水。不然，热盛伤阴，土实亦伤阴，其干槁可立而待。然非心下痛，腹胀不大便，如下二条所云，亦未可以大承气轻试也。"（《伤寒贯珠集·卷七》）

"少阴病，自利清水，色纯青，心下必痛，口干燥者，急下之，宜大承气汤。"此论少阴热并阳明而气复下注证治。此自利清水，所下当是青黑色污水，且有心下痛，口干燥，便是燥实在里，属热结旁流，真阴将竭之危证，故用大承气汤急下存阴。尤怡注曰："此亦少阴热并阳明，而气复下注之证。然虽下注而邪实不去，但水液从旁下转，为自利清水而已，故心下痛而口干燥也。色纯青者，土受水邪，玄黄合色，而色转纯青也。以大承气急下，则胃实去而肾病亦已矣"（《伤寒贯珠集·卷七》）。

"少阴病六七日，腹胀，不大便者，急下之，宜大承气汤。"此论燥实在里，土实水干证治。少阴病六七日，邪气入里成实，症见不大便。此证邪从热化，津液将竭，故当急下之以保肾阴。尤怡注曰："腹胀不大便，土实之征也。土实则水干，故非急下不可。夫阳明居中，土也，万物所归。故无论三阳三阴，其邪皆得还入于胃，而成可下之证。然太阴传阳明，脏邪还府，为欲愈也。厥阴传阳明者，木邪归土，不能复木也。惟少阴则肾邪入胃，而胃实复将消肾，故虽并用下法，而少阴之法，视太阴厥阴为加峻矣。"（《伤寒贯珠集·卷七》）。

总之，少阴病，口燥咽干；或自利清水，色纯青，心下痛，口干燥；或腹胀不大便者，治以"急下之"。方用大承气汤（枳实、厚朴、大黄、芒硝）峻下热结。关于服用此方的注意事项，论曰："分温再服，一服得利，止后服。"

（11）黄连阿胶汤证

"少阴病，得之二三日以上，心中烦，不得卧，黄连阿胶汤主之。"此论少阴病阴虚，邪从热化证治。少阴病二三日以上，由于肾阴不足，心火亢盛而出现心中烦、不得卧等，为邪从热化。此证属阴虚阳盛，舌质必红绛而干燥少津，脉细数，为水枯火炎之象。故治宜滋阴养血而清心火，方用黄连阿胶汤（黄连、黄芩、芍药、鸡子黄、阿胶）。黄连、黄芩清心火，芍药、阿胶、鸡子黄滋阴血；使心肾得交，水火既济，则心中烦、不得卧自愈。尤怡注曰："少阴之热，有从阳经传入者，亦有自受寒邪，久而变热者。曰二三日以上，谓自二三日至四五日，或八九日，寒极而变热也。至心中烦，不得卧，则热气内动，尽入血中，而诸阴蒙其害矣。盖阳经之寒变，则热归于气，或入于血；阴经之寒变，则热入于血，而不归于气。此余历试之验也。故用黄连、黄芩之苦，合阿胶、芍药、鸡子黄之甘，并入血中，以生阴气，而除邪热，成氏所谓阳有余，以苦除之；阴不足，以甘补之是也。"（《伤寒贯珠集·卷七》）

（12）四逆散证

"少阴病，四逆，其人或咳，或悸，或小便不利，或腹中痛，或泄利下重者，四逆散主之。"此论阳郁于里而气机不利证治。少阴病四逆为阳虚不能敷布四末之证，病机所重在阳郁于里；其或咳或悸，或小便不利，是气机不宣所致；或腹中痛，或泄利下重，是气血郁滞使然。故治宜宣散气血之郁滞，方用四逆散（甘草、枳实、柴胡、芍药）。柴胡宣阳解郁，使阳气外达；枳实破滞气，芍药和阴血，甘草缓中调胃以解郁热。加减法：咳者，加五味子、干姜，并主下利；悸者，加桂枝；小便不利者，加茯苓；腹中痛者，加附子；泄利下重者，加薤白。尤怡注曰："四肢，四肢逆冷也。此非热厥，亦太阳初受寒邪，未郁为热，而便入少阴之证。少阴为三阴之枢，犹少阳为三阳之枢也。其进而入则在阴，退而出则就阳，邪气居之，有可进可退，时上时下之势，故其为病，有或咳，或悸，或小便不利，或腹中痛，或泄利下重之证。夫邪在外者，可引而散之；在内者，可下而去之；

其在外内之间者，则和解而分消之。分消者，半从外半从内之谓也。故用柴胡之辛，扬之使从外出；枳实之苦，抑之使其内消，而其所以能内能外者，则枢机之用为多，故必以芍药之酸益其阴，甘草之甘养其阳。曰四逆者，因其所治之病而命之名耳。而其制方大意，亦与小柴胡相似，四逆之柴胡、枳实，犹小柴胡相似，四逆之芍药、甘草，犹小柴胡之人参、甘草也，且枳实兼擅涤饮之长，甘、芍亦备营卫两和之任，特以为病有阴阳之异，故用药亦分气血之殊，而其辅正逐邪，和解表里，则两方如一方也。旧谓此为治热深发厥之药，非是，夫果热深发厥，则属厥应下之之例矣，岂此药所能治哉！"（《伤寒贯珠集·卷七》）。

（13）猪肤汤证

"少阴病，下利，咽痛，胸满，心烦，猪肤汤主之。"

此论少阴病阴伤咽痛证治。少阴下利本属阳虚，但下利日久则必伤及阴分。本条咽痛、胸满、心烦等，皆因利后伤阴所致。阴虚津耗，故见咽痛；虚热内扰，故胸满，心烦。且利久必伤脾，脾虚津亦难复，故用猪肤汤（猪肤）滋阴润燥和中，以治下利、止咽痛。猪肤甘而微寒，有润燥退热之功；白蜜甘寒，能清虚热，润燥以止咽痛；白粉甘淡，和中治下利。津液得复，则胸满、心烦诸症可愈。尤怡注曰："少阴之脉，从肾上贯肝膈，入肺中，循喉咙；其支别者，从肺出络心，注胸中。阳邪传入少阴，下为泄利，上为咽痛，胸满心烦。热气充斥脉中，不特泄伤本脏之气，亦且消烁心肺之阴矣。猪，水畜，而肤甘寒；其气味先入少阴，益阴除客热，止咽痛，故以为君；加白蜜之甘以缓急，润以除燥而烦满愈；白粉之甘能补中，温能养脏而泄利止矣。"（《伤寒贯珠集·卷七》）

（14）甘草汤证（附：桔梗汤证）

"少阴病二三日，咽痛者，可与甘草汤；不差，与桔梗汤。"此论少阴客热咽痛证治。本条所述为客热为患，故用甘草汤（甘草）清热缓痛。甘草，炙用补中，生用泄热，均有缓痛作用。本方所用为生甘草，可清热缓痛。若服药后仍咽痛不止，可治以清热止痛，宣肺祛痰。方用桔梗汤（桔梗、甘草）。甘草清热缓痛，桔梗宣肺祛痰。后世用此二药，通治咽喉诸病，皆出于此。尤怡注曰："此亦热传少阴，而上为咽痛之法。甘草汤，甘以缓急，寒以除热也。其甚而不差者，则必以辛发之，而以甘缓之。甘草、桔梗，甘辛合用，而甘胜于辛，治阴虚客热，其法轻重，当如是耳。"（《伤寒贯珠集·卷七》）

（15）苦酒汤证

"少阴病，咽中伤，生疮，不能语言，声不出者，苦酒汤主之。"此论少阴咽中伤生疮证治。咽中伤生疮，致语言不利，声不得出。此为痰火互结，咽部糜烂而有所阻塞。故治宜涤痰消肿，止痛敛疮，方用苦酒汤（半夏、鸡子去黄）。本方主要以半夏散结降痰，但因半夏辛燥，故佐以鸡子清甘寒润燥止痛，更以苦酒（即米醋）消肿敛疮。三者相合，可散结祛痰，消肿止痛。"少少含咽之"，可使药效能持续作用于咽部。尤怡注曰："少阴热气，随经上冲，咽伤生疮，不能语言，音声不出。东垣所谓少阴邪入于里，上接于心，与火俱化而克金也。故与半夏之辛以散结热，止咽痛；鸡子白甘寒入肺，清热气，通声音；苦酒苦酸，消疮肿，散邪毒也。"（《伤寒贯珠集·卷七》）

（16）半夏散及汤证

"少阴病，咽中痛，半夏散及汤主之。"此论少阴感寒咽痛证治。此咽痛当是风寒外束，热郁咽中所致。除咽痛外，还当有恶寒、痰多等。治宜散寒开结，以解咽中痛，方用半夏散及汤（半夏、桂枝、甘草）。半夏开结降痰，桂枝疏风散寒，甘草止痛和中。凡咽痛由于风寒外束而痰多者，宜用本方。本方之散剂，用白饮合服，与桂枝汤之啜热粥，同具助正散邪之义。汤剂少少含咽，与苦酒汤之使药持续作用于咽部之义亦同。尤怡注曰：

"少阴咽痛，甘不能缓者，必以辛散之。寒不能除者，必以温发之。盖少阴客邪，郁聚咽嗌之间，既不得出，复不得入。设以寒治，则聚益甚，投以辛温，则郁反通。《内经》微者逆之，甚者从之之意也。半夏散及汤，甘辛合用，而辛胜于甘，其气又温，不特能解客寒之气，亦能劫散咽喉怫郁之热也。"（《伤寒贯珠集·卷七》）

猪苓汤证

"少阴病，下利六七日，咳而呕渴，心烦不得眠者，猪苓汤主之。"此论少阴病阴虚兼水热互结证治。以方测证，当有小便不利。由于水热互结在里，水渗大肠则利，犯肺则咳，犯胃则呕，津不化则渴，阴虚阳亢则心烦不得眠。故治宜清热利水，滋阴润燥，方用猪苓汤（猪苓、茯苓、阿胶、泽泻、滑石）。阿胶滋阴润燥，滑石去热，二苓、泽泻淡渗利水。尤怡注曰："少阴中寒，下利至六七日，寒变为热，而气复上行，为咳，为呕，为心烦不得眠，所谓下行极而上也。夫邪气自下而上者，仍须从下引而出之，猪苓、茯苓、泽泻、滑石，并甘淡下行之药，足胜导水泻热之用。然以阴病而属邪热，设非得阿胶之咸寒入阴，何以驭诸阳药而泄阴中之热，导浮上之气哉！"（《伤寒贯珠集·卷七》）

（六）辨厥阴病脉证并治

1. 概述

《伤寒论·辨厥阴病脉证并治》所论厥阴病，从传变而言，为伤寒病的较后阶段；从病情而言，较为复杂且病情危重。其证属寒热错杂，临床特点为寒热交错；有上热下寒、厥热胜复、厥逆、下利吐哕证等主要证候。

（1）厥阴病篇的内容范围

《伤寒论·辨厥阴病脉证并治》，论述了厥阴病的主证、寒热错杂证、厥热胜复证、厥阴病治法、治禁、误治变证，厥阴病自愈与未愈及各种转归、厥阴病难治证和死证、厥阴病欲解时等。此外，论及乌梅丸证、当归四逆汤证、当归四逆加吴茱萸生姜汤证、四逆汤证、瓜蒂散证、茯苓甘草汤证、麻黄升麻汤证、干姜黄芩黄连人参汤证、白虎汤证、通脉四逆汤证、白头翁汤证、小承气汤证、栀子豉汤证、吴茱萸汤证、小柴胡汤证等方证。尤怡在"论列厥阴条例大意"中阐明:"厥阴为阴之尽,为脏之极,阴极而尽,则必复反而之阳,故厥阴之生死,在厥热之进退也。本篇于厥阴脉证之下,先辨厥热进退,所以明生死之机;次论生死微甚,所以明阴阳之故也。而厥阴有热,虑其伤阴,必以法清之;厥阴有寒,虑其伤阳,必以法温之,一如少阴之例也。盖厥阴少阴,同为阴脏,而俱属阳火,故于二者群分类聚,欲学者明辨而深思之耳。其次,为厥阴汗下诸禁,盖欲蒙其利,不可不知其害也。其次为厥阴简误,以厥阴篇中,杂入太阴少阴太阳之文,传误已久,习焉不察,特检出之。其次,为差后劳复等法,则去疾者,莫若尽之意也。"(《伤寒贯珠集·卷八·厥阴篇》)此为尤怡基于"以法类证",的思想,重新编次、注释《伤寒论》时,阐明的"辨列厥阴条例大意"。其以"厥阴诸法"为题,论述"辨厥阴病脉证并治"的内容。本书未采纳对《伤寒论》的编次体例,在此引之仅供参考。

(2)厥阴病提纲及主证

①上热下寒证

"厥阴之为病,消渴,气上撞心,心中疼热,饥而不欲食,食则吐蛔,下之,利不止。"此条为厥阴病之提纲。厥热病是寒热错杂之证,主要包括上热下寒、厥热胜复证,还论及厥证、下利吐哕证等。此条证候属上热下寒之证。上热,故症见消渴、气上撞心、心中疼热;下寒,症见饥而不欲食、食则吐蛔。若误以为实证而苦寒攻下,则上热未必去,而下寒反而加重,因之下利不止。尤怡注曰:"伤寒之病,邪愈深者,其热愈甚,厥阴为阴之尽,而风木之气,又足以生阳火而铄阴津,津虚火实,脏燥无液,求救于水,则为消渴。消渴者,水入不足以制热,而反为热所消也。气上冲心，心中疼热者，火生于木，肝气通心也。饥而不欲食者，木喜攻土，胃虚求食，而邪热复不能消谷也。食入即吐蛔者，蛔无食而动，闻食臭而出也。下之利不止者，胃家重伤而邪热下注也。此厥阴在脏之的证，病从阳经传入者也。"（《伤寒贯珠集·卷八》）

②厥热胜复证

厥阴病，阴阳相争，故厥热互见；若阴极阳复，则病可向愈。厥阴受邪，邪从阴化多寒，从阳化多热；正邪交争，邪胜则病进，正复则邪退。

"伤寒先厥，后发热而利者，必自止，见厥复利。"此论厥热与下利的关系。伤寒病深入厥阴，病愈之机全赖一阳来复。阳长阴退，即是生机；阴胜阳消，则入危境。患者先则四肢厥冷，乃阴寒过盛，阳气衰微，不能外达于手足之象。后来发热是阳气恢复，故手足厥冷转温而利自止，此阳复厥退而好转。若阳气恢复后，又见手足厥冷、下利等，是寒邪复盛而阳气又衰之象，势必利发于内而病将复起。厥阴病的厥热胜复，是阴阳消长的主要征象。尤怡注曰："伤寒先厥者，阴先受邪也。后热者，邪从阴而出阳也。阴受邪而利，及邪出而之阳，故利必自止。设复厥，则邪还入而之阴，故必复利。盖邪气在阳则生热，在阴则为厥与利，自然之道也。"（《伤寒贯珠集·卷八》）

"伤寒始发热六日，厥反九日而利。凡厥利者，当不能食。今反能食者，恐为除中。食以索饼。不发热者，知胃气尚在，必愈。恐暴热来出而复去也，后三日脉之，其热续在者，期之旦日夜半愈。所以然者，本发热六日，厥反九日，复发热三日，并前六日，亦为九日，与厥相应，故期之旦日夜半愈。后三日脉之而脉数，其热不罢者，此为热气有余，必发痈脓也。"此论厥、利而能食，疑似除中之证。以厥与热日数相比较，若厥热日数相等，为阴阳趋于平衡之征；若厥多于热则病利，热多于厥则发痈脓；厥利并见，当不能食；凡能食者，恐为除中。具体而言，厥的日数多于热的日数，属阴盛阳衰之证。中阳不振，阳不达于四肢则厥，阳气下陷不升则利。中阳虚衰，运化无权，应不能进食。今反能食，与厥利症状不相符合，疑为除中恶候。判断是否除中，可与索饼食之。如食后不发暴热，或仅有微热，则胃阳与水谷之气，尚能融合运化，表示胃气尚存，病有好转之机。假使食后忽发暴热，稍停发热复去，是阳气外浮，胃阳将绝之征。后三日察其脉证，如发热现象仍未消失，乃厥止阳复，为病愈之征，非除中暴热复去之证，可望其旦日夜半愈。此示人知厥后阳复，其病预后良好而易于痊愈之证。若阳复太过，则脉数不去，发热不退，日久必然伤阴；阴血受热熏灼，故知其必发痈脓。尤怡注曰："伤寒始发热六日，厥反九日而又下利者，邪气从阳之阴，而盛于阴也。阴盛则当不能食，而反能食者，恐为除中。中者，胃中之阳气也。除者，去而尽之也。言胃气为邪气所迫，尽情发露，不留余蕴也。不发热，不字当作若，谓试以索饼食之，若果胃气无余，必不能蒸郁成热。今反热者，知胃气尚在，非除中之谓矣。而又恐暴热暂来而复去，仍是胃阳发露之凶征也。后三日脉之，而其热仍在，则其能食者，乃为胃阳复振无疑，故期至旦日夜半，其病当愈。所以然者，本发热六日，厥反九日，热少厥多，其病当进。兹复发热三日，并前六日，亦为九日，适与厥日相应，故知其旦日夜半，其病当愈，旦日犹明日也。然厥与热者，阴阳胜负之机，不可偏也，偏于厥则阴胜而碍阳矣，偏于热则阳胜而碍阴矣。后三日脉之，而脉反加数，热复不止，则阳气偏胜，必致伤及营血，而发为痈脓也。"（《伤寒贯珠集·卷八》）

"伤寒先厥后发热，下利必自止，而反汗出，咽中痛者，其喉为痹。发热无汗，而利必自止；若不止，必便脓血；便脓血者，其喉不痹。"厥阴阳复太过的两种病变。先发热，后发热，是阳进阴退之象。虚寒下利，得阳复者，利止自止。但阳复如果太过，又会发生其他病变。热势向上者，熏蒸津液而反汗出，伤咽部作痛而为喉痹。若热势向内向下者，虽发热无汗，而下利必自止。如果热入下焦，伤及阴络，则泻利不止而成便脓血证。既便脓血，则热下趋而不上逆，喉痹亦不作。尤怡注曰："伤寒之邪，见于阳者，不必见于阴；见于下者，不必见于上。厥已而热，下利自止者，阴邪转而之阳也。设得汗出，其邪必解，而咽中痛者，未尽之热，厥而上行也，故其喉为痹。发热无汗者，邪气郁而在阳也，虽下利，法当自止；而反不止者，以无汗出，热仍从里行也，故必便脓血。便脓血者，其喉不痹，邪在下者，则不复在上也。"（《伤寒贯珠集·卷八》）

"伤寒一二日至四五日，厥者必发热，前热者后必厥，厥深者热亦深，厥微者热亦微。厥应下之，而反发汗者，必口伤烂赤。"此论厥深热深，则应下之，禁用汗法。伤寒传至厥阴，在一二日或四五日作厥，必定会发热；如果先发热，后来也必然作厥，这是热邪深入，阳气内郁而发生的热厥。厥深者热亦深，厥轻微者热亦微，应用下法，使邪热下出，则厥热自愈。若以温药发其汗，则阴液更伤，必致热邪上攻，而有口伤烂赤之变。尤怡注曰："伤寒，一二日至四五日，正阴阳邪正交争互胜之时，或阴受病而厥者，势必转而为热，阴胜而阳争之也；或阳受病而热者，甚则亦变而为厥，阳胜而阴被格也。夫阳胜而阴格者，其厥非真寒也，阳陷于中，而阴见于外也。是以热深者厥亦深，热微者厥亦微，随热之浅深，而为厥之微甚也。夫病在阳者宜汗，病在里者宜下，厥者热深在里，法当下之；而反发汗，则必口伤烂赤。盖以蕴隆之热，而被升浮之气，不从下出而从上逆故耳。"（《伤寒贯珠集·卷八》）

"伤寒病，厥五日，热亦五日。设六日，当复厥，不厥者自愈。厥终不过五日，以热五日，故知自愈。"此论厥热日数相应为向愈之候。病人厥阴，应据厥热多少，以定病势进退，阴胜则厥，阳复则热。本条指出，厥热日数相等，为阴阳平衡，故病能自愈。尤怡注曰："伤寒厥五日，热亦五日者，阴胜而阳复之也。至六日，阴当复胜而厥。设不厥，则阴退而邪解矣，故自愈。夫厥与热，阴阳消长之兆也。兹初病至终，其厥不过五日，而厥已而热，亦得五日，是其复之之数，当其胜之之数，所谓有阳则复，无太过亦无不及，故知其病自愈也。"(《伤寒贯珠集·卷八》)

"伤寒，热少微厥，指头寒，嘿嘿不欲食，烦躁；数日，小便利，色白者，此热除也，欲得食，其病为愈。若厥而呕，胸胁烦满者，其后必便血。"此论热厥轻证的两种转归。伤寒热少厥微为热厥轻证，故仅见指头寒；阳热内郁不甚，故默默不欲食；郁极求伸，因见烦躁。此时，若病势向愈，则数日后小便通畅而色清澈者，此热已除；欲进饮食者，乃胃气已和，其病为愈。若厥复见，其热不解，上逆而呕，且胸胁烦满，是热又深入；其后将伤及阴络，必致便血。尤怡注曰："热少厥微，指头寒，邪气自微也。默默不欲食，烦躁，邪欲传里也。里受邪而热，则其小便必不利，虽利其色必不白；至数日，小便利色白，知其热已除也。本默默不欲食，忽欲得食，知其胃已和也。热除胃和，其病则愈，而厥阴之脉，挟胃上膈布胁肋。若其邪不解，淫溢厥阴之位，则为厥而呕，为胸胁烦满也。凡病上行极者，必下行主血，而病为热，血为热迫，注泄于下，则其后必便血也。"(《伤寒贯珠集·卷八》)

"病者手足厥冷，言我不结胸，小腹满，按之痛者，此冷结在膀胱关元也。"此论冷结在膀胱关元之证。病人手足厥冷，自述无结胸证，知其上焦无病；小腹满，按之痛，是下焦阳虚，寒邪聚结于膀胱关元所致。尤怡注曰："手足厥冷，原有阴阳虚实之别。若其人结胸，则邪结于上而阳不得通，如后所云：病患手足厥冷，脉乍紧，邪结在胸中，当须吐之，以通其阳者也。若不结胸，但少腹满，按之痛者，则是阴冷内结，元阳不振，病在膀胱关元之间。必以甘辛温药，如四逆白通之属，以救阳气而驱阴邪也。"(《伤寒贯珠集·卷八》)

"伤寒发热四日，厥反三日，复热四日，厥少热多者，其病当愈。四日至七日，热不除者，必便脓血。"此论厥少热多当愈与阳复太过之变证。伤寒发热四日，厥三日，复热四日，热多于厥，为阳盛于阴，其病当愈。但病愈必须阴阳平衡。若阳复太过，热久不退，必伤阴络而便脓血。尤怡注曰："伤寒厥四日，热反三日，厥复五日，其病为进。寒多热少，阳气退，故为进也。热已而厥者，邪气自表而之里也，乃厥未已，而热之日，又多于厥之日，则邪复转而之表矣。故病当愈，其热则除。乃四日至七日而不除者，其热必侵及营中而便脓血。所谓热气有余，必发痈脓也。"（《伤寒贯珠集·卷八》）

"伤寒厥四日，热反三日，复厥五日，其病为进。寒多热少，阳气退，故为进也。"此论厥多于热，主阳退病进。厥是阴盛，热是阳复。本条根据厥之日数多于发热日数，判断证属阴盛阳衰，故主病进。尤怡注曰："厥已而热者，阳气复而阴邪退也。乃热未已而复厥，而厥又多于热之日，则其病为进。所以然者，寒多热少，阳气不振，则阴邪复胜也。要之热已而厥者，传经之证，虑其阳邪递深也。厥已而热者，直中之证，虑其阳气不振也。故传经之厥热，以邪气之出入言，直中之厥热，以阴阳之胜复言，病证则同，而其故有不同如此，学人能辨乎此，则庶几矣。"（《伤寒贯珠集·卷八》）

③厥证

"凡厥者，阴阳气不相顺接，便为厥。厥者，手足逆冷者是也。"此条明确指出厥证的病机及主证。所有厥证的成因，皆因阴阳气不相顺接所形成，厥之主证为手足逆冷。《伤寒论·辨厥阴病脉证并治》，对"厥证"多有论述。相关方证有乌梅丸证、当归四逆汤证、当归四逆加吴茱萸生姜汤证、四逆汤证、瓜蒂散证、茯苓甘草汤证、麻黄升麻汤证、干姜黄芩黄连人参汤证、白虎汤证、通脉四逆汤证等。尤怡注曰："按经脉足之三阴三阳，相接于足十趾，手之三阴三阳，相接于手十指，故阴之与阳，常相顺接者也。若阳邪内入，阴不能与之相接，而反出于外，则厥；阴邪外盛，阳不能与之相接，而反伏于中，亦厥。是二者，虽有阴阳之分，其为手足逆冷一也。"(《伤寒贯珠集·卷八》)

④下利吐哕证

厥阴属肝，多肝胃疾患，故厥、利、吐、哕等比较多见。如："干呕，吐涎沫，头痛……"此论厥阴病浊阴上逆证治。"热利，下重……"此论邪滞下焦之热利证治。"伤寒哕而腹满，视其前后，知何部不利，利之则愈。"此论哕而腹满的治法。哕证有虚实之别，虚者主胃败，实者是邪结。邪结者，治疗上当用通利之法，使邪有出路，胃气得降，则哕逆自愈。若因水气内滞者，则利其小便；若邪实于里者，则利其大便，可随证施治。"伤寒下利，日十余行，脉反实者死。"此论正虚邪实者危。下利日十余行，正气虚甚，脉当沉微弱。今反脉实，是邪实；正虚邪实，胃阳绝而真脏脉见，故主危殆。

"伤寒四五日，腹中痛，若转气下趋少腹者，此欲自利也。"此论伤寒欲作自利的证候。伤寒四五日，多为邪气传变之期。若见腹痛转气下趋少腹，即为欲作自利之征。凡里阳虚而阴寒盛，水谷之气不能正常运行时，必欲作自利。尤怡注曰："伤寒四五日，正邪气传里之时，若腹中痛而满者，热聚而实，将成可下之证，兹腹中痛而不满，但时时转气下趋少腹者，热不得聚而从下注，将成下利之候也。而下利有阴阳之分，先发热而后下利者，传经之热邪内陷，此为热利，必有内烦、脉数等证；不发热而下利者，直中之阴邪下注，此为寒利，必有厥冷、脉微等证，要在审问明白也。"(《伤寒贯珠集·卷八》)

（3）厥阴病的治法、禁忌与误治变证

"诸四逆厥者，不可下之，虚家亦然。"此论虚寒之厥逆不可攻下。厥逆有虚寒与实热之分。所谓"诸四逆厥者"，一般是指虚寒之厥而言。外证既见四逆而厥，则阴阳气之不相顺接，脉之沉微可知。因此，切忌用清下之法。此外，如亡血或阳虚之厥，常有假热之象，皆不可下，故云"虚家亦然"。尤怡注曰："按成氏曰：四逆，四肢不温也。厥者，手足冷也。然本篇云：厥者，手足逆冷是也。又云：伤寒脉促，手足厥逆者，可灸之。其他凡言厥逆之处不一，则四逆与厥，本无分别，特其病有阴阳之异耳。此条盖言阴寒厥逆，法当温散温养之，故云不可下之。前条云：厥应下之者，则言邪热内陷之厥逆也。学人辨之，虚家，体虚不足之人也。虽非四逆与厥，亦不可下之。经云：毋实实，毋虚虚，而遗人夭殃，此之谓也。"（《伤寒贯珠集·卷八》）

"伤寒脉迟，六七日，而反与黄芩汤彻其热，脉迟为寒，今与黄芩汤复除其热，腹中应冷，当不能食，今反能食，此名除中，必死"。此论误治转为除中之危候。病在厥阴，厥热与下利等每多相互出现。伤寒脉迟六七日，在厥热下利往复出现之时，医者误认为太少合病热利，而反与黄芩汤彻其热。须知脉迟为脏寒，本证虽见寒热错杂，而以中脏阳虚为主。误服黄芩汤后中阳益虚，腹中应冷，当不能食。今反能食，即为除中。此为胃气败绝之候，故云"必死"。尤怡注曰："脉数为热，脉迟为寒，诊家之大要也。热者清之，寒者温之，医家之大法也。乃伤寒脉迟，至六七日而不变，其为寒无疑矣。而反与黄芩汤复除其热，是以寒益寒也。于是阳气消亡，阴寒独胜，法当腹中冷而不能食，今反能食者，非胃气盛也。胃中之阳，发露无余，譬之贫儿夸富，整诸所有而暴之于外，虽炫耀目前，然其尽可立而待也。故直断之曰：此名除中，必死。"（《伤寒贯珠集·卷八》）

"伤寒五六日，不结胸，腹濡，脉虚，复厥者，不可下，此亡血，下之，死。"此论阴血亏虚证慎不可下。伤寒五六日，邪气传里，与饮结聚，在上则成结胸，在下则滞于肠胃，而为腹满硬痛。今膈上宽舒，腹部柔软，兼以脉象虚弱，四肢厥冷，则此厥冷不是热厥，而是亡血伤津，虽大便虚燥苦涩。若误以为热厥而用下法，必致虚脱而死。尤怡注曰："伤寒五六日，邪气传里，在上则为结胸，在下则为腹满而实。若不结胸，腹濡，而脉复虚，则表里上下都无结聚，其邪为已解矣。解则其人不当复厥，而反厥者，非阳热深入也，乃血不足而不荣于四末也。是宜补而不可下，下之是虚其虚也。《玉函》云：虚者重泻，其气乃绝，故死。"（《伤寒贯珠集·卷八》）

"伤寒脉促，手足厥逆，可灸之。"脉促、厥逆者可用灸法。促脉一般属阳盛。此脉促而见四肢厥逆，当属阳为阴阻，故可用灸法以运行阳气。尤怡注曰："脉阳盛则促，阴盛则结，手足厥逆而脉促者，非阳之虚，乃阳之郁而不通也，灸之所以引阳外出。若厥而脉微者，则必更以四逆汤温之，岂特灸之哉。"（《伤寒贯珠集·卷八》）

"下利清谷，不可攻表，汗出必胀满。"此论虚寒下利不可发汗。下利清谷，即完谷不化，是胃肠虚寒所致，属里虚寒证。纵有表证，亦当先里后表。若不循缓急先后之序，而先行发汗解表，汗出则中阳益虚，失其转运，必见胀满尤怡注曰："清，与圊同，即完谷也，乃阳不运而谷不腐也。是当温养中土，不可攻表出汗，汗出则阳益虚，阳虚则气不化，故必胀满。此寒中太阴之证，非厥阴病也。"（《伤寒贯珠集·卷八》）

"呕家，有痈脓者，不可治呕，脓尽自愈。"此论痈脓致呕者不可止呕。呕家，有因热者，有因寒者，有因蓄水者，有因蓄脓者，所病不同，治法各异。呕家，若因痈脓而致，当因势利导，排出其脓，脓尽则呕自止。切不可止呕，恐致变证。尤怡注曰："痈脓者，伤寒热聚于胃口而不行，则生肿痈，而脓从呕出，痈不已则呕不止，是因痈脓而呕。故不可概以止呕之药治之，脓尽痈已，则呕自止，此胃痈杂病，当隶阳明，不当入厥阴也。"（《伤寒贯珠集·卷八》）

"伤寒，哕而腹满，视其前后，知何部不利，利之即愈。"此论哕而腹满治法。哕证有虚实之别，虚者主胃败，实者是邪结。邪结者必腹满，伤寒哕而腹满，是邪实内结之证，与上条胃气将败之哕不同，故用通利之法，使邪有出路，胃气得降，则哕逆自愈。若因水气内滞者，则利其小便；若邪实于里者，则利其大便，可随证施治。故言邪实内结致哕而腹满，"知何部不利，利之而愈"。尤怡注曰："哕而腹满者，病在下而气溢于上也，与病人欲吐不可下之者不同。彼为上行极而欲下，此为下行极而复上也。经曰：在下者，引而竭之。故当视其前后二阴，知何部不利而利之，则病从下出而气不上逆，腹满与哕俱去矣。此热入太阴而上攻阳明之证，与厥阴无涉也。"(《伤寒贯珠集·卷八》)

（4）厥阴病预后与转归

厥阴病虚寒证预后之关键，主要在于阳气是否来复。如："厥阴中风，脉微浮，为欲愈，不浮为未愈。"此论厥阴病见微浮脉为欲愈之候。厥阴中风见微浮之脉，为欲愈之候。若脉不浮，属脉证不符，故言"未愈"。尤怡注曰："此厥阴经自受风邪之证，脉微为邪气少，浮为病在经，经病而邪少，故为欲愈。或始先脉不微浮，继乃转而为浮者，为自阴之阳之候，亦为欲愈，所谓阴病得阳脉者生是也。然必兼有发热、微汗等候，仲景不言者，以脉该证也。若不浮，则邪着阴中，漫无出路，其愈正未可期，故曰不浮为未愈。"(《伤寒贯珠集·卷八》)

"厥阴病，渴欲饮水者，少少与之愈。"此论厥阴阳复之口渴证治。本条之渴证，由于阳气初复，胃中津液一时不能上承，所以有微渴欲饮之象，宜少少与之，不宜多饮。若饮水过多，恐阳气初复，不能化气行水，致成停饮之证。尤怡注曰："厥阴之病，本自消渴，虽得水，未必即愈。此云渴欲饮水，少少与之愈者，必厥阴热邪还返阳明之候也。热还阳明，津液暴竭，求救于水，少少与之。胃气则和，其病乃愈。若系厥阴，则热足以消水，而水岂能消其热哉。"(《伤寒贯珠集·卷八》)

"伤寒四五日，腹中痛，若转气下趋少腹者，此欲自利也。"此论伤寒欲作自利之证。伤寒四五日，正值邪气传变之期。若见腹痛、转气下趋少腹，即为欲作自利之征。凡里阳虚阴寒盛，水谷之气不能正常运行时，必欲作自利之证。尤怡注曰："伤寒四五日，正邪气传里之时，若腹中痛而满者，热聚而实，将成可下之证。兹腹中痛而不满，但时时转气下趋少腹者，热不得聚而从下注，将成下利之候也。而下利有阴阳之分，先发热而后下利者，传经之热邪内陷，此为热利，必有内烦、脉数等证；不发热而下利者，直中之阴邪下注，此为寒利，必有厥冷脉微等证，要在审问明白也。"（《伤寒贯珠集·卷八》）

"下利，有微热而渴，脉弱者，今自愈。"此论虚寒下利，阳气自复脉证。"下利，脉数，有微热汗出，令自愈；设复紧，为未解。"此论下利阳气得通之脉证，下利有阳复邪却之机者可自愈。下利之寒证，见微热而渴，是阳气渐复；脉见弱象，为邪气已衰，邪去阳回，故谓"今自愈"。下利之寒证，若见数脉，为阴病见阳脉者生；微热汗出，为阳气得通，乃自愈之征。假使脉来复紧，紧则为寒，寒邪内阻，故病为未解。尤怡注曰："此二条亦为阴邪下注者设。微热而渴，与脉数有微热汗出，并阳气内充之象，而脉弱又阴气衰退之征，故令自愈。夫脉弱者，脉紧去而转弱也。设复紧，则阴邪仍盛，其病岂能遽已耶。"（《伤寒贯珠集·卷八》）

"下利，寸脉反浮数，尺中自涩者，必清脓血。"此论阳复太过，热伤阴络之脉证。虚寒下利，多为清谷，脉多沉迟无力。今寸脉反浮数，尺中自涩，是里热炽盛，伤及血分使然。寸属阳主气，寸脉浮数为阳盛；尺属阴主血，尺中自涩为伤血。血为热蒸，腐化为脓，故便脓血。尤怡注曰："此阳邪入里而作下利之证，寸浮数者，阳邪强也；尺中涩者，阴气弱也。以强阳而加弱阴，必圊脓血。"（《伤寒贯珠集·卷八》）

"下利，脉沉弦者，下重也；脉大者，为未止；脉微弱数者，为欲自止，虽发热，不死。"此辨脉以决下利之轻重。脉沉弦是邪气下迫，主里急后重；脉大为邪盛，其病为进，故利为未止；脉微弱是邪气已衰，脉数是正气渐复，故言"欲自止"。发热与微弱数脉兼见，知邪气衰而正气将复，故曰"不死"。尤怡注曰："沉为里为下，弦为阴，下利，脉沉弦者，阴邪在里而盛于下，故下重也。脉大者，邪气盛。经曰：大则病进，故为未止。脉微弱，为邪气微，数为阳气复，阴寒下利，阳复而邪微，则为欲愈之候。虽复发热，亦是阳气内充所致，不得比于下利、发热者，死之例也。"（《伤寒贯珠集·卷八》）

"下利，脉沉而迟，其人面少赤，身有微热，下利清谷者，必郁冒汗出而解，病人必微厥。所以然者，其面戴阳，下虚故也。"此论下虚戴阳得阳气回，必从郁冒汗出而解。下利清谷为阳微阴盛，脉沉而迟为寒盛于里。阳微阴盛同时，又有面部轻微发红，身体轻度发热等，此属虚阳上越之戴阳证。但从身有微热、面少赤等，可知阳气虽虚，而真阳未尽浮越，尚能潜藏。此时，若得中阳振奋，则正能却邪，亦可从汗而解。唯在汗解之前，因在下不足之阳与邪相争时，必有郁冒、手足厥冷等出现，待正既胜邪，即汗出而解。尤怡注曰："下利清谷，脉沉而迟，阴在里在下也。面少赤，身有微热，阳在上在外也。夫阴内阳外而为病者，必得阳入阴出而后解，而面虽赤而未甚，身虽热而亦微，则其阳之发露者，仅十之三；而潜藏者，尚十之七也。藏而能动，必当与阴相争，争而未胜则郁冒，争而既胜则汗出，汗出而内伏之阴从外出，外出之阳从内入，而病乃解矣。然此证下虚无气，中土不守，惟借君主之灵，以收散亡之气，而驱沉伏之阴，郁冒汗出，则心君震怒之候也……病人所以必微厥也，设非下虚之故，何至危殆若是。然或真阳毕露，则必不能与邪争，不争亦必无幸矣。"（《伤寒贯珠集·卷八》）

"下利，脉数而渴者，今自愈。设不差，必清脓血，以有热故也。"此论下利阳复自愈与阳复太过之脉证。下利若属阳复自愈者，当有脉数、口渴，为阴寒已解，病必自愈；若脉数不解，口渴不除，则为热气有余，阳复太过，势必灼伤阴络而便脓血。尤怡注曰："此亦阴邪下利，而阳气已复之证。脉数而渴，与下利有微热而渴同意。然脉不弱而数，则阳之复者已过，阴寒虽解热气旋增，将更伤阴而圊脓血也。"（《伤寒贯珠集·卷八》）

"下利后脉绝，手足厥冷，晬时脉还，手足温者生，脉不还者死。"此论下利脉绝，脉还者生，脉不还者死。暴寒所中发生的下利，因津液骤然大泄，阳气乍脱，故手足厥冷，脉一时隐伏不见。若周时以后，阳气能自然恢复，而见脉还而手足温者生；倘若脉仍不见，手足仍不温，乃正气不还，阳气已脱，即属危殆。厥阴病虚寒证预后之关键，主要在于阳气是否来复。如论下利，脉绝，手足厥冷，为阳虚寒盛之证。手足温，表明阳气恢复，故言"手足温者生"；若脉仍不见，则预后不良，故言"脉不还者死"。尤怡注曰："晬，周时也。下利后脉绝，手足厥冷者，阴先竭而阳后绝也。是当俟其晬时，经气一周，其脉当还。其手足当温，若脉不还，其手足亦必不温而死矣。"（《伤寒贯珠集·卷八》）

"伤寒，大吐大下之，极虚。复极汗者，其人外气怫郁，复与之水，以发其汗，因得哕。所以然者，胃中寒冷故也。"此论误治损伤中气，胃中寒冷而致哕。伤寒病，曾用剧烈吐下之法施治，损伤中阳，极度虚衰，复极汗出，以至里寒外热，有似外气怫郁不得通。医者误以为表邪未解，复用水治劫发其汗，以致卫阳不固，中阳极虚，阳愈外泄，胃愈虚冷，胃气将败，因见哕证。尤怡注曰："伤寒大吐大下之，既损其上，复伤其下，为极虚矣。纵有外气怫郁不解，亦必先固其里，而后疏其表。乃复饮水以发其汗，遂极汗出，胃气重虚，水坤复加，冷虚相搏，则必作哕。哕，呃逆也。此阳病误治而变为寒冷者，非厥阴本病也。"（《伤寒贯珠集·卷八》）

（5）厥阴病难治证、死证

《伤寒论·辨厥阴病脉证并治》中，论及厥阴病"难治证"与"死证"。

如：

"伤寒六七日，脉微，手足厥冷，烦躁，灸厥阴；厥不还者，死。"此论寒厥阳衰阴盛，灸之厥不还者危。伤寒六七日，当阳气来复之期，若脉微手足厥冷，是阳气衰微阴邪独盛之征。更见烦躁，是浮阳已近离决险境。此时，若用汤药扶阳抑阴，诚恐缓不济急，所以急用灸法回阳，以散阴邪而复阳气。若灸治厥阴，手足仍不温暖，是阳气已绝，危殆立至。尤怡注曰："伤寒六七日，阳气当复，阴邪当解之时，乃脉不浮而微，手足不烦而厥冷，是阴气反进，而阳气反退也。烦躁者，阳与阴争，而阳不能胜之也。灸厥阴，所以散阴邪而复阳气，阳复则厥自还。设不还，则阳有绝而死耳。是故传经之邪至厥阴者，阴气不绝则不死，直中之邪入厥阴者，阳气不复则不生也。"（《伤寒贯珠集·卷八》）

"伤寒发热，下利，厥逆，躁不得卧者，死。"此论阴阳离决，内真寒而外假热之危候。伤寒发热，若属阳回，下利当自止，手足当温。今见发热而仍下利，手足仍厥逆，可知此非主阳回，乃阴盛于内，格阳于外所致。躁不得卧，是阳气脱越之象，故主极危。尤怡注曰："伤寒发热，下利厥逆者，邪气从外之内，而盛于内也。至躁不得卧，则阳气有立亡之象，故死。此传经之邪，阴气先竭，而阳气后绝者也。"（《伤寒贯珠集·卷八》）

"伤寒发热，下利至甚，厥不止者，死。"此论阴阳离决之危候。本证下利至甚，且厥逆不止，发热属虚阳外越之象。尤怡注曰："发热甚，下利厥逆，证与上同。而下利至甚，则阴欲亡，厥逆不止，则阳亦伤，虽不躁犹死也。此亦传经之邪，阴先竭而阳后绝者也。"（《伤寒贯珠集·卷八》）

"伤寒，六七日不利，便发热而利，其人汗出不止者，死。有阴无阳故也"。此论阳亡阴盛之危候。伤寒六七日不利，反在发热时下利，且汗出不止，是阴盛于内，阳浮于外，是谓有阴无阳，故主危候。尤怡注曰："寒伤于阴，至六七日发热者，阳复而阴解，虽下利犹当自止，所谓伤寒先厥后发热而利者，必自止也。乃伤寒六七日，本不下利，而忽热与利俱见，此非阳复而热也，阴内盛而阳外亡也。若其人汗出不止，则不特不能内守，亦并无为外护矣。是谓有阴无阳，其死必矣。"(《伤寒贯珠集·卷八》)

"发热而厥，七日，下利者，为难治。"此论发热而厥之难治证。发热阳回则厥利当止，发热而厥逆至七日下利，是虚阳浮于外，阴寒盛于内，阳气有外脱的趋势，故曰"难治"。尤怡注曰："发热而厥者，身发热而手足厥，病属阳而里适虚也。至七日，正渐复而邪欲退，则当厥先已而热后除，乃厥热如故，而反加下利，是正不复而里益虚矣。夫病非阴寒，则不可以辛甘温其里，而内虚不足，复不可以苦寒坚其下，此其所以为难治也。"(《伤寒贯珠集·卷八》)

"下利，手足厥冷，无脉者，灸之不温；若脉不还，反微喘者死。"此论厥逆无脉的治法和预后。下利，手足厥冷，无脉，属阳气将绝者，可灸关元、气海等穴。灸后，若手足能温，脉能自还，则邪去自愈。若灸后手足不温，脉不能还，更增微喘，是阳不复而上脱，肾气先厥，属危候。病势危笃者，可诊少阴、趺阳脉以决安危。尤怡注曰："阴寒下利，而至厥冷无脉，阳气将竭而死矣。灸之所以通既绝之阳，乃厥不回，脉不还而反微喘，残阳上奔，大气下脱，故死。"(《伤寒贯珠集·卷八》)

"伤寒，下利日十余行，脉反实者，死。"此论下利属正虚邪实者危。下利日十余行，正气甚虚，脉当沉微弱。今脉反实，是正虚邪实而真脏脉见，故言"死"。尤怡注曰："伤寒下利，至日十余行，邪既未尽，而正已大惫矣。其脉当微或弱，而反实者，是邪气有余，所谓病胜脏也，故死。"(《伤寒贯珠集·卷八》)

（6）厥阴病欲解时

"厥阴病，欲解时，从丑至卯上。"此论厥阴病欲解时。厥阴中见少阳之化，病可望愈。少阳旺于寅至辰，厥阴病解于丑至卯，中见少阳之气，故厥阴病欲解也都在此时。尤怡注曰："厥阴属风木之脏，寅卯为木王之时，脏气胜而邪气解，亦如三阳及太少二阴之例也。"（《伤寒贯珠集·卷八》）

2. 方证

乌梅丸证

"伤寒脉微而厥，至七八日肤冷，其人躁无暂安时者，此为脏厥，非蛔厥也。蛔厥者，其人当吐蛔。今病者静，而复时烦者，此为脏寒，蛔上入其膈，故烦，须臾复止，得食而呕又烦者，蛔闻食臭出，其人常自吐蛔。蛔厥者，乌梅丸主之。又主久利。"此论阳虚脏寒，蛔虫内扰之蛔厥证治。伤寒脉微，肢厥，是阳气虚衰，不能敷布所致。至七八日，若病进而见肤冷，其人躁无暂安时，主阳气更趋衰竭，病情已达险恶，故曰"此名脏厥，非蛔厥也"。蛔厥，症见吐蛔，其烦时作时止，而非烦躁无暂安时，其厥是肢厥而非肤冷，此是蛔厥，而非脏厥。吐蛔，是因胃肠虚寒，蛔上入于膈则烦作，不上则烦止，得食则蛔闻食臭而上出，故呕烦复作，其人当自吐蛔。治宜寒热并用，益胃安蛔。本方寒热并用，为攻补兼施之剂，能益胃安蛔，兼治久利。本方兼主久利。尤怡注曰："伤寒脉微而厥，寒邪中于阴也。至七八日，身不热而肤冷，则其寒邪未变可知。乃其人躁无暂安时者，此为脏厥发躁，阳气欲绝，非为蛔厥也。蛔厥者，蛔动而厥，其人亦躁，但蛔静则躁亦止，蛔动则时复自烦，非若脏寒之躁无有暂安时也。然蛔之所以时动而时静者，何也？蛔性喜温，脏寒则蛔不安而上膈，蛔喜得食，脏虚则蛔复上而求食，甚则呕吐，涎液从口中出。按古云：蛔得甘则动，得苦则安。又曰：蛔闻酸则静，得辛热则止。故以乌梅之酸，连、柏之苦，姜、辛、归、附、椒、桂之辛，以安蛔温脏而止其厥逆；加人参者，以蛔动中虚，故以之安中而止吐，且以御冷热诸药之悍耳。"（《伤寒贯珠集·卷八》）

当归四逆汤证（附：当归四逆加吴茱萸生姜汤证）

"手足厥寒，脉细欲绝者，当归四逆汤主之。若其人内有久寒者，宜当归四逆加吴茱萸生姜汤主之。"此论厥阴血虚感寒致厥及兼里寒证治。厥阴之"四逆"，因感受寒邪而气血运行不利，不能温养四肢，故见手足厥逆，脉细欲绝。治宜散寒温经，通利血脉。方用当归四逆汤（当归、桂枝、芍药、细辛、甘草、通草、大枣）。若内有久寒，如下焦积冷，少腹痛，中焦寒饮，呕吐，腹中痛等，宜加吴茱萸、生姜散寒涤饮，降逆温中，再以清酒和之，则阴阳调和，手足自温。尤怡注曰："手足厥寒，脉微欲绝者，阳之虚也，宜四逆辈；脉细欲绝者，血虚不能温于四末，并不能荣于脉中也。夫脉为血之府，而阳为阴之先，故欲续其脉，必益其血；欲益其血，必温其经。方用当归、芍药之润以滋之，甘草、大枣之甘以养之，桂枝、细辛之温以行之，而尤借通草之入经通脉，以续其绝而止其厥。若其人内有久寒者，必加吴茱萸、生姜之辛以散之，而尤借清酒之濡经浃脉，以散其久伏之寒也。"（《伤寒贯珠集·卷八》）

四逆汤证

四逆汤证，皆属阳气虚衰，阴寒内盛，或虚阳外越兼表证所致。如：

"大汗出，热不去，内拘急，四肢疼，又下利、厥逆而恶寒者，四逆汤主之。"此论阳虚厥利之真寒假热证治。汗出而热反不去，是阳从外越的假热现象。阳亡于外，寒盛于内，故下利。寒主收引，故腹内拘急。四肢为诸阳之本，由于阳虚不能敷布四末，故现肢疼，甚则厥逆而恶寒。表阳已亡，里寒更盛，必须以四逆汤温经回阳。尤怡注曰："此过汗伤阳，病本热而变为寒之证。大汗出，热不去者，邪气不从汗解，而阳气反从汗亡也。阳气外亡，则寒冷内生，内冷则脉拘急而不舒也。四肢者，诸阳之本。阳虚不足，不能实气于四肢，则为之疼痛也。甚至下利厥逆而恶寒，则不特无以内守，亦并不为外护矣。故必以四逆汤救阳驱阴为主，余谓传经之热，

久亦成阴者，此类是也。"（《伤寒贯珠集·卷八》）

"大汗，若大下利而厥冷者，四逆汤主之。"此论阳虚寒厥证治。此属阳病误治而变为阴寒之证。或大汗，或大下利，表里虽殊，皆亡津液、损阳气。阳虚阴胜，则生厥逆，虽无里急下利等，亦必以救阳驱阴为急。

"呕而脉弱，小便复利，身有微热，见厥者难治，四逆汤主之。"此论阳虚阴盛呕逆证治。呕而脉弱，是里虚寒逆之证。今小便复利，更属里虚阳衰之象。里虚之呕，若兼身热、肢厥，是阴盛格阳，阳气将脱，故云"难治"。幸身热甚微，格阳不甚，可用四逆汤温经回阳。

"下利腹胀满，身体疼痛者，先温其里，乃攻其表。温里，宜四逆汤；攻表，宜桂枝汤。"此论虚寒下利兼表证治。虚寒下利、腹胀满，是脾阳衰微，不能运化水谷，必喜温喜按，同时兼见身体疼痛之表证；宜先用四逆汤以温里寒，寒去则胀满自消，清便自调；然后，再用桂枝汤治身体疼痛之表证。

通脉四逆汤证

"下利清谷，里寒外热，汗出而厥者，通脉四逆汤主之。"此论阴寒内盛，逼阳外越证治。下利清谷为阴寒内盛，汗出而厥属真阳外竭。此里寒是真，外热是假，古云"里寒外热"。治宜回阳救逆，通脉固脱，方用通脉四逆汤（甘草、附子、干姜）。尤怡注曰："挟热下利者，伤在太阴之阴；中寒清谷者，伤在少阴之阴；里寒外热，汗出而厥，为阴内盛而阳外越之象。故于四逆，加干姜一倍，以温里而胜寒邪。曰通脉者，盖欲使阳气内行，而厥与利俱止耳。"（《伤寒贯珠集·卷八》）

吴茱萸汤证

"干呕，吐涎沫，头痛者，吴茱萸汤主之。"此论厥阴病浊阴上逆证治。干呕、吐涎沫，是肝胃寒邪夹浊阴之气上逆所致；头痛亦为阴寒上逆所致，其痛多在颠顶部位。治宜散寒止呕，温胃降逆，方用吴茱萸汤（吴茱萸、人参、大枣、生姜）。尤怡注曰："干呕吐涎沫者，厥阴寒邪上攻阳明也。头痛者，厥阴之脉上出额，与督脉会于颠，寒气随经上入于头，故痛也。然头者诸阳之会，以阴邪而得干之，其阳不振甚矣。故以吴茱萸辛热，入厥阴散寒邪为君，生姜辛温，和胃止呕吐为臣，人参、大枣甘温，助正气养阳气为佐也。"（《伤寒贯珠集》）

茯苓甘草汤证

"伤寒厥而心下悸，宜先治水，当服茯苓甘草汤，却治其厥。不尔，水渍入胃，必作利也。"此论伤寒厥而心下悸证治。水饮停蓄心下则悸，胸阳被遏而不达四末则手足厥冷，心下悸动是水饮阻滞阳气所致。故当先治水，水得温化，胸中之阳气布达，自能厥回而悸止。若厥不止，当再治其厥以复其阳。若不先治其水，则水渗入肠胃，必然引起下利。故宜治水饮为本，方用茯苓甘草汤。尤怡注曰："伤寒寒胜则厥，心下有水则悸，厥而心下悸者，寒中于阴而水聚于心下也。是宜以茯苓甘草汤，先治其水；水去，然后治厥。如伤寒二三日，心中悸而烦者，先服建中汤之意也。建中者，建立中气，恐其中虚而邪易入，邪入则烦不止矣。茯苓甘草汤，甘淡利水益中气，恐其水渍入胃而作利，利作则厥不回矣。仲景治病，每以正气为虑如此。"（《伤寒贯珠集·卷八》）

干姜黄芩黄连人参汤证

"伤寒本自寒下，医复吐下之，寒格，更逆吐下；若食入口即吐，干姜黄芩黄连人参汤主之。"此论寒格证治。虚寒下利误用吐下之法，以致脾气内陷，则下利益甚，呕吐弥增。若食入口即吐，是阴寒格阳，拒食不纳，是阴寒格拒阳气所致。治宜清上温下，方用干姜黄芩黄连人参汤（干姜、黄芩、黄连、人参）。黄芩、黄连泄热于上，则吐逆可除；干姜温中助阳，则下利可止；人参以补胃气，则阴阳升降复常，而寒热格拒自愈。尤怡注曰："伤寒本自寒下，盖即太阴腹满自利之证，医不知而复吐下之，里气遂虚，阴寒益甚；胃中之阳，被格而上逆；脾中之阴，被抑而下注，得不倍增吐下乎！至食入口即吐，则逆之甚矣。若以寒治之，则寒下转增，或仅投温剂，则必格拒而不入，故以连、芩之苦，以通寒格；参、姜之温，以复正气，而逐阴邪也。"（《伤寒贯珠集·卷八》）

白虎汤证

"伤寒，脉滑而厥者，里有热，白虎汤主之。"此论热深厥深证治。伤寒热厥是热深伏于里，阳气不能畅达于四肢，故手足厥冷。此属热厥，即"厥深热亦深"之谓。脉滑，为阳热亢盛之脉。治以清里之邪热，方用白虎汤（知母、石膏、甘草、粳米）。尤怡注曰："伤寒脉微而厥者，阴邪所中，寒在里也。脉滑而厥者，阳邪所伤，热在里也。阳热在里，阴气被格，阳反在内，阴反在外，设身热不除，则其厥不已，故主白虎汤，以清里而除热也。此阳明热极发厥之证，误编入厥阴者也。"（《伤寒贯珠集·卷八》）

白头翁汤证

"热利，下重者，白头翁汤主之。""下利，欲饮水者，以有热故也，白头翁汤主之。"以上两条论热利之证治。热利、下重与口渴并见，是湿热之邪下迫于肠、邪滞下焦所致。治宜清热燥湿，平肝止利，方用白头翁汤（白头翁、黄柏、黄连、秦皮）。白头翁清热活血，黄连、黄柏清热止利，秦皮清热凉肝，为热利下重之主方。尤怡注曰："伤寒热邪入里，因而作利者，谓热利下重，即后重，热邪下注，虽利而不得出也。白头翁，苦辛除邪气，黄连、黄柏、秦皮，苦以坚之，寒以清之，涩以收之也。伤寒自汗不渴者，为脏有寒，太阴自受寒邪也。下利欲饮水者，以里有热，传经之邪，厥阴受之也。白头翁汤，除热坚下；中有秦皮，色青味苦，气凉性涩，能入厥阴，清热去湿而止利也。"（《伤寒贯珠集·卷八》）

麻黄升麻汤证

"伤寒六七日，大下后，寸脉沉而迟，手足厥逆，下部脉不至，喉咽不利，唾脓血，泄利不止者，为难治，麻黄升麻汤主之。"此论伤寒误下证治。伤寒六七日，大下后致表邪内陷，中气大伤，阳气被郁之证。如下后津伤，阳气内陷，则寸脉沉而迟；脾阳不布四末，则手足厥冷；气虚于下，则下部脉不至；阴虚而邪热上迫，则咽喉不利，唾脓血；气虚而液下脱，泄利不止。此证属正虚邪陷，阴阳错杂，寒热并见，正虚阳郁之证。治宜清上温下，扶正益阴，发越郁阳，方用麻黄升麻汤（麻黄、升麻、当归、知母、黄芩、萎蕤、芍药、天门冬、桂枝、茯苓、甘草、石膏、白术、干姜）。因寒邪陷于阴中，故以麻黄、升麻、桂枝，升发其寒邪，发越其阳气；以知母、黄芩为臣，清其郁热之邪；以石膏肃清上焦，利咽喉而解胃热；以当归、葳蕤、天冬、芍药，养血滋阴，止唾脓血；白术补土，干姜守中，甘草和脾，茯苓淡渗，皆所以温里寒而理中土，补下后之虚，治泄利不止。此证主要是因寒邪误陷所致，故必待麻黄、升麻、桂枝之汗解而后可愈，故麻黄、升麻之分量居多。尤怡注曰："伤寒六七日，寒已变热而未实也，乃大下之，阴气遂虚，阳气乃陷。阳气陷，故寸脉沉而迟；阴气虚，故下部脉不至；阴阳并伤，不相顺接，则手足厥逆，而阳邪之内入者，方上淫而下溢，为咽喉不利，为吐脓血，为泄利不止，是阴阳上下并受其病，而虚实冷热亦复混淆不清矣。是以欲治其阴，必伤其阳；欲补其虚，必碍其实，故曰此为难治。麻黄升麻汤，合补泻寒热为剂，使相助而不相悖，庶几各行其事，而并呈其效。方用麻黄、升麻，所以引阳气发阳邪也，而得当归、知母、葳蕤、天冬之润，则肺气已滋，而不蒙其发越之害矣。桂枝、干姜，所以通脉止厥也，而得黄芩、石膏之寒，则中气已和，而不被其燥热之烈矣。其芍药、甘草、茯苓、白术，则不特止其泄利，抑以安中益气，以为通上下和阴阳之用耳。"（《伤寒贯珠集·卷八》）

小承气汤证

"下利，谵语者，有燥屎也，宜小承气汤。"此论下利有燥屎之证治。

下利而见谵语，为有燥屎之征，则下利属热结旁流，谵语亦里有实热所致。里有实热，自当攻下，方用小承气汤。尤怡注曰："谵语者，胃实之征，下利得此，为有燥屎，所谓利者不利是也。与小承气汤下其燥屎，屎去脏通，下利自止。经云通因通用，此之谓也。《金匮》治下利，按之心下坚者，与大承气汤，与此同意，所当互考。此太阴转入阳明之证，与厥阴无涉也。"（《伤寒贯珠集·卷八》）

栀子豉汤证

"下利后，更烦，按之心下濡者，为虚烦也，宜栀子豉汤。"此论下利后虚烦证治。由下利后更烦，可知此前下利时本有烦。按之心下濡，无疼痛拒按，属无形之热致心烦，心下濡软而不硬。治宜清热除烦，方用栀子豉汤（肥栀子、香豉）。尤怡注曰："下利后更烦者，热邪不从下减而复上动也。按之心下濡，则中无阻滞可知，故曰虚烦。香豉、栀子能彻热而除烦，得吐，则热从上出而愈，因其高而越之之意也。"（《伤寒贯珠集·卷八》）

小柴胡汤证

"呕而发热者，小柴胡汤主之。"此论厥阴转出少阳证治。厥阴与少阳为表里，呕而发热，为脏邪还腑，自阴出阳，病欲从少阳以解，故治宜和解少阳，方用小柴胡汤。尤怡注曰："此邪在少阳之经，非厥阴本病也，故以小柴胡汤和解少阳之邪，邪解则呕与热俱止。或厥阴病而外连少阳者，亦有之。然亦必以小柴胡先解少阳为急，所谓病自内之外，而盛于外者，先解其外而后治其内也。"（《伤寒贯珠集·卷八》）

瓜蒂散证

"病人手足厥冷，脉乍紧者，邪结在胸中，心下满而烦，饥不能食者，病在胸中，当须吐之，宜瓜蒂散。"此论痰厥证治。手足厥冷是痰涎阻塞，胸中阳气不能布达四肢所致。脉必见乍紧，症必见心下满而烦，此烦由心下满所致。因痰涎壅阻，故虽饥而不能食。病在胸中，在上者因而越之。

治宜涌吐痰食，方用瓜蒂散（瓜蒂、赤小豆）。但"诸亡血虚家，不可与瓜蒂散"。尤怡注曰："脉紧为实，乍紧者，胸中之邪，能结而不能实也。夫胸中，阳也，阳实气于四肢，邪结胸中，其阳不布，则手足无气而厥冷也。而胃居心下，心处胸间，为烦满，为饥而不能食，皆邪结胸中，逼处不安之故。经云：其高者，引而越之。胸邪最高，故当吐之。瓜蒂苦而上涌，能吐胸中结伏之邪也。此证不必定属阴经，即阳病亦有之也。"（《伤寒贯珠集·卷八》）

（七）霍乱病

1. 概述

《伤寒论·辨霍乱病脉证并治》所谓霍乱，是指骤然呕吐下利，顷刻间有挥霍撩乱之状，故名霍乱。如："问曰：病有霍乱者何？答曰：呕吐而利，此名霍乱。"此篇中论及霍乱主证，霍乱兼表证，辨霍乱与伤寒脉证，霍乱阳虚脱液证治，辨霍乱表里寒热证治，霍乱里和表未解证治，霍乱吐利汗出亡阳证治，吐利后里寒外热证治，霍乱阴竭阳亡证治，霍乱病后胃虚，应注意饮食调护等。《内经》已阐明霍乱的病机，即"清气在阴，浊气在阳，营气顺脉，卫气逆行，清浊相干，乱于肠胃，则为霍乱"（《灵枢·五乱》）。《伤寒论·辨霍乱病脉证并治》还指出，吐与利是霍乱的必见症状。尤怡注曰："此设为问答，以明霍乱之病。谓邪在上者，多吐；邪在下者，多利；邪在中焦，上逆为呕吐，复下注而利者，则为霍乱。霍乱，挥霍撩乱，成于顷刻，变动不安，而其发热恶寒，亦与阳明相类也。"（《伤寒贯珠集·卷二》）

霍乱兼有表证。"问曰：病发热，头痛，身疼，恶寒，吐利者，此属何病？答曰：此名霍乱。霍乱自吐下，又利止，复更发热也。"此论霍乱兼有表证。病有发热、头痛、身疼、恶寒者，此属表证。若同时兼见吐利，此名霍乱。唯伤寒吐利，必在传变之后；而霍乱吐利，初病即见，不必经过时日，自见吐利，以此为辨。又利止，更发热，此属里已和而外邪未解，邪有外出之机者。霍乱发病的原因，或由于饮食过度，或露宿受湿，兼中气素虚，使肠胃失和，清不上升，浊不下降所致。尤怡注曰："盖霍乱之病，本自外来，以其人中气不足，邪得乘虚入里，伤于脾胃而作吐利，所以有发热头痛，身疼恶寒之证。或邪气直侵脾胃，先自吐下，迨利止里和，则邪气复还之表，而为发热。今人吐利之后，往往发热烦渴者是也。"（《伤寒贯珠集·卷二》）

辨霍乱与伤寒的脉证。"伤寒，其脉微涩者，本是霍乱，今是伤寒。却四五日，至阴经上，转入阴必利，本呕下利者，不可治也。欲似大便，而反矢气，仍不利者，此属阳明也，便必硬，十三日愈，所以然者，经尽故也。下利后，当便硬，硬则能食者愈，今反不能食，到后经中，颇能食，复过一经能食，过之一日当愈。不愈者，不属阳明也。"此辨霍乱与伤寒的脉证。伤寒与霍乱之下利不同，伤寒受邪，若四五日后邪转入阴，方见下利；霍乱则得病之初，便见呕吐、下利。因而，两病之治法，不可误施。若邪不入阴而转属阳明，则欲大便而反矢气；既转阳明则大便必硬，其后经尽自当得愈。若下利后津伤肠燥，大便当硬，是胃气和之征，故愈。若反不能食，是因胃气弱；其后又能食，是胃气逐渐恢复之征。若其后能食而病不愈，此即不属于以上所论"经尽自愈"之阳明证。尤怡注曰："脉微为少气，涩为无血，伤寒脉不应微涩，而反微涩者，以其为霍乱吐下之后也。本是霍乱，今是伤寒者，吐不止而复更发热，如上条所云也，热则邪还于表，当从阳而解矣。乃四五日，至阴经上转入阴必利者，邪气不从阳而解，而复入阴为利也。夫霍乱之时，既呕且利，里气已伤，今邪转入里而复作利，则里气再伤，故不可治。若欲大便而反矢气，仍不利者，胃气复而成实，邪气衰而欲退也，故可期之十三日愈。所以然者。十二日经气再周，大邪自解，更过一日，病必愈耳。"（《伤寒贯珠集·卷二》）

"吐利发汗，脉平，小烦者，以新虚不胜谷气故也。"此论病后脉虚者，应注意饮食调护。尤怡注曰："吐利之后，发汗已而脉平者，为邪已解也。邪解则不当烦，而小烦者，此非邪气所致。以吐下后，胃气新虚，不能消谷，谷盛气衰，故令小烦。是当和养胃气，而不可更攻邪气者也。"(《伤寒贯珠集·卷三》)吐利发汗后脉平，是大邪已去，阴阳调和，津液已复，病已向愈之征。仍有微烦之感者，是病后新虚，脾胃尚弱，遽进食物，尚不能消。应调节其饮食，或适当与以助消化之剂，则小烦即愈。

2. 方证

四逆加人参汤证

"恶寒，脉微而复利，利止亡血也，四逆加人参汤主之。"此论霍乱阳虚脱液证治。霍乱病虽止，但恶寒，脉微，是阳气已虚；因而复利，是阴液又夺。今利自止，非属阳复，是利无可利而利止，故云"亡血"，方用四逆加人参汤（甘草、附子、干姜、人参）回阳兼生津养血。本方为回阳救阴之剂，用四逆汤回阳固脱，加人参以益气生津。尤怡注曰："恶寒脉紧者，寒邪在外也。恶寒脉微者，阳虚而阴胜也，则其利为阴寒而非阳热，其止亦非邪尽而为亡血矣。故当与四逆以温里，加人参以补虚益血也。按此条本非霍乱证，仲景以为霍乱之后，多有里虚不足而当温养者，故特隶于此欤。"(《伤寒贯珠集·卷二》)

五苓散（理中丸）证

"霍乱，头痛发热，身疼痛，热多欲饮水者，五苓散主之；寒多不用水者，理中丸主之。"此辨霍乱表里寒热不同证治。霍乱在有头痛、发热、身疼痛的表证存在时，当辨明表里寒热而施治。若热证多而欲饮水者，用五苓散（猪苓、白术、茯苓、桂枝、泽泻）温阳化气而兼和表；若见里寒证多而不欲饮水者，用理中丸（人参、干姜、甘草、白术），以温中补虚而止呕利。尤怡注曰："霍乱该吐下而言。头痛发热，身疼痛，则霍乱之表证也，而有热多寒多之分。以中焦为阴阳之交，故或从阳而多热，或从阴而多寒也。热多则渴欲饮水，故与五苓散去水而泄热。寒多则不能胜水而不欲饮，故与理中丸燠土以胜水。"（《伤寒贯珠集·卷二》）"若脐上筑者，肾气动也，去术加桂四两；吐多者，去术加生姜三两；下多者，还用术；悸者，加茯苓二两。渴欲得水者，加术足前成四两半。腹中痛者，加人参足前成四两半。寒者加干姜足前成四两半。腹满者，去术加附子一枚。服汤后，如食顷，饮热粥一升许，微自温，勿发揭衣被。"此论理中丸方的加减运用。尤怡注曰："脐上筑者，脐上筑筑然跳动，肾气上而之脾也。脾方受气，术之甘能壅脾气，故去之；桂之辛能下肾气，故加之。吐多者，气方上壅，甘能壅气，故去术；辛能散气，故加生姜。下多者，脾气不守，故须术以固之。悸者，肾水上逆，故加茯苓以导之。渴欲得水者，津液不足，白术之甘，足以生之。腹中痛者，里虚不足，人参之甘，足以补之。寒者，腹中气寒也。干姜之辛，足以温之。腹满者，气滞不行也，气得甘则壅，得辛则行，故去术加附子。"（《伤寒贯珠集·卷二》）

桂枝汤证

"吐利止而身痛不休者，当消息和解其外，宜桂枝汤小和之。"此论里和而表未解证治。霍乱，吐利皆止，为主证已去，病已向愈。但身痛不休，为里和而表未解，以桂枝汤少少与服，和其营卫，外解已则身痛自愈。尤怡注曰："吐利止，里已和也。身痛不休者，表未解也，故须桂枝和解其外。所谓表病里和，汗之则愈也。曰消息，曰小和之者，以吐利之余，里气已伤，故必消息其可汗而后汗之，亦不可大汗，而可小和之也。"（《伤寒贯珠集·卷二》）

四逆汤证

"吐利汗出，发热恶寒，四肢拘急，手足厥冷者，四逆汤主之。"此论吐利汗出亡阳证治。霍乱吐利，既已阳亡，复致液脱，于是阳气越出而发热，荣阴不守则汗出。阳气虚，则恶寒，手足厥冷；阴液脱，筋脉失养，则四肢拘急，故用四逆汤逐寒回阳，阳回则阴液自复。尤怡注曰："此阳虚霍乱之候。发热恶寒者，身虽然而恶寒，身热为阳格之假象，恶寒为虚冷之真谛也。四肢拘急，手足厥逆者，阳气衰少，不柔于筋，不温于四末也。故宜四逆汤，助阳气而驱阴气。"（《伤寒贯珠集·卷二》）

"既吐且利，小便复利而大汗出，下利清谷，内寒外热，脉微欲绝者，四逆汤主之。"此论霍乱吐利后之里寒外热证治。既吐且利，小便复利，为阴阳俱亡之证。阴寒内盛则下利清谷，阳气浮越而大汗出，故云"内寒外热"。内寒是真，外热是假。此时脉微欲绝，是阴血将亡，元阳大虚，阴阳俱虚，回阳为急，故用四逆汤主治。尤怡注曰："此亦虚冷霍乱之候。四肢拘急，手足厥逆，虚冷之着于外者也。下利清谷，脉微欲绝，虚冷之着于里者也，而其为霍乱则一。故吐利汗出，内寒外热，与上条同；而其用四逆驱内胜之阴，复外散之阳，亦无不同也。"（《伤寒贯珠集·卷二》）

通脉四逆汤证

"吐已下断，汗出而厥，四肢拘急不解，脉微欲绝者，通脉四逆加猪胆汤主之。"此论霍乱阴竭阳亡证治。霍乱吐已下断，即吐利皆止，并非阳复之佳兆，乃无物可吐而自已，无物可下而自断，此为阳气阴液俱竭之危候。因阳气外脱，故汗出而厥；阴液将尽，故脉微欲绝。如仅用四逆汤温运回阳，尤恐不足，故急取通脉四逆加猪胆汁汤（甘草、干姜、附子、猪胆汁），启下焦之生阳，补已竭之津液。本方为四逆汤倍干姜以回阳，加猪胆汁以益阴，共奏阳回阴复之功。尤怡注曰："吐下已止，阳气当复，阴邪当解，乃汗出而厥，四肢拘急，而又脉微欲绝，则阴无退散之期，阳有散亡之象，于法为较危矣。故于四逆加干姜一倍，以救欲绝之阳；而又虑温热之过，反为阴气所拒而不入，故加猪胆汁之苦寒，以为向导之用，《内经》'盛者从之'之意也。"（《伤寒贯珠集·卷二》）

（八）阴阳易差后劳复病

1. 概述

《伤寒论·辨阴阳易差后劳复病脉证并治》，主要论述大病新瘥，气血尚虚，体力未复，必慎起居，节饮食，以防复病。如"病人脉已解，而日暮微烦，以病新差，人强与谷，脾胃气尚弱，不能消谷，故令微烦，损谷则愈。"此论病愈后当注意饮食调摄。病后有因劳而复者，谓之劳复；有因食而复者，谓之食复。至其他差后诸病，治疗方法，宜根据现证之寒热虚实，施以温清补泻；扶正祛邪，仍需兼顾。此篇中还论及阴阳易的证治，差后劳复的治法，辨差后更发热的证治，差后腰以下有水气的治法，大病后虚寒喜唾的治法；伤寒解后，胃虚津伤余热未除的证治，病愈后应注意饮食调摄等。本篇置于《伤寒论》之后，是示人病后须加意调护。尤怡注曰："脉已解者，病邪解而脉已和也。微烦，微热也。解则不当复烦，而日暮微烦者，以病新瘥，不当与谷而强与之。胃虚谷实，不能胜之，则发烦热。损谷则愈者，谓不可以药治之，但损其谷食，则胃自和耳。"（《伤寒贯珠集·卷二》）

2. 方证

枳实栀子汤证

"大病差后，劳复者，枳实栀子汤主之。"煎服法中曰："若有宿食者，内大黄如博棋子大五六枚，服之愈。"此论差后劳复证治。病愈后，余热未尽，气血未复，因过分劳累而复发热，是为劳复；用枳实栀子豉汤（枳实、栀子、香豉），以清其热，调其里气。方中枳实宽中行气，栀子清热除烦，香豉透邪散热，清浆水煮药，取其性凉善走，能调中以助胃气。如兼有宿食停滞，再加大黄以荡涤肠胃，推陈致新。本方清解邪热，大病差后劳复者，宜用此去邪安正之法。本条未论证候，以方测证，或有虚烦和胸腹满等。方中枳实宽中行气，栀子清热除烦，香豉透邪散热。用清浆水煮药，取其性凉善走，能调中以助胃气。如兼有宿食停滞，再加大黄以荡涤肠胃，推陈致新。尤怡注曰："大病新差，血气未复，余热未尽，而强力作劳，因复发热者，名曰劳复。为其余热之气，因劳而外浮也。枳实、栀子，所以下热；豆豉，所以散热。盖亦表里之剂，而气味轻薄，适宜于病后复发之体耳。若有宿食者，名曰食复，《内经》所谓'食肉则复，多食则遗'也。故于枳实栀子豉汤中少加大黄，以逐其宿食。"（《伤寒贯珠集·卷八》）

小柴胡汤证

"伤寒差以后，更发热，小柴胡汤主之。脉浮者，以汗解之；脉沉实者，以下解之。"此辨伤寒差后更发热之脉证及治法。伤寒余热未尽，宜用小柴胡汤和解之。如脉浮，为余热在表，可以汗法解之；如脉沉实，为余热在里，可以下法解之。但病属新虚，汗下俱宜轻而不宜过重。尤怡注曰："伤寒差已后，更发热者，不因作劳，亦未过食，而未尽之热，自从内而达于外也，故与小柴胡汤，因其势而解之。且人参、甘枣，可以益病后之虚；黄芩、半夏，可以和未平之里也。脉浮者，邪气连表，汗之使之外解；脉沉实者，邪气居里，下之使从里解，亦因其势而利导之耳。"（《伤寒贯珠集·卷八》）

牡蛎泽泻散证

"大病差后，从腰以下有水气者，牡蛎泽泻散主之。"此论腰以下有水气证治。大病差后，下焦气化失常，湿热壅滞，膀胱不泻，故腰以下积水为肿。若属脾虚不运，或肾虚有寒，不能制水之肿者，治宜利水消肿，祛满除湿；方用牡蛎泽泻散（牡蛎、泽泻、蜀漆、葶苈子、商陆根、海藻、栝楼根）。牡蛎软坚行水，泽泻渗湿利水，蜀漆祛痰逐水，葶苈子宣肺泻水，商陆、海藻专于润下行水，共使水邪从小便排出。栝楼根止渴生津液，使水去而津液不伤。尤怡注曰："大病新差，而腰以下肿满者，此必病中饮水过多，热邪虽解，水气不行，浸渍于下，而肌肉肿满也。是当以急逐水邪为法，牡蛎泽泻散咸降之力居多，饮服方寸匕，不用汤药者，急药缓用，且不使助水气也。若骤用补脾之法，恐脾气转滞而水气转盛，宁不泛滥为患。"(《伤寒贯珠集·卷八》)

理中丸证

"大病差后，喜唾，久不了了，胸上有寒，当以丸药温之，宜理中丸。"此论大病后虚寒喜唾证治。大病瘥后，由于脾胃虚寒，寒饮不化，致胸上有寒而喜唾。其唾当是清稀而薄，口必不渴，小便清白。故用理中丸（人参、白术、甘草、干姜），温补中土。因病已久，故用丸药使药力缓，日三四服以渐而化之，则中阳健运，胸寒得去，喜唾自止。尤怡注曰："大病差后，胃阴虚者，津液不生，则口干欲饮；胃阳弱者，津液不摄，则口不渴而喜唾，至久之而尚不了了，则必以补益其虚，以温益其阳矣。曰胃上有寒者，非必有客气也，虚则自生寒耳。理中丸补虚温中之良剂，不用汤者，不欲以水气资吐也。"(《伤寒贯珠集·卷八》)

竹叶石膏汤证

"伤寒解后，虚羸少气，气逆欲吐，竹叶石膏汤主之。"此论伤寒解后，胃虚津伤，余热未除之证治。伤寒解后，虚羸少气，气逆欲吐，是胃虚津伤余热未除所致；治宜生津益气，清热养阴，方用竹叶石膏汤（竹叶、石膏、半夏、麦门冬、人参、甘草、粳米）。本方为白虎加人参汤加减而成，竹叶、石膏清热，人参、甘草益气生津，麦冬、粳米滋养胃阴，半夏降逆。尤怡注曰："大邪虽解，元气未复，余邪未尽，气不足则因而生痰，热不除则因而上逆，是以虚羸少食，而气逆欲吐也。竹叶石膏汤，乃白虎汤之变法；以其少气，故加参、麦之甘以益气；以其气逆有饮，故用半夏之辛以下气蠲饮，且去知母之咸寒，加竹叶之甘凉，尤于胃虚有热者，为有当耳。"(《伤寒贯珠集·卷八》)

烧裈散证

"伤寒,阴阳易之为病,其人身体重,少气,少腹里急,或引阴中拘挛,热上冲胸,头重不欲举,眼中生花,膝胫拘急者,烧裈散主之"。又曰:"方用妇人中裈近隐处,取烧作灰。右一味,水服方寸匕,日三服,小便即利,阴头微肿,此为愈矣。妇人病,取男子裈烧服。"此论阴阳易病证治。阴阳易,是男女在伤寒病将愈时,因余邪未尽而犯房事使然,似属津亏火炽。但此方存疑。尤怡注曰:"阴阳易者,男子大病新差,尚有余热,妇人与之交而得病,名曰阳易;或妇人大病新差,余热未尽,男子与之交而得病者,名曰阴易;以阴阳相感,精气交通,热气从之而传易也。其人身体重少气者,劳伤真气,而热胜之也。少腹里急,或引阴中拘挛,及膝胫拘急者,精虚热入,而脉道不通也。热上冲胸,头重不欲举,眼中生花,则热气重蒸,而且上淯清阳矣。裈裆得阴浊最多,以类相入,导其热气,俾从阴而入者,仍从阴而出也。"(《伤寒贯珠集·卷八》)

二、《金匮要略》辨证施治体系

(一)辨痉湿暍病脉证并治

《金匮要略·痉湿暍病脉证治》,论及痉、湿、暍病证,具有太阳病的某些特征,但从其发展与转归来看,某些证候又有别于太阳病证。如:

痉病,属于伤寒范畴,其成因为外感风寒之邪,内因津液不足,伤及太阳筋脉所致。其证以项背强急,口噤不开,甚至角弓反张为主。其脉,按之紧如弦,直上下行。痉病证属太阳,不离于表,治以解表为主。但在发表散邪之中,必须兼以顾护津液。表实无汗之刚痉,治以葛根汤;表虚有汗之柔痉,治以栝楼桂枝汤。两方一为发汗,一为解肌,但都有滋养津液,舒缓筋脉的作用。痉病如失于解表,必致入里化燥,因燥成实;治宜泄热存阴以解痉，酌用大承气汤。《金匮要略》中未论及内伤痉病，但在误治成痉三条中，指出阴血亏损、津液耗伤，是发生痉病的主要因素。提示养血润燥，生津增液，是治疗内伤痉病的原则。

湿病，有外湿和内湿之分。篇中主要论述外湿，且多兼夹风寒之邪。湿病以身体疼重、骨节烦疼为主证。治法须从汗解。但湿性濡滞，不易骤泄。发汗之法，不在重用表药，而宜用温药振其阳气，蒸发湿邪，使汗出病除。表实无汗者，用麻黄加术汤、麻杏薏甘汤；表虚汗出者，用方剂黄芪汤，都取微汗而解。如见湿盛阳微，虽有表证，亦当选用桂枝附子汤、白术附子汤、甘草附子汤三方，助阳以化湿。总之，湿为阴邪，最易伤阳；无论外湿内湿，都应顾护阳气。篇中对内湿的治法，提出以利小便为原则，目的亦在通阳以行气化，而过汗误下，都能导致亡阳虚脱，发生不良的后果。

暍，即暑病。篇中所论三条，涉及虚证、实证、夹湿证，暑病的主要证候已经具备。所出方治，如白虎加人参汤，治疗暑病行之有效的方剂。

痉病

1. 概述

痉病，属于伤寒范畴，其成因为外感风寒之邪，内因津液不足，伤及太阳筋脉所致。其证以项背强急、口噤不开，甚至角弓反张为主。其脉，按之紧如弦，直上下行。痉病有刚痉、柔痉、里实成痉之别，病机不同，治法亦有别。

（1）刚痉与柔痉

"太阳病，发热无汗，反恶寒者，名曰刚痉。太阳病，发热汗出而不恶寒，名曰柔痉。"此论痉病有刚痉、柔痉之分。此所谓太阳病的含义，和《伤寒论》相同，包括头痛、发热、恶寒等。既称为痉，就有项背强急、口噤不开等症状。刚痉与柔痉的主要分别，在于"表实无汗"与"表虚汗出"，为伤寒或中风伤及太阳经脉所致。尤怡注曰："成氏曰：《千金》云：太阳中风，重感寒湿则变痉。太阳病，发热无汗为表实，则不当恶寒，今反恶寒者，则太阳中风，重感于寒，为痉病也。以其表实有寒，故曰刚痉。太阳病，发热汗出为表虚，则当恶寒。今不恶寒者，风邪变热，外伤筋脉为痉病也。以其表虚无寒，故曰柔痉。然痉者强也，其病在筋，故必兼有颈项强急，头热足寒，目赤头摇，口噤背反等证。仲景不言者，以痉字该之也。《活人书》亦云：痉证发热恶寒与伤寒相似，但其脉沉迟弦细，而项背反张为异耳。"（《金匮要略心典·卷上》）

（2）痉病的成因

"太阳病，发汗太多，因致痉。""夫风病下之则痉，复发汗，必拘急"。"疮家虽身疼痛，不可发汗，汗出则痉。"此三条论误治可致痉病。其原发病与误治的经过虽不同，而均属汗下耗伤津液，筋脉失养所致痉病。尤怡注曰："此原痉病之由，有此三者之异。其为脱液伤津则一也。盖病有太阳风寒不解，重感寒湿而成痉者；亦有亡血竭气，损伤阴阳，而变成痉者。经云：气主煦之，血主濡之。又云：阳气者，精则养神，柔则养筋。阴阳既衰，筋脉失其濡养，而强直不柔矣。此痉病标本虚实之异，不可不辨也。"（《金匮要略心典·卷上》）

（3）外感风邪引起的痉病

"病者身热足寒，颈项强急，恶寒，时头热，面赤目赤，独头动摇，卒口噤，背反张者，痉病也。若发其汗者，寒湿相得，其表益虚，即恶寒甚。发其汗已，其脉如蛇。"此论外感风邪引起痉病的证候。身热恶寒，属太阳表证。颈项强直，卒口噤，背反张，属太阳筋脉之病。风为阳邪，上行主动，所以出现时头热、面赤、独头动摇而足寒等。尤怡注曰："痉病不离乎表，故身热恶寒；痉为风强病，而筋脉受之，故口噤、头项强、背反张、脉强直。经云：诸暴强直，皆属于风也。头热足寒，面目赤，头动摇者，风为阳邪，其气上行而又主动也。寒湿相得者，汗液之湿，与外寒之气相得不解，而表气以汗而益虚，寒气得湿而转增，则恶寒甚也。其脉如蛇者，脉伏而曲，如蛇行也。痉脉本直，汗之则风去而湿存，故脉不直而曲也。"（《金匮要略心典·卷上》）

（4）痉病之脉象特征

"夫痉脉，按之紧如弦，直上下行。"此论痉病之主脉。紧如弦，是劲急的脉象；直上下行，谓自寸至尺皆见此脉，其直如弦。痉病筋脉强急，故见此脉象。尤怡注曰："紧如弦，即坚直之象。李氏曰：上下行者，自寸至尺，皆见紧直之脉也。《脉经》亦云：痉病脉坚伏，直上下行。"（《金匮要略心典·卷上》）

（5）辨痉病之预后

"暴腹胀大者，为欲解。脉如故，反伏弦者痉。"此论痉病欲解与否的脉证。"脉如故"，指仍见痉病本脉，即"按之紧如弦"，是筋脉强急之势未趋缓和；或更见沉伏而弦，是邪气深入，病情正在进展，都是痉病未见好转的脉象。尤怡注曰："此即上文风去湿存之变证。魏氏云：风去不与湿相丽，则湿邪无所依着，必顺其下附之性，而入腹作胀矣。风寒外解，而湿下行，所以为欲解也。如是诊之，其脉必浮而不沉，缓而不弦矣。乃其脉如故，而反加伏弦，知其邪内连太阴，里病转增而表病不除，乃痉病诸证中之一变也。"（《金匮要略心典·卷上》）

"太阳病，发热，脉沉而细者，名曰痉，为难治。"此论痉病见沉细脉者为难治。太阳病发热，为病在表，脉象应浮。即使成为痉病，脉也应弦紧有力。现在脉象反见沉而且细，是气血不足，无力抗病的现象，所以称"难治"。尤怡注曰："太阳病本浮，今反沉者，风得湿而伏，故为痉。痉脉本紧弦，今反细者，阴气适不足，故难治。"（《金匮要略心典·卷上》）

"痉病有灸疮，难治。"此论痉病有灸疮者难治。因灸疮病人，脓液久溃，津血本已亏损；若再患痉病，势必血枯津伤，转增风燥，病情严重，故言难治。尤怡注曰："有灸疮者，脓血久溃，穴俞不闭。娄全善云：即破伤风之意。盖阴伤不胜风热，阳伤而不任攻伐也。故曰难治。"（《金匮要略心典·卷上》）

2. 方证

栝楼桂枝汤证

栝楼桂枝汤证为太阳病之柔痉。如"太阳病，其证备，身体强，几几然，脉反沉迟，此为痉，栝楼桂枝汤主之。"此论柔痉证治。此证属津液不足，外感风邪，风邪化燥，筋脉失养所致；故治以调和营卫、解肌祛风，舒缓筋脉之法。方用栝楼桂枝汤（栝楼根、桂枝、芍药、甘草、生姜、大枣）。方用栝楼根滋养津液，合桂枝汤解肌祛邪，以舒缓筋脉。尤怡注曰："伤寒项背强几几，汗出恶风者，脉必浮数，为邪风盛于表。此证身体强几几，然脉反沉迟者，为风淫于外，而津伤于内，故用桂枝则同，而一加葛根以助其散，一加栝楼根兼滋其内，则不同也。"（《金匮要略心典·卷上》）

葛根汤证

"太阳病，无汗而小便反少，气上冲胸，口噤不得语，欲作刚痉，葛根汤主之。"此论太阳病刚痉之证治。太阳病无汗为表实，小便反少是津液不足。本证由于无汗而小便又少，气机不得通利，势必逆上冲胸。今已见口噤不得语，可知刚痉即将发作；故治宜开泄腠理，发汗祛邪；且滋养津液，舒缓筋脉；方用葛根汤。尤怡注曰："无汗而小便反少者，风寒湿甚，与气相持，不得外达，亦并不下行也。不外达，不下行，势必逆而上冲，为胸满，为口噤不得语，驯至面赤头摇，项背强直，所不待言，故曰欲作刚痉。葛根汤，即桂枝汤加麻黄、葛根，乃刚痉无汗者之正法也。按：痉病多在太阳、阳明之交，身体强、口噤不得语，皆其验也。故加麻黄以发太阳之邪，加葛根兼疏阳明之经，而阳明外主肌肉，内主津液，用葛根者，所以通隧谷而逐风湿，加栝楼者，所以生津液而濡经脉也。"(《金匮要略心典·卷上》)

大承气汤证

"痉为病，胸满口噤，卧不着席，脚挛急，必齘齿，可与大承气汤。"此论里实成痉证治。本证由于里热壅盛，则胸部胀满；热盛劫烁津液，则不能濡养筋脉，以致角弓反张，四肢挛急，较一般痉病为剧烈。而且，口噤、齘齿等阳明经症状更为突出。本证多因邪气内闭，化燥成实所致。故治宜泻热存阴，方用大承气汤。尤怡注曰："此痉病之属阳明瘀热者。阳明之筋起于足，结于跗；其直者，上结于脾。阳明之脉，入齿中，挟口环唇；其支者，循喉咙，入缺盆，下膈，故为是诸证。然无燥实见证，自宜涤热而勿荡实，乃不用调胃而用大承气者，岂病深热极，非此不能治欤。然曰可与，则犹有斟酌之意，用者慎之。"(《金匮要略心典·卷上》)

湿病

1. 概述

湿病有外湿和内湿之分。篇中主要论述外湿，且多兼夹风寒之邪。湿邪易流注关节，故以下所论湿病，以身体疼重，骨节烦疼为主要症状。

（1）湿痹主证及基本治法

"太阳病，关节疼痛而烦，脉沉细者，此名湿痹。湿痹之候，小便不利，大便反快，但当利其小便。"此论湿痹证治。湿为六淫之一，先伤太阳而见表证。湿邪流注关节，故关节疼痛剧烈，不得安静。湿性凝滞，所以脉沉而细。名为湿痹，乃湿邪流入关节，痹闭不通之意。如见小便不利，大便反快，这是外湿引动内湿。湿盛则濡泄，所以大便反快。湿阻于中，阳气不通，所以小便不利。治宜利其小便，小便得利则里湿得去，阳气通则湿痹亦除。尤怡注曰:"湿为六淫之一,故其感人,亦如风寒之先在太阳;但风寒伤于肌腠,而湿则流入关节。风脉浮,寒脉紧,而湿脉则沉而细。湿性濡滞而气重者,故亦名痹。痹者,闭也。然中风者,必先有内风而后召外风;中湿者,亦必先有内湿而后感外湿。由其人平日土德不及而湿动于中,由是气化不速,而湿侵于外,外内合邪,为关节疼烦,为小便不利,大便反快。治之者,必先逐内湿,而后可以除外湿,故曰当利其小便。东垣亦云:治湿不利小便,非其治也。"(《伤寒贯珠集·卷二》)

(2)寒湿之证治

"湿家病,身疼发热,面黄而喘,头痛,鼻塞而烦;其脉大,自能饮食,腹中和无病,病在头中寒湿,故鼻塞,内药鼻中则愈。"此论头部伤于寒湿证治。尤怡注曰:"寒湿在上,则清阳不布。身疼、头痛、鼻塞者,湿上甚也。发热、面黄、烦、喘者,阳上郁也。而脉大,则非沉细之比,腹和无病,则非小便不利,大便反快之比,是其病不在腹中而在头;疗之者宜但治其头,而毋犯其腹。内药鼻中,如瓜蒂散之属,使黄水出则寒湿去而愈。不必服药以伤其和也。"(《伤寒贯珠集·卷二》)头痛,鼻塞而烦,是头部伤于寒湿之主证。鼻为肺窍,肺合皮毛而主表,所以同时出现身疼、发热、面黄而喘。脉大,知其病在于上;饮食如常,知其里和无病。纳药鼻中,目的在于宣泄上焦寒湿,使肺气通利。上述证候,原文未出方。

(3)湿郁化热证治

"湿家之为病,一身尽疼,发热,身色如熏黄也。"此论湿郁化热而发黄之证。湿邪留于肌肉之间,故一身尽疼。发热,身黄,属湿郁化热,湿热蕴蒸所致。尤怡注曰:"湿外盛者,其阳必内郁。湿外盛为身疼,阳内郁则发热。热与湿合,交蒸互郁,则身色如熏黄。熏黄者,如烟之熏,色黄而晦,湿气沉滞故也。若热黄则黄而明,所谓身黄如橘子色也。"(《伤寒贯珠集·卷二》)

（4）湿家误下之变证

"湿家，其人但头汗出，背强，欲得背覆向火。若下之早则哕，或胸满，小便不利，舌上如苔者，以丹田有热，胸上有寒，渴欲得水而不能饮，则口燥烦也。"此论湿家误下后的变证。湿热遏伏于里，阳气不达于外，故但头汗出，背强，欲得背覆向火等。治宜通其阳气，泄湿透热。如用攻下之法，必使阳气受伤，发生呃逆；同时湿热愈益遏伏，而成下热上寒之证。下焦有热，故渴欲饮水而小便不利；上焦有寒湿，饮水则更觉不适，甚则呕吐而不能饮水。舌上似苔非苔，为上焦有寒之征。尤怡注曰："寒湿居表，阳气不得外通而但上越，为头汗出，为背强，欲得背覆向火，是宜驱寒湿以通其阳。乃反下之，则阳更被抑，而哕乃作矣。或上焦之阳不布而胸满，或下焦之阳不化而小便不利，随其所伤之处而为病也。舌上如胎者，本非胃热，而舌上津液燥聚，如胎之状，实肺胎也。盖下后阳气反陷于下，而寒湿仍聚于上，于是丹田有热而渴欲得饮，胸上有寒，而复不能饮，则口舌燥烦，而津液乃聚耳。"（《伤寒贯珠集·卷二》）

"湿家下之，额上汗出，微喘，小便利者，死；若下利不止者，亦死。"此论湿家误下后的变证。湿家下之，若出现上述症状，必是病人原来已湿盛阳微；误下必重伤阳气，以致阳上越则为额上汗出、微喘，阳下脱则为小便清长或下利不止。此证阳亡则阴亦随之而竭，所以称为"死证"。尤怡注曰："湿病在表者宜汗，在里者亦利小便，苟非湿热蕴积成实，未可遽用下法。额汗出微喘，阳已离而上行；小便利，下利不止，阴复决而下走。阴阳离决，故死。一作小便不利者死，谓阳上浮而阴不下济也，亦通。"（《伤寒贯珠集·卷二》）。

"风湿相搏，一身尽疼痛，法当汗出而解，值天阴雨不止，医云此可发汗，汗之病不愈者，何也？盖发其汗，汗大出者，但风气去，湿气在，是故不愈也。若治风湿者，发其汗，但微微似欲汗出者，风湿俱去也。"此论治风湿时发汗须微微汗出。因风为阳邪，容易表散；湿为阴邪，难以骤除。若汗出太多，则风气虽去而湿邪仍在，故病不易治愈。治风湿之法，应使阳气内蒸，阳气充溢于肌肉关节之间，则湿邪无地以容，自能微微汗出，而风湿之邪尽去。尤怡注曰："风、湿虽并为六淫之一，然风无形而湿有形，风气迅而湿气滞；值此雨淫湿胜之时，自有风易却而湿难除之势；而又发之速而驱之过，宜其风去而湿不与俱去也。故欲湿之去者，但使阳气内蒸而不骤泄，肌肉关节之间充满流行，而湿邪自无地可容矣。此发其汗，但微微似欲汗出之旨欤？"（《金匮要略心典·卷上》）

"湿家病身疼发热，面黄而喘，头痛鼻塞而烦，其脉大，自能饮食，腹中和无病，病在头中寒湿，故鼻塞，内药鼻中则愈。"此论头部伤于寒湿的证治。鼻为肺窍，肺合皮毛而主表，故同时出现身疼、发热、面黄而喘。脉大为病于于上，饮食如常为里和无病。纳药鼻中，拟宣泄上焦寒湿，使肺气通利。尤怡注曰："寒湿在上，则清阳被郁。身疼、头痛、鼻塞者，湿上甚也。发热、黄烦、喘者，阳上郁也。而脉大，则非沉细之比；腹和无病，则非小便不利，大便反快之比。是其病不在腹中而在头，疗之者宜但治其头。而毋犯其腹。内药鼻中。如瓜蒂散之属。使黄水出则寒湿去而愈。不必服药以伤其和也。"（《金匮要略心典·卷上》）

2. 方证

麻黄加术汤证

"湿家身烦疼，可与麻黄加术汤发其汗为宜，慎不可以火攻之。"此论湿证兼表邪证治。湿邪流注肌肉，兼夹太阳表证，故身体疼烦，发热、恶寒、无汗。表证当从汗解，而湿邪伤人则不宜过汗，故治湿宜微发汗并行表里之湿。方用麻黄加术汤（麻黄、桂枝、甘草、杏仁、白术）。麻黄得白术，虽发汗而不致过汗；白术用量倍于麻黄，重在行表里之湿，故能取微似汗而解之效。尤怡注曰："身烦疼者，湿兼寒而在表也。用麻黄汤以散寒，用白术以除湿。喻氏曰：麻黄得术，则虽发汗，不至多汗；而术得麻黄，并可以行表里之湿。不可以火攻者，恐湿与热合而反增发热也。"（《金匮要略心典·卷上》）

麻黄杏仁薏苡甘草汤证

"病者一身尽疼，发热，日晡所剧者，名风湿。此病伤于汗出当风，或久伤取冷所致也。可与麻黄杏仁薏苡甘草汤。"此论风湿在表证治。此证属风湿在表，但表证较轻。故治宜微发汗并祛湿，方用麻黄杏仁薏苡甘草汤（麻黄、甘草、薏苡仁、杏仁）。本证身疼等表证较轻，所以方剂用量很小；在病情上，本证日晡发热增剧，日晡属阳明，有化燥化热的倾向，所以不用桂枝、白术而用薏苡仁。方中甘草倍于麻黄，更属微汗之剂。尤怡注曰："此亦散寒除湿之法。日晡所剧，不必泥定肺与阳明，但以湿无来去，而风有休作，故曰此名风湿。然虽言风而寒亦在其中，观下文云'汗出当风'，又曰'久伤取冷'，意可知矣。盖痉病非风不成，湿痹无寒不作，故以麻黄散寒，薏苡除湿，杏仁利气，助通泄之用；甘草补中，予胜湿之权也。"（《金匮要略心典·卷上》）

防己黄芪汤证

"风湿脉浮身重，汗出恶风者，防己黄芪汤主之。"此论风湿在表，属于表虚之证治。风湿在表，法当从汗而解；然汗不待发而自出，而又身重、恶风，是邪未解而表已虚，故不用麻黄之发汗，而用黄芪之固表，防己之泄湿，白术、甘草，所以助黄芪建中气而使卫阳复振。服此方后，如虫行皮中，即是卫阳复振，风湿欲解之验。尤怡注曰："风湿在表，法当以汗而解，乃汗不待发而自出，表尚未解而已虚，汗解之法不可守矣。故不用麻黄出之皮毛之表，而用防己驱之肌肤之里。服后如虫行皮中，及以腰下如冰，皆湿下行之征也。然非芪、术、甘草，焉能使卫阳复振，而驱湿下行哉？"（《金匮要略心典·卷上》）

桂枝附子汤证（去桂加白术汤证）

"伤寒八九日，风湿相搏，身体疼烦，不能自转侧，不呕不渴，脉浮虚而涩者，桂枝附子汤主之。"此论湿盛阳微，气化不行之证治。伤寒八九日，风湿相搏，身体疼烦，不能自转侧，是表证仍然存在。不呕不渴，是里无热之征。脉象浮虚指脉软而无力，涩是脉迟滞而不流利。治宜温阳除湿而化气，方用桂枝附子汤（桂枝、生姜、附子、甘草、大枣）。尤怡注曰："身体疼烦，不能自转侧者，邪在表也。不呕不渴，里无热也。脉浮虚而涩，知其风湿外持，而卫阳不正，故以桂枝汤去芍药之酸收，加附子之辛温，以振阳气而敌阴邪。"（《金匮要略心典·卷上》）

去桂加白术汤证（白术附子汤证）

"若大便坚，小便自利者，去桂加白术汤主之。"此论湿盛阳微之证，服桂枝附子汤后，阳通湿减，气化已行之证治。前证因湿盛阳微，气化不行，故用桂枝附子汤温阳除湿而化气。服后大便由溏泄转为坚实，小便由不利转为自利，是阳通湿减，气化已行，所以续进原方，但减少其用量，并去桂枝之通阳解表，加白术之健脾行湿，以恰合病情。尤怡注曰："若大便坚，小便自利，知其在表之阳虽弱，而在里之气犹治。则皮中之湿，自可驱之于里，使从水道而出，不必更发其表，以危久弱之阳矣。故于前方去桂枝之辛散，加白术之苦燥，合附子之大力健行者，于以并走皮中而逐水气，亦因势利导之法也。"（《金匮要略心典·卷上》）

甘草附子汤证

"风湿相搏，骨节疼烦掣痛，不得屈伸，近之则痛剧，汗出短气，小便不利，恶风不欲去衣，或身微肿者，甘草附子汤主之。"此论风湿相搏，内外阳气皆虚之证治。本证骨节疼烦掣痛，不可屈伸，近之则痛剧，在表之湿邪已由肌肉侵入关节，较前条所述身体疼痛为重。汗出短气，恶风不欲去衣，是内外之阳气皆虚所致。或身微肿，亦为阳不化湿，湿溢肌表使然。由于本证内外阳气皆虚，故治宜助阳化湿，兼走表里，方用甘草附子汤（甘草、白术、附子、桂枝）。尤怡注曰："此亦湿盛阳微之证。其治亦不出助阳散湿之法。云得微汗则解者，非正发汗也，阳复而自解耳。夫风湿在表，本当从汗而解，麻黄加术汤、麻黄杏仁薏苡甘草汤，其正法也。而汗出表虚者，不宜重发其汗，则有防己、黄芪实表行湿之法。而白术附子，则又补阳以为行者也。表虚无热者，不可遽发其阳，则有桂枝、附子温经散湿之法。而甘草、附子则兼补中以为散者也。即此数方，而仲景审病之微，用法之变，盖可见矣。"（《金匮要略心典·卷上》）

暍病

1. 概述

中暍，即伤暑之证。暑为六淫之一，先伤太阳，恶寒、发热亦与一般表证相同。但暑多夹湿，故又见身重而疼痛。由于夏月天气炎热，容易出汗，故人身之阳以汗而外泄，人身之阴以热而内耗，阴阳两俱不足。所以，其他外感病初起多见实证，而伤暑却多呈气阴两伤见症。其脉或见芤迟，均属虚象。"太阳中暍，发热恶寒，身重而疼痛，其脉弦细芤迟。小便已，洒洒然毛耸，手足逆冷，小有劳，身即热，口开，前板齿燥。若发其汗，则恶寒甚；加温针，即发热甚；数下之，则淋甚。"此论太阳中暍脉证。本证实因机体不能适应气候炎热，因虚而致病变。其热不甚高，虚象却很突出，夏月多见此证。本条未出方治，可用后世之清暑益气汤加减，清热除湿，益气生津。治此证候，若误发其汗，则阳气外散，恶寒更甚；误用温针，则火热伤阴，发热更甚；若一再下之，则津液枯竭，必致小便涩痛如淋。尤怡注曰："中暍即中暑，暑亦六淫之一，故先伤太阳而为寒热也。然暑，阳邪也。乃其证反身重疼痛，其脉反弦细而迟者，虽名中暍，而实兼湿邪也。小便已，洒洒毛耸者，太阳主表，内合膀胱，便已而气馁也。手足逆冷者，阳内聚而不外达，故小有劳，即气出而身热也。口开，前板齿燥者，热盛于内，而气淫于外也。盖暑虽阳邪，而气恒与湿相合，阳求阴之义也。暑因湿入，而暑反居湿之中，阴包阳之象也。治之者一如分解风湿之法，辛以散湿，寒以清暑可矣。若发汗则徒伤其表，温针则更益其热，下之则热且内陷，变证随出，皆非正治暑湿之法也。"(《金匮要略心典·卷上》)

2. 方证

白虎加人参汤证

"太阳中热者，暍是也。汗出恶寒，身热而渴，白虎加人参汤主之。"此论感受暑热之证治。汗出，恶寒，身热而渴，实为感受暑热之邪所出现的典型症状。暑为阳邪，其伤人即现汗出、热、渴之症状。恶寒并非表不解，而是汗出多，肌腠空疏使然。但因病在初起，所以称为太阳中热；故宜白虎汤以清热生津，加人参以益气阴。尤怡注曰："中热亦即中暑，暍即暑之气也。恶寒者，热气入则皮肤缓，腠理开，开则洒然寒，与伤寒恶寒者不同。发热汗出而渴，表里热炽，胃阴待涸，求救于水，故与白虎加人参汤以清热生阴，为中暑而无湿者之法也。"(《金匮要略心典·卷上》)

一物瓜蒂汤证

"太阳中暍，身热疼重，而脉微弱，此以夏月伤冷水，水行皮中所致也，一物瓜蒂汤主之。"此论中热夹湿证治。身热疼重而脉微弱，是因夏月以冷水灌洗周身而致此病。故治宜取身面与四肢之水气，水去则暑邪无所依则病自解，方用一物瓜蒂汤。尤怡注曰："暑之中人也，阴虚而多火者，暑即寓于火之中，为汗出而烦渴；阳虚而多湿者，暑即伏于湿之内，为身热而疼重。故暑病恒以湿为病，而治湿即所以治暑。瓜蒂苦寒，能吐能下，去身面四肢水气，水去而暑无所依，将不治而自解矣。此治中暑兼湿者之法也。"(《金匮要略心典·卷上》)

（二）百合狐惑阴阳毒病脉证治

《金匮要略·百合狐惑阴阳毒病脉证治》，论述了百合病、狐惑病、阴阳毒病的诊治。包括三类病证的病因病机、辨证施治及主治方药。

百合病，属心肺内热之病证，多见于热病之后；以口苦、小便赤、脉微数为主证，并有变化不定的神志症状。治疗上以清养心肺之阴为主，百合地黄汤为主方。本篇在百合病中，论及百合地黄汤证、百合知母汤证、百合鸡子黄汤证、百合洗方证、百合滑石散证、滑石代赭汤证、栝楼牡蛎散证等方证。

狐惑病，属湿热浸润所致病证，以咽喉腐蚀、前后二阴溃烂为主证。治疗原则以清利湿热为主，根据侵犯的部位，选用甘草泻心汤、苦参汤、雄黄熏法等。本篇在狐惑病中，论及甘草泻心汤证、苦参汤证、雄黄熏方证等方证。

阴阳毒病，属感受疫毒所致病证。阳毒证以面赤斑斑如锦纹、吐脓血为主证，阴毒证以面目色青、身痛如被杖为主证。阳毒和阴毒，均以解毒活血、清热散瘀为治疗原则，可用升麻鳖甲汤随证加减。本篇在阴阳毒病中，论及升麻鳖甲汤证、升麻鳖甲汤去雄黄、蜀椒方证等方证。

百合病

1. 概述

百合病，是心肺阴虚内热或肺胃有热，津液受伤所致；多发于热病之后，因汗吐下损伤津液所致。"论曰：百合病者，百脉一宗，悉致其病也。意欲食复不能食，常默默，欲卧不能卧，欲行不能行，饮食或有美时，或有不用闻食臭时，如寒无寒，如热无热，口苦，小便赤，诸药不能治，得药则剧吐利，如有神灵者，而身形如和，其脉微数。每溺时头痛者，六十日乃愈；若溺时头不痛，淅然者，四十日愈；若溺快然，但头眩者，二十日愈。其证或未病而预见，或病四五日而出，或病二十日或一月后见者，各随证治之。"此论百合病的病因、症状、诊断、治疗原则及预后，是百合病诊治的总纲。百合病属心肺阴虚内热所致疾病。由于心主血脉，肺主治节而朝百脉，心肺正常，气血调和，则百脉亦皆得其所养；如心肺阴虚成病，则百脉俱受其累而症状百出，故称"百脉一宗，悉致其病"。百合病以口苦、小便赤、脉微数为主证，并伴有变化无定的神志症状。具体证候，如常默默不言，欲卧不能卧，欲行不能行；欲食不能食，食欲时好时坏；如寒无寒，如热无热；或口苦，小便赤；或如有神识之疾，而身形如和，脉微数。诸药不能治，得药则剧烈呕吐、下利。百合病以口苦、小便赤、脉微数等，作为治疗的主要依据。至于其神志异常的表现，则变化不定。本病多发生于热病之后，为心肺阴液被热耗损，或余热未尽所致。偶见于未病之前者，但以情志郁结化火，消烁阴液而引起本病者为多。百合病的治疗原则，以着眼于心肺阴虚内热为主，不可妄用汗、吐、下等法，以免更伤阴液。尤怡注曰："百脉一宗者，分之则为百脉，合之则为一宗。悉致其病，则无之非病矣。然详其证，意欲食矣，而复不能食；常默然静矣，而又躁不得卧；饮食或有时美矣，而复有不用闻食臭时；如有寒如有热矣，而又不见为寒，不见为热；诸药不能治，得药则剧吐利矣，而又身形如和。全是恍惚去来，不可为凭之象。惟口苦、小便赤、脉微数，则其常也。所以者何？热邪散漫，未统于经，其气游走无定，故其病亦去来无定。而病之所以为热者，则征于脉，见于口与便，有不可掩然者矣。夫膀胱者，太阳之府，其脉上至颠顶，而外行皮肤。溺时头痛者，太阳乍虚，而热气乘之也。淅然快然，则递减矣。夫乍虚之气，溺已即复，而热淫之气，得阴乃解。故其甚者，必六十日之久，诸阴尽集，而后邪退而愈。其次四十日，又其次二十日，热差减者，愈差速也。此病多于伤寒热病前后见之，其未病而预见者，热气先动也。其病后四五日或二十日，或一月见者，遗热不

去也，各随其证以治，具如下文。"（《金匮要略心典·卷上》）

"百合病，见于阴者，以阳法救之；见于阳者，以阴法救之。见阳攻阴，复发其汗，此为逆；见阴攻阳，乃复下之，此亦为逆。"此论百合病的治疗原则。百合病的主要病机为阴虚内热，故治当补其阴不足以调整阳之偏胜，所谓"见于阳者，以阴法救之"，是强调补阴之不足以调整阳之偏胜，即治宜清养心肺之阴为主，以百合地黄汤为主方。再根据辨证，选用百合知母汤、滑石代赭汤、百合鸡子黄汤、百合洗方、栝楼牡蛎散、百合滑石散等。如阴虚至甚，阴中之阳受损，兼见怯寒、神疲等，又当酌用养阳之法，即所谓"见于阴者，以阳法救之"。尤怡注曰："病见于阴，甚必及阳；病见于阳，穷必归阴。以法救之者，养其阳以救阴之偏，则阴以平而阳不伤；补其阴以救阳之过，则阳以和而阴不蔽。《内经》用阴和阳，用阳和阴之道也。若见阳之病而攻其阴，则并伤其阴矣，乃复发汗，是重伤其阳也，故为逆；见阴之病而攻其阳则并伤其阳矣，乃复下之，是重竭其阴也，故亦为逆。以百合为邪少虚多之证，故不可直攻其病，亦不可误攻其无病，如此。"（《金匮要略心典·卷上》）

2. 方证

百合知母汤证

"百合病发汗后者，百合知母汤主之。"此论百合病误汗，以致肺阴不足，虚热较重之证治。百合病本不应发汗，若医者误认为表实证而发汗，汗后更伤津液，导致肺阴更为不足，虚热加重；故治宜养肺阴、清肺热；方用百合知母汤（百合、知母）。百合润肺而养阴，知母清热泻火，滋阴润燥。此方用泉水煎药，是因泉水具有下热利尿，能使热从小便排出的功用。其他治百合病诸方，也都用泉水煎药，意义与此相同。尤怡注曰："人之有百脉，犹地之有众水也。众水朝宗于海，百脉朝宗于肺，故百脉不可治，而可治其肺。百合味甘平微苦，色白入肺，治邪气，补虚清热，故诸方悉

以之为主，而随证加药治之。用知母者，以发汗伤津液故也。"(《金匮要略心典·卷上》)

滑石代赭汤证

"百合病下之后者，滑石代赭汤主之。"此论百合病误用下法，重伤津液，更伤胃气之证治。百合病本不应使用下法，若误认为是里实证而误用下法，必然重伤津液，更伤胃气，出现胃气上逆之证。故治宜清热养阴，重镇降逆；方用滑石代赭汤（百合、滑石、代赭石）。百合润肺而养阴，滑石清热而利小便，赭石重镇而降逆气。尤怡注曰："百合病不可下而下之，必伤其里，乃复以滑石、代赭者，盖欲因下药之势，而抑之使下，导之使出，亦在下者引而竭之之意也。"(《金匮要略心典·卷上》)

百合鸡子黄汤证

"百合病，吐之后者，百合鸡子汤主之。"此论百合病误用吐法，肺胃之阴受损之证治。百合病本不应使用吐法，若误认为痰涎壅滞而用吐法，吐后使肺胃之阴受损，故治以百合鸡子黄汤。百合清养肺阴，鸡子黄滋润胃阴。原文中所言"后方"，即指百合鸡子黄汤（百合、鸡子黄）。尤怡注曰："本草鸡子安五脏，治热疾，吐后脏气伤而病不去，用之不特安内，亦且攘外也。"(《金匮要略心典·卷上》)

百合地黄汤证

"百合病不经吐、下、发汗，病形如初者，百合地黄汤主之。"此论百合病之正治法。所谓"病形如初"，是指具有篇中第一条所述症状，皆为心肺阴虚内热所引起。百合地黄汤证，是未经汗、吐、下的百合病本证。故治以百合地黄汤（百合、生地黄），滋养心肺之阴并清血分虚热。这是百合病的正治法和主治方。百合养肺阴而清气分之热，生地黄益心营而清血分之热；阴足热退，百脉因之调和，病自可愈。服药后，若大便呈黑色，实为地黄之本色。所谓"病形如初"，是指具有篇中第一条所述症状，皆为心肺阴虚内热所引起。尤怡注曰："此则百合病正治之法也。盖肺主行身之阳，肾主行身之阴。百合色白入肺，而清气中之热；地黄色黑入肾，而除血中之热。气血既治，百脉俱清，虽有邪气，亦必自下。服后大便如漆，则热除之验也。《外台》云：大便当出黑沫。"（《金匮要略心典·卷上》）

百合洗方证

"百合病一月不解，变成渴者，百合洗方主之。"此论百合病日久肺阴虚之证治。日久不愈而出现口渴者，表明肺阴虚损较甚。肺主皮毛，其气相通，肺阴虚损较重者，可以百合洗方（百合）渍水洗身；洗其外亦可通其内，以滋阴润燥。病人洗身之后所食煮饼，为小麦粉制成，可益气生津。因盐豉能增渴，故忌用。尤怡注曰："病久不解而变成渴，邪热留聚在肺也。单用百合渍水外洗者，以皮毛为肺之合，其气相通故也。"（《金匮要略心典·卷上》）

栝楼牡蛎散证

"百合病渴不差者，栝楼牡蛎散主之。"此论百合病服药后，仍兼有口渴之证治。此证由百合病，病久药轻，药不胜病所致；故再内服栝楼牡蛎散（栝楼根、牡蛎），清热生津止渴。栝楼根清解肺胃之热，生津止渴；牡蛎引热下行，使热不继续上烁津液；津升热降，渴证自解。尤怡注曰："病变成渴，与百合洗方而不差者，热盛而津伤也。栝楼根苦寒，生津止渴，牡蛎咸寒，引热下行，不使上烁也。"（《金匮要略心典·卷上》）

百合滑石散证

"百合病变发热者，百合滑石散主之。"此论百合病经久不愈，兼有发热之证治。百合病本为如寒无寒，如热不热。若见发热，是热盛于里，外达肌肤的征象。故治宜清热养阴，导热下行，方用百合滑石散（百合、滑石）；百合滋养肺阴，滑石清里热、利小便，使热从小便而出。尤怡注曰："病变发热者，邪聚于里而见于外也。滑石甘寒，能除六腑之热。得微利，

则里热除而表热自退。"(《金匮要略心典·卷上》)

狐惑病

1. 概述

狐惑病是湿热浸润所引起的疾患,以咽喉腐蚀、前后二阴溃烂为主要特征。此病多根于素体湿热内蕴,复因感受湿热之邪诱发;治宜清利湿热为主,根据湿热邪气侵犯的部位,选用甘草泻心汤、苦参汤、雄黄熏法等治疗。

2. 方证

甘草泻心汤证

"狐惑之为病,状如伤寒,默默欲眠,目不得闭,卧起不安,蚀于喉为惑,蚀于阴为狐。不欲饮食,恶闻食臭,其面目乍赤、乍黑、乍白。蚀于上部则声嗄,甘草泻心汤主之。"此论狐惑病的症状及病变在喉部的治法。本证是由于湿热内盛,机体受其侵蚀,或湿热内扰心神所致;症见喉部、前阴、后阴(肛门)腐蚀溃烂;蚀于喉为惑,蚀于前阴或后阴为狐;治宜健运中焦,清化湿热,方用甘草泻心汤(甘草、黄芩、人参、干姜、黄连、大枣、半夏);甘草、黄连、黄芩等清热解毒,配干姜苦辛相合,配人参、大枣、半夏,健运中焦,清化湿热。尤怡注曰:"狐惑,虫病。即巢氏所谓䘌病也。默默欲眠,目不得眠,其躁扰之象,有似伤寒少阴热证,而实为䘌之乱其心也。不欲饮食。恶闻食臭。有似伤寒阳明实证。而实为虫之扰其胃也。其面目乍赤、乍黑、乍白者,虫之上下聚散无时,故其色变更不一,甚者脉亦大小无定也。盖虽虫病,而能使人惑乱而狐疑,故名曰狐惑……甘草泻心,不特使中气运而湿热自化,抑亦苦辛杂用,足胜杀虫之任。其苦参、雄黄,则皆清燥杀虫之品。洗之熏之,就其近而治之耳。"(《金匮要略心典·卷上》)

苦参汤证

"蚀于下部则咽干，苦参汤洗之。"此论湿热之邪蚀于下部前阴之证治。参照下条所言"蚀于肛"，可知本条"蚀于下部"，主要指湿热之邪蚀于下部所致前阴溃烂。因足厥阴肝脉，绕阴器，抵少腹，上通于咽喉，故前阴腐蚀溃烂后，其热循经自下而上冲，引起咽干。治宜用苦参汤（苦参）熏洗前阴之病处，除湿热以治其本，则咽干自愈。

雄黄熏法证

"蚀于肛者，雄黄熏之。"雄黄熏法证，是指湿热之邪蚀于肛门的病变。本证以肛门溃烂为特征。治宜燥湿解毒，用雄黄熏法外治。本条承甘草泻心汤证和苦参汤证条，论述湿热之邪蚀于肛门的治法。具体方法：用雄黄为末，烧而向肛门熏之。此处用雄黄熏，旨在燥湿解毒。

赤小豆当归散证

"病者脉数，无热，微烦，默默但欲卧，汗出。初得之三四日，目赤如鸠眼；七八日，目四眦黑。若能食者，脓已成也，赤小豆当归散主之。"此论湿热蕴毒之证治。症见脉数，无热微烦，默默但欲卧，汗出，此为里热已盛的征象；无热而汗出，表明病不在表，说明血分已有热。初得之三四日，目赤如鸠眼，是因血中之热随肝经上注于目所致。七八日，两眼内外眦皆黑，表明瘀血内积，脓已成熟。治宜用赤小豆当归散（赤小豆、当归）清热解毒排脓，活血祛瘀生新；赤小豆渗湿清热，解毒排脓；当归活血，祛瘀生新；浆水清凉解毒。尤怡注曰："脉数微烦，默默但欲卧，热盛于里也。无热汗出，病不在表也。三四日，目赤如鸠眼者，肝脏血中之热，随经上注于目也。经热如此，脏热可知。其为蓄热不去，将成痈肿无疑。至七八日目四眦黑，赤色极而变黑，则痈尤甚矣。夫肝与胃，互为胜负者也。肝方有热，势必以其热侵及于胃；而肝既成痈，胃即以其热并之于肝，故曰：若能食者，知脓已成也。且脓成则毒化，毒化则不特胃和而肝亦和矣。

赤豆、当归，乃排脓血除湿热之良剂也。"(《金匮要略心典·卷上》)。

阴阳毒病

1. 概述

阴阳毒，是感受疫毒之邪所致疾患。阳毒、阴毒均有咽喉痛，但阳毒证以面赤斑斑如锦纹、咽喉痛、唾脓血为主要见症，而阴毒证以面目色青、身痛如被杖为特点；阳毒与阴毒，均以解毒清热、活血散瘀为治疗原则，方用升麻鳖甲汤随证加减。若再参考后世对瘟疫、温毒发癍的治法，则疗效更好。无论是阳毒证，或是阴毒证，均应及早治疗，即所谓"五日可治，七日不可治"。

2. 方证

升麻鳖甲汤证

"阳毒之为病，面赤斑斑如锦文，咽喉痛，唾脓血。五日可治，七日不可治，升麻鳖甲汤主之。"此论阳毒病证治。阳毒，血分热盛，故面部起红斑著明如锦纹，热灼咽喉故痛；热盛肉腐，肉腐则成脓，故吐脓血；治宜清热、滋阴、解毒、散瘀，方用升麻鳖甲汤（升麻、当归、蜀椒、甘草、雄黄、鳖甲）。升麻、甘草清热解毒；鳖甲、当归滋阴散瘀；雄黄解毒；蜀椒以导火归原，下达命门。"五日可治，七日不可治"，是指早期治疗的重要意义。因早期则邪毒未盛，正气未衰，易于治愈；日久则毒盛正虚，比较难治。

升麻鳖甲汤去雄黄、蜀椒证

"阴毒之为病，面目青，身痛如被杖，咽喉痛。五日可治，七日不可治，升麻鳖甲汤去雄黄、蜀椒主之。"此论阴毒病证治。阴毒，是疫毒侵袭血脉，瘀血凝滞，阻塞不通所致，故面目色青；经脉阻塞，血液流行不畅，故遍身疼痛如被杖；疫毒结于咽喉，故作痛。治疗仍用升麻鳖甲汤解毒散瘀。尤怡注曰："毒者，邪气蕴蓄不解之谓。阳毒非必极热，阴毒非必极寒；邪在阳者为阳毒，邪在阴者为阴毒也。而此所谓阴阳者，亦非脏腑气血之谓，但以面赤斑斑如锦纹，喉咽痛，唾脓血，其邪著而在表者谓之阳。面目青，身痛如被杖，咽喉痛，不唾脓血，其邪隐在表之里者谓之阴耳。故皆得辛温升散之品，以发其蕴蓄不解之邪，而亦并用甘润咸寒之味，以安其邪气经扰之阴。五日邪气尚浅，发之犹易，故可治；七日邪气已深，发之则难，故不可治。其蜀椒、雄黄二物，阳毒用之者，以阳从阳，欲其速散也；阴毒去之者，恐阴邪不可劫，而阴气反受损也。"（《金匮要略心典·卷上》）

（三）疟病脉证并治

1. 概述

疟病是因正气虚衰，邪气结聚，所致寒热互见的病证。《金匮要略·疟病脉证并治》，论述疟病的辨证施治，提出疟病的主脉、分类、治疗原则，以及温疟、牡疟的具体方治等。

"师曰：疟脉自弦，弦数者多热，弦迟者多寒。弦小紧者下之差，弦迟者可温之，弦紧者可发汗、针灸也，浮大者可吐之，弦数者风发也，以饮食消息止之。"此论疟病的主脉及治则治法。疟病的主脉为弦脉，但由于病人体质及病情的不同，故证候有偏热和偏寒之差异，脉象亦有所区别，治疗上也有所区别。如脉弦小而紧者，其病在里，可用下法；脉弦而迟者，偏于寒者，可用温法；脉弦紧者，证属表寒，可用发汗或针灸疗法；脉浮大者，病在上，可用吐法；脉弦数者，多由于热，热极必耗损胃中津液，可斟酌选用甘寒饮食以辅助药物治疗。尤怡注曰："疟者少阳之邪，弦者少阳之脉。有是邪，则有是脉也。然疟之舍，固在半表半里之间；而疟之气，则有偏多偏少之异。故其病有热多者，有寒多者，有里多而可下者，有表多而可汗、可吐者；有风从热出，而不可以药散者，当各随其脉而施治

也。"(《金匮要略心典·卷上》)

关于疟病的分类，从寒热多寡程度，提出疟病有温疟、牡疟、瘅疟等类型。疟病日久不愈，可能形成疟母。从其证候特征来看，瘅疟当属于温疟，仅病情较重而已。如："师曰：阴气孤绝，阳气独发，则热而少气烦冤，手足热而欲呕，名曰瘅疟。若但热不寒者，邪气内藏于心，外舍分肉之间，令人消烁脱肉。"此论但热不寒之瘅疟的病机与证治。瘅疟的病机，为阴气孤绝，阳气独发。由于患者素体阳盛，阳盛则热，故发病后但热而不寒。热盛伤气，故少气而烦冤。四肢为诸阳之本，阳盛故手足热。热伤胃阴，胃气上逆，故欲作呕吐。"邪气内藏于心，外舍分肉之间"，是说明内外热盛，耗伤阴液，令人肌肉消烁的病机。尤怡注曰："夫阴气虚者，阳气必发，发则足以伤气而耗神，故少气烦冤也。四肢者，诸阳之本，阳盛则手足热也。欲呕者，热干胃也。邪气内藏于心者，瘅为阳邪，心为阳脏，以阳从阳，故邪外舍分肉，而其气则内通心脏也。消烁肌肉者，肌肉为阴，阳极则阴消也。"(《金匮要略心典·卷上》)

关于疟病的辨证施治，温疟，"其脉如平，身无寒但热，骨节烦疼，时呕"，属内热盛而表邪未解，故治宜清热、生津、止呕，兼解表邪，方用白虎加桂枝汤；牡疟，素体阳虚，阳气不能外达，寒多热少，属于阴证；故治宜助阳扶正，镇逆安神，方用蜀漆散。疟母，是指疟病日久不愈，结为癥瘕，谓之疟母，属正气衰而痰瘀互结；治宜攻补兼施，软坚散结，活血化瘀。篇中对温疟、牡疟、疟母提出具体方治。所述治疗疟疾的原则和方剂，为后世所广泛采用。

2. 方证

鳖甲煎丸证

"病疟以月一日发，当以十五日愈，设不差，当月尽解。如其不差，当云何？师曰：此结为癥瘕，名曰疟母，急治之，宜鳖甲煎丸。"此论疟母形成的原因及治法。鳖甲煎丸证，即疟病日久不愈而成"疟母"之见症。疟病经过一定时日，可能正胜邪却而自行痊愈。但亦有日久不愈，反复发作，正气渐衰，疟邪假血依痰，结成痞块，居于胁下，即为疟母。疟母不消，则影响气血运行，故当急治；治宜软坚散结，活血破瘀，扶助正气；方用鳖甲煎丸（鳖甲、乌扇、黄芩、柴胡、鼠妇、干姜、大黄、芍药、桂枝、葶苈、石韦、厚朴、牡丹、瞿麦、紫葳、半夏、人参、䗪虫、阿胶、蜂巢、赤硝、蜣螂、桃仁）。方中重用鳖甲以软坚散结，配大黄、桃仁、䗪虫、蜣螂等以活血破瘀；以人参、阿胶、桂枝、芍药等，益气养血、滋阴和阳，使邪去而不伤正。尤怡注曰："天气十五日一更，人之气亦十五日一更，气更则邪当解也。否则，三十日天人之气再更，而邪自不能留矣，设更不愈，其邪必假血依痰，结为癥瘕，僻处胁下，将成负固不服之势，故宜急治。鳖甲煎丸，行气逐血之药颇多，而不嫌其峻；一日三服，不嫌其急。所谓乘其未集而击之也。"（《金匮要略心典·卷上》）

白虎加桂枝汤证

"温疟者，其脉如平，身无寒但热，骨节疼烦，时呕，白虎加桂枝汤主之。"此论温疟之证治。白虎加桂枝汤证，即内热炽盛之温疟见症。症见其脉如平，身无寒但热，骨节疼烦，时呕。所谓其脉如平，即未见疟病多见之弦脉；身无寒但热，说明里热炽盛；骨节疼烦，说明表邪未解；时呕，为热伤胃气所致。治以清热、生津、解表，方用白虎加桂枝汤（知母、甘草、石膏、粳米、桂枝）。方用白虎汤清热、生津、止呕，加桂枝以解表邪。尤怡注曰："温疟者，邪气内藏肾中，至春夏而始发，为伏气外出之证，寒蓄久而变热，故亦不作寒也。脉如平者，病非乍感，故脉如其平时也。骨节烦疼，时呕者，热从肾出，外舍于其合，而上并于阳明也。白虎甘寒除热，桂枝则因其势而达之耳。"（《金匮要略心典·卷上》）

蜀漆散证

"疟多寒者，名曰牡疟，蜀漆散主之。"此论寒多热少之牡疟证治。如由于寒多热少，属于阴证，故称"牡疟"。牡疟患者素体阳虚，起病后阳气不能外达肌表，故出现寒多热少之见症，治宜扶正达邪；方用蜀漆散（蜀漆、云母、龙骨），以助阳扶正，化痰镇逆。蜀漆为常山之苗，功用与常山相同，治疟效力很强。因阳虚之体，恐蜀漆上越之势过猛，会引起呕吐，故配以龙骨、云母，以助阳扶正，镇逆安神。需注意的是，服用本方及含有蜀漆或常山的方剂时，必须注意：要在疟疾未发前一至二小时服药，过早则达不到效果，过迟亦无效，甚或发作更为剧烈。因而，古人提出"未发前以浆水服半钱"。尤怡注曰："疟多寒者，非真寒也。阳气为痰饮所遏，不得外出肌表，而但内伏心间。心，牡脏也。故名牡疟。蜀漆能吐疟痰，痰去则阳伸而寒愈，取云母、龙骨者，以蜀漆上越之猛，恐并动心中之神与气也。"（《金匮要略心典·卷上》）

（四）中风历节病脉证并治

《金匮要略·中风历节病脉证并治》，论述中风病和历节病的病因病机与辨证施治。中风以内因为主，原本脏腑衰败，气血两虚，经脉痹阻，偶有外因诱发，即可能发病。中风病以口眼㖞斜、半身不遂为主要见症。篇中未出方剂，附有侯氏黑散、风引汤、防己地黄汤，以补正祛邪，清热息风，养血祛风为法。历节病，先有肝肾两虚、气血不足；继而汗出入水中，或饮酒汗出当风，风与血相搏而发病。历节病以关节肿大疼痛，痛处出黄汗为主要见症。其证有偏于风湿、偏于寒湿之不同。总的治疗原则，是通阳行痹。若治风湿偏胜之证，方用桂枝芍药知母汤；治寒湿偏胜之证，方用乌头汤。

中风

1. 概述

中风主要是因脏腑衰败，气血亏虚、经脉痹阻所致。主要症状是突见左侧或右侧半身不能随意运动。若病变较轻者，可能只出现一臂不能随意运动。中风病的脉象特征，是"寸口脉浮而紧"，此"浮"非表证之脉，属于血虚。如：

"夫风之为病，当半身不遂，或但臂不遂者，此为痹。脉微而数，中风使然。"此论中风之脉证。中风的主要症状，是突见左侧或右侧半身不能随意运动。若病变较轻者，可能只出现一臂不能随意运动，乃由于经脉痹阻，瘀塞不通，以致气血不能畅行之故。"脉微而数"是气血亏虚之征，说明本病之根本在于脏腑虚弱。尤怡注曰："风彻于上下，故半身不遂；痹闭于一处，故但臂不遂。以此见风重而痹轻。风动而痹着也。风从虚入，故脉微；风发而成热，故脉数。曰中风使然者，谓痹病亦是风病，但以在阳则为风，而在阴者则为痹耳。"（《金匮要略心典·卷上》）

"寸口脉浮而紧，紧则为寒，浮则为虚；寒虚相搏，邪在皮肤；浮者血虚，络脉空虚；贼邪不泄，或左或右；邪气反缓，正气即急，正气引邪，喝僻不遂。邪在于络，肌肤不仁；邪在于经，即重不胜；邪入于府，即不识人；邪入于脏，舌即难言，口吐涎。"此承前论述中风病脉证。中风病的脉象特征，是"寸口脉浮而紧"，此"浮"非表证脉象，属于血虚。由于气血本虚，更因运行不畅而致经脉痹阻，络脉之濡养亦同时不足。如偶感外邪，邪入而不得宣泄，则经脉瘀阻更甚，营气不能畅通，则经络不用而缓；但无邪之处气血尚能运行，相对反见拘急。亦即，缓者为急者牵引，遂见口眼歪斜，此即"正气引邪"之意。尤怡注曰："寒虚相搏者，正不足而邪乘之，为风寒初感之诊也。浮为血虚者，气行脉外而血行脉中；脉浮者沉不足，为血虚也。血虚则无以充灌皮肤，而络脉空虚，并无以捍御外气；而贼邪不泻，由是或左或右，随其空处而留着矣。邪气反缓，正气即急者，受邪之处，筋脉不用而缓；无邪之处，正气独治而急；缓者为急者所引，则口目为僻，而肢体不遂；是以左㖞者邪反在右，右㖞者邪反在左。然或左或右，则有邪正缓急之殊，而为表为里，亦有经络脏腑之别。经云：经脉为里，支而横者为络，络之小者为孙，是则络浅而经深，络小而经大；故络邪病于肌肤，而经邪病连筋骨，甚而入腑，又甚而入脏，则邪递深矣。盖神藏于脏，而通于腑；腑病则神窒于内，故不识人。诸阴皆连舌本，脏气厥不至舌下，则机息于上，故舌难言而涎自出也。"（《金匮要略心典·卷上》）

"寸口脉迟而缓，迟则为寒，缓则为虚；荣缓则为亡血，卫缓则为中风。邪气中经，则身痒而瘾疹；心气不足，邪气入中，则胸满而短气。"此论营卫不足，邪气中经之证。中风病，若见脉迟而缓，迟为寒象，缓脉属虚，是营卫不足的反映。营虚则血不足，卫虚则易受外邪。如此言营卫不足，再受外因诱发，即易导致本病。此所谓"心气"，当泛指正气。尤怡注曰："迟者行之不及，缓者至而无力；不及为寒，而无力为虚也。沉而缓者为营不足，浮而缓者为卫中风；卫在表而营在里也，经不足而风入之；血为风动，则身痒而瘾疹；心不足而风中之，阳用不布，则胸满而短气，经行肌中，而心处胸间也。"（《伤寒贯珠集·卷上》）

中风以口眼㖞斜、半身不遂为主要见症，有在络、在经、入腑、入脏等不同证候。如病变较轻者，只是络脉受病，营气不能运行于肌表，以致肌肤麻木不仁；若病变较重者，则可致主要之经脉阻滞，气血不能运行，以致肢体重滞不易举动；若病势更重，影响有关之脏腑，即可能出现不识人、不能言语、口中吐涎等见症。篇中对中风病未出主治方剂。从所附侯氏黑散、风引汤、防己地黄汤来看，推测其治疗原则，是以扶正祛邪、清热息风、养血祛风为主。

2. 方证

侯氏黑散证

"侯氏黑散，治大风四肢烦重，心中恶寒不足者。"此论侯氏黑散证治。此方为后附之方。从侯氏黑散所用药物分析，此方可清热平肝，健脾益气，养血活血，散寒通络，兼以化痰；主治气虚不足、肝风内动，内有痰瘀之证，如四肢烦重，心中恶寒，周身乏力；或手足厥冷，食少便溏，舌淡红，苔白腻，脉沉细。方中菊花、黄芩、牡蛎，清热平肝；人参、白术、茯苓健脾益气；当归、川芎养血活血；桂枝、防风、细辛散寒通络；矾石、桔梗化痰。尤怡注曰："此方亦孙奇等所附，而去风除热、补虚下痰之法具备。以为中风之病，莫不由是数者所致云尔。学人得其意，毋泥其迹可也。"（《金匮要略心典·卷上》）

风引汤证

"风引汤，除热瘫痫"，治"大人风引，少小惊痫瘈疭，日数十发，医所不疗。除热方。"此论风引汤证治。此方亦为后附之方。从风引汤所用药物看，此方可重镇潜阳，清热息风；适于治疗肝阳亢盛，风火内动之证，症见卒然晕倒，痰涎上涌；肢体麻木或肢体偏瘫；面红目赤，便秘尿赤；舌红苔黄，脉弦数，或儿童惊痫瘈疭日数发者。方中牡蛎、龙骨、紫石英、赤石脂、白石脂，重镇以潜肝阳之亢；石膏、寒水石、滑石，咸寒以泻风化之火；大黄苦寒泻下，使热盛之风得以平息；反佐以桂枝、干姜之温，制诸石之咸寒；甘草和中以调和诸药。尤怡注曰："此下热清热之剂，孙奇以为中风多以热起，故特附于此欤，中有姜、桂、石、脂、龙、蛎者，盖以涩驭泄，以热监寒也。然亦猛剂，用者审之。"（《金匮要略心典·卷上》）

防己地黄汤证

"防己地黄汤，治病如狂状，妄行，独语不休，无寒热，其脉浮。"此论风入心经，阴虚血热，热扰心神之证治。此证属风入心经，阴虚血热所致；故治宜滋阴凉血，祛风通络；方用防己地黄汤（防己、桂枝、防风、甘草、生地黄）。尤怡注曰："狂走谵语，身热，脉大者，属阳明也。此无寒热，其脉浮者，乃血虚生热，邪并于阳而然。桂枝、防风、防己、甘草，酒浸汁，用是轻清，归之于阳，以散其邪；用生地黄之甘寒，熟蒸使归于阴，以养血除热。盖药生则散表，熟则补衰，此煎煮法，亦表里法也。（赵氏）"（《金匮要略心典·上卷》）

头风摩散证

头风摩散方证，当属大寒上泛头部之病证。《金匮要略·中风历节病脉证治》中，仅载有方剂而未论主治。治以温阳散寒之法，用头风摩散方（大附子、盐等分）。

历节病

1. 概述

历节病为肝肾亏虚，复因汗出时入水中，水气内侵；或血气不足，外受风邪侵袭，风血相搏；或湿盛之人，饮酒汗出当风；或过食酸咸，内伤肝肾所致。历节病的主要症状，是关节疼痛肿大，痛处出黄汗。

因素体肝肾两虚，水气内侵引起的历节病。"寸口脉沉而弱，沉即主骨，弱即主筋，沉即为肾，弱即为肝。汗出入水中，如水伤心。历节黄汗出，故曰历节。"此论历节病的成因及主要脉证。肾气不足，所以脉沉；肝血不足，所以脉弱。汗出腠理开，因入水中，水气内侵，伤及血脉，浸润筋骨，流入关节，阻碍气血运行，导致周身关节皆痛，且痛处出黄汗，故名为"历节"。肝肾先虚为历节之本，水气内侵为历节之标。因历节病多从虚而得，治疗上当究其本，不可专治其标。尤怡注曰："此为肝肾先虚，而心阳复郁，为历节黄汗之本也。心气化液为汗，汗出入水中，水寒之气，从汗孔入侵心脏，外水内火，郁为湿热，汗液则黄，浸淫筋骨，历节乃痛。历节者，遇节皆痛也。盖非肝肾先虚，则虽得水气，未必便入筋骨；非水湿内侵，则肝肾虽虚，未必便成历节。仲景欲举其标，而先究其本，以为历节多从虚得之也。"（《金匮要略心典·卷上》）

内热汗出、血气不足、湿盛之人，感受风邪皆可致历节病。"趺阳脉浮而滑，滑则谷气实，浮则汗自出。少阴脉浮而弱，弱则血不足，浮则为风，风血相搏，即疼痛如掣。盛人脉涩小，短气，自汗出，历节痛不可屈伸，此皆饮酒汗出当风所致。"此论血气不足，风邪袭之，引起历节病。"盛人脉涩小，短气，自汗出，历节痛不可屈伸，此皆饮酒汗出当风所致。"此论湿盛之人饮酒汗出当风，引起历节病。趺阳以候胃，脉滑为谷气实，谷气实则内热盛；脉浮为风，风性疏泄，则腠理开；内热盛而腠理开，故汗自出。加之汗出当风，或汗出入水中，内外相感，即可能成为历节病。此外，少阴为心肾之脉，弱脉为血气不足的表现，浮脉为有风的征象。这是因血气不足而风邪乘虚内入所致。邪气因入，营血愈耗，不能营养筋骨，风血相搏于其间，故关节掣痛而不能屈伸。此证治宜养血为主。湿盛于内，阳气必衰，故脉涩小；阳气不足，故短气。阳虚不能固护于外，所以自汗出。此因饮酒出汗，腠理大开，风入与湿相合，流于关节之间，阻碍气血运行，故关节疼痛不可屈伸。治宜温经扶阳，祛风祛湿。尤怡注曰："趺阳脉浮者风也，脉滑者谷气盛也。汗生于谷，而风性善泄，故汗自出。风血相搏者，少阴血虚而风复扰之，为疼痛如掣也。趺阳、少阴二条合看，知阳明谷气盛者，风入必与汗偕出；少阴血不足者，风入遂着而成病也。盛人脉涩小短气者，形盛于外。而气歉于内也。自汗出。湿复胜也。缘酒客湿本内积。而汗出当风。则湿复外郁。内外相召。流入关节。故历节痛不可屈伸也。合三条观之，汗出入水者，热为湿郁也。风血相搏者，血为风动也。饮酒汗出当风者，风湿相合也。历节病因，有是三者不同，其为从虚所得则一

也。"(《金匮要略心典·卷上》)

因过食酸咸而内伤肝肾所致历节病。"味酸则伤筋，筋伤则缓，名曰泄；咸则伤骨，骨伤则痿，名曰枯。枯泄相搏，名曰断泄。荣气不通，卫不独行，荣卫俱微，三焦无所御，四属断绝，身体羸瘦，独足肿大，黄汗出，胫冷。假令发热，便为历节也。"此论过食酸咸而内伤肝肾所致历节病，并与黄汗病加以鉴别。五味偏嗜太过则伤人。如酸味本能补肝，过食酸却反伤肝；肝主筋而藏血，肝伤则筋伤血泄，筋伤则弛缓不用，不能随意运动，所以谓之"泄"。咸味本能益肾，过食咸却反伤肾；肾主骨而生髓，肾伤则骨伤髓枯，骨伤则痿弱不能行走站立，所以谓之"枯"。恣食酸咸之味太过，势必损伤肝肾，故言"枯泄相搏"，谓之"断泄"，即肝肾俱伤，精竭血虚之意。尤怡注曰："此亦内伤肝肾，而由于滋味不节者也。枯泄相搏，即筋骨并伤之谓。曰断泄者，言其生气不续，而精神时越也。营不通因而卫不行者，病在阴而及于阳也。不通不行，非壅而实，盖即营卫涸流之意。四属、四肢也。营卫者，水谷之气。三焦受气于水谷，而四肢禀气于三焦，故营卫微，则三焦无气而四属失养也。由是精微不化于上，而身体羸瘦；阴浊独注于下，而足肿、胫冷、黄汗出。此病类似历节黄汗，而实非水湿为病，所谓肝肾虽虚，未必便成历者是也。而虚病不能发热，历节则未有不热者，故曰假令发热，便为历节。后《水气篇》中又云：黄汗之病，两胫自冷，假令发热，此属历节。盖即黄汗历节而又致其辨也。"（《金匮要略心典·卷上》）

总之，肝肾先虚为历节之本，水气内侵、外感风邪、饮酒当风或过食酸咸等为历节之标。证有偏于风湿者，诸肢节疼痛，身体尪羸，脚肿如脱，头眩短气，温温欲吐；有偏于寒湿者，病历节不可屈伸，疼痛。

2. 方证

桂枝芍药知母汤证

"诸肢节疼痛，身体尪羸，脚肿如脱，头眩短气，温温欲吐，桂枝芍药知母汤主之。桂枝芍药知母汤方。"此论历节病风湿偏胜证治。风湿相合，流注于筋骨，搏结于关节，阻滞气血运行，致诸肢节疼痛肿大。由于痛久正气日趋衰弱，邪气反而更盛，故身体逐渐消瘦。头昏目黑，是风邪上犯。短气呕恶，是湿阻中焦。湿无出路，流注下焦，故脚肿如脱。治宜温经通阳，除表里之湿，兼以健脾和胃调中。方用桂枝芍药知母汤（桂枝、芍药、甘草、麻黄、生姜、白术、知母、防风、附子）。方中桂枝、麻黄、防风通阳祛风于表，芍药、知母和阴于里；生姜、甘草和胃调中；桂枝、麻黄配白术，能除表里之湿，合附子温经以复阳。凡风寒湿三气为病，此方均可随证化裁。尤怡注曰："诸肢节疼痛，即历节也。身体尪羸，脚肿如脱，形气不足，而湿热下甚也。头眩短气，温温欲吐，湿热且从下而上冲矣。与脚气冲心之候颇同。桂枝、麻黄、防风，散湿于表；芍药、知母、甘草，除热于中；白术、附子，驱湿于下；而用生姜最多，以止呕降逆。为湿热外伤肢节，而复上冲心胃之治法也。"（《金匮要略心典·卷上》）

乌头汤证

"病历节不可屈伸，疼痛，乌头汤主之。"此论历节病寒湿偏胜证治。寒气胜者为痛痹，寒湿流于关节，故疼痛不可屈伸；且痛处寒而不热，形体尪羸，脉象沉细。治宜通阳开痹，方用乌头汤（麻黄、芍药、黄芪、川乌、蜜）。方中麻黄通阳开痹，乌头祛寒逐湿，芍药、甘草开血痹以通经脉，使阴阳宣通而气血畅行。麻黄峻汗，以黄芪实卫表以制其太过；乌头有毒，用白蜜之甘以缓之，使寒湿之邪微微汗出而解，邪去而正气不伤。"乌头汤，亦治脚气疼痛，不可屈伸。"尤怡注曰："此治寒湿历节之正法也。寒湿之邪，非麻黄、乌头不能去，而病在筋节，又非如皮毛之邪，可一汗

而散者。故以黄芪之补，白芍之收，甘草之缓，牵制二物，俾得深入而去留邪。(《金匮要略心典·卷上》)

矾石汤证

矾石汤"治脚气冲心"。方用矾石一味，浸脚。尤怡注曰："脚气之病，湿伤于下，而气冲于上。矾石味酸涩、性燥，能却水收湿解毒，毒解湿散，上冲自止。"(《金匮要略心典·卷上》)

（五）血痹虚劳病脉证治

《金匮要略·血痹虚劳病脉证并治》，论及血痹病和虚劳病的病因病机及证治，重点论述虚劳病的辨证施治。血痹与虚劳，皆属气血虚损所致。血痹是气血不足之人，感受风邪，血行不畅所致，以肌肉麻痹而无痛感为主要见症；治宜调理气血，通阳行痹。虚劳病，是因五劳、七伤所致气血虚损的病变，有阴虚、阳虚、阴阳两虚之多种见症；治疗原则重在调补阴阳气血，尤其重在温补脾肾之阳，此为虚劳病的根本治法。篇中论及的血痹病方证，有黄芪桂枝五物汤证；虚劳病方证，有黄芪建中汤证、桂枝加龙骨牡蛎汤证、八味肾气丸证、酸枣仁汤证、薯蓣丸证、大黄䗪虫丸证等。

血痹

1. 概述

血痹是气血虚损导致的病证，成因如"卧出而风吹之，血凝于肤者为痹"(《素问·五脏生成论》)。症见肌肉麻木无痛感，脉微涩；或寸口关上微，尺脉略紧。本篇对于血痹的治疗，以温阳痛痹为法，采用针刺与汤药。

血痹的成因和治疗。"问曰：血痹病从何得之? 师曰：夫尊荣人骨弱肌肤盛，重因疲劳汗出，卧不时动摇，加被微风，遂得之。但以脉自微涩，在寸口、关上小紧，宜针引阳气，令脉和紧去则愈。"此论血痹之成因。凡不从事体力劳动，且素食甘肥之人，肌肉虽然丰盛，实则筋骨脆弱，腠理不固，正气虚弱而难以抵御外邪；稍为劳动，即疲劳汗出；汗出则阳气更虚，虽感微风亦足以引起疾病。脉微主阳微，涩主血滞，紧是外受风寒之征。由于受邪较浅，故紧脉只现于寸口和关上。由风寒湿所引起的痹证，则麻痹与疼痛并见。总之，血痹是因素体气血虚损，气血运行不畅，感受风邪所致。重者治宜温阳行痹，方用黄芪桂枝五物汤。同时，"宜针引阳气，令脉和，紧去则愈"。尤怡注曰："阳气者，卫外而为固也。乃因疲劳汗出，阳气一伤，卧不时动摇；而阳气再伤，于是风气虽微，得以直入血中而为痹。经云：邪入于阴则痹也。脉微为阳微，涩为血滞，紧则邪之征也。血中之邪，始以阳气伤而得入，终必得阳气通而后出。而痹之为病，血既以风入而痹于外，阳亦以血痹而止于中，故必针以引阳使出，阳出而邪去，邪去而脉紧乃和，血痹乃通，以是知血分受痹，不当独治其血矣。"（《金匮要略心典·上卷》）

2. 方证

黄芪桂枝五物汤证

"血痹阴阳俱微，寸口关上微，尺中小紧，外证身体不仁，如风痹状，黄芪桂枝五物汤主之。"此论阳气不足，阴血迟滞之证治。血痹本来是营卫气血俱不足，邪伤血分之病变。寸口关上脉微，尺中小紧，即阳气不足，阴血涩滞之象。血痹证，轻者仅见肌肉麻痹而无痛感，受邪较重者亦可有酸痛感，故言"如风痹状"。黄芪桂枝五物汤证，正气虚损程度较重，证属"阴阳俱微"；受邪亦较深，故脉"尺中小紧"。治宜温阳行痹，方用黄芪桂枝五物汤（黄芪、芍药、桂枝、生姜、大枣）。此即《灵枢·邪气脏腑病形》"阴阳形气俱不足，勿刺以针，而调以甘药"之意。方中以黄芪益气，桂枝通阳为主，辅以芍药除痹，佐以生姜、大枣调和营卫，同奏温阳行痹之效。尤怡注曰："阴阳俱微，该人迎、趺阳、太溪为言。寸口关上微，尺中小紧，即阳不足而阴为痹之象。不仁者，肌体顽痹，痛痒不觉，如风痹状，而非实风也。黄芪桂枝五物和荣之滞，助卫之行，亦针引阳气之意。以脉阴阳俱微，故不可针而可药，经所谓阴阳形气俱不足者，勿刺以针而调以甘药也。"（《金匮要略心典·上卷》）

虚劳

1. 概述

《金匮要略·血痹虚劳病脉证并治第六》所论虚劳，是气血虚损所致病证，尤以脾肾虚损为甚；证有阴虚、阳虚、阴阳两虚之别，以阳虚病情较为多见，主要论述男子虚劳之证治。如：

"夫男子平人，脉大为劳，极虚亦为劳。"此论男子虚劳之脉象。肾藏精而为先天之本，肾精亏虚是虚劳的主因。此言男子貌似无病之平人，但切其脉浮大而无力，或按之极虚而无力，是精气内损的本脉。尤怡注曰："阳气者，烦劳则张，故脉大。劳则气耗，故脉极虚。李氏曰：脉大非气盛也，重按必空濡。大者，劳脉之外暴者也。极虚者，劳脉之内衰者也。"（《金匮要略心典·卷上》）"男子面色薄，主渴及亡血，卒喘悸，脉浮者，里虚也。"此论亡血之征与浮脉并见属虚劳。男子面色白而无神，口渴，为亡血之征；动则气喘而心悸，脉浮大而无力，属于虚劳，故称"里虚也"。尤怡注曰："渴者，热伤阴气；亡血者，不华于色。故面色薄者，知其渴及亡血也。李氏曰：劳者气血俱耗，气虚则喘，血虚则悸。卒者，猝然见此病也。脉浮为里虚，以劳则真阴失守，孤阳无根，气散于外，而精夺于内也。"（《金匮要略心典·卷上》）

"男子脉虚沉弦，无寒热，短气里急，小便不利，面色白，时目瞑，兼衄，少腹满，此为劳使之然。劳之为病，其脉浮大，手足烦，春夏剧，秋冬瘥，阴寒精自出，酸削不能行。男子脉浮弱而涩，为无子，精气清冷。"此论男子虚劳之脉证。男子脉无力而沉弦，无外感之寒热，症见短气里急，小便不利，少腹满，面色白，时目瞑，兼衄，少腹满等，是脾肾两虚，清阳不升所致。其虚劳转轻或加剧，每与气候有关。其阴虚阳浮故脉大，阴虚内热故手足烦热。因其证属阴虚阳亢，春夏木火炎盛，阳气外浮，故病情加重；秋冬金水相生，阳气内藏，故病情稍减。由于阴虚不能内守，故遗精。精虚则肾虚，肾虚则骨弱，故两腿酸痛消瘦而不能行动。真阳不足则脉浮而弱，精少血衰则脉涩，精气皆亏则无子。尤怡注曰："脉虚沉弦者，劳而伤阳也。故为短气里急，为小便不利，少腹满，为面色白，而其极则并伤其阴，而目瞑兼衄。目瞑，目不明也。脉浮者，劳而伤阴也，故为手足烦，为酸削不能行，为春夏剧而秋冬差，而其极则并伤其阳，而阴寒精自出，此阴阳互根，自然之道也。若脉浮弱而涩，则精气交亏而清冷不温，此得之天禀薄弱，故当无子。"（《金匮要略心典·卷上》）

"男子平人，脉虚弱细微者，喜盗汗也。人年五六十，其病脉大者，痹侠背行，若肠鸣、马刀侠瘿者，皆为劳得之。脉沉小迟，名脱气，其人疾行则喘喝，手足逆冷，腹满，甚则溏泄，食不消化也。脉弦而大，弦则为减，大则为芤；减则为寒，芤则为虚；虚寒相搏，此名为革；妇人则半产漏下，男子则亡血失精。"此论男子阴阳气血皆虚之脉证。阴阳气血皆虚，故脉见虚弱细微；阳虚不固，阴虚不守，故易出现盗汗；人年五六十，精气内衰而脉反大，兼有肠鸣，是阳气外张，寒动于中使然；如脉大而兼患马刀侠瘿，是虚火上炎，与血搏结所致，皆属于虚劳见症。若脉沉小迟，是脾胃阳虚之象。脾胃虚弱，则肾气亦虚，故疾行则气喘。阳虚寒盛于外，则手足逆冷；寒盛于内，则腹满、便溏或泄泻。关于精血亏损的虚劳脉象，弦脉本象是状如弓弦，按之不移；大脉本象是振幅大而有力，但革脉所含的"弦大"为不任重按，故言"减则为寒"，即虚软之义；又言"芤则为虚"，即豁大而空之义。虚寒相加，故见革脉。革脉见于妇人，主半产或漏下；革脉见于男子，主亡血或失精。革脉和芤脉皆是弦大无力的脉象，但革脉较芤脉略硬，两者多出现于大出血之后，是阴气大伤，虚阳外浮的反应。在治法上都应潜阳摄阴或益气生血，故原文以"虚寒"提示。尤怡注曰："平人，不病之人也。脉虚弱细微，则阴阳俱不足矣。阳不足者不能固，阴不足者不能守，是其人必善盗汗。人年五六十，精气衰矣，而病脉反大者，是其人当有风气也。痹侠背行，痹之侠背者，由阳气不足，而邪气从之也。若肠鸣、马刀、侠瘿者，阳气以劳而外张，火热以劳而上逆。阳外张，则寒动于中而为腹鸣；火上逆则与痰相搏而为马刀、侠瘿……脉沉小迟，皆阴象也。三者并见，则阴盛而阳乃亡矣，故名脱气。其人疾行则喘喝者，气脱而不固也。由是外无气而手足逆冷，胃无气而腹满，脾无气而溏泄食不化，皆阳微气脱之证也。脉弦者阳不足，故为减为寒；脉大者阴不足，故为芤为虚；阴阳并虚，外强中干，此名为革，又变革也。妇人半产、漏下，男子亡血、失精，是皆失其产乳生育之常矣，故名曰革。"（《金匮要略心典·卷上》）

2. 方证

桂枝龙骨牡蛎汤证

"夫失精家，少腹弦急，阴头寒，目眩，发落，脉极虚芤迟，为清谷、亡血、失精。脉得诸芤动微紧，男子失精，女子梦交，桂枝龙骨牡蛎汤主之。"此论虚劳阴阳两虚证治。所谓"失精家"，即素患遗精病证者。由于精液耗损太过，阴虚及阳，故小腹拘急，外阴部寒冷；精衰血少，则目眩发落；脉极虚弱，芤而迟缓，皆为虚象。"失精家"，不仅阴虚，阳气亦因久泄而亏损。若阴精失去阳气的固摄，走而不守，则可能出现"男子失精，女子梦交"之病证。"脉得诸芤动微紧"，芤动为阳，微紧为阴。本证属阴阳两虚之证，故治宜调和营卫，潜镇摄纳；方用桂枝加龙骨牡蛎汤（桂枝、芍药、生姜、甘草、大枣、龙骨、牡蛎）。方用桂枝汤调和营卫，滋阴和阳；加龙骨、牡蛎潜镇摄纳，如此则阳能固而阴能守，精则不致外泄。尤怡注曰："脉极虚芤迟者，精失而虚及其气也，故少腹弦急，阴头寒而目眩。脉得诸芤动微紧者，阴阳并乖而伤及其神与精也。故男子失精、女子梦交……徐氏曰：桂枝汤外证得之，能解肌去邪气；内证得之，能补虚调阴阳，加龙骨、牡蛎者，以失精、梦交为神精间病，非此不足以收敛其浮越也。"（《金匮要略心典·卷上》）

天雄散方证

对于天雄散方（天雄、白术、桂枝、龙骨），《金匮要略》未出主治病证。以方测证，此方可温补脾肾，潜镇摄纳；当主治脾肾阳虚，肾失封藏所致男子失精及腰膝冷痛之病证。

小建中汤证

"虚劳里急，悸，衄，腹中痛，梦失精，四肢酸疼，手足烦热，咽干口燥，小建中汤主之。"此论虚劳病气血亏虚，阴阳失调，偏于阳虚之证治。脾胃虚弱，气血亏虚，阴阳失调，故见里急，腹中痛，手足烦热，咽干、口燥等。在阴阳两虚之时，补阴则碍阳，补阳必损阴，唯有用甘温之剂使脾胃复健，则气血自生，营卫和调，而阴阳失调之证自愈。治宜滋阴和阳，温补脾胃；方用小建中汤（桂枝、甘草、大枣、芍药、生姜、胶饴）。饴糖甘温补虚，缓急止痛；桂枝助阳，芍药益阴，两药相合，调和阴阳，化生气血；生姜、大枣辛甘相合，健脾益胃，调和营卫；炙甘草益气健脾，调和诸药。尤怡注曰："此和阴阳调营卫之法也。夫人生之道，曰阴曰阳，阴阳和平，百疾不生。若阳病不能与阴和，则阴以其寒独行，为里急，为腹中痛，而实非阴之盛也。阴病不能与阳和，则阳以其热独行，为手足烦热，为咽干、口燥，而实非阳之炽也。昧者以寒攻热，以热攻寒，寒热内贼，其病益甚。惟以甘酸辛药，和合成剂，调之使和，则阳就于阴而寒以温，阴就于阳而热以和，医之所以贵，识其大要也。岂徒云寒可治热，热可治寒而已哉。或问：和阴阳调营卫是矣，而必以建中者，何也？曰：中者，脾胃也。营卫生成于水谷，而水谷转输于脾胃，故中气立，则营卫流行而不失其和。又中者，四运之轴，而阴阳之机也，故中气立，则阴阳相循，如环无端，而不极于偏。是方甘与辛合而生阳，酸得甘助而生阴，阴阳相生，中气自立，是故求阴阳之和者，必于中气；求中气之立者，必以建中也。"（《金匮要略心典·卷上》）

黄芪建中汤证

"虚劳里急，诸不足，黄芪建中汤主之。"此论虚劳重证之证治。黄芪建中汤证，病情当比小建中汤证为重。以方测证，当有自汗、盗汗、身重或不仁，脉大而虚等。故于小建中汤内加黄芪补气，余依上法。若"气短，胸满者，去枣，加茯苓一两半，及疗肺虚损不足，补气，加半夏三两"。本方以温中补虚立法，补中气以缓急迫，是治疗虚劳病的著名方剂。尤怡注曰："里急者，里虚脉急，腹中当引痛也。诸不足者，阴阳诸脉，并俱不足，而眩、悸、喘喝、失精、亡血等证，相因而至也。急者缓之必以甘，不足者补之必以温，而充虚塞空，则黄芪尤有专长也。"（《金匮要略心典·卷上》）

八味肾气丸证

"虚劳腰痛，少腹拘急，小便不利者，八味肾气丸主之。"此论肾阴阳两虚，阳虚为主之证治。腰为肾之外府，肾虚可致腰痛；肾阳不足，膀胱气化不利，故小腹拘急，小便不利。治宜温阳为主兼以滋阴；方用八味肾气丸（干地黄、山药、山茱萸、泽泻、丹皮、茯苓、桂枝、附子）。方中附子大辛大热，为温阳诸药之首；桂枝辛甘而温，乃温通阳气要药。二药相合，补肾阳之虚，助气化之复；重用干地黄滋阴补肾；配伍山茱萸、山药补肝脾而益精血；再以泽泻、茯苓利水渗湿，配桂枝又善温化痰饮；丹皮苦辛而寒，擅入血分，合桂枝则可调血分之滞，三药寓泻于补，使邪去而补药得力，为制诸阴药可能助湿碍邪之虞。诸药合用，助阳之弱以化水，滋阴之虚以生气，可使肾阳振奋，气化复常。尤怡注曰："下焦之分，少阴主之。少阴虽为阴脏，而中有元阳，所以温经脏，行阴阳，司开阖者也。虚劳之人，损伤少阴肾气，是以腰痛，少腹拘急，小便不利。程氏所谓'肾间动气已损'者是矣。八味肾气丸补阴之虚，可以生气，助阳之弱可以化水，乃补下治下之良剂也。"（《金匮要略心典·卷上》）

薯蓣丸证

"虚劳诸不足，风气百疾，薯蓣丸主之。"此论虚劳病气血虚损兼夹风气所伤之证治。此可见虚劳病诸种见症，并见风眩、风痹等风邪所伤诸疾。治疗上不可独补其虚，亦不可专祛风气。因补虚则恋邪，祛邪则伤正。宜寓祛邪于补正之中，使邪去而正气不伤。方用薯蓣丸（薯蓣、当归、桂枝、干地黄、曲、豆黄卷、甘草、芎䓖、麦门冬、芍药、白术、杏仁、人参、柴胡、桔梗、茯苓、阿胶、干姜、白敛、防风、大枣）。方中薯蓣专理脾胃，白术、人参、茯苓、干姜、豆黄卷、大枣、甘草、曲益气调中；当归、芎䓖、白芍、干地黄、麦门冬、阿胶养血滋阴；柴胡、桂枝、防风祛风散邪；杏仁、桔梗、白敛理气开郁，合用以奏扶正祛邪之功。尤怡注曰："虚劳证多有挟风气者，正不可独补其虚，亦不可着意去风气。仲景以参、地、芎、归、苓、术补其气血，胶、麦、姜、枣、甘、芍益其营卫，而以桔梗、杏仁、桂枝、防风、柴胡、白蔹、黄卷、神曲去风行气。其用薯蓣最多者，以其不寒不热，不燥不清，兼擅补虚祛风之长，故以为君，谓必得正气理而后风气可去耳。"（《金匮要略心典·卷上》）

酸枣仁汤证

"虚劳虚烦不得眠，酸枣仁汤主之。"此论阴虚内热失眠证治。本证是因肝虚夹热，扰及心神所致；治宜养阴清热，理血安神；方用酸枣仁汤（酸枣仁、甘草、知母、茯苓、川芎）。本方重用酸枣仁，养血补肝，宁心安神；茯苓宁心安神；知母滋阴润燥，清热除烦；川芎辛散，调肝血而疏肝气，与酸枣仁相伍，补血与行血结合，有养血调肝之妙；甘草和中缓急，调和诸药。尤怡注曰："人寤则魂寓于目，寐则魂藏于肝。虚劳之人，肝气不荣，则魂不得藏；魂不藏，故不得眠。酸枣仁补肝敛气，宜以为君。而魂既不归容，必有浊痰燥火乘间而袭其舍者，烦之所由作也。故以知母、甘草清热滋燥，茯苓、川芎行气除痰。皆所求肝之治，而宅其魂也。"（《金匮要略心典·卷上》）

大黄䗪虫丸证

"五劳虚极羸瘦，腹满不能饮食，食伤、忧伤、饮伤、房室伤、饥伤、劳伤、经络营卫气伤，内有干血，肌肤甲错，两目黯黑。缓中补虚，大黄䗪虫丸主之。"此论虚劳兼瘀血证治。虚劳属"五劳虚极"之病变，羸瘦，腹满不能食，是"五劳"导致极虚的见症。由于"食伤、忧伤、饮伤、房室伤、饥伤、劳伤、经络营卫气伤"，导致"经络营卫七伤，内有干血"；所谓"干血"又称"久瘀"，即所谓"干血劳"。在症状表现上，可见少腹有瘀块，按之痛而不移，脉多涩中带弦；内有瘀血，则影响新血生成，肌肤失其营养，故"肌肤甲错，两目黯黑"。治以"缓中补虚"并祛瘀生新之法，方用大黄䗪虫丸（大黄、黄芩、甘草、桃仁、杏仁、芍药、干地黄、干漆、虻虫、水蛭、蛴螬、䗪虫）。大黄䗪虫丸以祛瘀为主，辅以扶正之品，使瘀血去而新血生则病自愈。然五劳虚极之人，不宜猛攻，故用丸剂，以渐消缓散为宜。方中大黄主下瘀血而破癥瘕积聚，可推陈致新；䗪虫善破坚癥，磨血积，力专而缓，合大黄以攻下瘀血；桃仁、水蛭、虻虫、蛴螬、干漆活血通络，破血逐瘀，与君药合用，增强其祛瘀血、通血闭之功；黄芩清解瘀热，杏仁宣利肺气，加之大黄开瘀血下行之路，亦可助消瘀化积之力，重用地黄、芍药、合杏仁、桃仁滋阴血，润燥结，既使血得濡以成就诸活血之品的逐瘀之功，更借其滋补之效以兼顾已虚之体；甘草和中补虚，调和诸药，以缓和诸破血药过于峻猛伤正；酒服以行药势。诸药合用，祛瘀血，清瘀热，滋阴血，润燥结。本方之配伍，寓补血于祛瘀之中，则养血而不留瘀，祛瘀而不伤正；药物取其猛，剂型用其丸，剂量服其微，则猛而不峻，渐消缓散。尤怡注曰："虚劳症有挟外邪者，如上所谓风气百疾是也。有挟瘀郁者，则此所谓五劳诸伤，内有干血者是也。夫风气不去，则足以贼正气而生长不荣。干血不去，则足以留新血而渗灌不周，故去之不可不早也。此方润以濡其干，虫以动其瘀，通以去其闭，而仍以地黄、芍药、甘草和养其虚，攻血而不专主于血，一如薯蓣丸之去风而不着意于风也。"（《金匮要略心典·卷上》）

（六）肺痿肺痈咳嗽上气病脉证治

《金匮要略·肺痿肺痈咳嗽上气病脉证治》，论及肺痿、肺痈及咳嗽上气病证治。肺痿有虚热与虚寒两种证候，前者因咳为痿，脉数而虚；后者不咳不渴，遗尿溲数，头眩多涎唾；前者治宜润肺养胃，并清虚火，方用麦门冬汤；后者宜温肺复气，方用甘草干姜汤。肺痈可分为初期与成脓期，前者多为实证，治宜开泄肺气，方用葶苈大枣泻肺汤；后者邪深毒重，宜排脓解毒，方用桔梗汤；附方有《千金》苇茎汤，可化痰清肺，未成脓与已成脓均可应用。

咳嗽上气有邪正、虚实之分。其上气属虚者，有病及肺、肾两种病情。前者，为津伤且虚火上炎，以致肺气上逆，治以麦门冬汤；后者，为肾不摄纳，真气上脱之证。上气属实者，又有痰与饮之别。属于痰浊上壅者，治宜涤痰去垢，用皂荚丸。属于饮者，由于外邪内饮，闭塞肺气，成为肺胀，又可分为外内皆寒与饮邪挟热两类。前者祛寒化饮，治以辛温之法，方用射干麻黄汤；后者祛邪蠲饮，辛凉与辛温并用，方用越婢汤、厚朴麻黄汤、小青龙加石膏汤。而其间尚有饮与热偏轻偏重之分。至于水饮内停，又兼正虚而为咳嗽上气者，治当逐水扶正，方用泽漆汤。

肺痿

1. 概述

肺痿是诸种原因导致重伤津液，津伤则阴虚，阴虚生内热，内热熏灼肺部所致病证。"问曰：热在上焦者，因咳为肺痿。肺痿之病，从何得之？师曰：或从汗出，或从呕吐，或从消渴，小便利数，或从便难，又被快药下利，重亡津液，故得之。"此论肺痿之成因。肺痿有属虚热和虚寒两种类型。肺痿之虚热证，即"热在上焦者，因咳为肺痿"。其主症，为"寸口脉数，其人咳，口中反有浊唾涎沫"。肺痿之虚寒证，即"肺痿吐涎沫而不咳者，其人不渴，必遗尿，小便数，所以然者，以上虚不能制下故也。此为肺中冷，必眩，多涎唾"。至于肺痿之虚热证，《金匮要略》中未出治法。对于肺痿之虚寒证，提出"甘草干姜汤以温之"。尤怡注曰："汗出、呕吐、消渴，二便下多，皆足以亡津液而生燥热，肺虚且热，则为痿矣。口中反有浊唾涎沫者，肺中津液，为热所迫而上行也。或云肺既痿而不用，则饮食游溢之精气，不能分布诸经，而但上溢于口，亦通……痿者萎也，如草木之萎而不荣，为津烁而肺焦也。"（《金匮要略心典·卷上》）

"问曰：寸口脉数，其人咳，口中反有浊唾涎沫者何？师曰：为肺痿之病。若口中辟辟燥，咳即胸中隐隐痛，脉反滑数，此为肺痈，咳唾脓血。脉数虚者为肺痿，数实者为肺痈。"此论肺痿与肺痈之鉴别。此条所论肺痿，属阴虚有热，枯萎不荣所致；肺痈为热聚肺溃，壅塞不通使然。前者是脉数而虚，后者是脉数而实，可以此为辨。具体而言，肺痿的主要脉证，是寸口脉数，时常咳嗽，此为上焦有热，肺受熏灼，肺气上逆之故。若口中辟辟干燥，咳嗽则胸中隐痛，脉反见滑数，则为肺痈之病，其人必咳唾脓血。尤怡注曰："痿者萎也，如草木之萎而不荣，为津烁而肺焦也。痈者壅也，如土之壅而不通，为热聚而肺痈也。故其脉有虚实不同，而其数则

一也。"(《伤寒贯珠集·卷上》)

2. 方证

甘草干姜汤证

"肺痿吐涎沫而不咳者，其人不渴，必遗尿，小便数，所以然者，以上虚不能制下故也。此为肺中冷，必眩，多涎唾，甘草干姜汤以温之。若服汤已渴者，属消渴。"此论上焦阳虚，肺中寒冷证治。甘草干姜汤证，是肺中寒冷，气不摄津所致；阳虚不能化气行水，上虚不能制下，故遗尿、小便数；此肺痿之证，是冷则气沮，治节不用，虽不咳而亦成痿。故治宜温肺散寒，方用甘草干姜汤（甘草、炮姜）。本方是辛甘化阳之方，取甘草之甘平，能补中益气；用干姜之辛温，可以复阳；辛甘合用为理中之半，重在复中焦之阳气。中阳一复则其厥自愈。尤怡注曰："此举肺痿之属虚冷者，以见病变之不同。盖肺为娇脏，热则气烁，故不用而痿；冷则气沮，故亦不用而痿也。遗尿、小便数者，肺金不用而气化无权，斯膀胱无制而津液不藏也。头眩、多涎唾者，经云上虚则眩，又云上焦有寒，其口多涎也。甘草、干姜、甘辛合用，为温肺复气之剂。服后病不去而加渴者，则属消渴。盖小便数而渴者为消；不渴者，非下虚即肺冷也。"(《金匮要略心典·卷上》)

肺痈

1. 概述

肺痈，是风热毒邪侵袭于肺所致。"若口中辟辟燥，咳即胸中隐隐痛，脉反滑数。此为肺痈，咳唾脓血。"其病变过程大体分为两个阶段：先伤卫分，尚未成脓；后及血分，结为痈脓。在卫分则邪浅病轻，易于治疗，预后较好；及于血分则邪深病重，治疗比较困难，预后亦比较差。

肺痈初起，即经文所谓"风伤皮毛"阶段。其病变如论中所云："问曰：病咳逆，脉之何以知此为肺痈？当有脓血，吐之则死，其脉何类？师曰：寸口脉微而数，微则为风，数则为热；微则汗出，数则恶寒。风中于卫，呼气不入；热过于营，吸而不出，风伤皮毛，热伤血脉。风舍于肺，其人则咳，口干喘满，咽燥不渴，多唾浊沫，时时振寒。热之所过，血为之凝滞，蓄结痈脓，吐如米粥。始萌可救，脓成则死。"此论肺痈的成因及不同阶段的病理变化。肺痈的初起阶段，多见恶寒，发热，有汗，咽喉干燥发痒，咳嗽等，由于风热侵及卫分，故首先出现表证。邪在卫分不解，内舍于肺，则风热内壅，肺气不利；气不布津，痰涎内结，故见咳嗽，口干喘满，咽燥不渴，时唾浊沫等。当此之时，宣散清肺，使邪外达，则病可愈；若未及时治疗，必致病邪蔓延发展。肺痿的发展阶段，即经文所谓"热伤血脉"阶段。如此时表证已不明显，咳嗽喘满、痰多等，不仅依然存在，而且可能进一步发展。咳即胸中隐隐作痛，浊唾变为脓痰而吐如米粥。这些变化，都是由于邪热壅肺，结而不散，血脉凝滞腐溃所致。病情至此，气血耗伤，肺痈已成，治疗则比较困难。尤怡注曰："此原肺痈之由，为风热蓄结不解也。凡言风脉多浮或缓，此云微者，风入营而增热，故脉不浮而反微，且与数俱见也。微则汗出者，气伤于热也。数则恶寒者，阴反在外也。呼气不入者，气得风而浮，利出而艰入也。吸而不出者，血得热而壅，气亦为之不伸也。肺热而壅，故口干而喘满；热在血中，故咽燥而不渴。且肺被热迫，而反以热化，为多唾浊沫。热盛于里，而外反无气，为时时振寒。由是热蓄不解，血凝不通，而痈脓成矣。吐如米粥，未必便是死证；至浸淫不已，肺叶腐败，则不可治矣。故曰：始萌可救，脓成则死。"（《金匮要略心典·卷上》）

2. 方证

葶苈大枣泻肺汤证

"肺痈，喘不得卧，葶苈大枣泻肺汤主之。"此论肺痈初期证治。肺痈初期，风热毒邪、浊唾涎沫壅滞于肺，肺之气机不利，症见喘而不得卧，此为邪实气闭之证。治以开泄肺气，泻水逐痰。若表证未尽者，方用葶苈大枣泻肺汤（葶苈、大枣），宜配以宣散之药，使邪气由表里分解。葶苈子苦寒滑利，能开泄肺气，泻水逐痰；但恐其猛泻而伤正气，故佐以大枣，安中而调和药性。如果肺痈已经成脓，而且正气亦虚者，本方即当禁用。尤怡注曰："肺痈喘不得卧，肺气被迫，亦已甚矣。故须峻药顿服，以逐其邪。葶苈苦寒，入肺泄气闭，加大枣甘温以和药力，亦犹皂荚丸之饮以枣膏也。"（《金匮要略心典·卷上》）

桔梗汤证

"咳而胸满，振寒脉数，咽干不喝，时出浊唾腥臭，久久吐脓如米粥者，为肺痈，桔梗汤主之。"此论肺痈成脓证治。咳而胸满，是肺痈之主要见症。振寒脉数，咽干不渴，是病已至热伤血脉所致。时出浊唾腥臭，久久吐脓如米粥，是痈脓已成。治宜排脓解毒为主，方用桔梗汤（桔梗、甘草）。尤怡注曰："此条见证……乃肺痈之的证也。此病为风热所壅，故以苦梗开之；热聚则成毒，故以甘草解之。而甘倍于苦，其力似乎太缓，意其痈脓已成，正伤毒溃之时，有非峻剂所可排击者，故药不嫌轻耳。后附《外台》桔梗白散，治证与此正同。方中桔梗、贝母同用，而无甘草之甘缓，且有巴豆之毒热，似亦以毒攻毒之意。然非病盛气实，非峻药不能为功者，不可侥幸一试也。是在审其形之肥瘠与病之缓急而善其用焉。"（《金匮要略心典·卷上》）

咳嗽上气

1. 概述

咳嗽上气病，有邪正、虚实之分，有病在肺、肾之别。"上气，面浮肿，肩息，其脉浮大，不治，又加利尤甚。"此论肾不摄纳，真气上脱之证。"上气，喘而躁者，属肺胀，欲作风水，发汗则愈。"此论邪实气闭，肺失宣降之证。上气有正虚气脱和邪实气闭两种病情。上气而面目浮肿，呼吸困难，脉象浮大无根，这是肾不摄纳，元气离根之象，属于危候。如再见下利，则气脱于上，液竭于下，阴阳离绝，则属于危候。如上气喘逆，烦躁不安，病发急暴者，大都由于风寒外束，水饮内积，肺失宣肃，邪气内闭，此为肺胀。肺主通调水道，肺气壅闭，水亦逆行，故肺胀不愈，可能转为风水。肺胀为邪壅气闭，肺气胀满所致，故治宜祛邪开肺。尤怡注曰："上气面浮肿，肩息，气但升而不降矣。脉复浮大，则阳有上越之机。脉偏盛者，偏绝也。又加下利，是阴复从下脱矣。阴阳离决，故当不治。肩息，息摇肩也。上气喘而躁者，水性润下，风性上行，水为风激，气凑于肺，所谓激而行之，可使在山者也。故曰：欲作风水，发汗令风去，则水复其润下之性矣，故愈。"（《伤寒贯珠集·卷上》）

上气属虚者，是由于津伤虚火上炎，导致肺气上逆所致；治宜清养肺胃，止逆下气。上气属实者，又有痰与饮之别。属于痰浊上壅者，治宜涤痰去垢，方用皂荚丸。属于外邪内饮，闭塞肺气，成为肺胀者，又可分为外内皆寒与饮邪夹热两类。前者祛寒化饮，治以辛温，如射干麻黄汤；后者祛邪蠲饮，辛凉与辛温并用，如越婢汤、厚朴麻黄汤、小青龙加石膏汤，而其间尚有饮与热偏轻偏重之分。至于水饮内停，又兼正虚而为咳嗽上气者，治当一面逐水，一面安正，泽漆汤一方即为此而设。

2. 方证

射干麻黄汤证

"咳而上气，喉中水鸡声，射干麻黄汤主之。"此论寒饮闭塞肺气证治。症见咳而上气，喉中水鸡声者，治宜祛寒化饮，温肺止咳；方用射干麻黄汤（射干、麻黄、生姜、细辛、紫菀、款冬花、五味子、大枣、半夏）。此方是于小青龙汤中除去桂枝、芍药、甘草，加射干、紫菀、款冬花、大枣

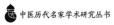

而成。方中麻黄、细辛祛寒化饮，款冬、紫菀温肺止咳，射干、五味下气，半夏、生姜开痰，合四法于一方，分解其邪；加大枣一枚，安中以调和诸药。尤怡注曰："咳而上气，肺有邪，则气不降而反逆也。肺中寒饮，上入喉间，为呼吸之气所激，则作声如水鸡。射干、紫菀、款冬降逆气，麻黄、细辛、生姜发邪气，半夏消饮气，而以大枣安中，五味敛肺，恐劫散之药，并伤及其正气也。"(《金匮要略心典·卷上》)

皂荚丸证

"咳逆上气，时时吐浊，但坐不得眠，皂荚丸主之。"此论痰浊咳喘之证治。皂荚丸证，属于上焦有热，煎熬津液而成痰，痰阻而肺气上逆之痰浊咳喘证。此证之痰浊有胶固不拔之势，如不急逐其痰则有痰壅气闭之危，故治以涤痰之法，方用除痰之力最猛的皂荚丸（皂荚）。方中皂荚涤痰去垢，佐以蜜丸枣膏，兼顾脾胃，使痰除而不过伤正气。尤怡注曰："浊，浊痰也。时时吐浊者，肺中之痰，随上气而时出。然痰虽出而满不减，则其本有固而不拔之势，不迅而扫之，不去也。皂荚味辛入肺，除痰之力最猛；饮以枣膏，安其正也。"(《金匮要略心典·卷上》)

厚朴麻黄汤证

"咳而脉浮者，厚朴麻黄汤主之。"此论寒饮迫肺证治。寒饮迫肺，还当见咳喘气逆，肺胀胸满，咽喉不利，痰声辘辘，但头汗出，倚息不得卧，脉浮，苔滑等。治宜祛寒化饮、利气降逆，方用厚朴麻黄汤（厚朴、麻黄、石膏、杏仁、半夏、干姜、细辛、小麦、五味子）。方中厚朴、麻黄、杏仁宣肺利气降逆，细辛、干姜、五味、半夏祛寒化饮止咳；石膏体重能降，小麦甘平养正，且二者均有清热除烦之功。以上诸药合而用之，为寒饮肺胀的又一治法。尤怡注曰："厚朴麻黄汤与小青龙加石膏汤大同，则散邪蠲饮之力居多。而厚朴辛温，亦能助表；小麦甘平，则同五味敛安正气者也。"(《金匮要略心典·卷上》)

泽漆汤证

"脉沉者，泽漆汤主之。"此论水饮迫肺证治。此条仅提到"脉沉"，而未记载其他症状。脉沉主里，以方测证，其属水饮迫肺所致，还当见咳喘、身肿、咳嗽上气等。治宜逐水通阳，止咳平喘，方用泽漆汤（半夏、紫参、泽漆、生姜、白前、甘草、黄芩、人参、桂枝）。方中泽漆逐水，桂枝通阳，半夏、生姜散水降逆，紫菀、白前止咳平喘。水饮泛滥，中土必先损伤，故以人参、甘草扶正培土，土旺即能制水；水饮久留，每夹郁热，故又佐以黄芩清热。此证较之厚朴麻黄汤证，病在于里，故不用麻黄之走表；饮逆不甚，亦无须石膏之重降；并无胸满，且兼正虚，故用人参、甘草。尤怡注曰："泽漆汤以泽漆为主，而以白前、黄芩、半夏佐之，则下趋之力较猛，虽生姜、桂枝之辛，亦只为下气降逆之用而已，不能发表也。仲景之意，盖以咳皆肺邪，而脉浮者气多居表，故驱之使之从外出为易；脉沉者气多居里，故驱之使从下出为易，亦因势利导之法也。"（《金匮要略心典·卷上》）

麦门冬汤证

"火逆上气，咽喉不利，上逆下气，麦门冬汤主之。"此论虚火喘逆证治。此证还当见咯痰不爽，口干欲得凉润，舌光少苔，脉来虚数等。此病之见症在肺，但因土为金之母，胃主津液，故治宜清养肺胃，止逆下气，方用麦门冬汤（麦门冬、半夏、人参、甘草、粳米、大枣）。方中重用麦冬，润肺养胃，并清虚火；半夏下气化痰，用量很轻，且与大量清润之药配伍，即不嫌其燥；人参、甘草、大枣、粳米养胃益气，使胃得养而气能生津。如此则气阴两长，虚火自敛，咳逆上气等亦随之而愈。尤怡注曰："火热挟饮致逆，为上气，为咽喉不利，与表寒挟饮上逆者悬殊矣。故以麦冬之寒治火逆，半夏之辛治饮气，人参、甘草之甘以补益中气。盖从外来者，其气多实，故以攻发为急；从内生者，其气多虚，则以补养为主也。"

（《金匮要略心典·卷上》）

越婢加半夏汤证

"咳而上气，此为肺胀，其人喘，目如脱状，脉浮大者，越婢加半夏汤主之。"此论外邪内饮证治。越婢加半夏汤证，属风热外感，水饮内作，肺气胀满，水饮夹热上逆之证。"脉浮大"有力，当为饮热上壅所致。据"咳而上气"而诊为肺胀。治宜宣肺泄热，降逆平喘。方用越婢加半夏汤（麻黄、石膏、生姜、大枣、甘草、半夏）。方中重用麻黄、石膏，辛凉配伍，可以发越水气，兼清里热；生姜、半夏，散水降逆；甘草、大枣，安中以调和诸药。尤怡注曰："外邪内饮，填塞肺中，为胀，为喘，为咳而上气。越婢汤散邪之力多，而蠲饮之力少。故以半夏辅其未逮。不用小青龙者，以脉浮且大，病属阳热，故利辛寒，不利辛热也。目如脱状者，目睛胀突，如欲脱落之状，壅气使然也。"（《金匮要略心典·卷上》）

小青龙加石膏汤证

"肺胀，咳而上气，烦躁而喘，脉浮者，心下有水，小青龙加石膏汤主之。"此论寒饮夹热咳喘证治。小青龙加石膏汤证，为外有表邪，心下有水气，兼有郁热所致。此证尚有表邪，故见"脉浮"；肺胀，咳而上气，喘促，为心下有水气所致；"烦躁"乃郁热之征。故治以散邪蠲饮，止咳平喘，兼清郁热。方用小青龙加石膏汤（麻黄、芍药、桂枝、细辛、甘草、干姜、五味子、半夏、石膏）。以小青龙汤散邪蠲饮，止咳平喘。方中麻黄发汗解表，宣肺平喘；桂枝助麻黄发汗解表；半夏燥湿化痰，蠲饮降逆；干姜温脾肺之阳，散水寒之饮；细辛外可散风寒，内以温肺化饮；然恐干姜、细辛辛温大热，耗散肺气，故用五味子收敛津气，以防肺气耗散太过；且五味子得干姜、细辛，有收有散，善于温肺止咳；芍药益阴养血；炙甘草调和诸药，得芍药酸甘化阴，以防麻、桂发汗太过，耗气伤阴。方中再加石膏，旨在清肺中郁热。尤怡注曰："此亦外邪内饮相搏之证，而兼烦躁，则挟有热邪。麻、桂药中必用石膏，如大青龙之例也。又此条见证与上条颇同，而心下寒饮则非温药不能开而去之，故不用越婢加半夏，而用小青龙加石膏，温寒并进，水热俱蠲，于法尤为密矣。"（《金匮要略心典·卷上》）

（七）奔豚气病脉证并治

1.概述

《金匮要略·奔豚气病脉证并治》："师曰：病有奔豚，有吐脓，有惊怖，有火邪，此四部病，皆从惊发得之。师曰：奔豚病，从少腹起，上冲咽喉，发作欲死，复还止，皆从惊恐得之。"此论奔豚、吐脓、惊怖、火邪，皆因惊而发病。奔豚病以"气从少腹上冲咽喉，发作欲死，复还止"为特征，主要是"从惊恐得之"。但据《伤寒论》记载，也有发汗后复加烧针，汗出伤阳，外邪乘虚侵入，引动冲气而起；或内有水气，重因误汗损伤阳气所致者。致病因素虽有不同，但均与冲脉有关。尤怡注曰："奔豚具如下文。吐脓有咳与呕之别，其从惊得之旨未详。惊怖即惊恐，盖病从惊得，而惊气即为病气也。火邪见后惊悸部及伤寒太阳篇，云太阳病，以火熏之，不得汗，其人必躁，到经不解，必圊血，名为火邪，然未尝云从惊发也。'惊悸篇'云：火邪者，桂枝去芍药加蜀漆牡蛎龙骨救逆汤主之。此亦是因火邪而发惊，非因惊而发火邪也。即后奔豚证治三条，亦不必定从惊恐而得。盖是证有杂病、伤寒之异。从惊恐得者，杂病也。从发汗及烧针被寒者，伤寒也。其吐脓、火邪二病，仲景必别有谓，姑阙之以俟知者。或云：东方肝木，其病发惊骇，四部病皆以肝为主，奔豚、惊怖皆肝自病。奔豚因惊而发病，惊怖即惊以为病也。吐脓者，肝移热于胃，胃受热而生痈脓也。火邪者，木中有火，因惊而发，发则不特自燔，且及他脏也。亦通。"（《金匮要略心典·卷中》）

奔豚气病的治疗，如属肝郁气冲者，可用奔豚汤疏肝解郁，降其冲逆；如因外邪引起冲气者，宜外灸以除邪，内服桂枝加桂汤助阳降逆；如因误汗阳气受伤，水饮有上冲之势者，治用茯苓桂枝甘草大枣汤，通阳利水，以防冲逆。

2. 方证

奔豚汤证

"奔豚，气上冲胸，腹痛，往来寒热，奔豚汤主之。"此论奔豚发于肝之证治。症见腹痛，气上冲胸，往来寒热等，治以疏解肝邪为主，方用奔豚汤（甘草、芎藭、当归、半夏、黄芩、生葛、芍药、李根白皮、生姜）。方中李根白皮下气，甘草缓解急迫，当归、芎藭、芍药和血调肝，黄芩、生葛清热，生姜、半夏降逆。尤怡注曰："此奔豚气之发于肝邪者，往来寒热，肝脏有邪而气通于少阳也。肝欲散，以姜、夏、生葛散之，肝苦急，以甘草缓之，芎、归、芍药理其血，黄芩、李根下其气。桂、苓为奔豚主药，而不用者，病不由肾发也。"（《金匮要略心典·卷中》）

桂枝加桂汤证

"发汗后，烧针令其汗，针处被寒，核起而赤者，必发奔豚，气从少腹上至心，灸其核上各一壮，与桂枝加桂汤主之。"此论奔豚发于肾之证治。下焦素有水饮，发汗后心阳不足，水饮内动。因发汗后，复加烧针，外邪从针孔而入，核起而赤；汗出阳气受伤，引动冲气，从少腹上冲心胸而发奔豚。治宜外灸核上以解寒邪，内服桂枝加桂汤（桂枝、芍药、甘草、生姜、大枣）助阳降逆。尤怡注曰："此肾气乘外寒而动，发为奔豚者。发汗后，烧针复汗，阳气重伤，于是外寒从针孔而入通于肾，肾气乘外寒而上冲于心，故须灸其核上，以杜再入之邪，而以桂枝汤外解寒邪，加桂内泄肾气也。"（《金匮要略心典·卷中》）

茯苓桂枝甘草大枣汤证

"发汗后，脐下悸者，欲作奔豚，茯苓桂枝甘草大枣汤主之。"此论奔豚将发未发之证治。发汗后见脐下跳动，表明其人下焦素有水饮。因发汗后心阳不足，水饮内动，以致脐下跳动有上冲之势。治宜通阳利水以防冲逆。方用茯苓桂枝甘草大枣汤方（茯苓、甘草、大枣、桂枝）。尤怡注曰："此发汗后心气不足，而后肾气乘之，发为奔豚者。脐下先悸，此其兆也。桂枝能伐肾邪，茯苓能泄水气。然欲治其水，必益其土，故又以甘草、大枣补其脾气。甘澜水者，扬之令轻，使不益肾邪也。"（《金匮要略心典·卷中》）

（八）胸痹心痛短气病脉证治

1.概述

《金匮要略·胸痹心痛短气病脉证治》，论述胸痹、心痛、短气之脉证并治。胸痹，以胸膺疼痛为主要见症；心痛，是指正当心窝部的疼痛；短气，是指呼吸迫促，常见于胸痹。胸痹和心痛，发病部位相近并相互影响。

胸痹，属胸阳不足，阴邪搏结所致。"师曰：脉当取太过不及，阳微阴弦，即胸痹而痛。所以然者，责其极虚也。今阳虚知在上焦，所以胸痹、心痛者，以其阴弦故也。"此从脉象上分析胸痹与心痛的病机。此脉浮取而微，主阳（胸阳）不足；沉取而弦，主阴邪（水饮、痰涩）盛；邪正相搏，主胸痹或心痛。由此可知，胸痹是胸阳不足，阴邪搏结所致。尤怡注曰："阳微，阳不足也。阴弦，阴太过也。阳主开，阴主闭。阳虚而阴干之，即胸痹而痛。痹者，闭也。夫上焦为阳之位，而微脉为虚之甚，故曰责其极虚，以虚阳而受阴邪之击，故为心痛。"（《金匮要略心典·卷中》）"平人无寒热，短气不足以息者，实也。"此论另一种纯虚无实之证，与虚中夹实之胸痹、心痛加以比较。"平人"即无病之人。无病之人突然发生胸膈痞塞、气短，甚至呼吸困难，可能是痰饮阻滞胸中之候。胸痹病机属虚，见症为实。而本证则为纯实无虚之候，故曰"实也"。尤怡注曰："平人，素无疾之人也。无寒热，无新邪也，而乃短气不足以息，当是里气暴实，或痰，或食，或饮，碍其升降之气而然。盖短气有从素虚宿疾而来者，有从新邪暴

遏而得者，二端并否，其为里实无疑。此审因察病之法也。"（《金匮要略心典·卷中》）

胸痹的治疗，宜通阳散结，豁痰下气，方用栝楼薤白白酒汤；或兼以逐饮降逆，方用栝楼薤白半夏汤；或通阳开结，泄满降逆，用枳实薤白桂枝汤；或补中助阳，用人参汤；或宣肺化饮，用茯苓杏仁甘草汤；或和胃化饮，用橘枳姜汤；或温经回阳，缓急止痛，用薏苡附子散；或通阳化饮，开结下气，用桂枝生姜枳实汤；或急救回阳，峻逐饮邪，用乌头赤石脂丸。

2. 方证

栝楼薤白白酒汤证

"胸痹之病，喘息咳唾，胸背痛，短气，寸口脉沉而迟，关上小紧数，栝楼薤白白酒汤主之。"此论胸痹之典型脉证与治疗。寸口脉沉取而迟，为胸阳不振之征。关上小紧之脉，是胃脘有痰浊结聚之象。阳气不足，痰浊结聚，故喘息咳唾，胸背牵引疼痛、短气。治宜通阳散结，豁痰下气，方用栝楼薤白白酒汤（栝楼实、薤白、白酒）。方中栝楼实开胸中痰结，薤白辛温通阳下气；白酒轻扬，以行药势。尤怡注曰："胸中，阳也，而反痹，则阳不用矣。阳不用，则气之上下不相顺接，前后不能贯通，而喘息、咳唾、胸背痛、短气等证见矣。更审其脉，寸口亦阳也，而脉迟则等于微矣。关上小紧，亦阴弦之意。而反数者，阳气失位，阴反得而主之……是当以通胸中之阳为主。薤白、白酒、辛以开痹、温以行阳；栝楼实者，以阳痹之处，必有痰浊阻其间耳。"（《金匮要略心典·卷中》）

栝楼薤白半夏汤证

"胸痹不得卧，心痛彻背者，栝楼薤白半夏汤主之。"此论胸阳不振，痰涎壅塞胸中证治。症见"胸痹不得卧，心痛彻背"，即在咳唾喘息时，又见不得卧，心痛彻背；仍治以通阳散结，化痰下气之法，方用栝楼薤白半夏汤（栝楼实、薤白、半夏、白酒）。此方在栝楼薤白白酒汤中增用半夏，旨在化痰降逆。此方适于胸痹痰浊壅塞较重之证。尤怡注曰:"胸痹不得卧,是肺气上而不下也。心痛彻背,是心气塞而不和也。其痹为尤甚矣。所以然者,有痰饮以为之援也。故于胸痹药中,加半夏以逐痰饮。"(《金匮要略心典·卷中》)

枳实薤白桂枝汤证(人参汤证)

"胸痹心中痞气,气结在胸,胸满,胁下逆抢心,枳实薤白桂枝汤主之;人参汤亦主之。"此论胸痹虚寒证治。此证除喘息咳唾、胸背疼痛之外,又见心中痞气、胸满、胁下逆抢心等,说明病势由胸膺部向下扩展到胃脘两胁之间,而且胁下之气又逆而上冲。在这种情况下,如阳气未虚者,治宜通阳开结,泄满降逆;方用枳实薤白桂枝汤(枳实、厚朴、薤白、桂枝、栝楼实)。如见四肢逆冷、倦怠少气,语声低微,脉象沉细等,则宜补助中阳,用人参汤(人参、甘草、干姜、白术)。若阳气得振,则阴邪自散。尤怡注曰:"心中痞气,气痹而成痞也。胁下逆抢心,气逆不降,将为中之害也。是宜急通其痞结之气,否则速复其不振之阳。盖去邪之实,即以安正;养阳之虚,即以逐阴。是在审其病之久暂,与气之虚实而决之。"(《金匮要略心典·卷中》)

茯苓杏仁甘草汤证(橘枳姜汤证)

"胸痹,胸中气塞,短气,茯苓杏仁甘草汤主之,橘枳姜汤亦主之。"此论胸痹轻证及治法。此证仅有胸中气塞和呼吸迫促之感,以方测证,当属饮邪所致胸痹。从症状看,偏重于呼吸迫促者,当属饮停胸膈所致,故治宜宣肺化饮;方用茯苓杏仁甘草汤(茯苓、杏仁、甘草);偏重于心下痞塞,且有胀满之感者,可用橘枳姜汤和胃化饮。尤怡注曰:"此亦气闭、气逆之证,视前条为稍缓矣。二方皆下气散结之剂,而有甘淡苦辛之异,亦在酌其强弱而用之。"(《金匮要略心典·卷中》)

薏苡附子散证

"胸痹缓急者，薏苡附子散主之。"此论胸痹急证之证治。所谓"胸痹缓急"，是指胸痹虽暂时缓解，又突然加重的证候。此时，还当见喘息咳唾、胸背疼痛，或心痛彻背等。治疗当急用温经回阳，缓急止痛之法，方用薏苡附子散（薏苡仁、大附子）；方中炮附子温阳止痛，薏苡仁可缓解筋脉拘挛。因痛势急迫，故用散剂，取其药力厚而收效速。尤怡注曰："阳气者，精则养神，柔则养筋，阳痹不用，则筋失养而或缓或急，所谓大筋软短，小筋弛长者是也。故以薏苡仁舒筋脉，附子通阳痹。"（《金匮要略心典·卷中》）

桂枝生姜枳实汤证

"心中痞，诸逆心悬痛，桂枝生姜枳实汤主之。"此论水饮夹寒邪停留于胃证治。由于寒饮停留于胃，影响中焦气机升降，故见胃脘部痞闷并向上牵引疼痛。治宜通阳化饮，开结下气；方用桂枝生姜枳实汤（桂枝、生姜、枳实）；方中桂枝、生姜通阳散寒，振奋胃气；枳实开结下气，则痞开逆平而痛自止。尤怡注曰："诸逆，该痰饮、客气而言。心悬痛，谓如悬物动摇而痛，逆气使然也。桂枝、枳实、生姜，辛以散逆，苦以泄痞，温以祛寒也。"（《金匮要略心典·卷中》）

乌头赤石脂丸证

"心痛彻背，背痛彻心，乌头赤石脂丸主之。"此论阴寒痼结之心痛证治。此证发生于心窝而牵连到背，以致心窝部与背部相互牵引，且疼痛剧烈。以方测证，还当见四肢厥冷、脉象沉紧等。治宜急救回阳，峻逐饮邪，方用乌头赤石脂丸（蜀椒、乌头、附子、干姜、赤石脂）。方中，乌头、附子、干姜、蜀椒，均为大辛大热之品，温阳逐寒止痛作用极强；复佐以赤石脂，取其固涩之性，以制乌头、附子、干姜、蜀椒辛散之性。尤怡注曰："心背掣痛，阴寒之气，遍满阳位，故前后牵引作痛。沈氏云：邪感心包，气应外俞，则心痛彻背；邪袭背俞，气从内走，则背痛彻心。俞脏相通，内外之气相引，则心痛彻背，背痛彻心，即经所谓寒气客于背俞之脉。其俞注于心，故相引而痛是也。乌、附、椒、姜同力协济，以振阳气而逐邪，取赤石脂者，所以安心气也。"(《金匮要略心典·卷中》)

（九）腹满寒疝宿食病脉证治

《金匮要略·腹满寒疝宿食病脉证治》，论述腹满病、寒疝病、宿食病的辨证施治。腹满，大多属于胃肠病变，是疾病过程中的一个症状。腹满属于实热者，多责之于胃；腹满属于虚寒者，多责之于脾；腹满时减，按之不痛属虚；腹满不减，按之则痛属实。属虚寒者宜温补，属实热者宜攻下。但也有腹中满痛拒按的虚寒证，治须温补；亦有寒实之证，治须温下。腹满属于实热者，由于病机和病位之不同，而有厚朴七物汤证、厚朴三物汤证、大柴胡汤证、大承气汤证等。厚朴七物汤证为表里同病，厚朴三物汤证胀满重于积滞，大柴胡汤证痛满在于心下，大承气汤证痛满在于腹中。上述证候，邪气虽盛而正气未衰，故治疗比较容易，预后一般较好。至于大黄附子汤证，则属邪实正虚，因而预后较差。

寒疝，是以寒性腹痛为主要见症。如"病在少腹，腹痛不得大小便，病名曰疝，得之寒"(《素问·长刺节论》)。此"由阴气积于内，寒气结搏而不散，脏腑虚弱，故风邪冷气与正气相击，则腹痛里急，故云寒疝腹痛也"(《诸病源候论·卷之二十·寒疝腹痛候》)。寒疝本证，症见发作性腹痛绕脐，脉象紧弦，疼痛剧烈时则肢冷自汗；治宜破积散寒止痛，方用大乌头汤。附子粳米汤证、大建中汤证，亦属于寒疝。当归生姜羊肉汤证，属于寒疝之轻证。

宿食，又名伤食，是食停于胃肠的病证。宿食在上者，治宜涌吐，方用瓜蒂散；宿食壅积，胃肠气滞者，治宜攻下，方用大承气汤。

腹满

1. 概述

《金匮要略·腹满寒疝宿食病脉证治》所论腹满，即腹部胀满，是疾病过程中的一个症状。如："趺阳脉微弦，法当腹满；不满者必便难，两胠疼痛。此虚寒从下上也，当与温药服之。"此言"此虚寒从下上也"，是总结前述证候的病机。"当与温药服之"，是指腹满虚寒证的治疗法则。脉微，属脾胃虚寒；弦脉属肝，主寒主痛。脾胃虚寒，肝气上逆，可致腹满。两胠是肝经循行部位，假使不见腹满，而见大便难和两胠疼痛的，同样是肝气上逆所致。因肝主疏泄，肝气上逆，则疏泄失职，或为腹满，或为大便难而两胠疼痛。尤怡注曰："趺阳，胃脉也。微弦，阴象也。以阴加阳，脾胃受之，则为腹满。设不满，则阴邪必旁攻胠胁而下闭谷道，为便难，为两胠疼痛。然其寒不从外入而从下上，则病自内生，所谓肾虚则寒动于中也，故不当散而当温。"（《金匮要略心典·卷中》）

"病者腹满，按之不痛为虚，痛者为实，可下之。舌黄未下者，下之黄自去。"此论腹满之虚实辨证及腹满实热证治法。腹满之虚与实，关键是按之痛与不痛。腹满按之痛，未曾用过下法；舌苔黄属实证者，可用下法。尤怡注曰："腹满按之不痛者，无形之气，散而不收，其满为虚；按之而痛者，有形之邪结而不行，其满为实。实者可下，虚者不可下也。舌黄者热之征，下之实去，则黄亦去。"（《金匮要略心典·卷中》）虚证腹满，"腹满时减，复如故，此为寒，当与温药"。此论脾胃虚寒所致腹满当治以温法。由于寒气或聚或散，故腹满时而减轻，时复如故，故当用温药治疗。尤怡注曰："腹满不减者，实也。时减复如故者，腹中寒气得阳而暂开，得阴而复合也。此亦寒从内生，故曰当与温药。"（《金匮要略心典·卷中》）

"病者痿黄，躁而不渴，胸中寒实，而利不止者死。"此论寒实内结，脏气下脱之证候。脾气衰败，故面色萎黄。口不渴是里无热，无热而见烦躁，是胸中寒实内结，阴盛阳微所致，属于阴躁。如再并发下利，则属中气下脱，正虚邪实，故属死证。尤怡注曰："痿黄，脾虚而色败也。气不至故燥，中无阳故不渴。气竭阳衰，中土已败，而复寒结于上，脏脱于下，何恃而可以通之止之乎。故死。"(《金匮要略心典·卷中》)

"寸口脉弦者，即胁下拘急而痛，其人啬啬恶寒也。"此论表里皆寒之脉证。寸口主表，弦脉主寒主痛。寸口脉弦，是寒邪在表，故啬啬恶寒。胁下是肝的部位，肝气夹寒邪为病，故胁下拘急而痛。尤怡注曰："寸口脉弦，亦阴邪加阳之象，故胁下拘急而痛，而寒从外得，与趺阳脉弦之两胠疼痛有别，故彼兼便难，而此有恶寒也。"(《金匮要略心典·卷中》)

"夫中寒家，喜欠。其人清涕出，发热色和者，善嚏。"此论中寒之人，阳气不振，感受外邪之证候。中寒之人，由于阳气不振，故常哈欠。若其人鼻流清涕，发热而面色如常人，属新感外邪之征象。由于受邪较轻，正气有祛邪外出之势，故常嚏。尤怡注曰："阳欲上而阴引之则欠，阴欲入而阳拒之则嚏。中寒者阳气被抑，故喜欠；清涕出，发热色和，则邪不能留，故善嚏。"(《金匮要略心典·卷中》)

"中寒，其人下利，以里虚也，欲嚏不能，此人肚中寒。"此论里虚中寒之证候。素体阳虚之人，因中寒而易下利，下利更损正气，难以祛邪外出，故"欲嚏不能"。尤怡注曰："中寒而下利者，里气素虚，无为捍蔽，邪得直侵中脏也。欲嚏不能者，正为邪逼，既不能却，又不甘受，于是阳欲动而复止，邪欲去而仍留也。"(《金匮要略心典·卷中》)

"夫瘦人绕脐痛，必有风冷，谷气不行；而反下之，其气必冲；不充者，心下则痞。"此论寒结误下所致变证。瘦人因感受风冷之气，致脾失健运，谷食不消。即使大便不通，亦属寒结，当用温药治疗。如反用苦寒攻下，则更伤胃阳；或见气上冲，或致心下痞硬。尤怡注曰："瘦人脏虚气弱，风冷易入；入则谷气留滞不行，绕脐疼痛，有似里实，而实为虚冷，是宜温药以助脾之行者也。乃反下之，谷出而风冷不与俱出，正乃益虚，邪乃无制，势必犯上无等，否亦窃据中原也。"(《金匮要略心典·卷中》)

2. 方证

厚朴七物汤证

"病腹满，发热十日，脉浮而数，饮食如故，厚朴七物汤主之。"此论腹满兼表证治。此证表邪未解，里已化热；病虽十日，饮食如故，表示肠胃尚未大伤，应乘其未虚而下之。因其发热已十日，脉象不浮紧而浮数，病变已趋向于里，且里证重于表证，可用表里两解之法治疗。厚朴七物汤（厚朴、甘草、大黄、大枣、枳实、桂枝、生姜），即桂枝汤去芍药合厚朴三物汤而成，意在两解表里。此方取桂枝汤解表而和营卫；因其腹满不痛，故取芍药，而加厚朴三物汤以除实满。若"呕者加半夏五合，下利去大黄，寒多者加生姜至半斤"。此下利为脾胃已伤，故去大黄；呕乃气逆于上，故加半夏以降逆；寒盛则重用生姜以散寒。尤怡注曰："腹满，里有实也。发热脉浮数，表有邪也。而饮食如故，则当乘其胃气未病而攻之。枳、朴、大黄所以攻里，桂枝、生姜所以攻表，甘草、大枣则以其内外并攻，故以之安脏气，抑以和药气也。"(《金匮要略心典·卷中》)

附子粳米汤证

"腹中寒气，雷鸣切痛，胸胁逆满，呕吐，附子粳米汤主之。"此论腹痛胃肠虚寒证治。此腹中雷鸣切痛，是阳虚寒盛所致；痛必喜按，脉应沉迟。寒气上逆，则胸胁胀满，并见呕吐。治宜散寒降逆，温经止痛，方用附子粳米汤（附子、半夏、粳米、甘草、大枣）；附子温阳以治寒气之本；半夏降胃气以止呕吐，甘草、大枣、粳米，缓中补虚以扶助胃气。如胃中寒甚则加干姜以温胃，寒去则腹满、腹痛、呕吐均止。尤怡注曰："下焦浊阴之气，不特肆于阴部，而且逆于阳位，中土虚而堤防撤矣。故以附子辅阳驱阴，半夏降逆止呕，而犹赖粳米、甘、枣培令土厚，而使敛阴气也。"
（《金匮要略心典·卷中》）

厚朴三物汤证

"痛而闭者，厚朴三物汤主之。"此论实热内积，气滞不行之腹痛证治。所谓"痛而闭"，是指腹部胀满而大便不通。厚朴三物汤（厚朴、大黄、枳实）与小承气汤药味相同，唯小承气汤重在荡积，故君以大黄；厚朴三物汤重在行气，故君以厚朴，且厚朴用量独重，故适于内实气滞之证。由此可知，厚朴三物汤证的腹满，较小承气汤证为重。尤怡注曰："痛而闭，六腑之气不行矣。厚朴三物汤，与小承气同。但承气意在荡实，故君大黄；三物意在行气，故君厚朴。"（《金匮要略心典·卷中》）

大柴胡汤证

"按之心下满痛者，此为实也，当下之，宜大柴胡汤。"此论心下满痛之里实证治。此所谓心下，当指胃脘部。大柴胡汤证，除心下满痛外，还当有寒热往来、胸胁苦满等见症；治宜和解少阳、兼通里实；方用大柴胡汤（柴胡、黄芩、芍药、半夏、枳实、大黄、大枣、生姜）。方中柴胡、黄芩和解少阳，大黄、枳实内泻热结；芍药和里，且助柴、芩以清肝胆；半夏和胃降逆；重用生姜，既助半夏止呕，又配大枣和营卫而行津液。本方为少阳阳明并病，和解与泻下并用之方，主治少阳兼里实之证。病在少阳，本当禁用下法。然而，少阳阳明并病，若单用和解则里实不去；单下热结，少阳之证又不得解，故用本方外解少阳，内泻热结。尤怡注曰："按之满痛者，为有形之实邪。实则可下，而心下满痛，则结处尚高，与腹中满痛不同，故不宜大承气而宜大柴胡。承气独主里实，柴胡兼通阳痹也。"（《金匮要略·卷中》）

大承气汤证

"腹满不减，减不足言，当须下之，宜大承气汤。"此论里实当下证治。因里有宿食或燥屎，故腹满不减，还当具备痞、满、燥、实、坚之见证。治以峻下热结，方用大承气汤（大黄、厚朴、枳实、芒硝）。尤怡注曰："减不足言，谓虽减而不足云减，所以形其满之至也，故宜大下。已上三方，虽缓急不同，而攻泄则一，所谓中满者泻之于内也。"（《金匮要略心典·卷中》）

大建中汤证

"心胸中大寒痛，呕不能饮食，腹中寒，上冲皮起，出见有头足，上下痛而不可触近，大建中汤主之。"此论脾阳衰微，中焦寒盛证治。心胸中大寒痛，是言其痛势剧烈，自腹部连及心胸；寒气冲逆则腹部上冲皮起，上下攻冲作痛，且不可以手触近。由于寒邪上冲，故呕而不能饮食，当兼有手足逆冷，脉伏等。治宜温中散寒益气，方用大建中汤（蜀椒、干姜、人参）。方中蜀椒、干姜温中散寒；人参、饴糖温补脾胃，可温中益气以除心胸中"大寒痛"。尤怡注曰："心腹寒痛，呕不能食者，阴寒气盛，而中土无权也。上冲皮起，出见有头足，上下痛而不可独近者，阴凝成象，腹中虫物乘之而动也。是宜大建中脏之阳，以胜上逆之阴。故以蜀椒、干姜温胃下虫，人参、饴糖安中益气也。"（《金匮要略心典·卷中》）

大黄附子汤证

"胁下偏痛，发热，其脉紧弦，此寒也，以温药下之，宜大黄附子汤。"此论寒实内结证治。阴寒成聚，偏着一处，故胁下偏痛而脉紧弦；虽有发热，亦是阳气被郁所致。此外，还当见腹痛、大便不通，兼有恶寒肢冷、舌苔黏腻等。治宜温下寒实，方用大黄附子汤（大黄、附子、细辛）。方中大黄苦寒，走而不守，得附子、细辛之大热，则寒性散而走泄之性仍在。尤怡注曰："胁下偏痛而脉弦紧，阴寒成聚，偏著一处，虽有发热，亦是阳气被郁所致。是以非温不能已其寒，非下不能去其结，故曰宜以温药下之。程氏曰：大黄苦寒，走而不守，得附子、细辛之大热，则寒性散而走泄之

性存是也。"(《金匮要略心典·卷中》)

赤丸证

"寒气厥逆，赤丸主之。"此论脾肾阳虚，阴寒上逆证治。由于脾肾阳虚，不能温煦四肢，故手足逆冷。由于下焦阴寒之气上逆，还应兼有腹痛、呕吐或心下动悸等见症。治宜散寒降逆，方用赤丸（茯苓、半夏、细辛、乌头）。方中茯苓、半夏降其逆，乌头、细辛散其寒。此外，此丸制法记载，"上四味，末之，内真朱为色，炼蜜为丸如麻子大"。尤怡注曰："寒气厥逆，下焦阴寒之气厥而上逆也。茯苓、半夏降其逆，乌头、细辛散其寒，真朱体重色正，内之以破阴去逆也"（《金匮要略心典·卷中》）

寒疝

1. 概述

《金匮要略·腹满寒疝宿食病脉证治第十》所论寒疝，为寒邪与正气相搏所致病证。如："腹痛，脉弦而紧，弦则卫气不行，即恶寒；紧则不欲食，邪正相搏，即为寒疝。"此论寒疝的主要脉证。腹痛而脉象弦紧，是寒邪与正气相搏的征象。阳气不能温煦于外，故恶寒；阳气衰于内，则不欲饮食；寒气内结而阳气不行，故绕脐疼痛。尤怡注曰："弦紧脉皆阴也，而弦之阴从内生，紧之阴从外得。弦则卫气不行而恶寒者，阴出而痹其外之阳也。紧则不欲食者，阴入而痹其胃之阳也。卫阳与胃阳并衰，而外寒与内寒交盛，由是阴反无畏而上冲。阳反不治而下伏，所谓邪正相搏，即为寒疝者也。绕脐痛，发则白津出，手足厥冷，其脉沉紧，皆寒疝之的证。白津，汗之淡而不咸者，为虚汗也。一作自汗，亦通。大乌头煎大辛大热，为复阳散阴之峻剂，故云不可一日更服。"（《金匮要略心典·卷中》）

"其脉数而紧乃弦，状如弓弦，按之不移。脉数弦者，当下其寒；脉紧大而迟者，必心下坚；脉大而紧者，阳中有阴，可下之。"此论寒实可下之脉象与治法。此脉象状如弓弦，按之不移，是形容数与紧相合的弦脉形态。数与大为阳脉，弦、紧、迟为阴脉；如数中带弦，或大而兼紧或兼迟，且证兼心下坚者，则数与大为邪盛，弦、紧、迟为内寒，这是"阳中有阴"之寒实证的脉象，当用温下法治疗。尤怡注曰："脉数为阳，紧弦为阴，阴阳参见，是寒热交至也。然就寒疝言，则数反从弦，故其数为阴凝于阳之数，非阳气生热之数矣。如就风疟言，则弦反从数，故其弦为风从热发之弦，而非阴气生寒之弦者，与此适相发明也。故曰脉数弦者，当下其寒。紧而迟，大而紧亦然。大虽阳脉，不得为热，正以形其阴之实也。故曰阳中有阴，可下之。"(《金匮要略心典·卷中》)

2. 方证

大乌头煎证

"寒疝绕脐痛，若发则白汗出，手足厥冷，其脉沉紧者，大乌头煎主之。"此论寒疝脉证与治法。腹痛而脉象弦紧，是寒邪与正气相搏的征象；阳虚不能温煦肌表，故恶寒；阳气衰于内，则不欲饮食；寒气内结而阳气不行，故绕脐疼痛。若疼痛剧烈而汗出、肢冷，脉象由弦紧而转为沉紧，治宜破积散寒止痛，方用大乌头煎（乌头）。方中乌头性大热，可治沉寒痼冷，故适于腹痛肢冷、脉象沉紧之发作性寒疝。"强人服七合，弱人服五合，不可一日再服"，提示当慎用此方。尤怡注曰："绕脐痛，发则白津出，手足厥冷，其脉沉紧，皆寒疝之的证。白津，汗之淡而不咸者，为虚汗也，一作自汗，亦通。大乌头煎大辛大热，为复阳散阴之峻剂，故云不可一日更服。"(《金匮要略心典·卷中》)

当归生姜羊肉汤证

"寒疝腹中痛，及胁痛里急者，当归生姜羊肉汤主之。"此论寒疝血虚证治。还当见胁下及腹部牵引性疼痛，得按或温熨则痛减，舌白，脉沉弦而涩等。血虚则脉不营，寒多则脉细急，故腹中痛、胁痛而里急。治宜温经养血补血，方用当归生姜羊肉汤（当归、生姜、羊肉）。"若寒多者加生姜成一斤；痛多而呕者加橘皮二两、白术一两。加生姜者亦加水五升，煮取三升二合，服之"。尤怡注曰："此治寒多而血虚者之法。血虚则脉不荣，寒多则脉细急，故腹胁痛而里急也。当归、生姜温血散寒，羊肉补虚益血也。"（《金匮要略心典·卷中》）

乌头桂枝汤证

"寒疝腹中痛，逆冷，手足不仁，若身疼痛，灸刺诸药不能治，抵当乌头桂枝汤主之。"此论寒疝表里皆寒证治。腹痛为寒疝之主要见症，阳气大衰，不能达于四肢，则手足逆冷；寒冷之极，血行不利，则手足麻木不仁；寒邪在表，营卫不和，故身体疼痛。治宜温阳散寒以和里，调和营卫以解表，方用乌头桂枝汤（乌头、桂枝、芍药、甘草、生姜、大枣）；方中乌头祛寒止痛，桂枝汤调和营卫以散表寒。服药后偶见"如醉状"，是药中病之"瞑眩"现象。此证内外皆寒，表里同病，自当表里两治，方用乌头桂枝汤。尤怡注曰："腹中痛，逆冷，阳绝于里也。手足不仁或身疼痛，阳痹于外也。此为寒邪兼伤表里，故当表里并治。乌头温里，桂枝解外也。徐氏曰：灸刺诸药不能治者，是或攻其内，或攻其外，邪气牵制不服也。如醉状则荣卫得温而气胜，故曰知。得吐则阴邪不为阳所容而上出，故为中病。"（《金匮要略心典·卷中》）

宿食病

1. 概述

《金匮要略·腹满寒疝宿食病脉证治》："脉紧如转索无常者，有宿食也。脉紧，头痛，风寒；腹中有宿食不化也。"此论风寒证与宿食证的鉴别。宿食属胃肠疾患，宿食在上当用吐法，在下当用下法。"转索无常"是指脉紧而兼滑象，亦主宿食。若脉紧、头痛兼有表证，属外感风寒；无表证而头痛，可能是宿食所致。无表证而见紧脉，是宿食在上脘之征。尤怡注曰："脉紧如转索无常者，紧中兼有滑象，不似风寒外感之紧，为紧而带弦也。故寒气所束者，紧而不移；食气所发者，乍紧乍滑，如以指转索之状，故曰无常。脉紧，头痛，风寒者，非既有宿食，而又感风寒也。谓宿食不化，郁滞之气，上为头痛，有如风寒之状，而实为食积类伤寒。仲景恐人误以为外感而发其汗，故举以示人曰：腹中有宿食不化。意亦远矣。"（《金匮要略心典·卷中》）

2. 方证

大承气汤证

"问曰：人病有宿食，何以别之？师曰：寸口脉浮而大，按之反涩，尺中亦微而涩，故知有宿食，大承气汤主之。脉数而滑者，实也，此有宿食，下之愈，宜大承气汤。下利不欲食者，有宿食也，当下之，宜大承气汤。"此论宿食在肠，热结成实证治。宿食病，若脉涩，寸口浮取大而有力，重按反而见涩，尺脉重按亦微带涩而有力之象，是宿食壅积，胃肠气滞所致。治宜大承气汤攻下里实。如脉滑数，主胃肠实热，亦可用大承气汤攻下里实。以上所述，同是宿食病，而脉象各异，此与发病之久暂有关。前者为食积较久，故脉象重按带涩；后者为宿食新停，故脉象数而流利，但皆为实脉，故均可治以攻下之法。又，宿食病见下利，为正气逐邪外出之征；伤食者恶食，故见不欲食，宜用大承气汤顺其病机趋势以攻下宿食。若宿食初起，往往胸脘痞闷，嗳腐吞酸，或恶寒发热。此时病尚在胃，不可使用下法。如病人有欲吐之势，可用涌吐宿食之法；否则可用消导法健胃消食。宿食在肠且已化燥成实者，方可用攻下之法，方用大承气汤（芒硝、枳实、厚朴、大黄）。尤怡注曰："寸口脉浮大者，谷气多也。谷多不能益脾而反伤脾。按之脉反涩者，脾伤而滞，血气为之不利也。尺中亦微而涩者，中气阻滞，而水谷之精气不能逮下也。是因宿食为病，则宜大承气下其宿食。脉数而滑，与浮大同，盖皆有余之象，为谷气之实也。实则可下，故宜大承气。谷多则伤脾，而水谷不分；谷停则伤胃，而恶闻食臭，故下利不欲食者，知其有宿食当下也。夫脾胃者，所以化水谷而行津气，不可或止者也。谷止则化绝，气止则机息，化绝机息，人事不其顿乎？故必大承气速去其停谷，谷去则气行，气行则化续，而生以全矣。若徒事消克，将宿食未去，而生气已消，岂徒无益而已哉。"(《金匮要略心典·卷中》)

瓜蒂散证

"宿食在上脘，当吐之，宜瓜蒂散。"此论宿食在上脘证治。宿食不消，泛泛欲吐，治宜因势利导，以瓜蒂散（瓜蒂、赤小豆）涌吐宿食。尤怡注曰："食在下脘者，当下；食在上脘者，则不当下而当吐。经云：其高者，因而越之也。"(《金匮要略心典·卷中》)

（十）五脏风寒积聚病脉证并治

1. 概述

《金匮要略·五脏风寒积聚病脉证并治》，主要论述五脏风寒病证及其真脏脉象，次用三焦分部说明脏腑所居不同，病变亦有三部之别；指出上、中、下三焦相互为用，彼此制约，以说明脏腑间的平衡协调关系。此外，还论及肝着、脾约、肾着三种病证的辨证施治。

肺中风、中寒及其真脏脉象"肺中风者，口燥而喘，身运而重，冒而肿胀。肺中寒，吐浊涕。肺死脏，浮之虚，按之弱如葱叶，下无根者，死。"肺中于风，则气上逆，且不能布津，故口燥而喘。肺治节失职，则身体重着、动摇而不能自主。肺清肃之令不行，浊气上逆，故时作昏冒。肺气不能通调水道，致气滞水停，故肿胀。肺中于寒，肺气不利，则鼻塞不通，故浊涕从口中吐出。肺之真脏脉是浮取而虚，按之如葱叶之中空，属无根之脉，表明肺气已绝。尤怡注曰："肺中风者，津结而气壅。津结则不上潮而口燥，气壅则不下行而喘也。身运而重者，肺居上焦，治节一身；

肺受风邪，大气则伤，故身欲动而弥觉其重也。冒者，清肃失降，浊气反上，为蒙冒也。肿胀者，输化无权，水聚而气停也。肺中寒，吐浊涕者，五液在肺为涕，寒气闭肺窍而蓄脏热，则浊涕从口出也。肺死脏者，肺将死而真脏之脉见也。浮之虚，按之弱如葱叶者，沈氏所谓有浮上之气，而无下翕之阴是也。《内经》云：真肺脉至，大而虚，如以毛羽中人肤。亦浮虚中空，而下复无根之象尔。"（《金匮要略心典·卷中》）

肝中风、中寒及真脏脉象。"肝中风者，头目瞤，两胁痛，行常伛，令人嗜甘。肝中寒者，两臂不举，舌本燥，喜太息，胸中痛，不得转侧，食则吐而汗出也。肝死脏，浮之弱，按之如索不来，或曲如蛇行者，死。"肝中于风，风胜则动，故头目瞤动；风胜则筋脉拘急，故两胁痛，常曲背而行。肝苦急，故急食甘以缓之。肝中寒邪，则筋脉收引而为两臂不举。肝脉循喉咙之后，络于舌本，寒郁化热，故舌本干燥。肝失条达之性，故善太息，胸中痛，不得转侧。肝病传胃，故食后即作吐而汗出。肝脉当弦，若轻按则弱，重按即去，不能复来，或曲如蛇行，为肝之真气绝，故主死。尤怡注曰："肝为木脏，而风复扰之，以风从风动而上行，为头目瞤也。肝脉布胁肋，风胜则脉急，为两胁痛而行常伛也。嗜甘者，肝苦急，甘能缓之，抑木胜而土负，乃求助于其味也。肝中寒，两臂不举者，肝受寒而筋拘急也。徐氏曰：四肢虽属脾，然两臂如枝，木之体也。中寒则木气困，故不举，亦通。肝脉循喉咙之后，中寒者逼热于上，故舌本燥。肝喜疏泄，中寒则气被郁，故喜太息。太息，长息也。肝脉上行者，挟胃贯膈，故胸痛不能转侧，食则吐而汗出也。浮之弱，不荣于上也。按之如索不来，有伏而不起，劲而不柔之象。曲如蛇行，谓虽左右奔引，而不能夭矫上行，亦伏而劲之意。按《内经》云：真肝脉至，中外急，如循刀刃；责责然，如按琴瑟弦。与此稍异，而其劲直则一也。"（《金匮要略心典·卷中》）

心中风、心中寒、心气损伤及其真脏脉象。"心中风者，翕翕发热，不能起，心中饥，食即呕吐。心中寒者，其人苦病心如啖蒜状，剧者心痛彻背，背痛彻心，譬如蛊注。其脉浮者，自吐乃愈。心伤者，其人劳倦，即头面赤而下重，心中痛而自烦，发热，当脐跳，其脉弦，此为心脏伤所致也。心死脏，浮之实如丸豆，按之益躁急者，死。"心为阳脏，风入而益其热；不能起者，君主病而百骸皆废使然；心中饥，食则呕者，是火乱于中而热格于上所致。心中寒证，寒邪外束，阳气闭结而不通，胸中有似痛非痛，似热非热，如同食蒜后的辛辣感觉；甚至心痛彻背，背痛彻心，有似蛊注。若脉浮者，为病在上焦，当以吐解。自吐乃邪从上越，病当自愈。心为阳脏，心气损伤则不耐作劳；稍有劳倦，即阳越于上，而头面呈现赤色，身体下部沉重无力。心虚失养，热动于中，故心中痛而自烦，发热。心气虚于上而肾气动于下，则当脐跳动。心之平脉，累累如贯珠，今脉弦，是变圆润滑利之常而为强直劲强之形，故曰"此为心脏伤所致"。心之真脏脉，脉来坚硬躁急，像弹丸、豆粒样的转动，重按益见躁急，为心血枯竭的现象，故主死。尤怡注曰："翕翕发热者，心为阳脏，风入而益其热也。不能起者，君主病而百骸皆废也。心中饥，食则呕者，火乱于中，而热格于上也。心中如啖蒜者，寒束于外，火郁于内，似痛非痛，似热非热，懊恢无奈，甚者心背彻痛也。如虫注者，言其自心而背，自背而心，如虫之往来交注也。若其脉浮，则寒有外出之机，设得吐则邪去而愈。然此亦气机自动而然，非可以药强吐之也。故曰其脉浮者，自吐乃愈。心伤者，其人劳倦，即头面赤而下重。盖血虚者，其阳易浮；上盛者，下必无气也。心中痛而自烦发热者，心虚失养而热动于中也。当脐跳者，心虚于上而肾动于下也。心之平脉累累如贯珠，如循琅玕。又胃多微曲曰心平，今脉弦，是变温润圆利之常，而为长直劲强之形矣。故曰此为心脏伤所致也。经云：真心脉至，坚而搏，如循薏苡子累累然。与此浮之实如麻豆，按之益躁疾者，均为上下坚紧，而往来无情也，故死。"（《金匮要略心典·卷中》）

篇中五脏风寒部分脱简较多，如脾只载中风，肾中风、中寒俱不载。如：

"脾中风者，翕翕发热，形如醉人，腹中烦重，皮目瞤瞤而短气。脾死脏，浮之大坚，按之如覆杯洁洁，状如摇者，死。"此论脾中风及真脏脉象。风为阳邪，翕翕发热，为外感病中风证的主要症状。脾中于风，故身体懈惰，四肢不收，形如醉人，皮肉瞤动，腹中烦重。脾不运湿，气机阻滞，呼吸不利，故短气。脾脉当缓，今轻按大坚，重按中空；或脉来摇荡不定，突然中断，为真脏脉现，故主死。尤怡注曰："风气中脾，外淫肌肉，为翕翕发热，内乱心意，为形如醉人也。脾脉入腹而其合肉，腹中烦重，邪胜而正不用也。皮目瞤瞤而短气，风淫于外而气阻于中也。李氏曰：风属阳邪，而气疏泄。形如醉人，言其面赤而四肢软也。皮目，上下眼胞也。又曰：脉弱以滑，是有胃气。浮之大坚，则胃气绝，真脏见矣。按之如覆杯，言其外实而中空无有也。徐氏曰：洁洁状如摇，是不能成至而欲倾圮之象。故其动非活动，转非圆转，非脏气将绝而何？故死。"（《金匮要略心典·卷中》）

"肾死脏，浮之坚，按之乱如转丸，益下入尺中者，死。"此论肾之真脏脉象。肾脉当沉，今反躁动，轻按之坚实，重按之乱如转丸，尺部更为明显。此为肾之真脏脉现，故主死。尤怡注曰："肾脉本石，浮之坚，则不石而外鼓，按之乱如转丸，是变石之体而为躁动，真阳将搏跃而出矣。益下入尺，言按之至尺泽，而脉犹大动也。尺下脉宜伏，今反动，真气不固而将外越，反其封蛰之常，故死。"（《金匮要略心典·卷中》）

此篇论述三焦各部亦略而不详，仅有"三焦竭部""热在三焦"两条。

"问曰：三焦竭部，上焦竭善噫，何谓也？师曰：上焦受中焦气未和，不能消谷，故能噫耳。下焦竭，即遗溺失便，其气不和，不能自禁制，不须治，久则愈。"此论上、中、下三焦各部机能衰退，就会互相影响或直接发生病变。尤上焦受气于中焦，若中焦脾胃衰弱，不能消化水谷，则上焦所受是胃中陈腐之气，以致经常嗳出食气，属上焦受中焦影响所发生的病变。肾、膀胱、小肠、大肠位于下焦，如其机能衰退则不能制约二便，便会出现遗溺或大便失禁等，这是下焦本部直接发生的病变。然既言"下焦竭"，又言"不须治，久则愈"，于理不通，当存疑。尤怡注曰："上焦在胃上口，其治在膻中，而受气于中焦。今胃未和，不能消谷，则上焦所受者，非精微之气，而为陈滞之气矣。故为噫。噫，嗳食气也。下焦在膀胱上口，其治在脐下，故其气乏竭，即遗溺失便。然上焦气未和，不能约束禁制，亦令遗溺失便，所谓上虚不能制下者也。云不须治者，谓不须治其下焦，俟上焦气和，久当自愈。夫上焦受气于中焦，而下焦复受气于上焦，推而言之，肾中之元阳不正，则脾胃之转运不速，是中焦又复受气于下焦也。盖虽各有分部，而实相助为理如此。此造化自然之妙也。"(《金匮要略心典·卷中》)

"师曰：热在上焦者，因咳为肺痿；热在中焦者，则为坚；热在下焦者。则尿血，亦令淋秘不通。大肠有寒者，多鹜溏；有热者，便肠垢。小肠有寒者，其人下重便血；有热者，必痔。"此论热在三焦的病证。肺居于上焦，热在上焦者，肺失宣降而为咳，咳久则肺伤而成痿。脾胃居于中焦，热在中焦则大便燥实坚硬。肾与膀胱居于下焦，热在下焦则尿血或小溲淋秘不通。其辨证又分寒热，如大肠有寒，则水粪杂下而为鹜溏；大肠有热，则肠垢等腐败物质被迫而下；小肠有寒，则能腐而不能化，阳不化则阴下溜，故下重、便血；小肠有热，则下注广肠而为痔。

篇中指出，积是五脏所生，聚是六腑所成，并以"檠气"作为鉴别。尤怡注曰："热在上焦者，肺受之。肺喜清肃而恶烦热，肺热则咳，咳久则肺伤而痿也。热在中焦者，脾胃受之。脾胃者，所以化水谷而行阴阳者也。胃热则实而硬，脾热则燥而闭，皆为坚也。下焦有热者，大小肠膀胱受之。

小肠为心之腑，热则尿血；膀胱为肾之腑，热则癃闭不通也。鹜溏如鹜之后，水粪杂下，大肠有寒，故泌别不职。其有热者，则肠中之垢，被迫而下也。下重，谓腹中重而下坠。小肠有寒者，能腐而不能化，故下重。阳不化则阴下溜，故便血。其有热者，则下注广肠而为痔。痔，热疾也。"（《金匮要略心典·卷中》）

"问曰：病有积、有聚、有槃气，何谓也？师曰：积者，脏病也，终不移；聚者，腑病也，发作有时，展转痛移，为可治。槃气者，胁下痛，按之则愈，复发为槃气。"此论积、聚、槃气三证鉴别，并分别说明诸积之脉诊。积和聚都是体内肿块，但积病在脏，阴凝所结，推之不移，痛有定处；聚病在腑，发作有时，推之能移，痛无定处，其根不深，较积为可治。槃气，即食积之病。由于消化不良，脾胃壅实，以致肝气郁结，故出现胁下痛。按之则气流动而痛可缓和，但不久气必复结而痛再作。尤怡注曰："积者，迹也。病气之属阴者也。脏属阴，两阴相得，故不移。不移者，有专痛之处而无迁改也。聚则如市中之物，偶聚而已，病气之属阳者也。腑属阳，两阳相比，则非如阴之凝，故寒气感则发，否则已，所谓有时也。既无定着，则痛无常处，故展转痛移，其根不深，故比积为可治。谷气者，食气也。食积太阴，敦阜之气抑遏肝气，故病在胁下，按之则气行而愈。复发者，饮食不节，则其气仍聚也（徐氏）。"（《金匮要略心典·卷中》）

"诸积大法，脉来细而附骨者，乃积也。寸口，积在胸中；微出寸口，积在喉中；关上，积在脐旁；上关上，积在心下；微下关，积在少腹；尺中，积在气冲。脉出左，积在左。脉出右，积在右。脉两出，积在中央，各以其部处之。"此据脉象以判断积之部位。积属脏病，病根深固，故脉来附骨。尤怡注曰："诸积，该气、血、痰、食而言。脉来细而附骨，谓细而沉之至，诸积皆阴故也。又积而不移之处，其气血营卫不复上行而外达，则其脉为之沉细而不起，故历举其脉出之所，以决其受积之处，而复益之曰：脉两出，积在中央，以中央有积，其气不能分布左右，故脉之见于两手者，俱沉细而不起也。各以其部处之，谓各随其积所在之处而分治之耳。"（《金匮要略心典·卷中》）

"邪哭使魂魄不安者，血气少也。血气少者属于心，心气虚者，其人则畏，合目欲眠，梦远行而精神离散，魂魄妄行。阴气衰者为癫，阳气衰者为狂。"此论气血亏虚，魂魄不安，神志错乱之病证。尤怡注曰："邪哭者，悲伤哭泣，如邪所凭。此其标有稠痰浊火之殊，而其本则皆心虚而气血少也。于是瘛瘲恐怖，精神不守，魂魄不居，为颠为狂，势有必至者矣。经云：邪入于阳则狂，邪入于阴则颠。此云阴气衰者为颠，阳气衰者为狂。盖必正气虚而后邪气入，经言其为病之故，此言其致病之原也。"（《金匮要略心典·卷中》）

本篇中对肝着的治疗，以旋覆花汤疏肝通络；脾约病，治以麻子仁丸润燥疏导；治肾着，以甘姜苓术汤健脾利水，温中散湿。这些方剂，均为后世所常用。

2. 方证

旋覆花汤证

"肝着，其人常欲蹈其胸上，先未苦时，但欲饮热，旋覆花汤主之。"此论肝脏气血郁滞，着而不行之证治。肝着，症见胸胁痞闷不舒，甚或胀痛，故喜人按揉其胸上。发病前常喜热饮，是因病在气分，得热饮则气机暂为通畅，故胸满可能稍缓。及其病成，则气血郁滞，虽饮热亦无所裨益。故治宜下气散结，活血通络，方用旋覆花汤（旋覆花、葱、新绛）。方中旋覆花咸温下气散结，新绛通血脉，葱可利气通阳。尤怡注曰："肝脏气血郁滞，着而不行，故名肝着。然肝虽着，而气反注于肺，所谓横之病也。故其人常欲蹈其胸上。胸者肺之位，蹈之欲使气内鼓而出肝邪，以肺犹橐籥，抑之则气反出也。先未苦时，但欲饮热者，欲着之气，得热则行，追既着则亦无益矣。旋覆花咸温下气散结，新绛和其血，葱叶通其阳，结散阳通，气血以和，而肝着愈，肝愈而肺亦和矣。"（《金匮要略心典·卷中》）

麻子仁丸证

"趺阳脉浮而涩，浮则胃气强，涩则小便数，浮涩相搏，大便则坚，其脾为约，麻子仁丸主之。"此论胃气强盛、脾阴不足证治。趺阳以候脾胃，趺阳脉浮而涩，浮是举之有余，为阳脉，主胃气强盛；涩是按之涩滞而不流利，为阴脉，主脾津不足。胃气强，脾阴弱，故小便短数，大便干结，即为脾约证。治宜泄热润燥，导滞通便，方用麻子仁丸（麻子仁、芍药、枳实、大黄、厚朴、杏仁）。麻子仁甘平，重用可润肠通便；杏仁降气润肠，芍药养阴和里，枳实破结，厚朴除满，大黄清热通便；蜂蜜润燥滑肠，调和诸药。尤怡注曰："浮者阳气多，涩者阴气少，而趺阳见之，是为胃强而脾弱。约，约束也，犹弱者受强之约束而气馁也。又约，小也，胃不输精于脾，脾乃干涩而小也。大黄、枳实、厚朴，所以下令胃弱；麻仁、杏仁、芍药，所以滋令脾厚。用蜜丸者，恐速下而并伤及脾也。"（《金匮要略心典·卷中》）

甘姜苓术汤证

"肾着之病，其人身体重，腰中冷，如坐水中，形如水状，反不渴，小便自利，饮食如故，病属下焦，身劳汗出，衣里冷湿，久久得之，腰以下冷痛，腹重如带五千钱，甘姜苓术汤主之。"此论肾受寒湿，着而不去之证治。肾受寒湿，着而不去，则为肾着。症见身重，腰中冷，如坐水中，肢体浮肿。不渴是上焦无热，饮食如故是胃中无病，小便清长自利是下焦有寒。本证病位不在肾之本脏，而在肾之外腑，以"腰以下冷痛，腹重如带五千钱"为特征。治宜温补脾阳，兼散寒湿，方用甘草干姜茯苓白术汤（甘草、白术、干姜、茯苓）。甘草、干姜、白术，辛温甘淡，本非"肾药"；方名"肾着汤"，是就"肾着"之病原而言。尤怡注曰："肾受冷湿，着而不去，则为肾着；身重，腰中冷，如坐水中，腰下冷痛，腹重如带五千钱，皆冷湿着肾，而阳气不化之征也。不渴，上无热也。小便自利，寒在下也。饮食如故，胃无病也，故曰病属下焦。身劳汗出，衣里冷湿，久久得之，盖所谓清湿袭虚，病起于下者也。然其病不在肾之中脏，而在肾之外腑。故其治法，不在温肾以散寒，而在燠土以胜水。甘、姜、苓、术，辛温甘淡，本非肾药，名肾着者，原其病也。"（《金匮要略心典·卷中》）

（十一）痰饮咳嗽病脉证治

1. 概述

《金匮要略·痰饮咳嗽病脉证并治》，专论痰饮病之辨证施治。篇中所论咳嗽，实际是痰饮所引起的症状，不包括所有咳嗽。如"久咳数岁，其脉弱者可治；实大数者死；其脉虚者必苦冒。其人本有支饮在胸中故也"。

篇中所论痰饮，有广义和狭义之分。广义之痰饮，包括痰饮、悬饮、溢饮、支饮之"四饮"。"问曰：夫饮有四，何谓也？师曰：有痰饮，有悬饮，有溢饮，有支饮。问曰：四饮何以为异？师曰：其人素盛今瘦，水走肠间，沥沥有声，谓之痰饮。饮后水流在胁下，咳唾引痛，谓之悬饮。饮水流行，归于四肢，当汗出而不汗出，身体疼重，谓之溢饮。咳逆倚息，短气不得卧，其形如肿，谓之支饮。"此总述痰饮并分辨其主证。广义之痰饮，包括痰饮、悬饮、溢饮、支饮四种。人体水液的正常运行，是"饮入于胃，游溢精气，上输于脾，脾气散精，上归于肺，通调水道，下输膀胱，水精四布，五经并行"。若脾胃运化失常，则致水停为饮，随处留积。若流走肠胃，则为痰饮；入于胁下，则为悬饮；外溢肌表，则为溢饮；上迫胸肺，则为支饮。四饮之分，主要依据水饮停留的部位及主要见症。尤怡注曰："谷入而胃不能散其精，则化而为痰；水入而脾不能输其气，则凝而为饮。其平素饮食所化之精津，凝结而不布，则为痰饮。痰饮者，痰积于中，而饮附于外也。素盛今瘦，知其精津尽为痰饮，故不复外充形体，而反下走肠间也。饮水流溢者，水多气逆。徐氏所谓水为气吸不下者是也。其流于胁下者，则为悬饮。其归于四肢者，则为溢饮。悬者，悬于一处。溢者，溢于四旁。其偏结而上附心肺者，则为支饮。支饮者，如水之有派，木之有枝，附近于脏而不正中也。咳逆倚息不得卧者，上迫肺也。"(《金匮要略心典·卷中》)

水饮为患，不仅停留于肠间、胁下、胸膈、肢体，还可以波及五脏而影响五脏功能，进而出现相应证候。如"水在心，心下坚筑，短气，恶水不欲饮。水在肺，吐涎沫，欲饮水。水在脾，少气身重。水在肝，胁下支满，嚏而痛。水在肾，心下悸"。此论水在心、肺、脾、肝、肾的见症。所谓五脏之水，并非五脏本身有水，而是由于水饮的影响，出现与五脏相关的证候。如：水饮凌心，故心下痞坚而悸动；心阳被水饮所遏，故短气、恶水不欲饮。水饮射肺，则肺气与水饮相激，水随气泛，故吐涎沫；气不化津，故欲饮水。水饮困脾，则中气不足而少气，肌肉湿胜而身重。水饮侵肝，则肝络不和，胁下支撑胀满，嚏时牵引作痛。水饮犯肾，则肾气不化，脐下蓄水冲逆而悸动。五脏之饮与四饮是密切相关的，如水在心肾之与痰饮，水在肺之与支饮，水在脾之与痰饮、溢饮，水在肝之与悬饮，其证治均有内在联系。尤怡注曰："水即饮也。坚筑，悸动有力，筑筑然也。短气者，心属火而畏水，水气上逼，则火气不伸也。吐涎沫者，气水相激而水从气泛也。欲饮水者，水独聚肺，而诸经失溉也。脾为水困，故少气；水淫肌肉，故身重；土本制水，而水盛反能制土也。肝脉布胁肋，水在肝，故胁下支满，支满犹偏满也。嚏出于肺，而肝脉上注肺，故嚏则相引而痛也。心下悸者，肾水盛而上凌心火也。"(《金匮要略心典·卷中》)

关于留饮的见症。"夫心下有留饮，其人背寒冷如手大。留饮者，胁下痛引缺盆，咳嗽则转甚。胸中有留饮，其人短气而渴，四肢历节痛。脉沉者，有留饮。"此留饮指水饮之留而不去之证，并非四饮之外另有留饮。凡饮邪留积之处，阳气即被阻遏。所以，饮留心下，则见背部一块寒冷，是因心之俞在背，饮留而阳气不达之故。饮留胁下，则肝络不和，气机不利，故胁下痛引缺盆；咳嗽震动，则痛更加重。饮留胸中，则肺气不利；气不布津，所以短气而渴。留饮入于四肢，痹着关节，阳气不通，则四肢历节痛。虽见症不同，但均属于留饮为患，脉沉是其佐证。尤怡注曰："留饮，即痰饮之留而不去者也。背寒冷如掌大者，饮留之处，阳气所不入也。魏氏曰：背为太阳，在易为艮止之象。一身皆动，背独常静，静处阴邪常客之，所以风寒自外入，多中于背。而阴寒自内生，亦多踞于背也。胁下痛引缺盆者，饮留于肝而气连于肺也。咳嗽则辄已者，饮被气击而欲移，故辄已。一作咳嗽则转甚，亦通。盖即水流胁下，咳唾引痛之谓。气为饮滞故短，饮结者津液不周，故渴。四肢历节痛，为风寒湿在关节。若脉不浮而沉，而又短气而渴，则知是留饮为病，而非外入之邪矣。"（《金匮要略心典·卷中》）

关于伏饮的见症。"膈上病痰，满喘咳吐，发则寒热，背痛腰疼，目泣自出，其人振振身瞤剧，必有伏饮。"此论水饮留伏之证。伏饮，是指水饮伏留于内，难于攻除，发作有时之证。亦即水饮潜伏不去者，提示饮病有新久、浅深之别。饮伏膈上，阻碍肺气，必见胸满喘咳、呕吐痰涎等症。一旦气候转变或外感风寒，则新感引动伏饮，内外合邪。不仅胸满、喘咳等症加剧，而且恶寒发热，背痛腰疼，一身经脉不舒；饮发于内，寒束于表，阳气不得宣通，以致目泣自出，周身瞤动振颤，不能自主。此属伏饮内发之证。尤怡注曰："伏饮亦即痰饮之伏而不觉者，发则始见也。身热、背痛、腰疼，有似外感，而兼见喘满、咳唾，则是《活人》所谓痰之为病，能令人憎寒发热，状类伤寒者也。目泣自出，振振身瞤动者，饮发而上逼液道，外攻经隧也。"（《金匮要略心典·卷中》）

其他各种饮证的脉证特点。如"夫病人饮水多，必暴喘满。凡食少饮多，水停心下。甚者则悸，微者短气。脉双弦者寒也，皆大下后喜虚，脉偏弦者饮也。""肺饮不弦，但苦喘短气。"此论痰饮的成因、见症和脉象。痰饮的形成，有暴饮多水，脾胃不及运化者；亦有脾胃虚弱，复多饮水成饮者。此外，尚有肺气不能通调水道，肾阳虚弱不能化气利水等，都可内生痰饮。由于水饮停聚的部位不同，症状亦有所不同。如水停于胃，上迫于肺，必见胸满；食少饮多，水停心下，重则上凌于心而心下动悸；轻则呼吸不利而短气。痰饮多见弦脉。但大下之后，里虚阳微，两手之脉俱弦，未必即是饮脉；若一手脉弦，往往是因阴邪偏留所致。但亦有饮邪不甚，或未发作之时，其脉平而不弦的。尤怡注曰："饮水过多，水溢入肺者，则为喘满。水停心下者，甚则水气凌心而悸，微则气被饮抑而短也。双弦者，两手皆弦，寒气周体也。偏弦者，一手独弦，饮气偏注也。肺饮，饮之在肺中者。五脏独有肺饮，以其虚而能受也。肺主气而司呼吸，苦喘短气，肺病已着，脉虽不弦，可以知其有饮矣。"（《金匮要略心典·卷中》）

"久咳数岁，其脉弱者可治；实大数者死；其脉虚者必苦冒。其人本有支饮在胸中故也，治属饮家。"此论痰饮咳嗽的脉证与预后。痰饮咳嗽，日久正气已虚，脉弱则与证相应，故为可治。若正气虚而脉实大而数，则属邪盛正衰，必预后不良。若见虚脉，表明正气虽虚而邪气亦衰；但因饮邪仍在，必见头目昏眩；因其本有支饮停留，故仍当以治饮为法。"久咳数岁不已者，支饮渍肺而咳，饮久不已，则咳久不愈也。咳久者其气必虚，而脉反实大数，则其邪犹盛。以犹盛之邪，而临已虚之气，其能久持乎？故死。若脉虚者，正气固虚，而饮气亦衰，故可治。然饮虽衰而正不能御，亦足以上蔽清阳之气，故其人必苦冒也。此病为支饮所致，去其饮则病自愈，故曰治属饮家。"（《金匮要略心典·卷中》）

"病痰饮者，当以温药和之。"此为痰饮病的治疗原则。痰饮的成因，有脾不散精、肺失通调、肾虚不能化水等，但主要在于脾阳虚不运和肾阳虚不化两个方面。所以，"当以温药和之"，亦即温补脾肾阳气，是痰饮病，诸如痰饮、悬饮、溢饮、支饮病治本之法，成为其后历代医家治疗痰饮病的总则。因痰饮之病位有上下内外之分，故具体治法上又有发汗、攻下、利小便之别。尤怡注曰："痰饮，阴邪也，为有形，以形碍虚则满，以阴冒阳则眩。苓桂术甘温中去湿，治痰饮之良剂，是即所谓温药也。盖痰饮为结邪，温则易散，内属脾胃，温则能运耳。"（《金匮要略心典·卷中》）

"脉浮而细滑，伤饮。脉弦数，有寒饮，冬夏难治。"此论痰饮病脉证不符者，预后不佳。寒饮而脉见弦数，是脉证不相适应。从时令来说，冬寒有利于热，但不利于饮；夏热有利于饮，又不利于热。从用药而论，用温药治饮，则不利于热；用寒药治热，又不利于饮。如此寒温两难，故曰难治。尤怡注曰："伤饮，饮过多也。气资于饮，而饮多反伤气，故脉浮而细滑，则饮之征也。脉弦数而有寒饮，则病与脉相左。魏氏所谓饮自寒而挟自热是也。夫相左者必相持，冬则时寒助饮，欲以热攻，则脉数必甚；夏则时热助脉，欲以寒治，则寒饮为碍，故曰难治。"（《金匮要略心典·卷中》）

2. 方证

苓桂术甘汤证

"心下有痰饮，胸胁支满，目眩，苓桂术甘汤主之。"此论胃中停饮，清阳不升之证治。心下，即胃之所在。胃中有停饮，故胸胁支撑胀满；痰饮阻于中焦，清阳不升，故头目眩晕。治宜温阳蠲饮，健脾利水。方用苓桂术甘汤（茯苓、桂枝、白术、甘草）。方中茯苓渗湿利水，桂枝辛温通阳，两药相协可温阳化水；白术健脾燥湿，甘草益气和中，两药合用可补土制水。苓桂术甘汤，为健脾利水的基础方，亦是"温药和之"的代表方剂。尤怡注曰："痰饮，阴邪也，为有形；以形碍虚则满，以阴冒阳则眩。

苓桂术甘温中去湿，治痰饮之良剂，是即所谓温药也。盖痰饮为结邪，温则易散，内属脾胃，温则能运耳。"(《金匮要略心典·卷中》)

在苓桂术甘汤条下，论及"夫短气有微饮，当从小便去之，苓桂术甘汤主之，肾气丸亦主之"。此言微饮之证治。微饮，即水饮之轻微者。即前文所言"凡食少饮多，水停心下，甚者则悸，微者短气"中提到的证候。由此可以看出，痰饮之轻微者，外证并不明显，或仅见短气。此因水饮内阻，阳气不化，其病本在于脾肾，必须早为图治。水饮停留，妨碍气机升降，所以短气。小便不利，为阳虚气化失常所致，故治以温阳化气，使饮从小便去之。痰饮之成，因中阳不运，水停为饮者，其本在脾，必见心下逆满，起则头眩；或有畏寒肢冷，小腹拘急不仁等。病本在脾者，当用苓桂术甘汤健脾利水；病本在肾者，当用肾气丸温肾化水。尤怡注曰："气为饮抑则短，欲引其气，必蠲其饮。饮，水类也。治水必自小便去之，苓桂术甘益土气以行水，肾气丸养阳气以化阴，虽所主不同，而利小便则一也。"(《金匮要略心典·卷中》)

甘遂半夏汤证

"病者脉伏，其人欲自利，利反快，虽利，心下续坚满，此为留饮欲去故也，甘遂半夏汤主之。"此论水饮留而不去之证治。由于水饮停留、阳气闭塞，故见脉伏。虽下利而饮邪未能尽去，故心下仍痞结胀满，治宜攻逐水饮，方用甘遂半夏汤（甘遂、半夏、芍药、甘草）。方中甘遂攻逐水饮，半夏散结除饮，芍药、甘草、白蜜酸收甘缓，安中以解甘遂之毒。关于甘草与甘遂相反的问题，后世有提示《千金方》所载煎煮法较为安全，可以借鉴。即：甘遂与半夏同煮，芍药与甘草同煮，最后将二汁加蜜合煮，顿饮，较为安全。尤怡注曰："脉伏者，有留饮也。其人欲自利，利反快者，所留之饮，从利而减也。虽利，心下续坚满者，未尽之饮，复注心下也。然虽未尽而有欲去之势，故以甘遂、半夏因其势而导之。甘草与甘遂相反，

而同用之者，盖欲其一战而留饮尽去，因相激而相成也。芍药、白蜜，不特安中，抑缓药毒耳。"（《金匮要略心典·卷中》）

十枣汤证

"脉沉而弦者，悬饮内痛。病悬饮者，十枣汤主之。""咳家其脉弦，为有水，十枣汤主之。""夫有支饮家，咳烦胸中痛者，不卒死，至一百日或一岁，宜十枣汤。"此论水结胁下之悬饮、支饮、咳嗽证治。水饮内结胁下、肝络不和、阴阳升降之气被阻，故胸胁疼痛，脉见沉弦。因水饮射肺而咳嗽者，首先必见弦脉。水饮停积，由咳嗽而并发心烦、胸中痛等，是饮邪上凌于心，心肺阳气不通所致，或可能迁延十日而转为慢性咳嗽。此时若正气尚未甚虚，仍当逐其水饮，咳嗽才能痊愈。治宜破积逐水，方用十枣汤（芫花、甘遂、大戟）。方中甘遂、芫花、大戟峻下水饮，能直达水饮结聚之处而攻之。但峻下之剂，恐伤正气，故佐以大枣十枚，安中以调和诸药。十枣汤，是治疗悬饮的主方。尤怡注曰："伤饮，饮过多也。气资于饮，而饮多反伤气，故脉浮而细滑，则饮之征也。脉弦数而有寒饮，则病与脉相左。魏氏所谓饮自寒而挟自热是也。夫相左者必相持，冬则时寒助饮，欲以热攻，则脉数必甚；夏则时热助脉，欲以寒治，则寒饮为碍，故曰难治。脉沉而弦，饮气内聚也。饮内聚而击之则痛。十枣汤蠲饮破癖，其力颇猛，《三因方》以三味为末，枣肉和丸，名十枣丸，亦良……脉弦为水，咳而脉弦，知为水饮渍入肺也。十枣汤逐水气自大小便去，水去则肺宁而咳愈。"（《金匮要略心典·卷中》）服用方法："强人服一钱匕，羸人服半钱，平旦温服之；不下者，明日更加半钱。得快下后，糜粥自养。"尤怡注曰："许仁则论饮气咳者，由所饮之物停滞在胸，水气上冲，肺得此气便成咳嗽。经久不已，渐成水病，其状不限四时昼夜，遇诸动嗽物即剧，乃至双眼突出，气如欲断。汗出，大小便不利，吐痰饮涎沫无限，上气喘息肩息，每旦眼肿，不得平眠。此即咳家有水之证也。著有干枣三味丸方亦佳。大枣六十枚，葶苈一斤，杏仁一升，合捣作丸，桑白皮饮下七八丸，日再，稍稍加之，以大便通利为度。"（《金匮要略心典·卷中》）

大青龙汤证（附：小青龙汤证）

"病溢饮者，当发其汗，大青龙汤主之，小青龙汤亦主之"。"咳逆倚息不得卧，小青龙汤主之。"此论溢饮之证治。大青龙汤证，为邪盛于表而兼郁热之证。小青龙汤证，为表寒里饮俱盛之证。大青龙汤证，是当汗出而不汗出，水饮溢于肌表所致溢饮。因邪盛于表而兼郁热，故脉浮紧、发热恶寒、身疼痛、不汗出而喘、烦躁等。此当发汗兼清郁热，方用大青龙汤（麻黄、桂枝、甘草、杏仁、生姜、大枣、石膏）。小青龙汤证，是表寒里饮俱盛之溢饮。除发热、恶寒、身疼痛等表证外，还可见胸痞、干呕、咳喘，或咳逆依息不得卧等心下有水气之证。此当发汗兼温化里饮，方用小青龙汤（麻黄、芍药、五味子、干姜、甘草、细辛、桂枝、半夏）。大青龙汤与小青龙汤，俱治溢饮，且均属表里两解之法。但大青龙汤重在发汗，小青龙汤重在行水。大青龙汤证里热重，以发热为主；小青龙汤证里寒重，以咳喘为主。两方发表之药相同，而治里之药则不同。尤怡注曰："水气流行，归于四肢，当汗出而不汗出，身体重痛，谓之溢饮。夫四肢阳也，水在阴者宜利，在阳者宜汗，故以大青龙发汗去水，小青龙则兼内饮而治之者耳。"（《金匮要略心典·卷中》）

木防己汤证（附：木防己汤去石膏加茯苓芒硝汤证）

"膈间支饮，其人喘满，心下痞坚，面色黧黑，其脉沉紧，得之数十日，医吐下之不愈，木防己汤主之。虚者即愈，实者三日复发，复与不愈者，宜木防己汤去石膏加茯苓芒硝汤主之。"此论膈间支饮证治。喘满或喘而不能卧，是水停心下，上迫于肺所致。寒饮留伏，结聚不散，故脉见沉紧。饮聚于胃，气血失和，故面色黧黑。发病数十日，曾用吐下诸法而病仍不愈，属于支饮重证，且病情虚实错杂。治宜行水散结，兼清郁热，方用木防己汤（木防己、石膏、桂枝、人参）。方中防己、桂枝苦辛相合，行水饮而散结气，可使心下痞坚消散；石膏辛凉以清郁热；人参扶正补虚。服此方之后，心下痞坚转为虚软，表明水去气行，结聚已散，病可即愈。若三日后复发，仍痞坚结实，可于原方中去石膏之辛凉，加茯苓以导水下行，加芒硝以软坚散结。此方即木防己汤去石膏加茯苓芒硝汤方（木防己、桂枝、人参、芒硝、茯苓）。尤怡注曰："支饮上喘满，而下为痞坚，则不特碍其肺，抑且滞其胃矣。面色黧黑者，胃中成聚，营卫不行也。脉浮紧者为外寒，沉紧者为里实。里实可下，而饮气之实，非常法可下；痰饮可吐，而饮之在心下者，非吐可去；宜其得之数十日，医吐下之而不愈也。木防己、桂枝，一苦一辛，并能行水气而散结气，而痞坚之处，必有伏阳；吐下之余，定无完气，书不尽言，而意可会也。故又以石膏治热，人参益虚，于法可谓密矣。其虚者外虽痞坚，而中无结聚，即水去气行而愈。其实者中实有物，气暂行而复聚，故三日复发也……后方去石膏加芒硝者，以其既散复聚，则有坚定之物，留作包裹，故以坚投坚而不破者，即以软投坚而即破也。加茯苓者，亦引饮下行之用耳。"（《金匮要略心典·卷中》）。

泽泻汤证

"心下有支饮，其人苦冒眩，泽泻汤主之。"此论支饮轻证之证治。此证为水停心下，清阳不升，浊阴上犯所致。症见头目眩晕，重则呕吐清水。故治宜健脾利水除饮，方用泽泻汤（泽泻、白术）。方中泽泻利水除饮，白术健脾利水。尤怡注曰："水饮之邪，上乘清阳之位，则为冒眩。冒者，昏冒而神不清，如有物冒蔽之也。眩者，目旋转而乍见玄黑也。泽泻泻水气，白术补土气以胜水也。"（《金匮要略心典·卷中》）。

厚朴大黄汤证

"支饮胸满者，厚朴大黄汤主之。"此论支饮兼腹实之证治。以方测证，还当有腹满，腹中痛，大便秘结。支饮兼见腹满，腹中痛而大便闭结者，治宜疏导肠胃，荡涤实邪，方用厚朴麻黄汤（厚朴、大黄、枳实）。尤怡注曰："胸满疑作腹满，支饮多胸满，此何以独用下法？厚朴、大黄与小承气同，设非腹中痛而闭者，未可以此轻试也。"（《金匮要略心典·卷中》）。

小半夏汤证

"呕家本渴，渴者为欲解；今反不渴，心下有支饮故也，小半夏汤主之。"此论胃有水饮证治。此条从呕吐及渴与不渴，判断饮邪之解与未解。即呕吐伤津液者，应当口渴；饮病呕吐而口渴者，是饮随呕吐而去，故为病欲解；若吐后反不口渴者，则知尚有水饮停留于胃，当见心下支饮。治以和胃止呕，散饮降逆。方用小半夏汤（半夏、生姜）。清·尤怡注曰："此为饮多而呕者言。渴者饮从呕去，故欲解；若不渴，则知其支饮仍在，而呕亦未止。半夏味辛性燥，辛可散结，燥能蠲饮，生姜制半夏之悍，且以散逆止呕也。"（《金匮要略心典·卷中》）。

己椒苈黄丸证

"腹满，口舌干燥，此肠间有水气，己椒苈黄丸主之。"此论痰饮病水走肠间之证治。水走肠间，饮邪内结，故见腹满；水气不化，津不上承，故口干舌燥。治宜分消水饮，导邪下行，方用防己椒目葶苈大黄丸（防己、椒目、葶苈、大黄）水饮得以分消，则脾气转输，津液自生。服药后，若"口中有津液"，表明饮去而病解。若服药后反增口渴，则为饮邪内结较重，故加芒硝以软坚，即论中所言"渴者加芒硝半两"。方中防己、椒目辛宣苦泄，导水从小便而出；葶苈、大黄攻坚决壅，逐水从大便而去。尤怡注曰："水即聚于下，则无复润于上，是以肠间有水气而口舌反干燥也。后虽有水饮之入，只足以宜下趋之势，口燥不除而腹满益甚矣。防己疗水湿，利大小便，椒目治腹满，去十二种水气；葶苈、大黄泄以去其闭也。渴者知胃热甚，故加芒硝。"（《金匮要略心典·卷中》）。

小半夏加茯苓汤证

"卒呕吐，心下痞，膈间有水，眩悸者，小半夏加茯苓汤主之。"或"先渴后呕，为水停心下，此属饮家，小半夏加茯苓汤主之。"此论胃有停饮，上逆呕吐之证治。此证属饮停于胃，胃气夹饮邪上逆，故卒然呕吐；胃中有水饮停积，故心下痞满；饮邪阻于胸膈与胃脘之间，以致清阳不升，故头目昏眩。治宜和胃止呕，引水下行。方用小半夏加茯苓汤（半夏、生姜、茯苓）。尤怡注曰："饮气逆于胃则呕吐，滞于气则心下痞，凌于心则悸，蔽于阳则眩。半夏、生姜止呕降逆，加茯苓利其水也……先渴后呕者，本无呕病，因渴饮水，水多不下而反上逆也，故曰此属饮家。小半夏止呕降逆，加茯苓去其停水。盖始虽渴而终为饮，但当治饮，而不必治其渴也。"（《金匮要略心典·卷中》）

五苓散证

"假令瘦人脐下有悸，吐涎沫而癫眩，此水也，五苓散主之。"此论水逆证治。痰饮积于下焦，膀胱气化不行，水无去路，逆而上行，以致变生诸证。若水饮动于下，则脐下悸动有冲逆之势；水饮逆于中，则吐涎沫；水饮犯于上，则头眩。饮在下焦，当使其从小便去之。治宜化气利水，方用五苓散（泽泻、猪苓、茯苓、白术、桂枝）。尤怡注曰："瘦人不应有水，而脐下悸，则水动于下矣。吐涎沫则水逆于中矣。甚而癫眩，则水且犯于上矣。形体虽瘦，而病实为水，乃病机之变也。癫眩即头眩。苓、术、猪、泽甘淡渗泄，使肠间之水从小便出，用桂者，下焦水气非阳不化也。曰多服暖水汗出者，盖欲使表里分消其水，非挟有表邪而欲两解之谓。"（《金匮要略心典·卷中》）

桂苓五味甘草汤证

"青龙汤下已，多唾口燥，寸脉沉，尺脉微，手足厥逆，气从小腹上冲胸咽，手足痹，其面翕热如醉状，因复下流阴股，小便难，时复冒者，与茯苓桂枝五味甘草汤。"此论体虚之人服小青龙汤后证治。此证是寒饮将去，真阳虚衰，饮邪与虚阳上越所致。咳逆倚息不得卧者，服小青龙汤以后，痰唾多而口干燥，是寒饮将去之征。但由于其人下焦真阳素虚，支饮上盛，故寸脉见沉，尺脉微弱，四肢厥逆。而且，寒饮虽暂时缓解，但虚阳随之上越，故出现种种变证。如气从少腹上冲，直至胸咽，四肢麻木，其面戴阳，翕热如醉等。冲脉为病时发时平，冲气有时又能还于下焦，但冲逆则一身之气皆逆，所以下则小便困难，上则时作昏冒。当此之时，急宜敛气平冲。而且，此时虽有寒饮在于上焦，亦不能仅用温散之剂，因温散易于发越阳气。方用桂苓五味甘草汤（茯苓、桂枝、甘草、五味子），方中桂枝、甘草，辛甘化阳，以平冲气；配以茯苓，能引逆气下行；又用五味收敛耗散之气，使虚阳不致上浮。尤怡注曰："服青龙汤已，设其人下实不虚，则邪解而病除；若虚则麻黄、细辛辛甘温散之品，虽能发越外邪，亦易动人冲气。冲气，冲脉之气也。冲脉起于下焦，挟肾脉上行至喉咙。多唾口燥，气冲胸咽，面热如醉，皆冲气上入之候也。寸沉尺微，手足厥而痹者，厥气上行，而阳气不治也。下流阴股，小便难，时复冒者，冲气不归，而仍上逆也。茯苓、桂枝能抑冲气使之不行，然逆气非敛不降，故以五味之酸敛其气，土厚则阴火自伏，故以甘草之甘补其中也。"（《金匮要略心典·卷中》）

桂苓五味姜辛汤证

"冲气即低，而反更咳，胸满者，用桂苓五味甘草汤去桂，加干姜、细辛，以治其咳满。"桂苓五味姜辛汤证，是继上述"桂苓五味甘草汤证"服药后见症而来。若服药后"冲气即低"，咳嗽、胸满又复发作，属冲气虽平而支饮又发，宜再除饮治咳，方用桂苓五味姜辛汤（茯苓、甘草、干姜、细辛、五味）。因冲逆已平，故不须桂枝；但咳满又加，故用干姜、细辛以散寒泄满，合五味以蠲饮止咳。尤怡注曰："服前汤已，冲气即低，而反更咳胸满者，下焦冲逆之气既伏，而肺中伏匿之寒饮续出也。故去桂枝之辛而导气，加干姜、细辛之辛而入肺者，合茯苓、五味、甘草消饮驱寒，以泄满止咳也。"（《金匮要略心典·卷中》）

桂苓五味甘草去桂加姜辛夏汤证

"咳满即止，而更复渴，冲气复发者，以细辛、干姜为热药也。服之当遂渴，而渴反止者，为支饮也。支饮者法当冒，冒者必呕，呕者复内半夏以去其水。桂苓五味甘草去桂加干姜细辛半夏汤方。"桂苓五味甘草去桂加姜辛夏汤证，是服苓甘五味姜辛汤后的病证。服此方后而咳满即止者，是干姜、细辛的功效已著，病情缓解，为好转的现象。但也有服药后口渴，并见冲气复发者。若服药后，口反不渴，并见眩冒、呕逆，是饮邪内盛而上逆所致，治用桂苓五味甘草去桂加姜辛夏汤（茯苓、甘草、细辛、干姜、五味子、半夏）。此条所述证候，见于服热药而不渴，反上逆呕吐，是前药尚未能控制发作之势，仍为饮邪无疑，可用原方加半夏以去水止呕。尤怡注曰："冲脉之火，得表药以发之则动，得热药逼之亦动。而辛热气味，既能劫夺胃中之阴，亦能布散积饮之气。仲景以为渴而冲气动者，自当治其冲气，不渴而冒与呕者，则当治其水饮，故内半夏以去其水。而所以治渴而冲气动者，惜未之及也。约而言之，冲气为麻黄所发者，治之如桂、苓、五味、甘草，从其气而导之矣。其为姜、辛所发者，则宜甘淡咸寒，益其阴以引之，亦自然之道也。若更用桂枝，必扞格不下，即下亦必复冲，所以然者，伤其阴故也。"（《金匮要略心典·卷中》）

苓甘五味加姜辛半夏杏仁汤证

"水去呕止，其人形肿者，加杏仁主之。其证应内麻黄，以其人遂痹，故不内之。若逆而内之者，必厥。所以然者，以其人血虚，麻黄发其阳故也。苓甘五味加姜辛半夏杏仁汤方。"此条所述证候，也是服用苓甘五味姜辛汤后的见症。亦即，服药后水去呕止，里气转和，但表气未宣，故其人尚见形肿。可于前方中加杏仁，继续廓清余邪，兼以宣利肺气，方用苓甘五味加姜辛半夏杏仁汤（茯苓、甘草、五味、干姜、细辛、半夏、杏仁）。其人形肿，似可用麻黄发汗消肿，但因其本有尺脉微、手足痹等血虚之见证，用之必致厥脱之证。尤怡注曰："水在胃者，为冒，为呕；水在肺者，为喘，为肿。呕止而形肿者，胃气和而肺壅未通也，是惟麻黄可以通之。而血虚之人，阳气无偶，发之最易厥脱，麻黄不可用矣。杏仁味辛能散，味苦能发，力虽不及，与证适宜也。"（《金匮要略心典·卷中》）

苓甘五味加姜辛半杏大黄汤证

"若面热如醉，此为胃热上冲熏其面，加大黄以利之，苓甘五味加姜辛半杏大黄汤方。"此条所述证候，是承苓甘五味加姜辛半夏杏仁汤证而言，谓前证悉具。"面热如醉"，是胃热上冲而熏其面所致，是水饮夹热使然。故于苓甘五味加姜辛半夏杏仁汤中，加大黄苦寒泄热，而成苓甘五味加姜辛半杏大黄汤（茯苓、甘草、五味、干姜、细辛、半夏、杏仁、大黄）。尤怡注曰："水饮有挟阴之寒者，亦有挟阳之热者。若面热如醉，则为胃热循经上冲之证，胃之脉上行于面故也。即于消饮药中加大黄以下其热。与冲气上逆，其面翕热如醉者不同。冲气上行者，病属下焦阴中之阳，故以酸温止之，此属中焦阳明之阳，故以苦寒下之。"（《金匮要略心典·卷中》）

葶苈大枣泻肺汤证

"支饮不得息，葶苈大枣泻肺汤主之。"此论支饮阻于胸膈证治。支饮阻于胸膈，痰涎壅塞，肺气不利，导致胸闷、喘咳、呼吸困难；治宜泄肺气之闭以逐痰饮，方用葶苈大枣泻肺汤（葶苈、大枣）。尤怡注曰："不得息，肺满而气闭也。葶苈入肺，通闭泄满。用大枣者，不使伤正也。"（《金匮要略心典·卷中》）

（十二）消渴小便不利淋病脉证并治

《金匮要略·消渴小便不利淋病脉证并治第十三》，论述消渴、小便不利和淋病的辨证施治。由于这三种病证，大都涉及口渴和及小便的变化，而且主要病变亦在肾与膀胱。根据病变特点，消渴又分为上消、中消、下消，即所谓"三消"。如"心移热于肺，传为膈消"，谓之上消；"瘅成为消中"，谓之中消；"肾热病苦渴，数饮身热"，谓之下消。小便不利，若作为症状，可出现于多种病证中。而淋病的主证，是小便淋沥而不通利。根据病变特点，分为石淋、血淋、膏淋、气淋、劳淋之"五淋"。上述三种病证，消渴病的治疗有其特殊性；小便不利与淋证，在病机上有共同之处，故治法与遣方用药，在辨证基础上可相互通用。

消渴病

1. 概述

《金匮要略·消渴小便不利淋病脉证并治第十三》，论及消渴的病机，主要有胃热、肾虚、肺胃津伤三个方面。治疗上，以肾气丸补肾温阳，主治下消；以白虎加人参汤清热生津，主治上消。其他则有论无方。本篇论及"厥阴之为病，消渴，气上冲心，心中疼热，饥而不欲食，食即吐蛔，下之利不止。"此条在《伤寒论》中，作为"厥阴病提纲"。其中之消渴，是厥阴病的症状，即口渴而多饮；但结合"心中疼热，饥而不欲食"来看，当是胃中有热所致消谷而善饥；饥而不欲食，则是肝气郁滞使然。后世有医家认为，此与杂病之消渴病是两回事，故存疑不释，但可资参考。尤怡注曰："此邪热入厥阴而成消渴，成氏所谓邪愈深者热愈甚也。气上冲心，心中疼热者，火生于木，肝气通心也。饥而不欲食者，木喜攻土，胃虚求食，而客热复不能消谷也。食即吐蛔者，蛔无食而动，闻食臭而出也。下之利不止者，胃气重伤，而邪热下注也。夫厥阴风木之气，能生阳火而烁阴津，津虚火实，脏燥无液，求救于水，则为消渴。消渴者，水入不足以制火，而反为火所消也。"（《金匮要略心典·卷中》）

"寸口脉浮而迟，浮即为虚，迟即为劳；虚则卫气不足，劳则营气竭。趺阳脉浮而数，浮即为气，数即为消谷而大坚；气盛则溲数，溲数即坚，坚数相搏，即为消渴。""趺阳脉数，胃中有热，即消谷饮食，大便必坚，小便必数。"此论消渴病病机。引起消渴的原因很多，《金匮要略》仅从营卫虚竭和胃气热盛两方面，论述其病因病机。寸口脉候心肺，心主血属营，肺主气属卫。今浮迟并见，浮为阳虚气浮，卫气不足之象；迟为血脉不充，营气虚少之征。此言消渴属虚劳一类疾患。趺阳脉浮而数，为胃热亢盛之征。热能消谷，又能耗津，故消谷而大便坚硬。气有余便是火，水为火迫，故小便频数。溲数则津液偏渗，使肠道失濡而大便坚硬。胃热便坚，气盛溲数，故病消渴。此段所论证候，后世称其为中消证。本条两见浮脉，但前者为脉浮而迟，即浮而无力；后者为脉浮而数，即浮而有力。前者为气不足，后者为气有余。尤怡注曰："诊寸口而知营卫之并虚，诊趺阳而知胃气之独盛。合而观之，知为虚劳内热而成消渴也。夫所谓气盛者，非胃气盛也，胃中之火盛也。火盛则水谷去而胃乃坚，如土被火烧而坚硬如石也，故曰数即消谷而大坚。胃既坚硬，水入不能浸润，但从旁下转，而又为火气所迫而不留，故曰气盛则溲数，溲数则坚，愈数愈坚。愈坚愈数，是以饮水多而渴不解也。"（《金匮要略心典·卷中》）

2. 方证

肾气丸证

"男子消渴，小便反多，以饮一斗，小便一斗，肾气丸主之。"此论肾虚消渴证治。消渴而小便多，是肾虚而阳气衰微，不能蒸腾津液以上润，又不能化气以摄水所致，后世称之为"下消"。此病不仅见于男子，女子亦有。治宜补肾之虚，温养其阳，恢复其蒸腾化气之功，则消渴自行缓解。方用肾气丸（干地黄、山药、山茱萸、泽泻、丹皮、茯苓、桂枝、附子）。尤怡注曰："男子以肾为事，肾中有气，所以主气化，行津液，而润心肺者也。此气既虚，则不能上至；气不至，则水亦不至，而心肺失其润矣。盖水液属阴，非气不至；气虽属阳，中实含水；水之与气，未尝相离也。肾气丸中有桂、附，所以斡旋肾中颓堕之气，而使上行心肺之分，故名曰肾气。不然，则滋阴润燥之品同于饮水无济，但益下趋之势而已。训至阳气全消，有降无升，饮一溲二而死不治。夫岂知饮入于肾，非得肾中真阳，焉能游溢精气，而上输脾肺耶。"(《金匮要略心典·卷中》)

白虎加人参汤证

"渴欲饮水，口干燥者，白虎加人参汤主之。"此论消渴病热盛津伤证治。消渴病人必渴欲饮水，若饮水而仍口干舌燥，是肺胃热盛津伤之候。治宜清热生津止渴，方用白虎加人参汤（石膏、知母、粳米、甘草、人参）。尤怡注曰："此肺胃热盛伤津，故以白虎清热，人参生津止渴。盖即所谓上消膈消之证，疑亦错简于此也。"(《金匮要略心典·卷中》)

文蛤散证

"渴欲饮水不止者，文蛤散主之。"此论膈消（上消）证治。文蛤散在《伤寒论》中也有记载，用以治疗太阳病被冷水潠灌之后，"其热被劫不得去，弥更益烦，肉上粟起，意欲饮水者"。尤怡注曰："热渴饮水，水入不能消其热，而反为热所消，故渴不止。文蛤味咸性寒，寒能除热，咸能润下，用以折上炎之势，而除热渴之疾也。"(《金匮要略心典·卷中》)

小便不利

1.概述

《金匮要略·消渴小便不利淋病脉证并治》，以小便不利为主症，由于膀胱气化不行兼有表证所致者，治宜化气行水，兼以发汗解表，方用五苓散；由于阴虚水热互结所致者，治宜滋阴清热利水，方用猪苓汤；由于肾阳不足，下焦有水气，津液不能上承所致者，治宜化气利水润燥，方用栝楼瞿麦丸；由于瘀血夹热所致者，治宜化瘀利尿泄热，方用蒲灰散或滑石白鱼散；由于脾肾两虚夹湿热所致者，治宜补肾健脾，渗利水湿，方用茯苓戎盐汤。

2. 方证

栝楼瞿麦丸证

"小便不利者，有水气，其人苦渴，栝楼瞿麦丸主之。"此论下焦虚寒，阳弱气冷，水气不行证治。此证以小便不利，口渴为主要见症。此小便不利，为肾阳虚气化失常，水气内停所致；苦渴，是气不化水，津不上承所致。故治宜化气、利水、润燥。方用栝楼瞿麦丸（栝楼根、茯苓、薯蓣、附子、瞿麦）。方中附子益阳气，茯苓、瞿麦行水气；薯蓣、栝楼根，除热生津。尤怡注曰："此下焦阳弱气冷，而水气不行之证，故以附子益阳气，茯苓、瞿麦行水气。观方后云'腹中温为知'可以推矣。其人若渴，则是水寒偏结于下，而燥水独聚于上，故更以薯蓣、栝楼根，除热生津液也。夫上浮之炎，非滋不息；下积之阴，非暖不消，而寒润辛温，并行不悖，此方为良法矣。欲求变通者，须于此三复焉。"（《金匮要略心典·卷中》）

蒲灰散证（附：滑石白鱼散、茯苓戎盐汤证）

"小便不利，蒲灰散主之；滑石白鱼散、茯苓戎盐汤并主之。"此三方都可用于小便不利，但具体见症则不同。以方测证，蒲灰散（蒲灰、滑石），可化瘀利尿泄热，可用于小便不利、尿时疼痛，小腹急痛者；滑石白鱼散（滑石、乱发、白鱼），与上方同法，可用于口渴，小便不利、小腹胀痛，或有血尿者。茯苓戎盐汤（茯苓、白术、戎盐），可益肾健脾渗湿，主治腹胀满，小便不利，尿后余沥不尽者。尤怡注曰："蒲，香蒲也。宁原云：香蒲去湿热，利小便，合滑石为清利小便之正法也。《别录》云：白鱼开胃下气，去水气，血余疗转胞、小便不通，合滑石为滋阴益气，以利其小便者也。《纲目》：戎盐即青盐，咸寒入肾，以润下之性，而就渗利之职，为

驱除阴分水湿之法也。仲景不详见证，而并出三方，以听人之随证审用，殆所谓引而不发者欤。"(《金匮要略心典·卷中》)

猪苓汤证

"脉浮发热，渴欲饮水，小便不利，猪苓汤主之。"此论水热互结，气不化津证治。治宜利水滋阴，方用猪苓汤（猪苓、茯苓、阿胶、滑石、泽泻）。服猪苓汤后，水去则热无所附，津复则口渴亦止。在《伤寒论》中，亦以猪苓汤治阴虚水热互结之证。尤怡注曰："此与前五苓散病证同，而药则异。五苓散行阳之化，热初入者宜之，猪苓汤行阴之化，热入久而阴伤者宜之也。"(《金匮要略心典·卷中》)

五苓散证

"脉浮，小便不利，微热消渴者，宜利小便发汗，五苓散主之。"五苓散证在《伤寒论》中也有记载，属太阳病膀胱蓄水证。本篇所述证候，症见小便不利，消渴，渴欲饮水，水入即吐，亦是膀胱气化失常，津液不能上承所致。脉浮，微热是有表证。故治宜化气行水，兼以发汗解表；方用五苓散（泽泻、猪苓、茯苓、白术、桂枝）。尤怡注曰："热渴饮水，水入不能已其热，而热亦不能消其水，于是水与热结；而热浮水外，故小便不利，而微热消渴也。五苓散利其与热俱结之水，兼多饮暖水取汗，以去其水外浮溢之热。热除水去，渴当自止"(《金匮要略心典·卷中》)

淋 病

《金匮要略·消渴小便不利淋病脉证并治》，论及"淋之为病，小便如粟状，小腹弦急，痛引脐中"。淋病有石淋、血淋、膏淋、气淋、劳淋之分。此所言小便如粟状，属于石淋。由于膀胱热盛，尿液为热邪所灼，结成粟状物而梗阻于中，导致热郁气滞，小便涩而难出，所以小腹拘急，痛引脐中。尤怡注曰："淋病有数证：云小便如粟状者，即后世所谓石淋是也。

乃膀胱为火热燔灼，水液结为滓质，犹海水煎熬而成咸碱也。小腹弦急，痛引脐中者，病在肾与膀胱也。按：巢氏云：淋之为病，由肾虚而膀胱热也。肾气通于阴，阴，水液下流之道也。膀胱为津液之府，肾虚则小便数，膀胱热则水下涩，数而且涩，淋沥不宣，故谓之淋。其状小便出少起多，小腹弦急，痛引于脐。又有石淋、劳淋、血淋、气淋、膏淋之异，详见本论。其言颇为明晰，可补仲景之未备。"（《金匮要略心典·卷中》）"淋家不可发汗，发汗则便血。"此论热结在下者不可发汗。尤怡注曰："淋家热结在下，而反发其汗，热气乘心之虚而内扰其阴，则必便血。"（《金匮要略心典·卷中》）亦即，淋病多因膀胱蓄热，阴液必然受灼；故再用阳药发汗，必然劫伤营分，迫血妄行，引起尿血。篇中未出治疗淋病的方剂。以上所述治疗小便不利的方剂，可根据证候病机，辨证用于淋病。

（十三）水气病脉证并治

1. 概述

《金匮要略·水气病脉证并治》，比较系统地论述了水肿的病机和辨证施治。篇中将水肿分为风水、皮水、正水、石水、黄汗五种类型。如："师曰：病有风水，有皮水，有正水，有石水，有黄汗。风水，其脉自浮，外证骨节疼痛，恶风；皮水，其脉亦浮，外证胕肿，按之没指，不恶风，其腹如鼓，不渴，当发其汗。正水，其脉沉迟，外证自喘；石水，其脉自沉，外证腹满不喘。黄汗其脉沉迟，身发热，胸满，四肢头面肿，久不愈，必致痈脓。"此论水肿病五种类型的脉证，风水及皮水的治疗原则，黄汗病的脉证和转归。

水气病的形成，与肺脾肾关系密切，尤以肾最为关键。因肾为胃之关，关门不利，即聚水而成本病。风水与肺关系密切，因肺主皮毛，风邪侵袭于表，故脉浮、恶风，湿流关节而骨节疼痛；风邪犯肺，肺气不宣，不能通调水道，水湿遂潴留于上部而头面浮肿。皮水与脾肺的关系密切，脾阳虚而运化不利，致水湿阻滞脾络，故腹满如鼓状；水停于下肢，则踝部浮肿，按之没指；水行皮中，脉亦可见浮象；皮与肺相合，故治宜汗解而"当发其汗"。正水、石水与肾的关系最为密切，正水是因肾阳不足，水气停蓄，故脉象沉迟；石水是因阴寒凝结下焦，故脉自沉。二者除腹满为共有症状之外，正水有喘，石水无喘。正水之水，随足少阴脉上冲于肺，影响肺气下降，故有喘；石水因水气结于少腹，虽少腹硬满如石状，但不喘。黄汗与脾虚有关，由于水湿内郁，营血受病，故脉沉迟；脾湿不化，上犯于肺，肺气不畅，因而胸满；卫郁而营中有热，水湿潴留于肌肤，故身热而四肢、头面肿。从黄汗病的脉证来看，当属水肿病无疑，但因全身出黄汗的特征，故称之为黄汗。此病日久不愈，营血郁热更盛，必腐败气血，化而为脓，故亦可发生痈肿。篇中提出水气病治宜发汗、利小便、逐水，且论及对证治疗的方药。尤怡注曰："风水，水为风激，因风而病水也。风伤皮毛，而湿流关节，故脉浮、恶风而骨节疼痛也。皮水，水行皮中，内合肺气，故其脉亦浮；不兼风，故不恶风也。其腹如鼓，即《内经》鏊鏊然不坚之意。以其病在皮肤，而不及肠脏，故外有胀形，而内无满喘。水在皮者，宜从汗解，故曰当发其汗。正水，肾脏之水自盛也。石水，水之聚而不行者也。正水乘阳之虚而侵及上焦，故脉沉迟而喘。石水因阴之盛而结于少腹，故脉沉、腹满而不喘也。黄汗，汗出沾衣如柏汁，得之湿热交病，而湿居热外，其盛于上而阳不行，则身热胸满，四肢头面肿；久则侵及于里而荣不通，则逆于肉理而为痈脓也。"（《金匮要略心典·卷中》）。

风水病产生的机理。"脉浮而洪，浮则为风，洪则为气，风气相搏，风强则为瘾疹，身体为痒，痒为泄风，久为痂癞；气强则为水，难以俯仰。风气相击，身体洪肿，汗出乃愈。恶风则虚，此为风水；不恶风者，小便通利，上焦有寒，其口多涎，此为黄汗。"此论风水脉证之病机。脉浮为风，指外感风邪为毒；脉洪为气实，指病人素有郁热。初起以外感风邪致病为主，风邪胜则皮肤瘾疹，身体为痒，称为"泄风"。瘾疹因痒而搔抓不已，日久即成"痂癞"。此时，病变以气机失调为主。气受邪郁，不能化水，故聚水而成本病，出现身体浮肿而难以俯仰等见症。由于本病之形成，主要与"风""气"有关，故言"风气相击"。发汗可以去水，又可以散风，故汗出乃愈。伤于风者，往往卫虚而恶风，故恶风亦为本病见证之一，并可借此与黄汗相鉴别。黄汗也可见全身浮肿，或皮肤出现痈脓等，但有小便通利、不恶风、口多涎等见症，可与风水加以区别。尤怡注曰："风，天之气；气，人之气，是皆失其和者也。风气相搏，风强则气从风而侵淫肌体，故为瘾疹；气强则风从气而鼓涌水液，故为水；风气并强，两相搏击，而水液从之，则为风水；汗之则风去而水行，故曰汗出乃愈。然风水之病，其状与黄汗相似，故仲景于此复辨其证，以恶风者为风水，不恶风者为黄汗，而风水之脉浮，黄汗之脉沉，更不必言矣。"（《金匮要略心典·卷中》）

此论风水病加重的脉证特点。"寸口脉沉滑者，中有水气，面目肿大，有热，名曰风水。视人之目窠上微拥，如蚕新卧起状，其颈脉动，时时咳，按其手足上，陷而不起者，风水。"此论寸口脉见沉滑，为水气相结之征，说明风水病已有增剧的趋势。水湿滞留于胸颈以上，以致卫气被郁，故面目肿大，发热；水湿上泛并侵渍肺胃，故眼胞微肿，人迎脉动甚，时时咳嗽，按其手足则凹陷而不起。尤怡注曰："风水其脉自浮，此云沉滑者，乃水脉，非风脉也。至面目肿大有热，则水得风而外浮，其脉亦必变而为浮矣。仲景不言者，以风水该之也。目窠上微肿，如蚕新卧起状者，《内经》所谓水为阴，而目下亦阴，聚水者必微肿先见于目下是也。颈脉动者，颈间人迎脉动甚，风水上凑故也。时时咳者，水渍入肺也。按其手足上陷而不起，与《内经》以手按其腹，随手而起，如裹水之状者不同。然腹中气大，而肢间气细，气大则按之随手而起，气细则按之窅而不起，而其浮肿

则一也。"(《金匮要略心典·卷中》)

风水、皮水、黄汗的辨证及汗法禁忌证。"太阳病，脉浮而紧，法当骨节疼痛，反不疼，身体反重而酸，其人不渴，汗出即愈，此为风水。恶寒者，此为极虚发汗得之。渴而不恶寒者，此为皮水。身肿而冷，肿如周痹，胸中窒，不能食，反聚痛，暮躁不得眠，此为黄汗。痛在骨节，咳而喘，不渴者，此为肺胀，其状如肿，发汗则愈。然诸病此者，渴而下利，小便数者，皆不可发汗。"风水，为内有水湿潴留于肌肤之间所致，症见身体沉重而酸，口不渴，脉浮紧，以发汗法治疗可愈。但若汗不得法则又会损伤阳气，反会出现恶寒的症状。皮水，为肺不能输布津液，水湿潴留于皮肤所致，症见口渴而不恶寒。黄汗病，为寒湿郁肺，聚于胸膈，胃中寒冷所致，症见身肿而冷，状如周痹，胸中窒塞，不能进食，胸膈作痛；至傍晚时，因阳气更难舒展而不得睡眠。肺胀，为水气在肺，肺气郁闭所致，症见咳而喘促，口不渴，面浮肿，治以发汗法可愈。上述诸病，若出现渴而下利、小便数，说明津液已伤；若再用汗法，恐致津液枯竭，故云"皆不可发汗"。尤怡注曰："太阳有寒，则脉紧骨疼，有湿则脉濡身重，有风则脉浮体酸，此明辨也。今得伤寒脉而骨节不疼，身体反重而酸，即非伤寒，乃风水外胜也。风水在表而非里，故不渴。风固当汗，水在表者亦宜汗，故曰汗出即愈。然必气盛而实者，汗之乃愈。不然，则其表益虚，风水虽解，而恶寒转增矣。故曰恶寒者，此为极虚发汗得之。若其渴而不恶寒者，则非病风，而独病水，不在皮外，而在皮中，视风水为较深矣。其证身肿而冷，状如周痹；周痹为寒湿痹其阳，皮水为水气淫于肤也。胸中窒，不能食者，寒袭于外，而气窒于中也。反聚痛，暮躁不得眠者，热为寒郁，而寒甚于暮也。寒湿外淫，必流关节，故曰此为黄汗，痛在骨节也。其咳而喘不渴者，水寒伤肺，气攻于表，有如肿病，而实同皮水，故曰发汗则愈。然此诸病，若其人渴而下利，小便数者，则不可以水气当汗而概发之

也。仲景叮咛之意，岂非虑人之津气先亡耶。"(《金匮要略心典·卷中》)

从趺阳脉的转变分析水肿病之发生。"趺阳脉当伏，今反紧，本自有寒，疝瘕，腹中痛，医反下之，下之即胸满短气。趺阳脉当伏，今反数，本自有热，消谷，小便数，今反不利，此欲作水。"趺阳脉属于胃脉，因脉道在足背两骨之间，所以当伏。今趺阳脉反紧，紧脉主寒，提示腹中有寒疾，如疝、瘕、腹中痛等。寒病当用温法治疗。若用苦寒攻下而重伤阳气，肺气因寒而不宣畅，可能发生胸满、短气等。趺阳脉反数，数脉主热，是脾胃有郁热使然，有热当见消谷和小便数，今小便反不利，可知水与热互结而不行，可能要发生水肿病。尤怡注曰："趺阳虽系胃脉，而出于阴部，故其脉当伏；今反紧者，以其腹中宿有寒疾故也。寒则宜温而反下之，阳气重伤，即胸满短气。其反数者，以其胃中有热故也。热则当消谷而小便数，今反不利，则水液日积，故欲作水。夫阴气伤者，水为热畜而不行；阳气竭者，水与寒积而不下。仲景并举二端，以见水病之原有如此也。"(《金匮要略心典·卷中》)

水肿病形成的机理。"师曰：寸口脉浮而迟，浮脉则热，迟脉则潜，热潜相搏，名曰沉。趺阳脉浮而数，浮脉即热，数脉即止，热止相搏，名曰伏。沉伏相搏，名曰水。沉则脉络虚，伏则小便难，虚难相搏，水走皮肤，即为水矣。"寸口为阳位，浮脉属阳，热为阳邪，故寸口脉浮则为热。迟脉属阴，阴主潜藏，故寸口脉迟则为潜。潜与热相互搏结，则热内伏而不外达，故曰沉。此所谓"沉"是从病机而言，并非从脉而论。趺阳为胃脉，趺阳脉浮而数，是热伏止于下，留于内而不行于外，故言"热止相搏，名曰伏"。伏是沉伏之义，不是指伏脉之伏。热留于内，与水气相搏，则水每因之而停留。同时，又因热留于内，则气不外行而络脉空虚；热止于中，则阳气不化而小便难；水不能循常道而运行，则浸淫于皮肤肌肉之间，因而发生水肿病。尤怡注曰："热而潜，则热有内伏之势，而无外发之机矣，故曰沉。热而止，则热有留滞之象，而无营运之道矣，故曰伏。热留于内而不行，则水气因之而蓄，故曰沉伏相搏，名曰水，热留于内，则气不外行，而络脉虚，热止于中，则阳不下化，而小便难，以不化之水，而当不行之气，则惟有浸淫躯壳而已，故曰虚难相搏，水走皮肤，即为水矣。此亦所谓阴气伤者，水为热畜不下者也。"(《金匮要略心典·卷中》)

水肿病阳衰阴胜之脉证。"寸口脉弦而紧，弦则卫气不行，即恶寒，水不沾流，走于肠间。少阴脉紧而沉，紧则为痛，沉则为水，小便即难。"此论水肿病脉证之病机。寸口脉弦而紧，是寒气外束，卫阳被郁，故并见恶寒；肺气不利，不能通调水道而下输膀胱，水谷之津液则潴留于肠间；少阴脉沉而紧，是肾阳不足，寒从内生之征；阳气不能随三焦敷布周身，因而骨节或身体疼痛；阳虚而不能化气，所以小便难。尤怡注曰："此二条并阳衰阴胜之证，而寸口则主卫气，少阴则主肾阳。主卫气者，寒从外得，而阳气被抑，主肾阳者，寒自内生，而气化不速。亦即所谓阳气竭者，水与寒积而不行者也。"(《金匮要略心典·卷中》)

水肿病的共同脉象及预后。"脉得诸沉，当责有水，身体肿重。水病脉出者，死。"由于皮肤中有水，脉络被压，营卫被阻，故水肿病人脉象多沉，故言"脉得诸沉，当责有水"。然而，阴寒内盛之证，其脉亦多沉，所以沉脉不一定是水肿病，还须结合其他症状而做出判断，如"身体肿重"。脉浮与脉出不同，浮是上盛下弱，出是脉盛大无根，轻按有脉，重按则散，属真气涣散。水气病多脉沉，若突现浮而无根之象，且与证候不相应，则预后不良。尤怡注曰："水为阴，阴盛故令脉沉。又水行皮肤，营卫被遏，亦令脉沉。若水病而脉出，则真气反出邪水之上，根本脱离而病气独胜，故死。出与浮迥异，浮者盛于上而弱于下，出则上有而下绝无也。"(《金匮要略心典·卷中》)

水肿病可用下法治疗的脉证。"夫水病人，目下有卧蚕，面目鲜泽，脉伏，其人消渴。病水腹大，小便不利，其脉沉绝者，有水，可下之。"大凡水肿病人，脾胃多为水湿所侵害。目下为胃脉所过，且为脾所主。水湿潴留，则眼胞浮肿，状如卧蚕；皮中水多，肤色光亮，故面目鲜泽。水肿病脉多沉，沉甚则为伏脉，表明水肿加重；气不化津，所以消渴；消渴必多饮水，多饮则水积愈多；水溢于腹内，则腹部增大；阳气不能化水，故小便不利。其脉沉绝，是指因水势太盛而脉象沉伏不出。水肿病人，若见腹大，小便不利，脉沉欲绝，如正气未衰，就当采用逐水攻下之法急治。水肿病人，一般宜采用发汗或利小便法治疗。若用之无效，亦可采用逐水攻下的方法急治。尤怡注曰："目下有卧蚕者，目下微肿，如蚕之卧，经所谓水在腹者，必使目下肿也。水气足以润皮肤而壅营卫，故面目鲜泽，且脉伏不起也。消渴者，阳气被郁而生热也。病水，因水而为病也。夫始因水病而生渴，继因消渴而益病水，于是腹大，小便不利，其脉沉绝，水气瘀壅而不行，脉道被遏而不出，其势亦太甚矣，故必下其水，以通其脉。"（《金匮要略心典·卷中》）

　　水气病有病在五脏之分，如心水、肝水、肾水、肺水、脾水。"心水者，其身重而少气，不得卧，烦而躁，其人阴肿；肝水者，其腹大，不能自转侧，胁下腹痛，时时津液微生，小便续通；肺水者，其身肿，小便难，时时鸭溏；脾水者，其腹大，四肢苦重，津液不生，但苦少气，小便难；肾水者，其腹大，脐肿腰痛，不得溺，阴下湿如牛鼻上汗，其足逆冷，面反瘦。"此论水气病形成的根源和五脏之水的特征。从其病机来看，心水是心阳虚而水气盛，肾水失制而泛溢所致；肝水是肝失疏泄，肝病及脾，脾运化水湿功能失常所致。肺水是肺气不行，不能通调水道，影响大肠传化所致。脾水是脾阳虚不能运化水湿，不能散津于肺所致。肾水是肾阳虚气化失常，导致膀胱气化不利，并影响周身气血运行不利所致。前述风水、皮水、正水、石水、黄汗，与五脏之水是有密切内在关联的。尤怡注曰：

"心，阳脏也。而水困之，其阳则弱，故身重而少气也。阴肿者，水气随心气下交于肾。肝病喜归脾，脾受肝之水而不行，则腹大不能转侧也。肝之腑在胁，而气连少腹，故胁下腹痛也。时时津液微生，小便续通者，肝喜冲逆而主疏泄，水液随之而上下也。肺主气化，治节一身，肺以其水行于身则重，无气以化其水，则小便难。鸭溏，如鸭之后，水粪杂下也。脾主腹而气行四肢，脾受水气，则腹大、四肢重。津气生于谷，谷气运于脾，脾湿不运，则津液不生而少气。小便难者，湿不行也。身半以下，肾气主之，水在肾，则腰痛、脐肿、腹大也。不得溺，阴下湿，如牛鼻上汗。其足逆冷者，肾为阴，水亦为阴，两阴相得，阳气不行，而湿寒独胜也。面反瘦者，面为阳，阴盛于下，则阳衰于上也。"（《金匮要略心典·卷中》）

关于水气病形成的机理。如："师曰：寸口脉沉而迟，沉则为水，迟则为寒，寒水相搏。趺阳脉伏，水谷不化，脾气衰则鹜溏，胃气衰则身肿。少阳脉卑，少阴脉细，男子则小便不利，女子则经水不通；经为血，血不利则为水，名曰血分。"本条从寸口、趺阳、少阳、少阴等脉象的变化，说明水肿病形成的机理。寸口主肺，寸口脉迟主寒，沉主水。沉而迟的脉象，见于阳气被寒水所阻，肺气不宣，治节失常而产生水肿病。趺阳脉是胃脉，脾与胃相表里，胃主纳谷，脾主运化。今趺阳脉伏而不起，说明脾胃已衰弱。脾胃气衰则水谷不化，故大便如鹜溏状；水湿浸于肌肤，而必然产生水肿。少阳脉主候三焦之气。《素问·灵兰秘典论》曰："三焦者，决渎之官，水道出焉。"少阳脉沉而弱，表示三焦决渎功能失常；少阴脉主候肾，少阴脉细，主肾虚血少。少阴脉细，在男子则小便不利，在女子则经水不通，因女子月经与冲脉有关，而冲脉又与肾有联系。女子阳气不足，血寒而凝，故可能导致经闭。月经的来源是血，经闭之后发生水肿病，显然与血有关，故称血分。尤怡注曰："此合诊寸口、趺阳，而知为寒水胜而胃阳不行也。胃阳不行，则水谷不化；水谷不化，则脾胃俱衰。脾气主里，故衰则鹜溏；胃气主表，故衰则身肿也。少阳者生气也，少阴者地道也，而俱受气于脾胃，脾胃衰则少阳脉卑而生气不荣，少阴脉细而地道不通；男子则小便不利，妇人则经血不通。而其所以然者，则皆阳气不行，阴气乃结之故。曰血分者，谓虽病于水，而实出于血也。"(《金匮要略心典·卷中》)

关于"血分"与"水分"的区别。"问曰：病有血分水分，何也？师曰：经水前断，后病水，名曰血分，此病难治。先病水，后经水断，名曰水分，此病易治。何以故？去水，其经自下。"以上是从寸口、跌阳、少阴脉象的变化，阐明水肿病发生的病机，与肾及脾胃气衰、三焦决渎功能失常密切相关，但男、女之病变特点有别。还阐述了女子闭经前后发生水肿，有病在水分与血分之别。如尤怡注曰："此复设问答，以明血分、水分之异。血分者，因血而病为水也。水分者，因水而病及血也。血病深而难通，故曰难治；水病浅而易行，故曰易治。"(《金匮要略心典·卷中》)

水肿病的形成与误治。"问曰：病者苦水，面目身体四肢皆肿，小便不利；脉之，不言水，反言胸中痛，气上冲咽，状如炙肉，当微咳喘。审如师言，其脉何类？师曰：寸口沉而紧，沉为水，紧为寒，沉紧相搏，结在关元，始时尚微，年盛不觉。阳衰之后，营卫相干，阳损阴盛，结寒微动，肾气上冲，喉咽塞噎，胁下急痛。医以为留饮而大下之，气击不去，其病不除。复重吐之，胃家虚烦，咽燥欲饮水，小便不利，水谷不化，面目手足浮肿。又与葶苈丸下水，当时如小差，食饮过度，肿复如前，胸胁苦痛，象若奔豚，其水扬溢，则浮咳喘逆。当先攻击冲气，令止，乃治咳；咳止，其喘自差。先治新病，病当在后。"此条是举病案来讨论水肿病的形成和误治，用以启发医者治水肿病应根据辨证，分清缓急先后而施治。寸口脉象沉而紧，是水寒结在下焦关元部位，病初起尚轻；若正当壮年者，可能没有明显异常的感觉。但年龄较大者，阳气渐衰，营卫流行不畅，前所凝结的水寒，乘阳虚随肾气上冲，则会出现咽喉塞噎、胁下急痛等。医者误认为其属留饮，遂用下法逐水，此辨证失当，故治疗无效。因冲击之气未去而其病未除，又误认为寒饮而用吐法，则不仅冲气不减，反致胃气虚损，而出现虚烦、咽燥欲饮水等见症。更由于阳虚气化失职，而见小便不利、水谷不化、面目手足浮肿。若只就其浮肿而用葶苈丸（方佚）大下其水，虽浮肿暂时减轻，但由于脾胃之虚损未复，饮食一有过度，水谷就不能运化，前证则重复发作。若水气上犯于肺，则进一步出现咳嗽、喘逆等病证。正确的治疗方法，应该是先治其冲气，冲气止后再治咳，咳止则喘当自瘥，最后再治疗水肿本病。此即"先治卒病，后治痼疾"之意。尤怡注曰："此水气先得，而冲气后发之证。面目肢体俱肿，咽喉塞噎，胸胁满痛，有似留饮，而实挟冲气也。冲气宜温降，不宜攻下，下之亦未必去，故曰气系不去，其病不除。医乃不知而复吐之，胃气重伤，胃液因尽，故咽燥欲饮水，而小便不利，水谷不化，且聚水而成病也。是当养胃气以行水，不宜径下其水。水虽下，终必复聚，故暂差而寻复如前也。水聚于中，气冲于下，其水扬溢，上及肺位，则咳且喘逆，是不可攻其水，当先止其冲气。冲气既止，然后水气可去，水去则咳与喘逆俱去矣。先治新病，病当在后者，谓先治其冲气，而后治其水气也。"（《金匮要略心典·卷中》）

黄汗病的主要见症。"身肿而冷，状如周痹，胸中窒，不能食，反聚痛，暮躁不得眠，此为黄汗。"身体浮肿，两胫自冷，疼痛如周痹，随经脉上下游走；寒湿郁阻肺中之阳气，肺气不得宣畅则胸中窒塞；胃中寒冷而不能进食，寒气反聚于胸膈则作痛；至傍晚时，阳气更难舒展，故暮躁而不得睡眠，此名黄汗病。尤怡注曰："其证身肿而冷，状如周痹，周痹为寒湿痹其阳，皮水为水气淫于肤也。胸中窒，不能食者，寒袭于外，而气窒于中也。反聚痛，暮躁不得眠者，热为寒郁，而寒甚于暮也。寒湿外淫，必流关节，故曰此为黄汗。"（《金匮要略心典·卷中》）又如，"不恶风者，小便通利，上焦有寒，其口多涎，此为黄汗"。黄汗病，有小便不利、不恶风、口多涎等，可与风水区别。

水肿病的前兆及自愈的机转。"问曰：病下利后，渴饮水，小便不利，腹满因肿者，何也？答曰：此法当病水。若小便自利及汗出者，自当愈。"患泄泻、痢疾之后，症见渴欲饮水，小便不利，腹满而肿大，是由于下利日久，脾肾阳虚，气不化水的缘故。出现这些症状，应当考虑有发生水肿病的可能。若小便通利，体表有汗，是阳气未虚，或已恢复，水湿既可从小便排出，也可从汗孔外泄，水肿自易消退，所以说"自当愈"。尤怡注曰："下利后阴亡无液，故渴欲饮水，而土虚无气，不能制水，则又小便不利，腹满因肿，知其将聚水为病矣。若小便利，则从下通，汗出则从外泄，水虽聚而旋行，故病当愈。然其所以汗与利者，气内复而机自行也，岂辛散淡渗所能强责之哉。"（《金匮要略心典·卷中》）

水气病的一般治疗原则。如："师曰：诸有水者，腰以下肿，当利小便；腰以上肿，当发汗乃愈"。凡治水肿病，腰以下肿者，应当用利小便的方法，使潴留于下部的水从小便排出；腰以上肿者，当用发汗的方法，使潴留于上部的水从汗液排泄。此即"开鬼门，洁净府"（《素问·汤液醪醴论》）的治法。须指出的是，发汗、利小便，多用于阳证、实证，不适于阴证、虚证。即使是水肿属于阳证、实证者，发汗法和利小便法，亦可结合使用。尤怡注曰："腰以下为阴，阴难得汗而易下泄，故当利小便。腰以上为阳，阳易外泄，故当发汗，各因其势而利导之也。"（《金匮要略心典·卷中》）

2. 方证

防己黄芪汤证

"风水，脉浮身重，汗出恶风者，防己黄芪汤主之。"此论卫表不固，水邪泛滥之证治。风水以水肿或四肢麻木，腰髀疼痛为主要见症；以脉浮身重，汗出恶风，小便不利为兼见症状。此病属表气不固，外受风邪，水湿郁于肌腠所致；治宜益气祛风，健脾利水，方用防己黄芪汤（防己、黄芪、白术、甘草）。方中重用黄芪，益气固表，且能利水；防己祛风利水，与黄芪相配，利水力强而不伤正气；白术健脾燥湿，既助防己以利水，又助黄芪固表以止汗；佐以甘草益气健脾，使脾胃健运，水湿得去，且能调和诸药，缓和防己大苦辛寒之性；生姜、大枣辛甘发散，调和营卫。本方为治表虚风水、风湿病证的常用方剂。篇中还提示"腹痛者，加芍药"。（详见"痉湿暍"篇）。

越婢汤证

"风水恶风，一身悉肿，脉浮而渴，续自汗出，无大热，越婢汤主之。"此论水邪潴留肌肤，肺胃有热之证治。水潴留于肌肤，则"一身悉肿"；肺胃有热，则脉浮而口渴；汗出多而表虚，故见恶风。无大热是表无大热，实为续自汗出所致。治宜宣散表湿，清宣肺胃郁热，方用越婢汤（麻黄、石膏、生姜、大枣、甘草）。尤怡注曰："渴者，热之内炽；汗为热逼，与表虚出汗不同，故得以石膏清热，麻黄散肿，而无事兼固其表耶。"（《金匮要略心典·卷中》）

防己茯苓汤证

"渴而不恶寒者，此为皮水。""皮水为病，四肢肿，水气在皮肤中，四肢聂聂动者，防己茯苓汤主之"。此论皮水之证治。皮水为病，四肢肿，肌肉轻微跳动，是脾虚而水湿泛溢肌肤所致；治宜温阳健脾利水，方用防己茯苓汤（防己、黄芪、桂枝、茯苓、甘草）。尤怡注曰："皮中水气，浸淫四末，而壅遏卫气，气水相逐，则四肢聂聂动也。防己、茯苓善驱水气，桂枝得茯苓则不发表而反行水，且合黄芪、甘草，助表中之气，以行防己、茯苓之力也。"（《金匮要略心典·卷中》）

越婢加术汤证（附：甘草麻黄汤证）

"里水者，一身面目黄肿，其脉沉，小便不利，故令病水。假如小便自利，此亡津液，故令渴也，越婢加术汤主之。""里水，越婢加术汤主之，甘草麻黄汤亦主之。"此论里水证的两种治法。关于里水，后世注释为皮水。症见一身面目黄肿，小便不利，脉沉。以方测证，当有内热。里水为脾虚不能运化水湿，肺虚不能通调水道所致。治宜发汗行水，兼清内热，方用越婢加术汤（麻黄、石膏、生姜、甘草、白术、大枣）。若里水无里热者，可治以甘草麻黄汤（甘草、麻黄），以甘草和中补脾，麻黄宣肺利水。尤怡注曰："里水，即前一身面目黄肿，脉沉，小便不利之证。越婢汤义见前。甘草麻黄亦内助土气，外行水气。"（《金匮要略心典·卷中》）

麻黄附子汤证

"水之为病，其脉沉小，属少阴；浮者为风。无水虚胀者，为气；水，发其汗即已。脉沉者宜麻黄附子汤，浮者宜杏子汤。"此论正水与风水证治。水肿病，脉沉小，与少阴肾有关，名曰正水，即肾虚有水气证。治宜温经发汗，方用麻黄附子汤（麻黄、甘草、附子）。若水肿病，脉浮，与肺有关，属风水；治宜宣肺解表发汗，方用杏子汤（方未见）。尤怡注曰："水气，脉沉小者属少阴，言肾水也。脉浮者为风，即风水也。其无水而虚胀者，则为气病而非水病矣。气病不可发汗，水病发其汗则已。然而，发汗之法亦自不同，少阴则温其经，风水即当通其肺。故曰：脉沉者，宜麻黄附子汤；脉浮者，宜杏子汤。沉谓少阴，浮谓风也。"（《金匮要略心典·卷中》）

蒲灰散证

"厥而皮水者，蒲灰散主之。"此论皮水之证治。此所论皮水证，为内有郁热，外有水肿，阳气不达四肢所致，故手足厥冷。治宜清利湿热，方用蒲灰散（蒲灰、滑石）。蒲，即香蒲，可去湿热，利小便，合滑石为清利小便之正法。尤怡注曰:"厥而皮水者,水邪外盛,隔其身中之阳,不行于四肢也。此厥之成于水者,去其水则厥自愈,不必以附子、桂枝之属助其内伏之阳也。"(《金匮要略心典·卷中》)

芪芍桂酒汤证

"问曰:黄汗之为病,身体肿,发热汗出而渴,状如风水,汗沾衣,色正黄如柏汁,脉自沉,何从得之?师曰:以汗出入水中浴,水从汗孔入得之,宜芪芍桂酒汤主之。"此论黄汗病证治。症见身体肿,发热,汗出而渴,状如风水;汗沾衣,色正黄如药汁,脉自沉。为水湿侵犯经脉,滞留于肌肤,阻遏营卫运行,郁而化热所致。治宜调和营卫,固表止汗,兼清郁热。方用黄芪芍药桂枝苦酒汤(黄芪、芍药、桂枝、苦酒)。尤怡注曰:"黄汗之病,与风水相似,但风水脉浮,而黄汗脉沉,风水恶风,而黄汗不恶风为异。其汗沾衣,色正黄如柏汁,则黄汗所独也。风水为风气外合水气,黄汗为水气内遏热气;热被水遏,水与热得,交蒸互郁,汗液则黄。黄芪、桂枝、芍药行阳益阴,得酒则气益和而行愈周,盖欲使荣卫大行,而邪气毕达耳。"(《金匮要略心典·卷中》)

桂枝加黄芪汤证

"黄汗之病,两胫自冷;假令发热,此属历节。食已汗出,又身常暮卧盗汗出者,此劳气也。若汗出已反发热者,久久其身必甲错;发热不止者,必生恶疮。若身重,汗出已辄轻者,久久必身𥆧,𥆧即胸中痛,又从腰以上必汗出,下无汗,腰髋弛痛,如有物在皮中状;剧者不能食,身疼重,烦躁,小便不利,此为黄汗,桂枝加黄芪汤主之。"此论黄汗与历节、劳气的鉴别,及黄汗病的证治。黄汗病,为上焦阳虚,下焦湿盛,水湿无法排泄,潴留于肌肤之中,并郁而化热所致。症见两胫自冷,身重,汗出已辄轻;久久必身𥆧,𥆧即胸中痛;从腰以上必汗出,下无汗,腰髋弛痛,如有物在皮中状;剧者不能食,身疼重,烦躁,小便不利。治宜调和营卫兼以益气之法。方用桂枝加黄芪汤（桂枝、芍药、甘草、生姜、大枣、黄芪）。尤怡注曰："两胫自冷者，阳被郁而不下通也。黄汗本发热，此云假令发热，便为历节者，谓胫热，非谓身热也。盖历节黄汗，病形相似，而历节一身尽热，黄汗则身热而胫冷也。食已汗出，又身尝暮卧盗汗出者，荣中之热，因气之动而外浮，或乘阳之间而潜出。然黄汗郁证也，汗出则有外达之机。若汗出已反发热者，是热与汗俱出于外，久而肌肤甲错，或生恶疮，所谓自内之外而盛于外也。若汗出已身重辄轻者，是湿与汗俱出也。然湿虽出而阳亦伤，久必身瞤而胸中痛。若从腰以上汗出，下无汗者，是阳上通而不下通也。故腰髋弛痛，如有物在皮中状。其病之剧而未经得汗者，则窒于胸中而不能食，壅于肉理而身体重，郁于心而烦躁，闭于下而小便不通利也。此其进退微甚之机，不同如此，而要皆水气伤心之所致，故曰此为黄汗。桂枝、黄芪亦行阳散邪之法，而尤赖饮热稀粥取汗，以发交郁之邪也。"（《金匮要略心典·卷中》）

桂枝去芍药加麻辛附子汤证

"师曰：寸口脉迟而涩，迟则为寒，涩为血不足。趺阳脉微而迟，微则为气，迟则为寒。寒气不足，则手足逆冷；手足逆冷，则营卫不利；营卫不利，则腹满肠鸣相逐；气转膀胱，荣卫俱劳；阳气不通即身冷，阴气不通即骨疼；阳前通则恶寒，阴前通则痹不仁；阴阳相得，其气乃行，大气一转，其气乃散；实则矢气，虚则遗溺，名曰气分。"此论"气分"的病机及治疗原则。此所谓"气分"，是指"寒气乘阳之虚而病于气"的病证。因脏腑虚弱，气血不足，营卫俱劳，阴阳失和，气机不利，上下不交通，以致手足逆冷，骨疼，腹满，肠鸣，矢气，遗溺，趺阳脉浮而迟。治疗原则，当扶助正气，调理气机，使"阴阳相得，其气乃行，大气一转，其气乃散"。水肿病或常见上述某些症状，故此条的辨证理论及治疗原则可参。

尤怡注曰："微则为气者，为气不足也。寒气不足，该寸口、趺阳为言，寒而气血复不足也。寒气不足，则手足无气而逆冷，营卫无源而不利，由是脏腑之中，真气不充，而客寒独胜，则腹满胁鸣相逐。气转膀胱，即后所谓矢气、遗溺之端也。荣卫俱劳者，荣卫俱乏竭也。阳气温于表，故不通则身冷；阴气营于里，故不通即骨疼。不通者，虚极而不能行，与有余而壅者不同。阳前通则恶寒，阴前通则痹不仁者，阳先行而阴不与俱行，则阴失阳而恶寒，阴先行而阳不与俱行，则阳独滞而痹不仁也。盖阴与阳常相须也，不可失；失则气机不续而邪乃着，不失则上下交通而邪不容。故曰阴阳相得，其气乃行；大气一转，其气乃散。矢气、遗溺，皆相失之征。曰气分者，谓寒气乘阳之虚，而病于气也。"（《金匮要略心典·卷中》）

"气分，心下坚，大如盘，边如旋杯，水饮所作，桂枝去芍药加麻辛附子汤主之"。此论因气分病而成水饮的证治。由于"寒气乘阳之虚，而结于气"，故阳虚阴盛，水饮不消，积留于胃脘，症见痞结而坚，如盘如杯。治宜通阳化气，方用桂枝去芍药加麻辛附子汤（桂枝、生姜、甘草、大枣、麻黄、细辛、附于）。服方后"当汗出，如虫行皮中，即愈。"尤怡注曰："气分即寒气乘阳之虚，而结于气者，心下坚大如盘，边如旋盘，其势亦已甚矣。然不直攻其气，而以辛甘温药，行阳以化气，视后人之袭用枳、朴、香、砂者，工拙悬殊矣。云当汗出如虫行皮中者，盖欲使既结之阳，复行周身而愈。"（《金匮要略心典·卷中》）。

枳实白术汤证

"心下坚大如盘，边如旋盘，水饮所作，枳术汤主之。"此论脾弱气滞之水饮证治。此因脾气虚弱，失于转输，致水气痞结于胃脘部；症见心下坚，如盘如杯。治宜行气散结、健脾利湿。方用枳术汤（枳实、白术）。尤怡注曰："证与上同，曰水饮所作者，所以别于气分也。气无形，以辛甘散之；水有形，以苦泄之也。"（《金匮要略心典·卷中》）

（十四）黄疸病脉证治

1. 概述

《金匮要略·黄疸病脉证并治》，专论黄疸病的辨证施治。并从引发黄疸病的原因和证候，分为谷疸、酒疸、女劳疸三种类型。如：

"寸口脉浮而缓，浮则为风，缓则为痹。痹非中风，四肢苦烦，脾色必黄，瘀热以行。"此论黄疸之病机。脉浮为风，脉缓为湿。"痹"有"闭"之义，指湿热蕴结于脾。《伤寒论》："伤寒脉浮而缓，手足自温者，系在太阴（脾），太阴身当发黄。"脾之湿热溢入血分，行于体表，必发黄疸，故言"脾色必黄，瘀热以行"。尤怡注曰："脉浮为风，脉缓为湿。云为痹者，风与湿合而痹也。然非风痹疼痛之谓，故又曰痹非中风。所以然者，风得湿而变热，湿应脾而内行，是以四肢不疼而苦烦，脾脏瘀热而色黄。脾者四运之轴也，脾以其所瘀之热，转输流布，而肢体面目尽黄矣，故曰瘀热以行。"（《金匮要略心典·卷下》）

"趺阳脉紧而数，数则为热，热则消谷，紧则为寒，食即为满。尺脉浮为伤肾，趺阳脉紧为伤脾。风寒相搏，食谷即眩，谷气不消，胃中苦浊，浊气下流，小便不通，阴被其寒，热流膀胱，身体尽黄，名曰谷疸。额上黑，微汗出，手足中热，薄暮即发，膀胱急，小便自利，名曰女劳疸；腹如水状不治。心中懊侬而热，不能食，时欲吐，名曰酒疸。"此论谷疸、酒疸和女劳疸的病机。趺阳脉候脾胃，紧脉主脾寒，数脉主胃热，胃热故能食善饥。但因脾寒运化不健，必致食后胀满，湿自内生，于是脾湿胃热，蕴蒸而成谷疸。女劳疸由肾劳而引起，尺脉浮是肾虚热浮之征，额上黑亦属肾之色外现。微汗出，手足中热，薄暮即发，皆是肾虚有热之征。膀胱急亦是肾虚所致，与虚劳病之里急相同。病至后期，出现腹如水状，是脾肾两败，故称不治。酒疸是因饮酒过度所致。酒热伤胃，故心中懊侬而热，不能食，食欲吐。病因嗜酒而成，故称酒疸。尤怡注曰："趺阳脉数为热者，其热在胃，故消谷。脉紧为寒者，其寒在脾，故满。满者必生湿，胃热而脾湿，亦黄病之原也。尺脉浮为伤肾者，风伤肾也。趺阳脉紧为伤脾者，寒伤脾也，肾得风而生热，脾得寒而生湿，又黄病之原也。湿热相合，其气必归脾胃。脾胃者，仓廪之官也。谷入而助其热则眩，谷不消而气以瘀，则胃中苦浊，浊气当出下窍。若小便通，则浊随溺去；今不通，则浊虽下流而不外出，于是阴受其湿，阳受其热，转相流被而身体尽黄矣。曰谷瘅者，病虽始于风寒，而实成于谷气耳。"（《金匮要略心典·卷下》）

"阳明病，脉迟者，食难用饱，饱则发烦头眩，小便必难，此欲作谷瘅。虽下之，腹满如故，所以然者，脉迟故也。"此论谷瘅之太阴虚寒证。谷瘅之实证多属胃热，故脉当数；今脉反迟，可知为太阴（脾）虚寒证。脾气虚寒，不能消化谷食，故难以饱食，饱则气滞不化而为烦闷，浊气上升则头眩，下流膀胱故小便难。病既属于虚寒，虽见腹满，也不宜下。下之则损伤中阳，不但腹满如故，且反能促使病情热化。辨证之关键在于脉迟，还应伴有舌淡神疲、色黄晦暗等见症，与实热发黄之黄而鲜明、心烦、口渴、脉数、溲赤者不同。尤怡注曰："脉迟胃弱，则谷化不速；谷化不速，则谷气郁而生热，而非胃有实热，故虽下之而腹满不去。伤寒里实，脉迟者尚未可攻，况非里实者耶。"（《金匮要略心典·卷下》）

"夫病酒黄瘅，必小便不利，其候心中热，足下热，是其证也。酒黄瘅者，或无热，靖言了了，腹满欲吐，鼻燥；其脉浮者先吐之，沉弦者先下之。酒瘅心中热，欲吐者，吐之愈。"此论酒瘅证治。凡患酒瘅者，多嗜酒过度，湿热内积；因小便不利，故湿热无从排泄，蕴结于胃肠则欲呕吐，上冲于鼻可致鼻燥。综观诸证，病位偏于中焦与上焦且病势偏上。故言"吐之愈"。论中还提示，酒瘅误用下法，可因损伤正气而转为黑瘅。尤怡注曰："酒之湿热，积于中而不下出，则为酒瘅。积于中则心中热，注于下则足下热也。酒黄瘅者，心中必热；或亦有不热，靖言了了者，则其热不聚于心中，而或从下积为腹满，或从上冲为欲吐鼻燥也。腹满者，可下之。欲吐者，可因其势而越之。既腹满且欲吐，则可下亦可吐。然必审其脉浮者，则邪近上，宜先吐；脉沉弦者，则邪近下，宜先下也。(《金匮要略·卷下》)

"酒疸下之，久久为黑疸，目青面黑，心中如噉蒜齑状，大便正黑，皮肤爪之不仁，其脉浮弱，虽黑微黄，故知之。"此论酒疸误治转变为黑疸。黑疸，目青面黑，肌肤麻痹，大便色黑，皆为血瘀之征。其脉浮弱，为热浮于上而阴不足。误下之后仍心中懊恼，面部虽黑而犹带黄色，可知由酒疸转变而来。不仅酒疸误治如此，凡黄疸经久，皆有转变为黑疸的可能。尤怡注曰："酒瘅虽有可下之例，然必审其腹满、脉沉弦者而后下之。不然，湿热乘虚陷入血中，则变为黑瘅。目青面黑，皮肤不仁，皆血变而瘀之征也。然虽曰黑瘅，而其原则仍是酒家，故心中热气熏灼，如啖蒜齑状，一如懊恼之无奈也。且其脉当浮弱，其色虽黑当微黄，必不如女劳瘅之色纯黑而脉必沉也。"(《金匮要略心典·卷下》)

"师曰：病黄疸，发热烦喘，胸满口燥者，以病发时火劫其汗，两热所得。然黄家所得，从湿得之。一身尽发热而黄，肚热，热在里，当下之。"此论火劫所致发黄，内有里实，治宜攻下。黄疸属湿热所致者，治当清解。如误用火劫发汗，"两热相得"，故心烦、气喘、胸满、口燥等。一身尽发热而黄，腹中有实热，故当治以下法。尤怡注曰："烦、满、燥、渴，病发于热；而复以火劫之，以热遇热，相得不解，则发黄瘅。然非内兼湿邪，则热与热相攻，而反相散矣，何瘅病之有哉。故曰黄家所得，从湿得之，明其病之不独因于热也。而治此病者，必先审其在表在里，而施或汗或下之法。若一身尽热而腹热尤甚，则其热为在里，里不可从表散，故曰当下。"(《金匮要略心典·卷下》)

"脉沉，渴欲饮水，小便不利者，皆发黄。"此论湿热发黄证候及病机。

脉沉主病在里，亦为湿热郁滞的反映。热郁于里，故口渴欲饮水；饮而小便不利，则湿热无由排泄，因而发生黄疸。"腹满，舌痿黄，躁不得睡，属黄家。"此论黄疸之见症。腹满，是脾虚湿蕴所致；躁不得睡，是湿郁化热使然；湿热相搏，故发黄疸，故言"属黄家"。尤怡注曰："脉沉者，热难外泄；小便不利者，热不下出，而渴饮之水与热相得，适足以蒸郁成黄而已。脾之脉，连舌本，散舌下，腹满舌痿，脾不行矣。脾不行者有湿，躁不得睡者有热，热湿相搏，则黄瘅之候也。"(《金匮要略心典·卷下》)

"黄疸之病，当以十八日为期，治之十日以上瘥，反剧为难治。""疸而渴者，其疸难治；疸而不渴者，其疸可治。发于阴部，其人必呕；阳部，其人振寒而发热也。"此论黄疸病的预后。所谓"当以十八日为期"，是提示正不胜邪则属于难治之证。如黄疸口渴，是邪重热盛，病势鸱张，故治疗比较困难；若口不渴，说明邪浅热轻，故易于治愈。黄疸见呕，表明病在里；振寒发热，是尚有表证。不过，此为约略之辞。尤怡注曰："土无定位，寄王于四季之末各十八日。黄者土气也，内伤于脾，故即以土王之数，为黄病之期。盖谓十八日脾气至而虚者当复，即实者亦当通也。治之十日以上差者，邪浅而正胜之则易治，否则邪反胜正而增剧，所谓病胜脏者也，故难治。"(《金匮要略心典·卷下》)

2. 方证

茵陈蒿汤证

"谷疸之为病，寒热不食，食即头眩，心胸不安，久久发黄为谷疸，茵陈蒿汤主之。"此论谷疸证治。谷疸是由于湿热相搏，脾失健运，胃失和降，湿热上冲所致。阳明既郁，荣卫之源壅而不利，故作寒热；健运之机窒而不用，则为不食；食入则适以助湿热而增逆满，以致头眩，心胸不安等。治宜清泄湿热，方用茵陈蒿汤（茵陈蒿、栀子、大黄）。茵陈蒿、栀子清泄湿热，大黄泻下积滞；三药合用，可使胃肠瘀热下泄，故见"尿如皂角汁状"，称"黄从小便去也"。茵陈蒿汤具有清泄湿热的作用，适用于阳明（胃肠）瘀热的黄疸，在症状上多表现为腹满、二便不利、脉象沉实者；如内热重而不实者，可用栀子柏皮汤。尤怡注曰："谷瘅之病，寒热不食，食即头眩，心胸不安，久久发黄为谷瘅，茵陈蒿汤主之。茵陈、栀子、大黄，苦寒通泄，使湿热从小便出也。"（《金匮要略心典·卷下》）

硝石矾石散证

"黄家日晡所发热，而反恶寒，此为女劳得之。膀胱急，少腹满，身尽黄，额上黑，足下热，因作黑疸。其腹胀如水状，大便必黑，时溏，此女劳之病，非水也。腹满者难治。硝石矾石散主之。"此论女劳疸之血瘀证治。黄疸病大多日晡时发热较重。此证反于日晡时恶寒，同时膀胱急、少腹满、身尽黄、额上黑，足下热等，属肾虚有热所致女劳疸。如再见腹胀，大便黑而溏泄，是女劳疸夹有瘀血的证候，属女劳疸之变证。若再见腹满，是脾肾两败，则预后不良。治宜清热消瘀逐湿，方用硝石矾石散（硝石、矾石）。女劳疸本证的治法，后世多以补肾为主；偏于肾阴虚者，用六味地黄丸；偏于肾阳虚者，用八味肾气丸。尤怡注曰："黄家日晡所本当发热，乃不发热而反恶寒者，此为女劳肾热所致，与酒瘅、谷瘅不同。酒瘅、谷瘅热在胃，女劳瘅热在肾，胃浅而肾深，热深则外反恶寒也。膀胱急，额上黑，足下热，大便黑，皆肾热之征。虽少腹满胀，有如水状，而实为肾之征。虽少腹满胀，有如水状，而实为肾热而气内畜，非脾湿而水不行也。惟是证兼腹满，则阳气并伤，而其治为难耳。硝石咸寒除热，矾石除痼热在骨髓，骨与肾合，用以清肾热也。大麦粥和服，恐伤胃也。"（《金匮要略心典·卷下》）

栀子大黄汤证

"酒黄疸，心中懊侬，或热痛，栀子大黄汤主之。"此论酒疸里热较重之证治。心中懊侬，甚则心中热痛，是酒疸的主要见症，是因里（胃）热太重所致。治宜荡涤胃肠，清除实热。方用栀子大黄汤（栀子、大黄、枳实）。方中栀子、豆豉清胃中之郁热，大黄、枳实除胃肠之积滞。尤怡注曰："酒家热积而成实，为心中懊憹，或心中热痛，栀子、淡豉彻热于上，枳实、大黄除实于中，亦上下分消之法也。"（《金匮要略心典·卷下》）

桂枝加黄芪汤证

"诸病黄家，但利其小便；假令脉浮，当以汗解之，宜桂枝加黄芪汤主之。"此论黄疸表虚而内热不重之证治。黄疸病湿热内蕴，但利小便属于正治之法。但若内热不重，且见表虚之脉证，则当采用调和营卫兼益气之法。方用桂枝加黄芪汤（桂枝、白芍、甘草、生姜、大枣）。桂枝汤调和营卫以解表，加黄芪扶正气以去邪。本方只适用于黄疸内热不重兼表虚之证。尤怡注曰："小便利，则湿热除而黄自已，故利小便为黄家通法。然脉浮则邪近在表，宜以汗解，亦脉浮者先吐之之意。但本无外风而欲出汗，则桂枝发散之中，必兼黄芪固卫，斯病去而表不伤，抑亦助正气以逐邪气也。"（《金匮要略心典·卷下》）

猪膏发煎证

"诸黄，猪膏发煎主之。"此论胃肠燥结所致萎黄之证治。以方测证，当见皮肤萎黄，少腹急满，大便秘结；治宜消瘀润燥通便。方用猪膏发煎（猪膏、乱发）。猪脂利血脉，解风热；乱发消瘀，开关格，利水道，故本方煎服法中言"病从小便出"。尤怡注曰："此治黄瘅不湿而燥者之法……《本草》猪脂利血脉，解风热；乱发消瘀，开关格，利水道，故曰病从小便出。"（《金匮要略心典·卷下》）。

茵陈五苓散证

"黄疸病，茵陈五苓散主之。"此论黄疸湿重而内热不甚之证治。症见发黄，小便不利；治宜清热利湿，方用茵陈五苓散（茵陈蒿、猪苓、泽泻、白术、茯苓、桂枝）。尤怡注曰："此正治湿热成瘅者之法。茵陈散结热，五

苓利水去湿也。"(《金匮要略心典·卷下》)

大黄硝石汤证

"黄疸腹满，小便不利而赤，自汗出，此为表和里实，当下之，宜大黄硝石汤。"此论黄疸热盛里实证治。黄疸病，症见腹部胀满，小便不利而赤，是内热极盛所致；因里热熏蒸，所以自汗出。故治宜清热通便，利湿除黄。方用大黄硝石汤（大黄、黄柏、硝石、栀子）。方中黄柏、栀子苦寒清热，大黄、硝石攻下瘀热。但必须腹满拒按，二便不利，脉滑数有力者，方可使用本方。尤怡注曰："腹满、小便不利而赤为里实，自汗出为表和。大黄、硝石，亦下热去实之法，视栀子、大黄及茵陈蒿汤较猛也。"(《金匮要略心典·卷下》)

小半夏汤证

"黄疸病，小便色不变，欲自利，腹满而喘；不可除热，热除必哕；哕者，小半夏汤主之。"此论黄疸病误治所致脾胃虚寒证治。凡黄疸属于实热者，小便必现赤色；现小便颜色正常，且欲自利，腹满而喘，可知其为脾胃虚寒所致。如误认为实热证而治以清泄实热之法，必定损伤胃气而发生呕逆。故宜先温胃降逆止呕，方用小半夏汤（半夏、生姜）。待呕逆得以治愈后，再治疗黄疸。尤怡注曰："便清自利，内无热征，则腹满非里实，喘非气盛矣。虽有瘅热，亦不可以寒药攻之。热气虽除，阳气则伤，必发为哕。哕，呃逆也。魏氏谓胃阳为寒药所坠，欲升而不能者是也。小半夏温胃止哕，哕止然后温理中脏，使气盛而行健，则喘满除，黄病去，非小半夏能治瘅也。"(《金匮要略心典·卷下》)

小柴胡汤证

"诸黄，腹痛而呕者，宜柴胡汤。"此论黄疸肝胆气滞，胃气失和证治。在黄疸病变过程中，如见腹痛而呕者，是肝胆气滞，胃气失和所致；故治宜疏利肝胆，和胃降逆；方用小柴胡汤（柴胡、黄芩、人参、甘草、半夏、生姜、大枣）。尤怡注曰："腹痛而呕，病在少阳，脾胃病者，木邪易张也。故以小柴胡散邪气，止痛呕，并非小柴胡能治诸黄也。"（《金匮要略心典·卷下》）

小建中汤证

"男子黄，小便自利，当与虚劳小建中汤。"此论虚劳萎黄证治。此证属营卫失调，中气虚弱，而非湿热内蕴。故治宜调和营卫，温健中气。方用小建中汤。尤怡注曰："小便利者，不能发黄，以热从小便去也。今小便利而黄不去，知非热病，乃土虚而色外见，宜补中而不可除热者也。夫黄疸之病，湿热所郁也。故在表者汗而发之，在里者攻而去之，此大法也。乃亦有不湿而燥者，则变清利为润导，如猪膏发煎之治也。不热而寒，不实而虚者，则变攻为补，变寒为温，如小建中之法也。其有兼证错出者，则先治兼证而后治本证，如小半夏及小柴胡之治也。仲景论黄疸一证，而于正变虚实之法，详尽如此，其心可谓尽矣。"（《金匮要略心典·卷下》）

（十五）惊悸吐血下血胸满瘀血病

1.概述

《金匮要略·惊悸吐血下血胸满瘀血病脉证治》中，论述了惊、悸、吐、衄、下血、胸满、瘀血等病证的病因病机与证治。

（1）惊悸

关于惊与悸，其脉象特征提示了各自的病机特点。如"寸口脉动而弱，动即为惊，弱则为悸"。惊病多从外来，惊则气乱，故脉见动而不宁；悸病多由内生，由于气血不足，故脉弱不任重按。篇中仅出两方，桂枝去芍药加蜀漆龙骨牡蛎救逆汤，可通阳、镇惊、安神，用于治疗心阳受伤，心神浮越之惊；半夏麻黄丸，通太阳以泄水气，降胃土以消痰饮，用于治疗水饮内停，上凌于心之悸。尤怡注曰："惊则气乱，故脉动；悸属里虚，故脉弱。动即为惊者，因惊而脉动，病从外得。弱则为悸者，因弱而为悸，病自内生。其动而且弱者，则内已虚而外复干之也"（《金匮要略心典·卷下》）。

（2）血证

关于亡血家的转归。若"病人面无血色，无寒热，脉沉弦者，衄；浮弱，手按之绝者，下血；烦渴者，必吐血"。此论内伤出血的几种脉证。病人面无血色，是亡血家的体征。因失血则气血不能上荣，故可见面色㿠白。无寒热，表明失血非由外感，而属于内伤之病。此两句为本条所论之关键。此种病人脉见沉弦，属于肾虚不能养肝，肝气偏旺；肝旺则气升，气逆则血溢，故知衄血。如脉见浮弱，按之即绝者，则为虚阳上浮，血脱于下，故知下血；若脉浮弱而烦渴，是虚阳浮越于上焦，扰动心肺，必致吐血。尤怡注曰："面无色，血脱者色白不泽也。无寒热，病非外感也。衄因外感者，其脉必浮大，阳气重也。衄因内伤者，其脉当沉弦，阴气厉也。虽与前尺脉浮不同，其为阴之不靖则一也。若脉浮弱，按之绝者，血下过多，而阴脉不充也。烦渴者，血从上溢，而心肺焦燥也。此皆病成而后见之诊也。"（《金匮要略心典·卷下》）

"夫吐血，咳逆上气，其脉数而有热，不得卧者，死。"此论吐血的预后。本条所述吐血病诸证，是热迫血妄行，阴血已虚，阳热亢盛所致，故预后不良。又，"夫酒客咳者，必致吐血，此因极饮过度所致也"。此论酒客吐血的病机。尤怡注曰："脉数身热，阳独胜也。吐血咳逆上气不得卧，阴之烁也。以既烁之阴，而从独胜之阳，有不尽不已之势，故死。"（《金匮要略心典·卷下》）过度饮酒者，胃多积热；热熏于肺，故发咳嗽；咳伤肺络，则必致吐血。故言"极饮酒过度所致也"。此"酒之热毒，积于胃而熏于肺则咳，久之肺络热伤，其血必随咳而吐出，云此因极饮过度所致者，言当治其酒热，不当治其血也。"（《金匮要略心典·卷下》）

"师曰：尺脉浮，目睛晕黄，衄未止。晕黄去，目睛慧了，知衄今止。"

此论衄血之预后。尺脉浮，表明肾有虚火上浮；目睛晕黄，为肝之郁热上炎。热迫血上升，故知"衄未去"。如"晕黄去，目睛慧了"，表明火热已降，血亦宁静，故知"衄今止"。尤怡注曰："尺脉浮，知肾有游火，目睛晕黄，知肝有畜热，衄病得此，则未欲止。盖血为阴类，为肾肝之火热所逼而不守也。若晕黄去，目睛且慧了，知不独肝热除，肾热亦除矣，故其衄今当止。"（《金匮要略心典·卷下》）

关于衄之治法。"衄家不可汗，汗出必额上陷，脉紧急，直视不能眴，不得眠。"此论衄家忌汗，误汗则预后不良。素有衄血病者，见衄而复发其汗，必致重竭阴液。尤怡注曰："血与汗皆阴也，衄家复汗，则阴重伤矣。脉者血之府，额上陷者，额上两旁之动脉，因血脱于上而陷下不起也。脉紧急者，寸口之脉，血不荣而失其柔，如木无液而枝乃劲也。直视不眴不眠者，阴气亡则阳独胜也。经云：夺血者无汗。此之谓夫。"（《金匮要略心典·卷下》）

在上述血证治疗中，柏叶汤，治中气虚寒，气不摄血之吐血不止；泻心汤，治热盛迫血妄行之吐血、衄血；黄土汤温脾摄血补血，治远血，即虚寒便血；赤小豆当归散，治近血，即湿热便血。以上各方，有寒有温，各具法度。此外，关于亡血家忌发汗，提出"亡血不可发其表，汗出则寒栗而振"。此条在《伤寒论》中也有记载。提示亡血之人有表证，也不可用汗法发其表。否则，不仅重伤阴血，也会伤及阳气。如"汗出则寒栗而振"，即是阳气受伤之证。

（3）瘀血

"病人胸满，唇痿舌青，口燥，但欲漱水不欲咽，无寒热，脉微大来迟，腹不满，其人言我满，为有瘀血。病者如热状，烦满，口干燥而渴，其脉反无热，此为阴伏，是瘀血也，当下之。"此论瘀血脉证。因瘀血阻滞，气机痞塞，故见胸满；内有瘀血，故唇痿舌青；口燥，但欲漱水，不欲咽，是病在血分，且内有虚热所致。此病不在肠胃，故腹部并无胀满之征，但病人自觉胀满，又见瘀血诸症，可知此满为瘀血所致。若病者自觉有热，心胸烦满，口干燥而渴，脉无热象，是热伏阴分所致。此属瘀血内结，当用下法治疗。尤怡注曰："胸满者，血瘀而气为之不利也。唇痿舌青，血不荣也。口燥欲漱水者，血结则气燥也。无寒热，病不由表也。脉微大来迟，血积经隧，则脉涩不利也。腹不满，其人言我满，外无形而内实有滞，知其血积在阴，而非气壅在阳也，故曰为有瘀血。如有热状，即下所谓烦满、口干燥而渴也。脉无热，不数大也。有热证而无热脉，知为血瘀不流，不能充泽所致，故曰此为阴伏。阴伏者，阴邪结而伏于内也，故曰当下。"（《金匮要略心典·卷下》）

"又曰：从春至夏衄者太阳，从秋至冬衄者阳明。"对本条所述，存疑不释。尤怡注曰："血从阴经并冲任而出者则为吐，从阳经并督脉而出者则为衄，故衄病皆在阳经。但春夏阳气浮，则属太阳；秋冬阳气伏，则属阳明为异耳。所以然者，就阴阳言，则阳主外，阴主内；就三阳言，则太阳为开，阳明为阖，少阳之脉不入鼻额，故不主衄也。或问衄皆在阳是已，然所谓尺脉浮，目睛晕黄者，非阴中事乎？曰：前所谓尺脉浮，目睛晕黄者，言火自阴中出，非言衄自阴中来也。此所谓太阳、阳明者，言衄所从出之路也。谁谓病之在阳者，不即为阴之所迫而然耶。"（《金匮要略心典·卷下》）当代对此说存疑。

"寸口脉弦而大，弦则为减，大则为芤，减则为寒，芤则为虚，寒虚相搏，此名曰革；妇人则半产漏下，男子则亡血。"此条已见《金匮要略·血痹虚劳篇》。此条专为失血立论。尤怡注曰："此条已见虚劳病中，仲景复举之者，盖谓亡血之证，有从虚寒得之者耳。"（《金匮要略心典·卷下》）

"亡血不可发其表，汗出即寒栗而振。"本条已见《伤寒论》。亡血家忌汗，误汗则不仅伤阴，更伤其阳。尤怡注曰："亡血者，亡其阴也。更发其表，则阳亦伤矣。阳伤者外不固，故寒栗。阴亡者内不守，故振振动摇。前衄血复汗，为竭其阴，此则并亡其阳，皆所谓粗工嘻嘻者也。"（《金匮要略心典·卷下》）

2. 方证

（1）桂枝去芍药加蜀漆牡蛎龙骨救逆汤证

"火邪者，桂枝去芍药加蜀漆牡蛎龙骨救逆汤主之。"此论火劫致惊之证治。本条亦见于《伤寒论》，此证由火劫发汗损伤心阳，神气浮越所致。以方测证，还当见惊狂、卧起不安等。治宜通阳、镇惊、安神，方用桂枝去芍药加蜀漆牡蛎龙骨救逆汤（桂枝、甘草、生姜、牡蛎、龙骨、大枣、蜀漆）。尤怡注曰："此但举火邪二字，而不详其证。按《伤寒论》云：伤寒脉浮，医以火迫劫之，亡阳必惊狂，起卧不安。又曰：太阳病，以火熏之，不得汗，其人必燥，到经不解，必圊血，名为火邪。仲景此条殆为惊悸、下血备其证欤。桂枝汤去芍药之酸，加蜀漆之辛，盖欲使火气与风邪一时并散，而无少有留滞。所谓从外来者，驱而出之于外也。龙骨、牡蛎则收敛其浮越之神与气尔。"（《金匮要略心典·卷下》）

（2）半夏麻黄丸证

"心下悸者，半夏麻黄丸主之。"此论水饮致悸证治。水饮内停，上凌于心，心阳被遏，故心下悸动；治宜蠲饮消水，宣发阳气；方用半夏麻黄丸（半夏、麻黄），方中半夏蠲饮消水，麻黄宣发阳气。但因其停水未易遽消，阳气亦不宜宣发太过，故以丸药缓而治之。尤怡注曰："此治饮气抑其阳气之法。半夏蠲饮气，麻黄发阳气，妙在作丸与服，缓以图之，则麻黄之辛甘，不能发越津气，而但升引阳气。即半夏之苦辛，亦不特蠲除饮气，而并和养中气。非仲景神明善变者，其孰能与于此哉。"（《金匮要略心典·卷下》）

（3）柏叶汤证

"吐血不止者，柏叶汤主之。"此论气不摄血证治。此证吐血久久不止，每为中气虚寒，气不摄血所致。治宜温中止血，方用柏叶汤（柏叶、干姜、艾、马通汁）。此方以柏叶之清降，折其逆上之势而止血；马通微温，止血而引之下行；干姜、艾叶温阳守中，使气能摄血。尤怡注曰："按《仁斋直指》云：血遇热则宣行，故止血多用凉药。然亦有气虚挟寒，阴阳不相为守，荣气虚散，血亦错行者，此干姜、艾叶之所以用也。而血既上溢，其浮盛之势，又非温药所能御者，故以柏叶抑之使降，马通引之使下，则妄行之血顺而能下，下而能守矣。"（《金匮要略心典·卷下》）

（4）黄土汤证

"下血，先便后血，此远血也，黄土汤主之。"此论虚寒便血证治。此证"先便后血"，故称之为"远血"。此为中气虚寒，脾不统血，血渗于下所致。治宜温脾摄血，兼以补血，方用黄土汤（甘草、干地黄、白术、炮附子、阿胶、黄芩、灶中黄土）。方中之黄土，即伏龙肝，合白术、附子、甘草健脾温经散寒，以恢复脾之统血之功；阿胶、地黄养血；以黄芩为反佐，以防温燥太过。尤怡注曰："下血先便后血者，由脾虚气寒失其统御之权，而血为之不守也。脾去肛门远，故曰远血。黄土温燥入脾，合白术、附子以复健行之气；阿胶、生地黄、甘草，以益脱竭之血；而又虑辛温之品，转为血病之厉，故又以黄芩之苦寒，防其太过，所谓有制之师也。"（《金匮要略心典·卷下》）

（5）赤小豆当归散证

"下血，先血后便，此近血也，赤小豆当归散主之。"此论湿热便血证治。此证"先血后便"，故称之为"近血"。此证是因湿热蕴于大肠，迫血下行所致。治宜清利湿热，活血行瘀，方用赤小豆当归散（赤小豆、当归）。尤怡注曰："下血先血后便者，由大肠伤于湿热，而血渗于下也。大肠

与肛门近，故曰近血。赤小豆能行水湿，解热毒；当归引血归经，且举血中陷下之气也。"（《金匮要略心典·卷下》）

（6）泻心汤证

"心气不足，吐血，衄血，泻心汤主之。"此论热盛之吐血、衄血证治。证属心气不足，邪火有余，迫血妄行。虽心气不足，但因吐血、衄血属急证，亦当先行苦寒清泄，直折里热。方用泻心汤（大黄、黄连、黄芩）。尤怡注曰："心气不足者，心中之阴气不足也。阴不足则阳独盛，血为热迫，而妄行不止矣。大黄、黄连、黄芩，泻其心之热，而血自宁。"（《金匮要略心典·卷下》）。

（十六）呕吐哕下利病脉证治

《金匮要略·呕吐哕下利病脉证并治》，论述呕吐哕及下利的辨证施治。呕吐哕的病因病机，涉及实热、虚热、虚寒、寒热错杂，以及水饮停蓄等。其中，呕吐哕及下利之属于热证或实热证者，多与胃肠有关；属于虚证、寒证者，多与脾肾有关。其治疗方法，有直接止呕者，如由半夏、竹茹等组成的方剂；有去邪以止呕者，如小柴胡汤、大黄甘草汤、茯苓泽泻汤之类；有温润以止呕者，如大半夏汤；有温脾肾以止呕者，如四逆汤；有和肝温胃以止呕者，如吴茱萸汤。亦有见呕而不治呕者，如"偶家有痈脓，不可治呕"之例。

本篇所论下利，包括泄泻、痢疾两种病证。从病机上分析，有虚寒和实热两种类型。属虚寒者，表里皆寒之泄泻，温里宜四逆汤，解表宜桂枝汤；阴盛格阳之寒泻，治宜温经回阳，方用通脉四逆汤；气虚肠滑之气利，治宜温涩固脱，方用诃黎勒散。因实热而热结旁流，治宜急下存阴，方用大承气汤；热重实轻，内有燥屎，下利，治宜小承气汤；寒痢滑脱，宜桃花汤；热痢下重，宜白头翁汤；泻后余热不尽之虚烦，宜栀子豉汤。

1. 呕吐哕

（1）概述

《金匮要略·呕吐哕下利病脉证治》所论呕吐哕，与《伤寒论》所论呕吐哕，在病因病机及证治上多有不同。例如：

本篇所论呕吐，有病之根源在于痈脓者，故当治病求本，使脓尽呕自愈。如"夫呕家有痈脓，不可治呕，脓尽自愈。"如用药止呕，不仅与正气背道而驰，甚至因脓内留，引起其他变证。脓尽自愈，并非不用药以待脓尽，还须辨证求本而治其痈脓。尤怡注曰："痈脓，胃中有痈，脓从呕出也。是因痈脓而呕，脓尽痈已，则呕自愈，不可概以止吐之药治之也。"（《金匮要略心典·卷下》）

对于胃有停饮所致呕吐，可从渴与呕之先后，测知饮邪去留及心下是否有支饮。如"先呕却渴者，此为欲解；先渴却呕者，为水停心下，此属饮家；呕家本渴，今反不渴者，以心下有支饮故也，此属支饮。"先呕后渴，是水饮从呕吐排出，渴是胃阳恢复的征象，故曰"此为欲解"。如先渴而后呕，是胃有停水，津液不能上承，故口渴；因渴而多饮，以致水分停留更多，因而引起呕吐，故曰"此属饮家"。尤怡注曰："呕家必有停痰宿水，先呕却渴者，痰水已去，而胃阳将复也，故曰此为欲解。先渴却呕者，因热饮水过多，热虽解而饮旋积也。此呕因积饮所致，故曰此属饮家。呕家本渴，水从呕去故也。今反不渴者，以宿有支饮在心下，愈动而愈出也，故曰此属支饮。"（《金匮要略心典·卷下》）

关于胃反呕吐的病机、症状和预后。"问曰：病人脉数，数为热，当消谷引食，而反吐者，何也？师曰：以发其汗，令阳微，膈气虚，脉乃数，数为客热，不能消谷，胃中虚冷故也。脉弦者，虚也，胃气无余，朝食暮吐，变为胃反。寒在于上，医反下之，令脉反弦，故名曰虚。"脉数，不能食，呕吐，是因误用发汗药损伤胃阳所致。此时并非胃有邪热，而是胃中有虚热，虚热亦能令人脉数，但必数而无力。因虚热是暂时的，故曰"客热"。脉弦是土虚木贼之象，故言"脉弦者，虚也"。因寒在上，更用寒药攻下，损其胃阳，以致不能消化谷食，成为"朝食暮吐"的胃反病，故言"胃气无余"。此虚脉，当呈现不任重按的虚弦之象。尤怡注曰："脉数为热，乃不能消谷引饮而反吐者，以发汗过多，阳微膈虚所致，则其数为客热上浮之数，而非胃实气热之数矣。客热如客之寄，不久即散，故不能消谷也。脉弦为寒，乃不曰寒而曰虚者，以寒在于上，而医反下之所致，故其弦非阴寒外加之弦，而为胃虚生寒之弦矣。胃虚且寒，阳气无余，则朝食暮吐而变为胃反也。读此知数脉弦脉，均有虚候；曰热曰寒，盖浅之乎言脉者耳。"（《金匮要略心典·卷下》）

"寸口脉微而数，微则无气，无气则营虚，营虚则血不足，血不足则胸中冷。"此承上条从脉象上阐释胃反的病机，以明确宗气不足亦可形成胃反证。此寸口，是指两手六部脉而言。数与微合，是数而无力。所以产生这种脉象，即上条"阳微，膈气虚，脉乃数"之理，主要是因气虚血少，全身虚寒所致，故云"微则无气"，"无气"即气虚。卫气营血俱虚，则胸中宗气必虚，因而胸中寒冷，而"朝食暮吐"。尤怡注曰："此因数为客热，而推言脉微而数者，为无气而非有热也。气者荣之主，故无气则荣虚，荣者血之源，故荣虚则血不足，营卫俱虚，则胸中之积而为宗气者少矣，故胸中冷。合上二条言之，客热固非真热，不可以寒治之，胸中冷亦非真冷，不可以热治之，是皆当以温养真气为主。真气，冲和纯粹之气，此气浮则生热，沉则生冷，温之则浮焰自收，养之则虚冷自化。若热以寒治，寒以热治，则真气愈虚，寒热内贼，而其病益甚矣。"（《金匮要略心典·卷下》）

"趺阳脉浮而涩，浮则为虚，涩则伤脾，脾伤则不磨，朝食暮吐，暮食朝吐，宿谷不化，名曰胃反。脉紧而涩，其病难治。"此论脾阴与胃阳两虚的胃反证，并从脉象上阐释其病机。趺阳脉以候脾胃，但胃为阳土，脾为阴土，胃以降则和，故趺阳脉不应浮，浮则胃气升而不降，所以说"浮则为虚"；脾以升为健，故趺阳脉不当涩，涩则脾气伤，故言"涩则伤脾"。脾胃两虚，不能消化谷食，势必上出而吐，于是形成胃反证。脉紧为寒盛，涩为津亏，既紧且涩，是胃中因虚而寒，因寒而燥的现象。病属阴阳两虚，助阳则伤阴，滋阴则损阳，故云"难治"。胃反多由胃腑虚寒所导致，治疗原则应以温养胃气为主。胃反后期，若出现呕吐不纳，大便如羊屎的阴阳两虚证，多属不治。尤怡注曰："此因胃气无余，变为胃反，而推言其病之并在于脾也。夫胃为阳，脾为阴。浮则为虚者，胃之阳虚也。涩则伤脾者，脾之阴伤也。谷入于胃而运于脾，脾伤则不能磨，脾不磨则谷不化。而朝食者暮当下，暮食者朝当下。若谷不化，则不得下；不得下，必反而上出也。夫脾胃，土也。土德本缓，而脉反紧，则肝有余，土气本和；而脉反涩，则血不足，脏真不足，而贼邪有余，故曰难治。"（《金匮要略心典·卷下》）

"病人欲吐者，不可下之。"此论呕吐哕的治疗当因势利导。病人欲吐，是病邪在上，正气有祛邪上出之势，治当因而越之；若使用下法，是违反病变的自然趋势，不仅不能愈病，反而加重病情，甚至转趋恶化，所以说"不可下之"。尤怡注曰："病人欲吐者，邪在上而气方逆。若遽下之，病气必与药气相争，而正乃蒙其祸矣。否则，里虚邪人，病气转深，或痞或利，未可知也，故曰不可下之。"（《金匮要略心典·卷下》）

"哕而腹满，视其前后，知何部不利，利之即愈。"此论哕而腹满的辨证施治。哕与腹满并见，则腹满为本，哕为标。如腹满为实证，实则气上逆而哕；若此时小便不利，是水邪上逆，当利其小便，小便利而哕自愈；如大便不利，属胃肠实热，邪气上逆所致，当通其大便；大便通利，则胃气下降，哕亦可愈。此皆指实证而言。如病至后期出现哕者，多为脾肾两败；不论伤寒、杂病，均属危笃之证。尤怡注曰："哕而腹满者，病在下而气溢于上也，与病人欲吐者不同，故当视其前后二阴，知何部不利而利之，则病从下出，而气不上逆，腹满与哕俱去矣。"(《金匮要略心典·卷下》)

（2）方证

①吴茱萸汤证

"呕而胸满者，吴茱萸汤主之。""干呕，吐涎沫，头痛者，吴茱萸汤主之。"此论胃虚寒凝，或夹肝气上逆证治。前条所述"呕而胸满"，当属胃阳不足，寒饮内停，胃气上逆之证。后条所述"干呕，吐涎沫，头痛"，是胃虚停饮，夹肝气犯胃所致。上述两条所述证候，治宜散寒化饮，降逆止呕，方用茱萸汤（吴茱萸、人参、生姜、大枣）。尤怡注曰："胸中，阳也。呕而胸满，阳不治而阴乘之也。故以吴茱萸散阴降逆，人参、姜、枣补中益阳气……干呕吐涎沫，上焦有寒也。头者，诸阳之会，为阴寒之邪上逆而痛，故亦宜吴茱萸汤，以散阴气而益阳气。"(《金匮要略心典·卷下》)。

②半夏泻心汤证

"呕而肠鸣，心下痞者，半夏泻心汤主之。"此论呕吐属寒热错杂证治。此心下痞，是由病邪乘虚而内结于胃，中焦升降失常所致。胃气上逆故呕吐，脾失健运则肠鸣；故治宜寒热并用、辛开苦降。方用半夏泻心汤（半夏、黄芩、干姜、人参、黄连、大枣、甘草）。方中人参、大枣、甘草补养中气，半夏、干姜降逆止呕，黄连、黄芩之苦以清热。尤怡注曰："邪气乘虚，陷入心下，中气则痞；中气即痞，升降失常，于是阳独上逆而呕，阴独下走而肠鸣。是虽三焦俱病，而中气为上下之枢，故不必治其上下，而但治其中。黄连、黄芩苦以降阳，半夏、干姜辛以升阴；阴升阳降，痞将自解。人参、甘草则补养中气，以为交阴阳、通上下之用也。"(《金匮要略心典·卷下》)

③黄芩加半夏生姜汤证

"干呕而利者，黄芩加半夏生姜汤主之。"此论热利兼干呕证治。本证是热邪内犯肠胃所引起，邪既入里而下利，并见胃气上逆而干呕。故治宜清热和中，降逆止呕；方用黄芩加半夏生姜汤（黄芩、甘草、芍药、半夏、生姜、大枣）。如仅是热利，而无干呕，可去半夏、生姜。尤怡注曰："此伤寒热邪入里作利，而复上行为呕者之法；而杂病肝胃之火，上冲下注者，亦复有之。半夏、生姜散逆于上，黄芩、芍药除热于里，上下俱病，中气必困；甘草、大枣合芍药、生姜，以安中而正气也。"（《金匮要略心典·卷下》）

④小半夏汤证

"诸呕吐，谷不得下者，小半夏汤主之。"此论胃中停饮证治。胃中有停饮，易引起呕吐。若但见呕吐，口不渴，心下痞，治宜逐饮降逆止呕，方用小半夏汤。如兼头眩、心悸，可加茯苓以利水，即小半夏加茯苓汤。尤怡注曰："呕吐，谷不得下者，胃中有饮，随气上逆，而阻其谷入之路也。故以半夏消饮，生姜降逆，逆止饮消，谷斯下矣。"（《金匮要略心典·卷下》）

⑤猪苓散证

"呕吐而病在膈上，后思水者解，急与之。思水者，猪苓散主之。"此论呕吐后饮水多致胃中停饮证治。呕吐后欲饮水，是饮去阳复的现象，故言"思水者解"，应少少与饮之。此时若过多饮水，势必导致饮停胃中。治宜健脾利水，方用猪苓散（猪苓、茯苓、白术）。尤怡注曰："病在膈上，膈间有痰饮也。后思水者，知饮已去，故曰欲解。即先呕却渴者，此为欲解义也。夫饮邪已去，津液暴竭，而思得水；设不得，则津亡而气亦耗，故当急与。而呕吐之余，中气未复，不能胜水；设过与之，则畜饮方去，新饮复生，故宜猪苓散以崇土而逐水也。"（《金匮要略心典·卷下》）

⑥四逆汤证

"呕而脉弱，小便复利，身有微热，见厥者，难治，四逆汤主之。"此论阴盛格阳证之呕吐证治。呕而脉弱，是胃气已虚；小便复利，是肾虚不摄；阴寒内盛，故四肢不温；阴盛格阳，故身有微热。治宜急救回阳，方用四逆汤（附子、干姜、甘草）。由于病势急迫，故言"难治"。尤怡注曰："脉弱，便利而厥，为内虚且寒之候。则呕非火邪，而是阴气之上逆；热非实邪，而是阳气之外越矣，故以四逆汤救阳驱阴为主。然阴方上冲，阳且外走，其离决之势，有未可即为顺接者，故曰难治。或云呕与身热为邪实，厥利脉弱为正虚，虚实互见，故曰难治。四逆汤舍其标而治其本也，亦通。"（《金匮要略心典·卷下》）

⑦小柴胡汤证

"呕而发热者，小柴胡汤主之。"此论少阳邪热迫胃之证治。此呕而发热，为少阳病主证；故治宜疏解清热，和胃降逆，方用小柴胡汤（柴胡、黄芩、人参、甘草、半夏、生姜、大枣）。尤怡注曰："呕而发热，邪在少阳之经。欲止其呕，必解其邪，小柴胡则和解少阳之正法也。"（《金匮要略心典·卷下》）

⑧大半夏汤证

"胃反呕吐者，大半夏汤主之。"此论胃中虚寒，胃气上逆证治。胃虚上逆而朝食暮吐，暮食朝吐；治宜和胃补虚，降逆润燥，方用大半夏汤（半夏、人参、白蜜）。尤怡注曰："胃反呕吐者，胃虚不能消谷，朝食而暮吐也。又胃脉本下行，虚则反逆也。故以半夏降逆，人参、白蜜益虚安中。"（《金匮要略心典·卷下》）

⑨大黄甘草汤证

"食已即吐者，大黄甘草汤主之。"此论胃肠热结，胃气上逆证治。燥热互结，腑气不通，势必上逆而呕；火性急迫，故食已而吐。治宜通利大便，大便通利则胃气下降，呕吐自会停止。尤怡注曰："经云：清阳出上窍，浊阴出下窍，本乎天者亲上，本乎地者亲下也。若下既不通，必反上逆，所谓阴阳反作，气逆不从，食虽入胃，而气反出之矣。故以大黄通其大便，使浊气下行浊道，而呕吐自止。不然，止之降之无益也。东垣通幽汤治幽门不通，上冲吸门者，亦是此意，但有缓急之分耳。"（《金匮要略心典·卷下》）

⑩茯苓泽泻汤证

"胃反，吐而渴，欲饮水者，茯苓泽泻汤主之。"此论胃有停水，水气上逆，津液不能上达证治。本证因胃有停水而呕吐，又因胃中停水而妨碍脾气转输，津液不能上达，故渴欲饮水。如此则停水愈多，呕吐愈甚，渴亦终不能止。治宜温阳健脾利水，方用茯苓泽泻汤（茯苓、泽泻、甘草、桂枝、白术、生姜）。方中白术、茯苓、泽泻健脾渗湿，桂枝、生姜、甘草和胃降逆。尤怡注曰："猪苓散治吐后饮水者，所以崇土气，胜水气也。茯苓泽泻汤治吐未已，而渴欲饮水者。以吐未已，知邪未去，则宜桂枝、甘、姜散邪气，苓、术、泽泻消水气也。"（《金匮要略心典·卷下》）

⑪文蛤汤证

"吐后，渴欲得水而贪饮者，文蛤汤主之。兼主微风，脉紧，头痛。"此论胃热兼表证治。因证属胃热兼风寒表证，故治宜发汗解表，兼清胃热；方用文蛤汤（文蛤、麻黄、甘草、生姜、石膏、杏仁、大枣）。尤怡注曰："吐后水去热存，渴欲得水，与前猪苓散证同，虽复贪饮，亦止热甚而然耳。但与除热导水之剂足矣。乃复用麻黄、杏仁等发表之药者，必兼有客邪郁热于肺不解故也。观方下云汗出即愈，可以知矣。曰兼主微风、脉紧、头痛者，以麻杏甘石，本擅驱风发表之长耳。"（《金匮要略心典·卷下》）

⑫半夏干姜散证

"干呕，吐逆，吐涎沫，半夏干姜散主之。"此论饮停于胃证治。此证属胃中有寒，饮食不化，蕴而生痰；痰随胃气上逆，因而干呕、吐涎沫。治宜温胃止呕，方用半夏干姜散（半夏、干姜）。半夏干姜散，即小半夏汤以干姜易生姜所成。因小半夏汤重在止呕散饮，故用生姜；本证属胃气虚寒，故用干姜温胃散寒。尤怡注曰："干呕、吐逆，胃中气逆也。吐涎沫者，上焦有寒，其口多涎也。与前干呕、吐涎沫、头痛不同，彼为厥阴阴气上逆，此是阳明寒涎逆气不下而已。故以半夏止逆消涎，干姜温中和胃，浆水甘酸，调中引气止呕哕也。"（《金匮要略心典·卷下》）

⑬生姜半夏汤证

"病人胸中似喘不喘，似呕不呕，似哕不哕，彻心中愤愤然无奈者，生姜半夏汤主之。"此论饮停于胃，胃失和降证治。此证因胃中虚寒，内有停饮，阳气阻遏，胃气上逆所致；故治宜辛散水饮，和胃降逆，方用生姜半夏汤（半夏、生姜）。尤怡注曰："寒邪搏饮，结于胸中而不得出，则气之呼吸往来、出入升降阻矣。似喘不喘，似呕不呕，似哕不哕，皆寒饮与气，相搏互击之证也。且饮，水邪也。心，阳脏也。以水邪而逼处心脏，欲却不能，欲受不可，则彻心中愤愤然无奈也。生姜半夏汤，即小半夏汤。而生姜用汁，则降逆之力少，而散结之力多，乃正治饮气相搏，欲出不出者之良法也。"（《金匮要略心典·卷下》）

⑭橘皮汤证

"干呕，哕，若手足厥者，橘皮汤主之。"此论胃寒呕哕证治。此证因胃气虚寒，故手足有轻度寒冷感觉，是胃阳不能伸展所致，与阴盛阳微的手足厥冷者不同。治宜宣通胃阳，和胃止呕，方用橘皮汤（橘皮、生姜）。服药之后，阳气得以振奋，则呕哕与厥冷自愈。尤怡注曰："干呕、哕非反胃，手足厥非无阳，胃不和则气不至于四肢也。橘皮和胃气，生姜散逆气，气行胃和，呕哕与厥自已，未可便认阳虚而遽投温补也。"（《金匮要略心典·卷下》）

⑮橘皮竹茹汤证

"哕逆者，橘皮竹茹汤主之。"此论胃虚有热之哕逆证治。此证属胃有虚热，胃气上逆；故治宜清热补虚，降逆止呕，方用橘皮竹茹汤（橘皮、竹茹、大枣、生姜、甘草、人参）。方中橘皮、生姜降逆，竹茹清胃热，人参、大枣以补虚。尤怡注曰："胃虚而热乘之，则作哕逆。橘皮、生姜和胃散逆，竹茹除热止呕哕，人参、甘草、大枣益虚安中也。"（《金匮要略心典·卷下》）

2. 下利

（1）概述

《金匮要略·呕吐哕下利病脉证治》，论述了下利的各种证候及其病因病机与治疗、预后及转归等。如：

"夫六腑气绝于外者，手足寒，上气，脚缩；五脏气绝于内者，利不禁，下甚者，手足不仁。"此论五脏六腑气绝之见症。六腑属阳，行气于外。若六腑气绝于外，则手足发凉，上气喘促，两脚蜷缩。五脏属阴，守藏于内。若五脏气绝于内，则病人下利不止；下利甚者，则手足麻木不仁。此条提示下利的病机与脏腑阴阳之气虚损有直接而密切的关系。尤怡注曰："六腑为阳，阳者主外。阳绝不通于外，为手足寒；阳不外通，则并而上行，为上气、脚缩也。五脏为阴，阴者主内，阴绝不守于内，则下利不禁；甚者不交于阳，而隧道痹闭，为手足不仁也。"（《金匮要略心典·卷下》）

"下利脉沉弦者，下重；脉大者，为未止。脉微弱数者，为欲自止，虽发热不死。"此论下利的脉证及预后转归。尤怡注曰："沉为里为下，沉中见弦，为少阳之气滞于下而不得越，故下重。大为邪盛，又大则病进，故为未止。徐氏曰：微弱者，正衰邪亦衰也。数为阳脉，于微弱中见之，则为阳气将复，故知利欲自止，虽有身热，势必自已，不得比于下利、热不止者，死之例也。"（《金匮要略心典·卷下》）

"下利手足厥冷，无脉者，灸之不温；若脉不还，反微喘者，死。少阴负趺阳者，为顺也。"此论下利之阴亡阳绝脉证及预后转归。尤怡注曰："下利厥冷无脉，阴亡而阳亦绝矣。灸之所以引既绝之阳，乃厥不回，脉不还，而反微喘，残阳上奔，大气下脱，故死。下利为土负水胜之病，少阴负趺阳者，水负土胜也，故曰顺。"(《金匮要略心典·卷下》)

"下利有微热而渴，脉弱者，今自愈。下利脉数，有微热，汗出，今自愈；设脉紧为未解。下利脉数而渴者，今自愈；设不差，必圊脓血，以有热故也。下利脉反弦，发热身汗者愈。"此论下利自愈和未解之脉证。此尤怡注曰："微热而渴者，胃阳复也。脉弱者，邪气衰也。正复邪衰，故今自愈。脉数，亦阳复也。微热汗出者，气方振而势外达，亦为欲愈之候。设脉紧则邪尚盛，必能与正相争，故为未解。脉数而渴，阳气已复，亦下利有微热而渴之意。然脉不弱而数，则阳之复者已过，阴寒虽解，而热气转增，将更伤阴而圊脓血也。弦脉阴阳两属，若与发热、身汗并见，则弦亦阳也，与脉数有微热、汗出正同，故愈。"(《金匮要略心典·卷下》)

以上各条，主要论述下利病之病机进退；所述下利多为虚寒证候，故有手足厥冷，甚至无脉之见症。下利病以阳气恢复为病情好转的关键，故以口渴、脉数、微热、汗出为正气胜邪之征。虚寒下利，脉应微弱，是脉证相应、正衰邪亦衰之候，故知病将向愈。反之，如脉大则为邪盛，故知病未解。脉紧与脉弦皆为寒象，如汗出后脉仍紧或弦，可知病邪未解。对下利病预后的判断，主要依据邪正消长之证候病机。正衰邪胜则病进，正胜邪衰则病愈。邪正消长的情况，首先体现于脉象，故从脉象上可以推测病机，但必须联系全身症状，否则未可遽下结论。以上论及阳气恢复是病情好转的关键问题，但也有因阳复太过，阴寒虽减而内热转增，热伤阴分而发生下利脓血之证者，当需注意。

"下利脉沉而迟，其人面少赤，身有微热，下利清谷者，必郁冒、汗出而解，病人必微厥。所以然者，其面戴阳，下虚故也。"此论下利虚阳外越之脉证。此属里气虚寒，阳浮于上与在表之邪相合所致。若里气尚能振奋，可能通过郁冒、汗出而解。解后手足当温,但在郁冒、汗出之前,手足可能轻微厥冷。戴阳属内真寒而外假热,多见头面热,两足冷,烦躁,脉沉细无力,或沉数无力。肾气虚损,感受外邪之后,虚阳上浮与在表之邪相合,往往出现上述脉证。此时若误认为表证而发汗,则虚阳外越而病至危笃。尤怡注曰:"喻氏曰:下利脉沉迟,而面少赤,身微热者,阴盛而格阳在上在外也。若其人阳尚有根,其格出者终必复返,阳返而阴未肯降,必郁冒少顷,然后阳胜而阴出为汗。阴出为汗,阴邪乃解,自不下利矣。阳入阴出,俨有龙战于野,其血玄黄之象,病患能无微厥乎。"(《金匮要略心典·卷下》)

"下利后脉绝,手足厥冷,日卒时脉还,手足温者生,脉不还者死。"此论暴注下利,损耗津液,阳气衰竭的脉证及预后。下利而脉绝,手足厥冷,经一昼夜脉能复还,手足转温,是阳气恢复之征,故主生;若下利虽止,经一昼夜而脉仍不起,手足亦不温,是真阳已绝,预后不佳。尤怡注曰:"下利后脉绝,手足厥冷者,阴先竭而阳后脱也。是必俟其晬时经气一周,其脉当还,其手足当温,设脉不还,其手足亦必不温,则死之事也。"(《金匮要略心典·卷下》)

以上诸条,主要论述下利病虚寒证的病情进退,并从脉证判断预后转归。其中,阳气是否来复,是病情是否能够得以好转的关键。故虚寒证,症见微热、口渴、微汗,脉数等,是阳气来复之征。虚寒下利,脉应微弱,是脉证相应、正衰邪亦衰之候,故知病将愈;反之,知脉大则为邪盛,故知病未解。脉紧与弦皆为寒象,如汗出后脉仍紧或弦,可知病邪未解。

"下利,寸脉反浮数,尺中自涩者,必清脓血。"此论实热下利之证。下利病人,阴消阳回,脉多转为浮数。但仅仅寸口脉浮数,尺脉却于数中见涩,是热盛于下焦,迫血妄行使然。尤怡注曰:"寸浮数者,阳邪强也。尺中涩者,阴气弱也。以强阳而加弱阴,必圊脓血。"(《金匮要略心

典·卷下》)

"下利气者，当利其小便。"此论下利、矢气，可治以利小便法。下利并见转矢气者，是因下焦气化不利，大肠气机阻滞所致，可通过利小便以分利肠中湿邪，改善下焦气化，通利大肠气机。尤怡注曰："下利气者，气随利失，即所谓气利是也。小便得利，则气行于阳，不行于阴而愈，故曰当利其小便。喻氏所谓急开支河者是也。"(《金匮要略心典·卷下》)

"下利清谷，不可攻其表，汗出必胀满。"此言虚寒下利兼表证，不可直接先行使用汗法解表。因下利清谷属脾虚寒证，即使兼有表证，亦不可径用汗法。若先发其汗，必使阳气益虚，以致汗自出、腹胀满。

（2）方证

①四逆汤证（桂枝汤证）

"下利腹胀满，身体疼痛者，先温其里，乃攻其表。温里宜四逆汤，攻表宜桂枝汤。"此论脾肾阳虚之下利兼表证治。此证身体疼痛，不仅与阳虚有关，同时兼有表邪。但此时正气虚而且病情较重，故先用四逆汤温里。待里气充实，表邪自解。若里证已愈，表证仍在，可以微发汗以解表，方用桂枝汤。尤怡注曰："下利腹胀满，里有寒也。身体疼痛，表有邪也。然必先温其里，而后攻其表。所以然者，里气不充，则外攻无力；阳气外泄，则里寒转增，自然之势也。而四逆用生附，则寓发散于温补之中，桂枝有甘、芍，则兼固里于散邪之内，仲景用法之精如此。"(《金匮要略心典·卷下》)

②大承气汤证

"下利三部脉皆平，按之心下坚者，急下之，宜大承气汤。下利，脉迟而滑者，实也，利去欲止，急下之，宜大承气汤。下利，脉反滑者，当有所去，下乃愈，宜大承气汤。下利已差，至其年月日时复发者，以病不尽故也，当下之，宜大承气汤"。以上所论大承气汤证，属实热内结之下利重证。其一，下利，心下坚是实证；三部脉皆平而不弱，可知正气不虚。下利易损津液，故宜急下。其二，脉迟本主寒，如与滑脉并见，则不主寒而主实。实不去则利不止，故宜急下。其三，下利已愈，但若因实热未尽而再次复发者，仍可用攻下排除未尽之邪。尤怡注曰："下利有里虚脏脱者，亦有里实腑闭者，昔人所谓利者不利是也。按之心下坚，其证的矣。脉虽不实大，而亦未见微弱，自宜急下，使实去则利止，通因通用之法也。脉迟为寒，然与滑俱见，则不为寒而反为实，以中实有物，能阻其脉行之机也。夫利因实而致者，实不去则利不已，故宜急下。病已差而至其时复发者，陈积在脾也。脾主信，故按期复发，是当下之，令陈积去，则病本拔而愈。"（《金匮要略心典·卷下》）

③小承气汤证

"下利谵语者，有燥屎也，小承气汤主之。"此论小承气汤证治。下利，谵语，并见腹部满痛，大便秘结，脉象滑数，属实热内结轻证；故治宜轻下热结，除满消痞，方用小承气汤（大黄、厚朴、枳实）。尤怡注曰："谵语者，胃实之征，为有燥屎也，与心下坚，脉滑者大同。然前用大承气者，以因实而致利，去之惟恐不速也。此用小承气者，以病成而适实，攻之恐伤及其正也。"（《金匮要略心典·卷下》）

④桃花汤证

"下利便脓血者，桃花汤主之。"此论虚寒性便脓血证治。本证属湿寒内淫，脏气不固所致；所下脓血色必暗而不鲜，其脉必微细而弱；或有腹部喜暖喜按，周身乏力，舌淡苔白等。治宜温中涩肠以固脱，方用桃花汤（赤石脂、干姜、粳米）。尤怡注曰："此治湿寒内淫，脏气不固，脓血不止之法。赤石脂理血固脱，干姜温胃驱寒，粳米安中益气。"（《金匮要略心典·卷下》）

⑤白头翁汤证

"热利下重者，白头翁汤主之。"此论热利之证治。热利，是从病机而言。下重，即里急后重。治宜清热凉血，方用白头翁汤（白头翁、黄连、黄柏、秦皮）。方中黄连、黄柏清肠热以解毒，秦皮泻热兼有收涩作用。此方后世多用于热性痢疾。尤怡注曰："此治湿热下注，及伤寒热邪入里作利者之法。白头翁汤苦以除湿，寒以胜热也。"（《金匮要略心典·卷下》）

⑥栀子豉汤证

"下利后更烦，按之心下濡者，为虚烦也，栀子豉汤主之。"此论下利后虚烦证治。下利后余邪未尽，症见胸中烦闷，但心下按之柔软不坚，属于"虚烦"。治宜清热除烦，方用栀子豉汤（栀子、香豉）。方中栀子清胃中邪热，以治胸中烦闷，香豉散郁热。尤怡注曰："下利后更烦者，热邪不从下减，而复上动也。按之心下濡，则中无阻滞可知，故曰虚烦。香豉、栀子能撤热而除烦，得吐则热从上出而愈，因其高而越之之意也。"（《金匮要略心典·卷下》）

⑦通脉四逆汤证

"下利清谷，里寒外热，汗出而厥者，通脉四逆汤主之。"此论阳虚阴盛，格阳于外证治。汗出而厥，里寒外热，属阴盛格阳之象；治宜温经回阳，方用通脉四逆汤（附子、干姜、甘草）。尤怡注曰："挟热下利者，久则必伤脾阴；中寒清谷者，甚则并伤肾阳。里寒外热，汗出而厥，有阴内盛而阳外亡之象。通脉四逆，即四逆加干姜一倍，所谓进而求阳，以收散亡之气也。"（《金匮要略心典·卷下》）。

⑧紫参汤证

"下利肺痛，紫参汤主之。"此论肺脾气虚下利之证治。此证属肺有所积，大肠不固；治宜理气活血止痛，方用紫参汤（紫参、甘草）。后世疑此非张仲景方。尤怡注曰："赵氏曰：大肠与肺合，大抵肠中积聚，则肺气不行；肺有所积，大肠亦不固，二者互为病。大肠病而气塞于肺者痛，肺有积者亦痛，痛必通，用紫参通九窍，利大小肠，气通则痛愈，积去则利自止。喻氏曰：后人有疑此非仲景之方者，夫讵知肠胃有病，其所关全在肺气耶。程氏疑是腹痛。《本草》云：紫参治心腹积聚，寒热邪气。"（《金匮要略心典·卷下》）

⑨诃梨勒散证

"气利，诃梨勒散主之。"此论气虚肠滑证治。气利指大便时气由肛门排出，或转矢气时大便随之外出。治宜涩肠固脱，方用诃梨勒散（诃梨勒，粥饮）尤怡注曰："气利，气与屎俱失也。诃梨勒涩肠而利气，粥饮安中益肠胃；顿服者，补下治下制以急也。"（《金匮要略心典·卷下》）。后世疑此方非张仲景方。

（十七）疮痈肠痈浸淫病脉证并治

1. 概述

《金匮要略·疮痈肠痈浸润病脉证并治》，论述了痈肿、肠痈、金疮、浸润疮等4种疾病的辨证、治疗和预后。篇中关于肠痈的阐述比较详细，对金疮、浸润疮的论述较少，但提出2首主治方剂。

发痈之征兆。如"诸浮数脉，应当发热，而反洒淅恶寒，若有痛处，当发其痈"。此从脉证判断痈肿之发生。凡浮数之脉，往往同见发热；若反见洒淅恶寒，且身有痛处，是营血有所阻滞使然。尤怡注曰："浮、数脉皆阳也。阳当发热，而反洒淅恶寒者，卫气有所遏而不出也。夫卫主行荣气者也，而荣过实者，反能阻遏其卫。若有痛处，则荣之实者已兆，故曰当发其痈。痈肿之候，脓不成，则毒不化；而毒不聚，则脓必不成。故以手掩其肿上，热者毒已聚，则有脓，不热者毒不聚，则无脓也。"（《金匮要略心典·卷下》）

痈肿有脓或无脓的鉴别。"师曰：诸痈肿，欲知有脓无脓，以手掩肿上，热者为有脓，不热者为无脓。"此论辨脓之法。以手掩于痈肿之上，若有热感即为有脓。由于营血凝聚，卫气不能畅行，郁于一处，会发生痈肿。气血因郁而生热，热聚于痈肿之处，故局部发热显著，气血已腐化成脓。尤怡注曰："痈肿之候，脓不成，则毒不化，而毒不聚，则脓必不成。故以手掩其肿上，热者毒已聚，则有脓；不热者毒不聚，则无脓也。"（《金匮要略心典·卷下》）

金疮亡血的脉证特点。"问曰：寸口脉浮微而涩，法当亡血，若汗出。设不汗者云何？答曰：若身有疮，被刀斧所伤，亡血故也。"此论金疮亡血之脉证特点。金疮出血，如寸口脉浮微而涩，是阳气失去顾护，阴液无以自守的征象；失血多或金疮患者，都可能见到此种脉象。尤怡注曰："血与汗皆阴也，阴亡则血流不行，而气亦无辅，故脉浮微而涩。经云：夺血者无汗，夺汗者无血。兹不汗出而身有疮，则知其被刀斧所伤而亡其血，与汗出不止者，迹虽异而理则同也。"（《金匮要略心典·卷下》）

2. 方证

（1）薏苡附子败酱散证

"肠痈之为病，其身甲错，腹皮急，按之濡，如肿状，腹无积聚，身无热，脉数，此为腹内有痈脓，薏苡附子败酱散主之。"此论肠痈脓已成证治。此属阳气不足，荣滞于中，血燥于外，肠中有痈之证。治宜温阳散结，泄脓除湿，方用薏苡附子败酱散（薏苡、附子、败酱）。方中薏苡仁泄脓除湿，附子温阳散结，败酱破瘀除脓。服此方后，小便利者，表明气化已行，病可向愈。尤怡注曰："甲错，肌皮干起，如麟甲之交错，由荣滞于中，故血燥于外也。腹皮急，按之濡，气虽外鼓，而病不在皮间也。积聚为肿胀之根，脉数为身热之候。今腹如肿状而中无积聚，身不发热而脉反见数，非肠内有痈，荣郁成热而何。薏苡破毒肿，利肠胃为君；败酱一名苦菜，治暴热火疮，排脓破血为臣；附子则假其辛热，以行郁滞之气尔。"（《金匮

要略心典·卷下》）

（2）大黄牡丹汤证

"肠痈者，少腹肿痞，按之即痛如淋，小便自调；时时发热，自汗出，复恶寒。其脉迟紧者，脓未成，可下之，当有血。脉洪数者，脓已成，不可下也。大黄牡丹汤主之。"此论肠痈脓未成证治。此证属营血瘀结于肠中，致少腹肿痞，经脉不通，故按之如小便淋痛之状；病在肠中，膀胱未受影响，故小便自调。邪正交争，营卫失调，故时时发热，恶寒，自汗出。如脉象迟紧，表明脓尚未成。治宜破血逐瘀以泻下，方用大黄牡丹汤（大黄、牡丹、桃仁、瓜子、芒硝）。方后注云："有脓当下；如无脓，当下血。"方中大黄、桃仁、丹皮涤热而下瘀血，瓜子、芒硝排脓而去积。若脉象洪数，表示脓已成，此时不可破瘀逐血。尤怡注曰："肿痛，疑即肠痈之在下者，盖前之痛在小肠，而此之痛在大肠也。大肠居小肠之下，逼处膀胱，致小腹肿痞，按之即痛如淋，而实非膀胱为害，故仍小便自调也。小肠为心之合，而气通于皮毛，故彼脉数身无热，而此时时发热，自汗出，复恶寒也。脉迟紧者，邪暴遏而荣未变。云可下者，谓可下之令其消散也。脉洪数者，毒已聚而荣气腐。云不可下者，谓虽下之而亦不能消之也。大黄牡丹汤，肠痈已成未成，皆得主之。故曰：有脓当下，无脓当下血。"（《金匮要略心典·卷下》）

（3）王不留行散证

"病金疮，王不留行散主之。"此论金疮证治。金疮属刀斧等金属器械所伤的外科病证。由于外伤导致经脉肌肤断伤，营卫气血不能循经脉而运行，治疗必须恢复经脉肌肤之断伤，使营卫气血通行无阻，金疮自然向愈。故治宜通行气血，调和阴阳，生肌长肉；方用王不留行散（王不留行、蒴藋细叶、桑东南根白皮、甘草、川椒、黄芩、干姜、芍药、厚朴）。王不留行，性苦平，能通利血脉，能止金疮血、逐痛；蒴藋通利气血，尤善开痹；

桑白皮利肺气，生气尤全；甘草解毒和荣，川椒、干姜可养胸中之阳，厚朴疏其内结之气，黄芩、芍药可清阴分之热。尤怡注曰："金疮，金刃所伤而成疮者，经脉斩绝，营卫沮弛，治之者必使经脉复行，营卫相贯而后已。王不留行散，则行气血、和阴阳之良剂也。"（《金匮要略心典·卷下》）

（4）排脓散证

排脓散（枳实、芍药、桔梗）条，未记载主治证。当用于疮痈、肠痈脓已成者。尤怡注曰："枳实苦寒，除热破滞为君，得芍药则通血，得桔梗则利气，而尤赖鸡子黄之甘润，以为排脓化毒之本也。"（《金匮要略心典·卷下》）

（5）排脓汤证

排脓汤（甘草、桔梗、生姜、大枣）条，未记载主治证。当用于疮痈、肠痈脓已成者。尤怡注曰："此亦行气血、和荣卫之剂。"（《金匮要略心典·卷下》）

（6）黄连粉证

"浸淫疮，黄连粉主之。"此论浸润疮主治方。浸润疮俗称"黄水疮"，多因属热毒所致；治宜用黄连粉清热解毒，苦以燥湿，寒以除热。尤怡注曰："浸润疮，义如脏腑经络篇中。黄连粉方未见。大意以此为湿热浸润之病，故取黄连一味为粉粉之，苦以燥湿，寒以除热也。"（《金匮要略心典·卷下》）"浸淫疮，从口流向四肢者，可治；从四肢流来入口者，不可治。"此论浸润疮可治与不可治。浸润疮初起范围较小，先痒后痛，分泌物浸渍皮肤，逐渐扩大，遍于全身，故称浸润疮。此病从口部向下蔓延，流散于四肢者，病情较轻，易治；若病初期发于四肢，然后向上蔓延至口部者，病情较重，难治。

（十八）趺蹶手指臂肿转筋阴狐疝蛔虫病脉证治

1. 概述

《金匮要略·趺蹶手指臂肿转筋阴狐疝蛔虫病脉证治第十八》，论述了臂肿、转筋、阴狐疝、蛔虫五种病证，其中主要论述蛔虫病证治。"师曰：病趺蹶，其人但能前，不能却，刺踹入二寸，此太阳经伤也。"趺蹶属于行动障碍的病证，为太阳经脉受伤所致。人身之经脉，太阳经行身之后。太阳经受伤，行动时只能向前行而不能往后退。当用针刺踹部，以利太阳经脉，取承山穴比较恰当。《金匮要略》未论及此病方药。尤怡注曰："人身经络，阳明行身之前，太阳行身之后；太阳伤，故不能却也。太阳之脉，下贯踹内，刺之所以和，利其经脉也。踹，足肚也。"（《金匮要略心典·卷下》）

2. 方证

（1）藜芦甘草汤证

"病人常以手指臂肿动，此人身体瞤瞤者，藜芦甘草汤主之。"此论湿痰凝滞关节，风痰留于胸膈，攻走机体之证治。手指臂肿动，是手指臂部关节肿胀并作震颤，全身肌肉也发生牵动的病证，是胸膈风痰攻走肢体所致。由于痰滞关节，故见肿胀；风伤经络，故身体瞤动。治宜涌吐风痰，方用藜芦甘草汤。藜芦甘草汤方虽未见，但从藜芦、甘草两药看来，藜芦催吐，制以甘草之和中，基本属于涌吐风痰之剂，风痰去则诸证自愈。尤怡注曰："湿痰凝滞关节则肿，风邪袭伤经络则动。手指臂肿动，身体瞤瞤者，风痰在膈，攻走肢体。陈无择所谓痰涎留在胸膈上下，变生诸病，手足项背，牵引钩痛，走易不定者是也。"（《金匮要略心典·卷下》）

（2）鸡屎白散证

"转筋之为病，其人臂脚直，脉上下行，微弦。转筋入腹者，鸡屎白散主之。"此论湿热伤阴致转筋证治。转筋之病，四肢拘挛作痛，甚至牵连小腹部作痛，脉象劲急强直，全无柔和之象；治宜清热利湿通便，方用鸡屎白散（鸡屎白）。鸡屎白性寒下气，通利二便，适用于湿浊化热伤阴所致转筋；泻其致病之因，转筋亦随之而愈。尤怡注曰："肝主筋，上应风气；肝病生风，则为转筋。其人臂脚直，脉上下行，微弦。经曰：诸暴强直，皆属于风也。转筋入腹者，脾土虚而肝木乘之也。鸡为木畜，其屎反利脾气，故取治是病，且以类相求，则尤易入也。"（《金匮要略心典·卷下》）。

（3）蜘蛛散证

"阴狐疝气者，偏有小大，时时上下，蜘蛛散主之。"此论寒湿凝结于肝经证治。阴狐疝气，简称狐疝，是一种阴囊偏小偏大，时上时下的病证，应有胀痛或重坠之感。治宜温经通利，方用蜘蛛散（蜘蛛、桂枝）。方中蜘蛛破结通利，桂枝温阳通经。后世治此病证，常用疏肝理气之法。尤怡注曰："阴狐疝气者，寒湿袭阴，而睾丸受病，或左或右，大小不同；或上或下，出没无时，故名狐疝。蜘蛛有毒，服之能令人利，合桂枝辛温入阴，而逐其寒湿之气也。"（《金匮要略心典·卷下》）

（4）甘草粉蜜汤证

"问曰：病腹痛有虫，其脉何以别之？师曰：腹中痛，其脉当沉若弦，反洪大，故有蛔虫。"此论蛔虫腹痛之脉象。腹痛如因阳虚受寒，其脉当沉；如因外邪侵入，其脉当弦。若脉反洪大，身无热象，当考虑是否为蛔虫腹痛。但临床不能仅凭脉象做出诊断，还需参照其他相关证候。尤怡注曰："腹痛脉多伏，阳气内闭也。或弦者，邪气入中也。若反洪大，则非正气与外邪为病，乃蛔动而气厥也，然必兼有吐涎心痛等症，如下条所云，乃无疑耳。"（《金匮要略心典·卷中》）"蛔虫之为病，令人吐涎，心痛发作有时，毒药不止，甘草粉蜜汤主之。"此论蛔虫内扰证治。吐涎，指吐出清水；心痛，指上腹疼痛，痛如咬啮，时时上下；发作有时，是蛔饱而静则疼痛立止，蛔饥求食则疼痛复发。治宜安蛔止痛，方用甘草粉蜜汤（甘草、粉、蜜）。方中甘草、粉蜜，有缓痛、安蛔、解毒、和胃作用。尤怡注曰：
"吐涎，吐出清水也。心痛，痛如咬啮，时时上下是也。发作有时者，蛔饱
而静，则痛立止；蛔饥求食，则痛复发也。毒药，即锡粉、雷丸等杀虫之
药。毒药者，折之以其所恶也。甘草粉蜜汤者，诱之以其所喜也。白粉即
铅白粉，能杀三虫，而杂于甘草、白蜜之中，诱使虫食，甘味既尽，毒性
施发，而虫患乃除。"（《金匮要略心典·卷下》）

（5）乌梅丸证

"蛔厥者，当吐蛔，今病者静而复时烦，此为脏寒，蛔上入膈，故烦，
须臾复止，得食而呕又烦者，蛔闻食臭出，其人当自吐蛔。蛔厥者，乌梅
丸主之。"此论蛔厥证治。蛔厥的主要见症，是吐蛔，心腹剧痛，吐涎沫，
得食则吐，烦躁不安，手足厥冷，有发作性。这是由于内脏虚实，不适于
蛔虫的存在，因而蛔动不安，上扰胸膈，出现寒热错杂的证候。治宜清上
温下安蛔，方用乌梅丸（乌梅、细辛、干姜、黄连、当归、附子、川椒、
桂枝、人参、黄柏）。方中乌梅安胃止呕，蜀椒温中杀虫，黄连、黄柏苦寒
清热，桂枝、细辛、干姜温中散寒，人参、当归补气行血。此方可使蛔虫
得酸则止，得苦则安，得辛则伏，脏温蛔安则厥自止。尤怡注曰："蛔厥，
蛔动而厥，心痛吐涎，手足冷也。蛔动而上逆，则当吐蛔，蛔暂安而复动，
则病亦静而复时烦也……虫性喜温，脏寒则虫不安而上膈；虫喜得食，脏
虚则蛔复上而求食。故以人参、姜、附之属，益虚温胃为主；而以乌梅、
椒、连之属，苦酸辛气味，以折其上入之势也。"（《金匮要略心典·卷下》）

（十九）妇人妊娠病脉证治

1. 概述

《金匮要略·妇人妊娠病脉证并治第二十》，阐述妇人病证治，包括妊
娠诊断及素有癥病、妊娠呕吐、腹痛、下血、小便异常、水气病等，并出
其方治；还提出安胎养胎之法。重在论述妊娠腹痛、下血的调治。

妊娠呕吐，有脾虚与胃热之分，干姜人参半夏丸主治脾虚兼寒饮呕吐；对胃热呕吐，释义中补充了方证。至于妊娠呕不能食，多由于脾胃不和，可用桂枝汤以调和之。

妊娠腹痛，或因阳虚寒盛，或因冲任虚寒，或因肝脾不调。阳虚寒盛，治宜温阳祛寒，方用附子汤；冲任虚寒，治宜温经暖宫，方用胶艾汤；肝脾不调，治宜调和肝脾，方用当归芍药散。余如当归散、白术散，亦有调和肝脾，主治心腹疼痛之功。

妊娠下血，有由于癥病者，有由于冲任不调者。前者属瘀属实；后者属阳虚有寒，不能摄血。治疗方法，前者用桂枝茯苓丸，祛瘀化癥，使瘀血去而新血生，癥去则下血自止；后者用胶艾汤，温经补血，使血有统摄而不下泄。临床所见，下血每与腹痛兼见，胶艾汤既能止血，又能治腹痛，为妇科要方。

妊娠小便异常，有小便难与小便不利之分。前者多属血虚有热，气郁化燥，故治宜养血清热散结，方用当归贝母苦参丸；后者多为气化受阻，小便不利，故治宜通窍利水，用葵子茯苓散。如出现水气病证，是小便不利所致。若小便得以通利，则水有去路，肿亦自消。

至于安胎、养胎，实为妊娠病证诊治的基本要求。有病才致胎儿不安，去其病则胎自正常发育。这里虽举当归散与白术散二方，称其可"常服""养胎"，其实上述诸方，都是通过治疗妊娠病证，以达到安胎的目的。

妇人伤胎证治。"妇人伤胎怀身，腹满，不得小便，从腰以下重，如有水气状，怀身七月，太阴当养不养，此心气实，当刺泻劳宫及关元，小便微利则愈。"本条为后世逐月分经养胎说之渊薮，后有北齐徐之才加以补充。其中提到的关元穴，在孕妇禁用，刺之有堕胎的危险。尤怡注曰："伤胎，胎伤而病也。腹满不得小便，从腰以下重，如有水气，而实非水也。所以然者，心气实故也。心，君火也，为肺所畏。而妊娠七月，肺当养胎，心气实则肺不敢降，而胎失其养，所谓太阴当养不养也。夫肺主气化者也，肺不养胎，则胞中之气化阻，而水乃不行矣。腹满便难身重，职是故也。是不可治其肺，当刺劳宫以泻心气，刺关元以行水气，使小便微利，则心气降，心降而肺自行矣。劳宫，心之穴。关元，肾之穴。"(《金匮要略心典·卷下》)

2.方证

(1)桂枝汤证

"师曰：妇人得平脉，阴脉小弱，其人渴，不能食，无寒热，名妊娠，桂枝汤主之。于法六十日当有此证，设有医治逆者，却一月加吐下者，则绝之。"此论妇人妊娠脉证。妇人停经之后，诊得平和之脉，唯尺部脉象较关前稍弱，同时又出现作呕、不能食等见症，是为妊娠恶阻。因身无寒热，知不属外感，而为妊娠之证。妊娠初起，作呕，不能食，是因脾胃不和之故，可用桂枝汤滋阴和阳调和之。尤怡注曰："平脉，脉无病也，即《内经》身有病而无邪脉之意。阴脉小弱者，初时胎气未盛，而阴方受蚀，故阴脉比阳脉小弱。至三四月经血久蓄，阴脉始强，《内经》所谓'手少阴脉动者，妊子'；《千金》所谓'三月尺脉数'是也。其人渴，妊子者内多热也，一作呕亦通。今妊妇二三月，往往恶阻不能食是也。无寒热者，无邪气也。夫脉无故而身有病，而又非寒热邪气，则无可施治。惟宜桂枝汤和调阴阳而已。徐氏云：桂枝汤外证得之，为解肌和营卫；内证得之，为化气调阴阳也。六十日当有此证者，谓妊娠两月，正当恶阻之时，设不知而妄治，则病气反增，正气反损，而呕泻有加矣。绝之，谓禁绝其医药也。楼全善云：尝治一二妇恶阻病吐，前医愈治愈吐，因思仲景绝之之旨，以炒糯米汤代茶，止药月余渐安。"(《金匮要略心典·卷下》)

(2)桂枝茯苓丸证

"妇人宿有癥病，经断未及三月，而得漏下不止，胎动在脐上者，为癥痼害。妊娠六月动者，前三月经水利时，胎也。下血者，后断三月下血也。所以血不止者，其癥不去故也，当下其癥，桂枝茯苓丸主之。"此论素有癥病，妊娠后漏下、胎动之证治。因癥病防碍胞胎，故受孕三月，漏下不止，脐上胎动，名曰"癥痼害"。癥积不去则漏下不止。只有去其素有之癥积，才能使新血得以养胎。治以祛瘀化癥。方用桂枝茯苓丸（桂枝、茯苓、牡丹、桃仁、芍药）。方中桂枝温通血脉，茯苓健脾和胃，芍药养血和营，丹皮、桃仁活血化瘀。诸药合而用之，实为祛瘀化癥之小剂。特别是炼蜜为丸，每服一至三丸，剂量很小，使下癥而不伤胎。尤怡注曰："癥，旧血所积，为宿病也。癥痼害者，宿病之气，害其胎气也。于法妊娠六月，其胎当动；今未三月，胎不当动而忽动者，特以癥痼害之之故。是六月动者胎之常，三月动者胎之变也。夫癥病之人，其经月当不利，经不利则不受胎。兹前三月经水适利，胞宫净而胎可结矣。胎结故经断不复下，乃未三月而衃血仍下，亦以癥痼害之之故。是血养胎者其常，血下不止者其变也。要之，其癥不去则血必不守，血不守则胎终不安，故曰当下其癥。桂枝茯苓丸，下癥之力，颇轻且缓，盖恐峻厉之药，将并伤其胎气也。"（《金匮要略心典·卷下》）

（3）附子汤证

"妇人怀娠六七月，脉弦发热，其胎愈胀，腹痛恶寒者，少腹如扇，所以然者，子脏开故也，当以附子汤温其脏。"此论妊娠阳虚寒盛证治。所谓"子脏开"，当是胞胎不固之意。妊娠至六七月时，忽见脉弦，发热，腹痛，恶寒，并自觉胎胀，这是阳虚寒盛，胞胎不固之征。若脉见弦象，属虚阳外浮。治宜温脏回阳以安胎，方用附子汤（人参、附子、白术、茯苓、白芍）。尤怡注曰："脉弦发热，有似表邪，而乃身不痛而腹反痛，背不恶寒而腹反恶寒，甚至少腹阵阵作冷，若或扇之者然。所以然者，子脏开不能合，而风冷之气乘之也。夫脏开风入，其阴内胜，则其脉弦为阴气，而发热且

为格阳矣。胎胀者，胎热则消，寒则胀也。附子汤方未见，然温里散寒之意，概可推矣。"(《金匮要略心典·卷下》)

（4）胶艾汤证

"师曰：妇人有漏下者，有半产后因续下血都不绝者，有妊娠下血者，假令妊娠腹中痛，为胞阻，胶艾汤主之。"此论妇人三种下血证治。妇人下血常见三种病证：其一，经水淋漓不断之漏下；其二，半产后续下血不止；其三，妊娠胞阻而下血。胶艾汤主治上述三种妇人下血病证。虽下血之病因各异，但病机皆属冲任脉虚，阴气不能内守；故皆可治以温经补血，调理冲任之法，方用芎归胶艾汤（芎䓖、阿胶、甘草、艾叶、当归、芍药、干地黄）。方中地、芍、归、芎和血养血，阿胶养阴止血，艾叶温经暖胞，甘草调和诸药，清酒以行药势。合而用之，可和血止血，亦可暖宫调经，更可治腹痛，安胞胎。此方为妇科常用方剂。所谓胞阻，是指妊娠下血，腹中疼痛之病证。因冲任失调，血液下漏，不能入胞以养胎儿，阻碍其正常发育，所以称其为"胞阻"，亦有称其为"胞漏"者，含义相同。尤怡注曰："妇人经水淋沥，及胎产前后下血不止者，皆冲任脉虚，而阴气不能守也。是惟胶艾汤能补而固之。中有芎、归能于血中行气，艾叶利阴气，止痛安胎，故亦治妊娠胞阻。胞阻者，胞脉阻滞，血少而气不行也。"(《金匮要略心典·卷下》)

（5）当归芍药散证

"妇人怀娠，腹中㽲痛，当归芍药散主之。"此论妊娠后肝脾不和证治。妇人妊娠之后，脾气虚弱，肝气不调，形成肝脾不和之证。肝气不调，则多郁结横逆之变；脾气虚弱，每易湿胜而生肿满。因此，常见腹中拘急，绵绵作痛，小便不利，足跗浮肿等；治宜调肝养血，补脾燥湿，方用当归芍药散（当归、芍药、茯苓、白术、泽泻、芎䓖）。方中重用芍药泻肝木而安脾土，合以当归、川芎调肝养血，白术健脾燥湿，配合茯苓、泽泻渗湿泄浊。若肝脾两调，则腹痛等自愈。尤怡注曰："按《说文》疞，音绞，腹中急也，乃血不足，而水反侵之也。血不足而水侵，则胎失其所养，而反得其所害矣。腹中能无疞痛乎？芎、归、芍药，益血之虚，苓、术、泽泻，除水之气。赵氏曰：此因脾土为木邪所客，谷气不举，湿气下流，搏于阴血而痛，故用芍药多他药数倍，以泻肝木。亦通。"（《金匮要略心典·卷下》）

（6）干姜人参半夏丸证

"妊娠呕吐不止，干姜人参半夏丸主之。"此论妊娠恶阻属胃虚寒饮证治。妊娠呕吐不止，所吐多涎沫稀水，口不渴，时喜热饮；或头眩心悸，不能起床，起床则呕吐益甚，脉弦苔滑。治宜温中散寒，蠲饮降逆，方用干姜人参半夏丸（干姜、人参、半夏）。方中干姜温中散寒，人参益气扶正，半夏、姜汁蠲饮降逆；使中阳得振，寒饮蠲化，胃气顺降，则呕吐可止。或可伍以桂枝、茯苓。尤怡注曰："此益虚温胃之法，为妊娠中虚而有寒饮者设也。夫阳明之脉，顺而下行者也，有寒则逆，有热亦逆，逆则饮必从之。而妊娠之体，精凝血聚，每多蕴而成热者矣。按《外台》方，青竹茹、橘皮、半夏各五两，生姜、茯苓各四两，麦冬、人参各三两，为治胃热气逆呕吐之法，可补仲景之未备也。"（《金匮要略心典·卷下》）

（7）当归贝母苦参丸证

"妊娠，小便难，饮食如故，当归贝母苦参丸主之。"此论妊娠小便难证治。此证为血虚有热，气郁化燥，津液不足，内有湿热所致；治宜养血润燥，清热利湿，方用当归贝母苦参丸（当归、贝母、苦参）。方中当归和血润燥，贝母利气解郁，兼治热淋；苦参利湿热，除热结，与贝母合用，可清肺而散膀胱之郁热。服本方后，血得润养，气化热除，则小便自能通利。尤怡注曰："小便难而饮食如故，则病不由中焦出；而又无腹满、身重等证，则更非水气不行；知其血虚热郁，而津液涩少也。《本草》当归补女

子诸不足，苦参入阴利窍除伏热，贝母能疗郁结，兼清水液之源也。"(《金匮要略心典·卷下》)

（8）葵子茯苓散证

"妊娠有水气，身重，小便不利，洒淅恶寒，起即头眩，葵子茯苓散主之。"此论妊娠水气病证治。此证为阴盛阳虚，气化失常，内有水饮所致；治宜通阳利水，方用葵子茯苓散（葵子、茯苓）。服本方后，小便通利，水有出路，阳气展布，则诸证自愈。尤怡注曰："妊娠小便不利，与上条同。因身重、恶风、头眩，则全是水气为病；视虚热液少者，霄壤悬殊矣。葵子、茯苓滑窍利水。水气既行，不淫肌体，身不重矣。不侵卫阳，不恶寒矣。不犯清道，不头眩矣。经曰：有者求之，无者求之，盛虚之变，不可不审也。"(《金匮要略心典·卷下》)

（9）当归散证

"妇人妊娠，宜常服当归散主之。"此论血虚湿热留聚证治。妊娠之后，因血虚有热致胎动不安，或血虚湿热致月经不调，腰腹疼痛；治宜养血健脾，清化湿热，方用当归散（当归、黄芩、芍药、芎䓖、白术）。方中当归、芍药补肝养血，合川芎能舒气血之滞，白术健脾除湿，黄芩坚阴清热，合用可奏安胎之效。关于此方，煎服法谓："妊娠常服即易产，胎无疾苦。产后百病悉主之"。尤怡注曰："妊娠之后，最虑湿热伤动胎气，故于芎、归、芍药养血之中，用白术除湿，黄芩除热。丹溪称黄芩、白术为安胎之圣药，夫芩、术非能安胎者，去其湿热而胎自安耳。"(《金匮要略心典·卷下》)。

（10）白术散证

"妊娠养胎，白术散主之。"此论妊娠脾虚寒湿证治。此证还当有心腹时痛，如有气撑逆，泛吐清涎，时下白带，甚则胎动不安等；治宜健脾温中，除湿安胎，方用白术散（白术、芎䓖、蜀椒、牡蛎）。方中白术健脾燥湿，川芎和肝舒气，蜀椒温中散寒，牡蛎除湿利水。而且，白术与川芎配伍，有安胎之功；牡蛎与蜀椒同用，可降逆固胎。尤怡注曰："妊娠伤胎，有因湿热者，亦有因湿寒者，随人脏气之阴阳而各异也。当归散正治湿热之剂，白术散白术、牡蛎燥湿，川芎温血，蜀椒去寒，则正治湿寒之剂也。仲景并列于此，其所以诏示后人者深矣。"（《金匮要略心典·卷下》）。

（二十）妇人产后病脉证治

1. 概述

《金匮要略·妇人产后病脉证治》，提出产后三病：痉病、郁冒和大便难。如"问曰：新产妇人有三病，一者病痉，二者病郁冒，三者大便难，何谓也？师曰：新产血虚，多出汗，喜中风，故令病痉；亡血复汗、寒多，故令郁冒；亡津液，胃燥，故大便难。"此论产后三病主证及病因病机。产后亡血伤津，正气虚弱，若感受风邪则易成痉病，寒邪乘虚侵袭则病郁冒，肠胃失濡则大便难。在治疗上，当根据亡血、伤津及诸病的证候特点，采用相应治法。但顾护津液，补益阴血，是治产后三病之关键。尤怡注曰："痉，筋病也，血虚汗出，筋脉失养，风入而益其劲也。郁冒，神病也，亡阴血虚，阳气遂厥，而寒复郁之，则头眩而目瞀也。大便难者，液病也。胃藏津液而渗灌诸阳，亡津液胃燥，则大肠失其润而便难也。三者不同，其为亡血伤津则一，故皆为产后所有之病。"（《金匮要略心典·卷下》）

篇中还论及产后腹痛、中风、下利，以及烦乱、呕逆等病证的辨证施治。其中，如治产后腹痛，有当归生姜羊肉汤、枳实芍药散、下瘀血汤三方。此三方虽同治产后腹中疼痛，但其证候有属气、属血、属虚、属实的区别。如当归生姜羊肉汤，主治血虚寒痛，症见腹中绵绵拘急而痛，喜得温按者；枳实芍药散，主治气滞血郁作痛，症见腹痛、烦满而不得卧，不能食，大便不畅者；下瘀血汤主治瘀血内停，症见少腹痛，按之有硬块，脉沉结或沉涩者。

2. 方证

（1）小柴胡汤证

"产妇郁冒，其脉微弱，呕不能食，大便反坚，但头汗出，所以然者，血虚而厥，厥而必冒。冒家欲解，必大汗出。以血虚下厥，孤阳上出，故头汗出。所以产妇喜汗出者，亡阴血虚，阳气独盛，敢当汗出，阴阳乃复。大便坚，呕不能食，小柴胡汤主之。"此论产妇郁冒与大便难证治。此所谓郁冒，与产后血晕不同。此证除头汗出、大便坚、呕不能食等症状外，当有舌苔薄白、周身无汗、寒热往来等见症，可用小柴胡汤治疗。服小柴胡汤后，若客邪得解，阴阳调和；津液得通，周身汗出，则郁冒自解。尤怡注曰："郁冒虽有客邪，而其本则为里虚，故其脉微弱也。呕不能食，大便反坚，但头汗出，津气上行而不下逮之象。所以然者，亡阴血虚，孤阳上厥，而津气从之也。厥者必冒，冒家欲解，必大汗出者，阴阳乍离，故厥而冒；及阴阳复通，汗乃大出而解也。产妇新虚，不宜多汗，而此反喜汗出者，血去阴虚，阳受邪气而独盛，汗出则邪去；阳弱而后与阴相合，所谓损阳而就阴是也。小柴胡汤主之者，以邪气不可不散，而正虚不可不顾，惟此法为能解散客邪，而和利阴阳耳。"（《金匮要略心典·卷下》）

（2）大承气汤证

"病解能食，七八日更发热者，此为胃实，大承气汤主之。"此承上条论产后郁冒已解而成胃实证治。妇人产后郁冒，服小柴胡汤后郁冒已解，且能进饮食，但经七八日后又复发热，此为未尽之余邪与饮食互结而成胃肠燥实所致。还当有腹满痛，大便闭结，脉沉实等里实见症。治宜峻下热结，荡涤实邪，方用大承气汤（芒硝、枳实、厚朴、大黄）。尤怡注曰："病解能食，谓郁冒解而能受食也。至七八日更发热，此其病不在表而在里，不属虚而属实矣，是宜大承气汤以下里实。"（《金匮要略心典·卷下》）

（3）当归生姜羊肉汤证

"产后腹中疖痛，当归生姜羊肉汤主之；兼主腹中寒疝，虚劳不足。"此论产后血虚有寒之证治。此证之腹痛，当是腹中拘急而绵绵作痛，喜暖喜按。治宜养血温中，散寒止痛，方用当归生姜羊肉汤（当归、生姜、羊肉）。方中当归养血止痛，生姜温中散寒，羊肉补虚温中止痛。此方不仅治产后血虚，因寒而腹痛，还可治寒疝、虚劳之腹痛。尤怡注曰："产后腹中疖痛，与妊娠腹中疖痛不同，彼为血虚而湿扰于内，此为血虚而寒动于中也。当归、生姜温血散寒。孙思邈云：羊肉止痛利产妇。"（《金匮要略心典·卷下》）

（4）枳实芍药散证

"产后腹痛，烦满不得卧，枳实芍药散主之。"此论产后气血郁滞证治。产后腹痛，烦满不得卧，为气血郁滞之里实证。治宜行气和血止痛，方用枳实芍药散（枳实、芍药）。方中枳实烧黑，能行血中之气；芍药和血以治腹痛；大麦粥和其胃气。气血得以宣通，则诸证自可向愈。尤怡注曰："产后腹痛，而至烦满不能卧，知血郁而成热，且下病而碍上也，与虚寒疖痛不同矣。枳实烧令黑，能入血行滞，同芍药为和血止痛之剂也。"（《金匮要略心典·卷下》）

（5）下瘀血汤证

"师曰：产妇腹痛，法当以枳实芍药散，假令不愈者，此为腹中有干血著脐下，宜下瘀血汤主之；亦主经水不利。"此论产后瘀血证治。产后瘀血腹痛，服枳实芍药散行气和血而不愈，是内有"干血"凝滞使然。治宜攻坚破积除癥，方用下瘀血汤（大黄、桃仁、䗪虫）。方中大黄、桃仁、䗪虫，攻血之力颇猛，用蜜为丸是缓其药性而不使骤发，久煎是取其引入血分。因瘀结而致经水不利，亦可采用本方治疗。尤怡注曰："腹痛服枳实芍药散而不愈者，以有瘀在脐下，着而不去，是非攻坚破积之剂，不能除矣。

大黄、桃仁、䗪虫，下血之力颇猛；用蜜丸者，缓其性不使骤发，恐伤上二焦也。酒煎顿服者，补下治上制以急，且去疾惟恐不尽也。"（《金匮要略心典·卷下》）

（6）大承气汤证

"产后七八日，无太阳证，少腹坚痛，此恶露不尽；不大便，烦躁发热，切脉微实，再倍发热，日晡时烦躁者，不食，食则谵语，至夜即愈，宜大承气汤主之。热在里，结在膀胱也。"此论产后瘀血内阻兼胃肠燥实证治。阳明胃实，故不欲食；食入即助胃热，热扰心神则谵语。入夜阴气复长，阳明气衰，所以谵语即愈。所谓"热在里，结在膀胱"，是言本证不独血结于下，且热聚于中。治宜先清泄胃热，而后下其瘀血；先用大承气汤（芒硝、枳实、厚朴、大黄），峻下热结，攻逐里实；热除之后，以下瘀血汤去其瘀血。尤怡注曰："无太阳证者，无头痛、恶寒之表证也。产后七八日，少腹坚满，恶露不尽，但宜行血去瘀而已。然不大便，烦躁，发热，脉实，则胃之实也。"（《金匮要略心典·卷下》）

（7）阳旦汤证（即桂枝汤证）

"产后风，续数十日不解，头微痛，恶寒，时时有热，心下闷，干呕，汗出，虽久，阳旦证续在耳，可与阳旦汤。"此论产后中风持久不愈之证治。产后正虚，风邪外袭，证属太阳表虚证，故治宜调和营卫，解肌祛风。方用阳旦汤，即桂枝汤（桂枝、芍药、生姜、甘草、大枣）。尤怡注曰："产后中风，至数十日之久，而头痛、寒热等证不解，是未可卜度其虚，而不与解之散之也。阳旦汤治伤寒太阳中风挟热者，此风久而热续在者，亦宜以此治之。夫审证用药，不拘日数，表里既分，汗下斯判。"（《金匮要略心典·卷下》）

（8）竹叶汤证

"产后中风，发热，面正赤，喘而头痛，竹叶汤主之。"此论产后中风而兼阳虚证治。发热、头痛为病在表；面色赤，气喘为虚阳上逆。此由产后正气大虚，复感风寒，以致正虚邪实。故治宜解表祛邪，兼以益气温阳；方用竹叶汤（竹叶、葛根、防风、桔梗、桂枝、人参、甘草、附子、大枣、生姜）。方用竹叶、葛根、桂枝、防风、桔梗以解外邪；人参、附子固阳气，甘草、生姜、大枣调和营卫。尤怡注曰："此产后表有邪而里适虚之证。若攻其表则气浮易脱，若补其里则表多不服。竹叶汤用竹叶、葛根、桂枝、防风、桔梗解外之风热，人参、附子固里之脱，甘草、姜、枣以调阴阳之气，而使其平，乃表里兼济之法。凡风热外淫，而里气不固者，宜于此取则焉。"（《金匮要略心典·卷下》）《金匮要略》在此方煎服法中说道："颈项强，用大附子一枚，破之如豆大，煎药汤去沫。呕者，加半夏半升洗。"

（9）竹皮大丸证

"妇人乳中虚，烦乱呕逆，安中益气，竹皮大丸主之。"此论妇女哺乳期阴血不足，中气不和证治。妇人在哺乳期中，乳汁去多，阴血不足，中气亦虚；阴虚内热则烦乱，中气不足则呕逆；治宜安中益气，方用竹皮大丸（生竹茹、石膏、桂枝、甘草、白薇）。方中竹茹、石膏甘寒清胃，桂枝、甘草辛甘化气，白薇性寒退虚热，枣肉补益中焦，和丸缓调。其热气重者，倍加白薇助其清解；烦喘者，加柏实以宁心润肺。尤怡注曰："妇人乳中虚，烦乱呕逆者，乳子之时，气虚火胜，内乱而上逆也。竹茹、石膏甘寒清胃，桂枝、甘草辛甘化气，白薇性寒入阳明，治狂惑邪气，故曰安中益气……有热者，倍白薇；烦喘者，加柏实一分。"（《金匮要略心典·卷下》）

（10）白头翁汤证

"产后下利虚极，白头翁加甘草阿胶汤主之。"此论产后下利证治。由于产后气血两虚，更兼下利伤阴，所以说"下利虚极"。此产后下利，当见便脓血，并伴有发热、腹痛、里急后重等。治宜清热养血止利，方用白头翁加甘草阿胶汤（白头翁、甘草、阿胶、秦皮、黄连、柏皮）。白头翁汤苦寒清热，加阿胶养血，甘草缓中。此方还可用于阴虚血弱而热利下重者。尤怡注曰："伤寒热利下重者，白头翁汤主之，寒以胜热，苦以燥湿也。此亦热利下重，而当产后虚极，则加阿胶救阴，甘草补中生阳，且以缓连、柏之苦也。"（《金匮要略心典·卷下》）

（二十一）妇人杂病脉证并治

1. 概述

《金匮要略·妇人杂病脉证并治》，主要论述妇人杂病的辨证施治。包括热入血室、经水不利、带下、漏下、腹痛、脏躁、转胞、阴吹、阴疮等十余种病证。其中，热入血室四条，与《伤寒论》所论热入血室证治相同。篇中有关月经病证治的内容较多，所论经水不利，大多由瘀血所致。如对漏下病提出三种治法：用温经汤温经行瘀，用胶姜汤滋血行里，用旋覆花汤解郁散结。其次，所论带下病，多由湿热或寒湿所致，治以矾石丸、蛇床子散等外治法。关于腹痛，由于风邪乘虚而入者，治宜红蓝花酒行血活血；属血行不畅并兼有水气者，治宜当归芍药散，通调气血，健脾化湿；属中气虚寒者，治宜小建中汤补中生血。此外，还论及脏躁、转胞、阴吹、阴中生疮、妇人咽中如有炙脔等诸病证治。

妇人杂病的病因病机。"妇人之病，因虚、积冷、结气，为诸经水断绝，至有历年，血寒积结，胞门寒伤，经络凝坚。"此论妇人杂病病因，不外虚、冷、结气三个方面。"虚"指气虚血少，"积冷"指久积冷气，"结气"指气血郁结。此三者皆能影响经水不调而致停闭，日久则肾水寒而肝木不荣，血因冷滞而不流通，导致郁结于内，胞门为寒气所伤，气滞血凝，故经络凝坚。尤怡注曰："言妇人之病，其因约有三端：曰虚，曰冷，曰结气。盖血脉贵充悦，而地道喜温和，生气欲条达也。否则，血寒经绝，胞门闭而经络阻矣。而其变证，则有在上、在中、在下之异。"（《金匮要略心

典·卷下》)

妇人杂病病位各异，故病机和证候有别。如"在上呕吐涎唾，久成肺痈，形体损分。在中盘结，绕脐寒疝；或两胁疼痛，与脏相连；或结热中，痛在关元，脉数无疮，肌若鱼鳞，时着男子，非止女身。在下未多，经候不匀，令阴掣痛，少腹恶寒；或引腰脊，下根气街，气冲急痛，膝胫疼烦；奄忽眩冒，状如厥癫，或有忧惨，悲伤多嗔；此皆带下，各有病因。"此论病在上、中、下各部诸证。其一，病变在上者，寒饮侵肺，呕吐痰涎；郁而化热，乃成肺痈，此乃上实下虚之证。其二，病变在中者，寒邪盘结，绕脐寒疝，或两胁疼痛，与内脏相连，皆属阴寒凝结，木郁乘土之病。或素禀阳盛，结为热中，痛在脐下关元，脉数，周身虽无疮疡痈毒，肌肤竟粗糙若鱼鳞，皆为内有瘀热，新血不荣之证。此类病证，男女均可出现。其三，病变在下者，女子经候或前或后，每不应期而至，且经行不畅，阴中掣痛，少腹恶寒，或引腰脊，或连气街，冲气急痛，且膝胫疼烦；或奄忽眩冒，神志失常，状如厥癫；或有忧惨，悲伤多嗔。此皆妇人带下之病。尤怡注曰："在上者，肺胃受之，为呕吐涎唾，为肺痈，为形体消损，病自下而至上，从炎上之化也。在中者，肝脾受之，或寒疝绕脐，或胁痛连脏，此病为阴。或结热中，痛在关元，或脉数肌干，甚则并着男子。此病为热中，为阴阳之交，故或从寒化，或从热化也。在下者，肾脏受之，为经脱不匀，为阴中掣痛，少腹恶寒；或上引腰脊，下根气街，及膝胫疼痛。肾脏为阴之部，而冲脉与少阴之大络，并起于肾故也。甚则奄忽眩冒，状如厥癫，所谓阴病者，下行极而上也。或有忧惨悲嗔，状如鬼神者。病在阴，则多怒及悲愁不乐也，而统之曰此皆带下。"(《金匮要略心典·卷下》)

妇人杂病之辨治。"久则羸瘦，脉虚多寒；三十六病，千变万端；审脉阴阳，虚实紧弦；行其针药，治危得安；其虽同病，脉各异源；子当辨记，勿谓不然。"妇人杂病，若不按法治疗，久则形体羸瘦，脉虚多寒，诸病千变万端，皆由此起。作为医者，应审明脉之阴阳虚实紧弦，分别寒热，行其针药，治危得安。其证虽同，脉各异源，当辨别清楚。尤怡注曰："带下者，带脉之下，古人列经脉为病，凡三十六种，皆谓之带下病，非今人所谓赤白带下也。至其阴阳虚实之机，针药安危之故，苟非医者辨之有素，乌能施之而无误耶。三十六病者，十二癥、九痛、七害、五伤、三痼也。"（《金匮要略心典·卷下》）

2. 方证

（1）热入血室

小柴胡汤证

"妇人中风，七八日续来寒热，发作有时，经水适断，此为热入血室，其血必结，故使如疟状，发作有时，小柴胡汤主之。"此论妇人中风热入血室证治。太阳中风七八日，续来寒热，发作有时，乃因经水适断，外邪乘虚袭入血室，与血相搏，而致血结不行。血室内属于肝，肝与胆相表里，故见寒热如疟状之少阳证。治宜清肝胆之热，散血室之结。尤怡注曰："中风七八日，寒热已止而续来，经水才行而适断者，知非风寒重感，乃热邪与血俱结于血室也。热与血结，攻其血则热亦去，然虽结而寒热如疟，则邪既留连于血室，而亦侵淫于经络。设攻其血，血虽去，邪必不尽，且恐血去而邪得乘虚尽入也。仲景单用小柴胡汤，不杂血药一味，意谓热邪解而乍结之血自行耳。"（《金匮要略心典·卷下》）

"妇人伤寒发热，经水适来，昼日明了，暮则谵语，如见鬼状者，此为热入血室，治之无犯胃气及上二焦，必自愈。"此论妇人伤寒热入血室证治。伤寒发热，经水适来，外邪乘虚袭入血室，症见日间神志清楚，入暮则谵语狂妄。此谵语由于血结所致，不可误为阳明腑实而用下法，亦不可从上焦论治，应从下焦着手治其热入血室之证。尤怡注曰："伤寒发汗过多者，邪气离表则入阳明。经水适来者，邪气离表则入血室。盖虚则易入，亦惟虚者能受也。昼日明了，暮则谵语者，血为阴，暮亦为阴，阴邪遇阴乃发也。然热虽入而血不结，其邪必将自解。治之者但无犯胃气及上二焦阳气而已。仲景盖恐人误以发热为表邪未解。或以谵语为阳明胃实。而或攻之或汗之也。"(《金匮要略心典·卷下》)

"妇人中风，发热恶寒，经水适来，得之七八日，热除脉迟，身凉和，胸胁满，如结胸状，谵语者，此为热入血室也，当刺期门，随其实而取之。"此论热入血室证可治以刺法。此热入血室之证，表证已罢而热除、脉迟、身凉和。但由于瘀热尚结于血室，故见胸胁满痛有如结胸状及谵语等。血室属肝，期门为肝经之募穴，故刺之以泻其实而清瘀热。尤怡注曰："热除脉迟身凉和而谵语者，病去表而之里也。血室者，冲任之脉，肝实主之。肝之脉布胁肋，上贯膈；其支者，复从肝别上膈，注于肺。血行室空，热邪独胜，则不特入于其宫，而亦得游其部，是以胸胁满如结胸状。许叔微云：邪气蓄血，并归肝经，聚于膻中，结于乳下，以手触之则痛，非汤剂可及，故当刺期门。期门，肝之募。随其实而取之者，随其结之微甚，刺而取之也。"(《金匮要略心典·卷下》)

"阳明病，下血谵语者，此为热入血室，但头汗出，当刺期门，随其实而泻之，濈然汗出者愈。"此论妇人患阳明病，里热入于血室证治。妇人患阳明病，由于里热太盛，热邪陷入血室，故见下血、谵语、但头汗出等里热熏蒸、迫血妄行之见症。治宜刺期门以泻实热，使周身汗出而愈。尤怡注曰："阳明之热，从气而之血，袭入胞宫，即下血而谵语。盖冲任之脉，并阳明之经，不必乘经水之来，而后热得入之。故彼为血去而热入。此为热入而血下也。但头汗出者，阳通面闭在阴也。此虽阳明之热，而传入血室，则仍属肝家，故亦当刺期门以泻其实。刺已，周身濈然汗出，则阴之闭者亦通，故愈。"(《金匮要略心典·卷下》)

（2）咽中如有炙脔

半夏厚朴汤证

"妇人咽中如有炙脔，半夏厚朴汤主之。"此论妇人咽中痰凝气滞证治。本病多因七情郁结，痰凝气滞，上逆于咽喉之间所致。患者自觉咽喉之间有物阻塞，咯之不出，咽之不下，即所谓"梅核气"。治宜开结化痰，以降逆气；方用半夏厚朴汤（半夏、厚朴、茯苓、生姜、苏叶）。尤怡注曰："此凝痰结气，阻塞咽嗌之间，《千金》所谓咽中贴贴，如有炙肉，吞不下，吐不出者是也。半夏、厚朴、生姜，辛以散结，苦以降逆；茯苓佐半夏利痰气；紫苏芳香，入肺以宣其气也。"（《金匮要略心典·卷下》）

（3）脏躁

甘草小麦大枣汤证

"妇人脏躁，喜悲伤欲哭，有如非己所作，数欠伸，甘麦大枣汤主之。"此论妇人脏躁证治。此证由于内脏阴液不足而发。故治宜养心气并润燥缓急，方用甘草小麦大枣汤（甘草、小麦、大枣）。方中小麦养心气，甘草、大枣可润燥缓急。尤怡注曰："盖五志生火，动必关心；脏阴既伤，穷必及肾也。小麦为肝之谷，而善养心气；甘草、大枣甘润生阴，所以滋脏气而止其躁也。"（《金匮要略心典·卷下》）

（4）吐涎沫

小青龙汤证（泻心汤证）

"妇人吐涎沫，医反下之，心下即痞，当先治其吐涎沫，小青龙汤主之；涎沫止，乃治痞，泻心汤主之。"此论上焦寒饮，误下成痞之证治。吐涎沫，是上焦有寒饮所致，治应温散；而反用攻下，伤其中气，心下即痞。此虽经误下成痞，但犹吐涎沫，为上焦仍有寒饮。故治宜温散上焦寒饮，方用小青龙汤（麻黄、芍药、桂枝、细辛、甘草、干姜、五味子、半夏）；待吐涎沫止后，再用甘草泻心汤（甘草、黄芩、半夏、大枣、黄连、干姜）

治中焦之痞证。尤怡注曰："吐涎沫，上焦有寒也，不与温散而反下之，则寒内入而成痞，如伤寒下早例也。然虽痞而犹吐涎沫，则上寒未已，不可治痞，当先治其上寒，而后治其中痞，亦如伤寒例，表解乃可攻痞也。"（《金匮要略心典·卷下》）

（5）带下病

①温经汤证

"问曰：妇人年五十所，病下利数十日不止；暮即发热，少腹里急，腹满，手掌烦热，唇口干燥，何也？师曰：此病属带下，何以故？曾经半产，瘀血在少腹不去。何以知之？其证唇口干燥，故知之。当以温经汤主之。"此论妇人瘀血所致崩漏证治。所谓"下利"，《医宗金鉴》认为是"下血"，笔者从此说。妇人年五十许，冲任皆虚，下血不止，暮则发热，少腹里急，腹满，手掌烦热，唇口干燥。治宜温中祛瘀，益气和营，养血润燥，方用温经汤（吴茱萸、当归、芎䓖、芍药、人参、桂枝、阿胶、生姜、牡丹皮、甘草、半夏、麦门冬）。方中吴茱萸、生姜、桂枝温经散寒，阿胶、当归、川芎、芍药、丹皮和营祛瘀，麦冬、半夏润燥降逆，甘草、人参补益中气。此方亦可用于治疗妇人少腹寒或月经不调等。尤怡注曰："妇人年五十所，天癸已断而病下利，似非因经所致矣。不知少腹旧有积血，欲行而未得遽行，欲止而不能竟止，于是下利窘急，至数十日不止。暮即不热者，血结在阴，阳气至暮不得入于阴，而反浮于外也。少腹里急腹满者，血积不行，亦阴寒在下也。手掌烦热，病在阴，掌亦阴也。唇口干燥，血内瘀者不外荣也。此为瘀血作利，不必治利，但去其瘀而利自止。吴茱萸、桂枝、丹皮入血散寒而行其瘀，芎、归、芍药、麦冬、阿胶以生新血，人参、甘草、姜、夏以正脾气。盖瘀久者荣必衰，下多者脾必伤也。"（《金匮要略心典·卷下》）

②土瓜根散证

"带下经水不利，少腹满痛，经一月再见者，土瓜根散主之。"此论妇人因瘀血致月经不调证治。妇人经水不利或一月再见，多属内有瘀血，故见少腹满痛。治宜温经和营，活血破瘀，方用土瓜根散（土瓜根、芍药、桂枝、䗪虫）。方中桂枝、白芍调营，土瓜根、䗪虫破瘀，瘀去则月经自调。尤怡注曰："妇人经脉流畅，应期而至，血满则下，血尽复生，如月盈则亏，月晦复朏也。惟其不利，则畜泄失常，似通非通，欲止不止，经一月再见矣。少腹满痛，不利之验也。土瓜根主内痹瘀血月闭，䗪虫蠕动逐血，桂枝、芍药行荣气而正经脉也。"（《金匮要略心典·卷下》）

（6）半产漏下

旋覆花汤证

"寸口脉弦而大，弦则为减，大则为芤，减则为寒，芤则为虚，寒虚相搏，此名曰革，妇人则半产漏下，旋覆花汤主之。"此论妇人半产漏下之脉象与治法。妇人半产漏下，寸口脉弦而大，属虚寒之脉象。此用旋覆花汤疏肝散结，理血通络，是因妇人之病，当以治肝为主。因肝藏血而喜条达，故虚不可补，解其郁结即所以补；寒不可温，行其血气即所以温。故治宜疏肝散结，理血通络，方用旋覆花汤（旋覆花、葱、新绛）。尤怡注曰："本文已见虚劳篇中，此去男子亡血亡精句，盖专为妇人立法也。详《本草》旋覆花治结气，去五脏间寒热，通血脉。葱主寒热，除肝邪。绛帛入肝理血，殊与虚寒之旨不合。然而，肝以阴脏而舍少阳之气，以生化为事，以流行为用，是以虚不可补，解其郁聚，即所以补。寒不可温，行其血气，即所以温。固不可专补其血，以伤其气，亦非必先散结聚，而后温补。"（《金匮要略心典·卷下》）

（7）妇人陷经

胶姜汤证

"妇人陷经，漏下黑不解，胶姜汤主之。"此论妇人"陷经"证治。妇人"陷经"，多为肝气郁结，冲任失调所致。经血寒沍，故漏下之血色见黑。治宜温润调血，方用胶姜汤（阿胶、干姜）。此方之下未记载药物，但阿胶、干姜即有温润调血作用。尤怡注曰："陷经，下而不止之谓。黑则因寒而色瘀也。胶姜汤方未见，然补虚温里止漏，阿胶、干姜二物已足。林亿云：恐是胶艾汤。按《千金》胶艾汤有干姜，似可取用。"（《金匮要略心典·卷下》）

（8）水与血结在血室

大黄甘遂汤证

"妇人少腹满如敦状，小便微难而不渴，生后者，此为水与血俱结在血室也，大黄甘遂汤主之。"此论妇人产后水与血结在血室证治。妇人少腹满，有蓄水与蓄血的分别；若满而小便自利，则为蓄血；满而小便不利、口渴，则为蓄水。今少腹满而小便微难，口不渴，且在产后，当属水与血俱结在血室。治宜攻逐水饮，补虚养血，方用大黄甘遂汤（大黄、甘遂、阿胶）。方中大黄、甘遂，攻逐水血之结；阿胶补虚养血。尤怡注曰："产后得此，乃是水血并结，而病属下焦也。故以大黄下血，甘遂逐水；加阿胶者，所以去瘀浊而兼安养也"（《金匮要略心典·卷下》）。

（9）经水不利

①抵当汤证

"妇人经水不利下，抵当汤主之。"此论妇人血瘀致经水不利证治。以方测证，除经水不利或不下外，还当有少腹硬满结痛、小便自利等瘀血见症；治宜攻逐瘀血，方用抵当汤（水蛭、虻虫、桃仁、大黄）。方中用水蛭、虻虫攻其瘀，大黄、桃仁下其血。尤怡注曰："经水不利下者，经脉闭塞而不下，比前条下而不利者有别矣。故彼兼和利，而此专攻逐也。然必审其脉证并实而后和之。不然，妇人经闭，多有血枯脉绝者矣。虽养冲任，犹恐不至，而可强责之哉。"（《金匮要略心典·卷下》）

②矾石丸证

"妇人经水闭不利，脏坚癖不止，中有干血，下白物，矾石丸主之。"此论胞宫内有干血证治。此因经水闭塞，胞宫干血不去，郁为湿热，久而腐化，以致时下白带。治宜先去胞宫湿热，用矾石丸（矾石、杏仁）为坐药，纳入阴中，可除湿热以止白带。同时，还应配合消瘀通经之内服药。尤怡注曰："脏坚癖不止者，子脏干血，坚凝成癖而不去也。干血不去，则新血不荣，而经闭不利矣。由是畜泄不时，胞宫生湿，湿复生热，所积之血，转为湿热所腐，而成白物，时时自下；是宜先去其脏之湿热。矾石却水除热，合杏仁破结润干血也。"（《金匮要略心典·卷下》）

（10）妇人风证及腹中刺痛

①红蓝花酒证

"妇人六十二种风，及腹中血气刺痛，红蓝花酒主之。"此论妇人腹中血气刺痛证治。所谓六十二种风，泛指一切风邪而言。妇人月经后和产后，风邪最易袭入腹中，与血气相搏，以致腹中刺痛。治宜活血止痛，用红蓝花酒；以红蓝花活血止痛，酒亦能行血，血行风自灭。尤怡注曰："妇人经尽产后，风邪最易袭入腹中，与血气相搏而作刺痛。刺痛，痛如刺也。六十二种病未详。红蓝花苦辛温，活血止痛，得酒尤良。不更用风药者，血行而风自去耳。"（《金匮要略心典·卷下》）

②当归芍药散证

"妇人腹中诸疾痛，当归芍药散主之。"此论妇人腹中诸痛证治。妇人腹痛，多由气滞血凝引起，或兼有水湿。症见腹中拘急，绵绵作痛，头晕心悸，或小便不利，舌质淡，苔白腻。治宜调肝养血，健脾除湿，方用当归芍药散（当归、芍药、川芎、茯苓、泽泻、白术）。方中当归行血养血，芍药破阴结而止痛，川芎疏肝解郁，白术、茯苓、泽泻培土除湿，气血舒畅则腹痛自愈。尤怡注曰："妇人以血为主，而血以中气为主。中气者，土气也。土燥不生物，土湿亦不生物。芎、归、芍药滋其血，苓、术、泽泻治其湿，燥湿得宜，而土能生物，疾痛并蠲矣。"（《金匮要略心典·卷下》）

③小建中汤证

"妇人腹中痛，小建中汤主之。"此论妇人虚寒里急证治。以方测证，当有腹痛喜按，心悸虚烦，面色无华，舌质淡红，脉涩而弦等见症；治宜健运脾胃，益气生血；方用小建中汤（桂枝、芍药、甘草、生姜、大枣、胶饴）。脾胃健运，气血流畅，则腹痛自止。尤怡注曰："营不足则脉急，卫不足则里寒；虚寒里急，腹中则痛。是必以甘药补中缓急为主，而合辛以生阳，合酸以生阴，阴阳和而营卫行，何腹痛之有哉。"（《金匮要略心典·卷下》）

（11）妇人转胞

肾气丸证

"问曰：妇人病，饮食如故，烦热不得卧，而反倚息者，何也？师曰：此名转胞不得溺也。以胞系了戾，故致此病，但利小便则愈，宜肾气丸主之。"此论妇人转胞证治。转胞之主证，为脐下急痛，小便不通。由于病不在胃，故饮食如故。病在于膀胱，故不得溺。水气不化，阳浮于上，故烦热。水不得下行，故倚息不得卧。因肾气虚而影响胞系不顺，故名转胞。治宜温补肾阳，以化膀胱之气，方用肾气丸（干地黄、薯蓣、山茱萸、泽泻、茯苓、牡丹皮、桂枝、附子）。肾之气化复常则小便自利，而诸证悉解。尤怡注曰："饮食如故，病不由中焦也。了戾与缭戾同，胞系缭戾而不顺，则胞为之转，胞转则不得溺也。由是下气上逆而倚息，上气不能下通而烦热不得卧。治以肾气者，下焦之气肾主之，肾气得理，庶缭者顺，戾

者平，而闭乃通耳。"(《金匮要略心典·卷下》)

（12）妇人阴寒

蛇床子散证

"妇人阴寒，温阴中坐药，蛇床子散主之。"此论妇人寒湿带下证治。以方测证，当有带下，腰中重堕，阴内瘙痒，自觉阴中寒冷，带下清稀；治宜逐阴中寒湿，以蛇床子散（蛇床子仁），直接温其受邪之处。尤怡注曰："阴寒，阴中寒也。寒则生湿，蛇床子温以去寒，合白粉燥以除湿也。此病在阴中而不关脏腑，故但内药阴中自愈。"(《金匮要略心典·卷下》)

（13）阴中生疮

狼牙汤证

"少阴脉滑而数者，阴中即生疮，阴中蚀疮烂者，狼牙汤洗之。"此论妇人下焦湿热而阴中生疮证治。少阴为肾脉，阴中为肾窍，脉滑数为湿热之征；湿热聚于前阴，郁积腐蚀，以致糜烂成疮。治用狼牙汤（狼牙）洗涤阴中，以燥湿清热。尤怡注曰："脉滑者湿也，脉数者热也，湿热相合而系在少阴，故阴中即生疮，甚则蚀烂不已。狼牙味酸苦，除邪热气，疥瘙恶疮，去白虫，故取治是病。"(《金匮要略心典·卷下》)

（14）阴吹

膏发煎证

"胃气下泄，阴吹而正喧，此谷气之实也，膏发煎导之。"此论妇人阴吹证治。治宜润导大便，方用膏发煎方（猪膏、乱发）。尤怡注曰："阴吹，阴中出声，如大便矢气之状，连续不绝，故曰正喧。谷气实者，大便结而不通，是以阳明下行之气，不得从其故道，而乃别走旁窍也。猪膏发煎润导大便，便通，气自归矣。"(《金匮要略心典·卷下》)

张仲景

后世影响

一、历代评价 🕊

　　《后汉书》《三国志》等正史，均未为张仲景立传。有关张仲景后世评价，最早见于晋·皇甫谧《针灸甲乙经·序》。皇甫谧在此序言中曰：

　　"夫医道所兴，其来久矣。上古神农始尝草木而知百药。黄帝咨访岐伯、伯高、少俞之徒，内考五脏六腑，外综经络血气色候，参之天地，验之人物，本性命，穷神极变，而针道生焉。其论至妙，雷公受业传之于后。伊尹以亚圣之才，撰用《神农本草》，以为《汤液》。中古名医有俞跗、医缓、扁鹊，秦有医和，汉有仓公。其论皆经理识本，非徒诊病而已。汉有华佗、张仲景，华佗奇方异治，施世者多，亦不能尽记其本末。若知直祭酒刘季琰病发于畏恶，治之而瘥。云：'后九年季琰病应发，发当有感，仍本于畏恶，病动必死。'终如其言。仲景见侍中王仲宣时年二十余。谓曰：'君有病，四十当眉落，眉落半年而死。'令含服五石汤可免。仲宣嫌其言忤，受汤勿服。居三日，见仲宣谓曰：'服汤否？'仲宣曰：'已服。'仲景曰：'色候固非服汤之诊，君何轻命也。'仲宣犹不信。后二十年果眉落，后一百八十七日而死，终如其言。此二事虽扁鹊，仓公无以加也。华佗性恶矜技，终以戮死。仲景论广伊尹《汤液》为十数卷，用之多验。近代太医令王叔和撰次仲景遗论甚精，皆可施用。"（《黄帝针灸甲乙经·黄帝三部针灸甲乙经序》）由此序言可见，皇甫谧认为，张仲景为当时之医学大家，其"论广"伊尹《汤液》并有发挥，且"用之多验"。

　　梁·陶弘景曰："商有圣相伊尹撰《汤液经法》三□，为方三百六十首……实万代医家之轨范，苍生护命之大宝。"又曰："外感天行，经方之治有二旦、六神、大小等汤。昔南阳张机依此诸方撰为《伤寒论》一部，疗治明悉，后学咸尊奉之。山林僻居，仓促难防，外感之疾，日数传遍，生死往往在三五日间，岂可疏忽？若能探明此数方者，则庶几无蹈险之虞也，今亦录而识之。"又曰："汉晋以还，诸名医辈：张机、卫汜、华元化、吴普、皇甫玄晏、支法师、葛稚川、范将军等，皆当代名医，咸师式此《汤液经法》，愍救疾苦，造福含灵。其间增减，虽各擅其异，或致新效，似乱旧经，而其旨趣，仍方圆之于规矩也。"（《辅行诀脏腑用药法要》）由此可见，陶弘景认为，张仲景乃经方学派之杰出传人，其以《汤液经》为法，并依此撰著《伤寒论》，"后学咸尊奉之"。

唐·甘伯宗所著《名医传》（7卷），见载于《唐书·艺文志》。此书在《宋史》中，作《历代名医录》。据南宋王应麟编撰的《玉海》记载，此书收集"自伏羲至唐，凡一百二十人"。原书已佚。宋·周守宗所撰《历代名医蒙求》中，对该书内容有所引录。关于张仲景，该书记载："南阳人，名机，仲景乃其字也。举孝廉，官至长沙太守，始受术于同郡张伯祖，时人言，识用精微过其师。所论著，其言精而奥，其法简而详，非浅闻寡见者所能及。"

皇甫谧序言所述张仲景为王仲宣诊病，在《太平御览》第722卷"何颙别传"中也有类似记载。此外，还记载："同郡张仲景，总角造颙，谓曰：'君用思精而韵不高，后将为良医。'卒如其言。"

宋代校正医书局林亿、孙奇，在宋本《伤寒论序》中曰："夫《伤寒论》盖祖述大圣人之意，诸家弄其伦拟。故晋·皇甫谧序《甲乙经》云：伊尹以亚圣之才，撰用《神农本草》以为《汤液》，为十数卷，用之多验。近世太医令王叔和撰次仲景遗论甚精，皆可施用。是仲景本伊尹之法，伊尹本神农之经，得不谓祖述大圣人之意乎……所著论，其言精而奥，其法简而详，非浅闻寡见者所能及。自仲景于今八百余年，惟王叔和能学之。其间，如葛洪、陶弘景、胡洽、徐之才、孙思邈辈，非不才也，但各自名家，而不能修明之。"(《伤寒论》序）可见宋代校书时，亦认为《伤寒论》乃祖述"大圣人"之经典，言简义深，其论甚精。

宋·张杲《医说》记载："张伯祖，南阳人也，志性沈简，笃好方术，诊处精审，疗皆十全，为当时所重。同郡张仲景，异而师之，因有大誉。"

明·李濂《医史》始为张仲景作传。其云："学医术于同郡张伯祖，尽得其传，工于治疗，尤精经方，遂大有时誉……少年时与同郡何颙客游洛阳，颙深知其学，谓人曰，仲景之术精于伯祖，起病之验，虽鬼神莫能知之，真一世之神医也。"

后世历代医家，对于张仲景及《伤寒杂病论》，在中医学术发展上的重大作用、卓越贡献、深远影响、现实价值，均赋予了极高的评价。历代医书之中乃至民国以来医学史及教材中多有论述，在此不一一转录。

二、学派传承

（一）主要学术成就

张仲景的主要成就是，秉承医经学派理论，集成经方学派学术，基于自身临床实践，结合汉以前的医药学成就，建构了理法方药比较完善的中医辨证施治体系;《伤寒杂病论》中，不仅提出了中医预防和诊治外感疾病和内伤杂病等的规矩准绳，而且结合临床诊疗实践，总结出"观其脉证"而"随证治之"的圆机活法。《伤寒杂病论》既是对此前临床实践的系统总结，也是对中医药理论的重大发展;特别是对于中医临床医学及中医方剂学的形成与发展，做出了具有开创性且影响深远的重大学术贡献。

在外感疾病的诊治方面，发展和完善了"伤寒"学说，创立了六经辨证论治体系，对后世诊治外感病产生了深远影响。《黄帝内经》中，关于"伤寒"的概念，仅见于《素问·热论》，即"今夫热病者，皆伤寒之

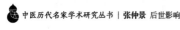

类也"。其后,《难经·五十八难》曰:"伤寒有五,有中风,有伤寒,有湿病,有热病,有温病。"《伤寒杂病论》以"伤寒"作为外感疾病的总称,以"中风""伤寒""温病""湿病""暍病"等,类分外感疾病,并总称之为"伤寒"。此与《素问·热论》与《难经·五十八难》之"伤寒"的定义相符。张仲景所论伤寒,为广义之伤寒,指一切外感疾病。与此相应,张仲景基于阴阳、表里、寒热、虚实的辨证理论,深刻认识外感疾病错综复杂的证候表现、演变规律、预防治疗,以太阳、阳明、少阳、太阴、少阴、厥阴为辨证纲领,辨析外感病的发生、发展、传变、转归、预后,并观其脉证提出具体的治疗措施,使外感疾病有了切合实际的辨证纲领和论治准则,从而建立了较为完善的六经辨证论治体系。张仲景对于外感疾病的辨证纲领和论治准则,为后世诊治外感疾病及相关内伤疾病,乃至后世伤寒学派、温病学派的形成和发展,都奠定了坚实的理论基础并提供了临床诊治经验。

在杂病的诊治方面,主要建构了内伤杂病的辨证施治体系,为妇人孕产病证及妇人杂病诊治奠定了基础,还论及了疮痈肠痈浸润疮等诊治,对后世诊治杂病提供了规矩准绳,产生了深远的学术影响。《金匮要略》是主论杂病诊治的专著,全书内容贯穿着辨证论治的法则。在"脏腑经络先后病"篇中,可以看出其秉承五行学说,认识疾病传变并指导"治未病"。其在"天人合一"思想指导下,指出气候变化对人体的影响,以及"形体有衰"是疾病发生的先决条件,还论及病邪由表至里的传变规律。从《金匮要略》各篇名称来看,总共论及45种(类)病证,包括:痉病、湿病、暍病、百合病、狐惑病、阴阳毒、中风、历节、血痹、虚劳、肺痿、肺痈、咳嗽上气、奔豚、胸痹、腹满、寒疝、宿食、五脏风寒、积聚、痰饮、消渴、小便不利、淋病、水气、黄疸、惊悸、衄血、吐血、下血、瘀血、呕病、吐病、哕病、疮痈、浸润疮、趺蹶、手指臂肿、转筋、蛔虫、妇人妊娠病、妇人产后病、妇人杂病等。这些病证的诊治，均是秉承中医基本理论，辨析阴阳表里寒热虚实，根据脏腑经络气血津液病机之所属，立法遣方用药或采用外治之法，千百年来始终为医家效法运用。

在中医方剂学发展方面，《伤寒杂病论》集汉以前经方家之大成，使方剂学在理论和运用方面，达到了空前的高度，进入了新的发展阶段。《伤寒论》载方113首（缺1方），用药87种；《金匮要略》载张仲景原方178首，用药147味。《金匮要略》所载方剂，与《伤寒论》相同者29方。药与《伤寒论》相同者有67味。《伤寒杂病论》所用方药，在察病辨证的基础上，运用了发汗解表、涌吐痰食、泻下燥实、调和气机、温阳散寒、清泄里热、补益气血、益阴扶阳、消瘀散结、散邪除湿、蠲饮化痰、化气行水、润导通便、镇惊安神，以及排脓、安蛔、安胎等治法。在临床具体运用上，体现了方以法立，法以方传和方证相应，有是证用是方，便于临床运用。在配伍上理法严谨，选药精当，方随证而变化，药随证而出入，可谓变化无穷。在剂型方面，除汤剂外，还有丸、散、酒剂，以及熏、坐、洗、敷、滴耳、含舌下等外用剂型。此外，方剂之后的加减法、煎服法及各种调理方法，也具有充分的理论依据和临床实用价值，成为方剂学的重要组成部分。因此，张仲景被誉为"众法之宗，群方之祖"。

（二）主要学术传人

据张杲《医说》及余嘉锡《四库提要辨证》记载，张仲景的弟子有三，即杜度、卫汛、王叔和，后者使《伤寒论》得以流传。自《伤寒杂病论》成书迄今，张仲景的学术传人，特别是临床医家，实难以尽数。本文所谓"张仲景的主要学术传人"，是指在《伤寒杂病论》的注释、整理、发挥方面，发挥重要作用，有专著传世并产生一定影响的医家和学者。

在《伤寒论》的注释、整理、发挥方面，宋金以前，有王叔和、孙思邈、韩祗和、朱肱、庞安时、许叔微、郭雍、成无己；明清时代，有方有执、喻昌、张璐、吴仪洛、吴谦、程应旄、章虚谷、周扬俊、黄元御、张遂辰、张志聪、张锡驹、陈修园、柯韵伯、徐灵胎、钱潢、尤怡、包诚等。在《金匮要略》的注释、整理、发挥方面，自元末明初到清末，有赵以德、周扬俊、喻昌、徐彬、程林、沈明宗、魏荔彤、尤怡、吴谦、陈修园、唐宗海等。

在《伤寒杂病论》的传承、传播方面功不可没者，还有向宋代校正医书局进献《伤寒论》的高继冲，在翰林院残存书籍中发现《金匮玉函要略方》的王洙，以上述两书为底本校正刊行《伤寒论》《金匮要略方论》的林亿、孙奇、高保衡等。其他，还有古今、中外的校订与刊行者。

三、后世发挥

（一）对《伤寒论》的注释与发挥

张仲景有关外感疾病的辨证论治内容，经晋·王叔和收集、整理、编次得以保存并流传于后世。复经宋代校正医书局整理、刊行，更加受到历代医家的普遍重视与研究。对《伤寒论》的专门注释，始于金·成无己。截至清末，影响较大的医家及著作如下：

1. 王叔和

王叔和，字熙，晋太医令。著有《脉经》。王叔和对当时已散佚不全的《伤寒杂病论》进行收集、整理和重新编次，收入《脉经》七、八、九卷，并标明"张仲景方"。由此，使《伤寒论》的内容，得以保存并流传后世。其中，也包括《辨脉法》《平脉法》《伤寒例》，以及后八篇，即汗吐下可与不可的内容。后世多认为，《辨脉法》《平脉法》《伤寒例》为王叔和所增。从中可以看出，其所论以脉、证、病、治为纲，尤其重视脉诊和治法。《伤寒例》中，还对有关理论问题进行论述，对后世《伤寒论》研究，也产生了一定的影响。

2. 孙思邈

孙思邈，唐代医家，著有《备急千金要方》《千金翼方》等。孙思邈整理的《伤寒论》内容，见于《千金翼方》卷九、卷十。孙思邈采用"方证同条、比类相附"的方法，论述《伤寒论》的辨证论治内容。例如：太阳病分为"用桂枝汤法""用麻黄汤法""用青龙汤法""用柴胡汤法""用承气汤法"等，开创了后世"以方类证"研究《伤寒论》的先例。此外，孙思邈曰："寻方大意，不过三种，一则桂枝，二则麻黄，三则青龙，凡疗伤寒，此之三方，不出之也。"（《千金翼方·卷九》）此观点在后世产生了一定的影响。

3. 韩祗和

韩祗和，北宋医家，著有《伤寒微旨论》，但原本已经亡佚。今之传本，系后人从《永乐大典》中辑出。此书指出，伤寒病是由阳气内郁所致。强调杂病证为先，脉为后；伤寒脉为先，证为后。主张师仲景之心法，而不泥论中之方药，故临证多自拟方药，尤其重视随时令而用药。

4. 庞安时

庞安时，字安常，北宋医家。著有《伤寒总病论》，承袭《伤寒例》之说，指出广义伤寒之病因，为冬伤于寒毒杀厉之气，即病者为伤寒，不即病者寒毒藏于肌肤，至春发为温病，至夏发为暑病，至长夏发为湿病，遇八节可发为中风。还指出人之体质、宿病，以及地域、气候等，对伤寒发病与传变均有影响。阐明天行温病为感受四时乖戾之气而发，具有流行性、传染性，其辨治与伤寒大异，也不同于一般温病。

5. 朱肱

朱肱，字翼中，宋代医家。著有《伤寒类证活人书》。朱肱指出"治伤寒先须识经络，不识经络，触途冥行，不知邪气之所在"（《伤寒类证活人书·卷一》)。认为太阳病、阳明病、少阳病、太阴病、少阴病、厥阴病，即是人之足六经为病，主张从经络辨识病位。《伤寒论》三阴三阳，指经络而言，由此而起。朱肱强调脉证合参以辨阴阳表里，同时承袭孙思邈以方类证。

6. 许叔微

许叔微，字知可，宋代医家，著有《伤寒百证歌》《伤寒发微论》《伤寒九十论》。由许叔微主张以阴阳为纲，统领表里寒热虚实，并把六经分证和八纲辨证结合起来。从《伤寒百证歌》《伤寒发微论》，可以看出这一学术思想特点。此外，还注重《伤寒论》方的临床应用，如《伤寒九十论》就是其运用张仲景方的验案，此书也是中医学史上最早的医案专著。

7. 成无己

成无己，金代医家，著有《注解伤寒论》《伤寒明理论》。成无己是注解《伤寒论》的第一人。其注释的特点是"以经释论"，即以《黄帝内经》《难经》的理论，来解释《伤寒论》。此外，十分重视伤寒病的症状鉴别。所著《伤寒明理论》，就是 50 个临床常见症状的类症鉴别专著。

8. 郭雍

郭雍，字子和，宋代医家，著有《伤寒补亡论》。认为《伤寒论》中方药有所缺失，故取朱肱、庞安时、常器之等医家之方以补之。其中，常器之善守张仲景之法而活用其方，对《伤寒论》中未出方治诸条，常取论中他方以补之。但因常器之原著已佚，故仅能从庞安时《伤寒总病论》中引用其佚文。

9. 方有执

方有执，字中行，明代医家，著有《伤寒论条辨》。方有执认为，传世本《伤寒论》有错简，因而重订以还其原貌。其所谓重订，削去《伤寒例》，将《辨脉法》和《平脉法》合并后附于篇末。对六经病各篇大加改订，把太阳病三篇分别更名为"卫中风""营伤寒""营卫俱中伤风寒"。其后，从其说者甚多。清初喻昌，便是追随方有执，大力倡导"错简重订"者。

10. 喻昌

喻昌，字嘉言，清代医家。著有《尚论张仲景伤寒论重编三百九十七法》（以下简称《尚论篇》）。喻昌赞同方有执关于"错简重订"的观点，并发挥为"三纲鼎立"之说：四时外感以冬月伤寒为大纲，伤寒六经以太阳经为大纲，太阳经以风伤卫、寒伤营、风寒两伤营卫为大纲。以此三纲订正《伤寒论》为397法、113方。《尚论篇》虽保存了《伤寒例》，但其意在于驳斥其非。此外，对成无己《注解伤寒论》也大加负面评说。方有执及喻昌"错简重订"的观点和做法，对张璐、吴仪洛、程应旄、周扬俊、黄元御等医家，乃至对吴谦主编《医宗金鉴·订正仲景全书》中的"订正伤寒论注"，均产生了较大的影响。

11. 张遂辰

张遂辰，字卿子，明代医家，著有《张卿子伤寒论》。张遂辰认为，王叔和保留的《伤寒论》文本，内容仍是张仲景之论；成无己《注解伤寒论》，"引经析义，诸家莫能胜之"。故其《伤寒论参注》，悉依成无己注本次第，采用成无己注文，还有选择地增列了朱肱、许叔微、庞安时、李杲、张元素、朱震亨、王履等诸家之说。张遂辰是认同王叔和、成无己的代表医家。

12. 张志聪

张志聪，字隐庵，清代医家，张遂辰之弟子，著有《伤寒论宗印》《伤寒论集注》。张志聪立足气化阐释三阴三阳病证，是其研究《伤寒论》的突出特点。自此之后，基于气化理论阐释三阴三阳病，成为《伤寒论》研究的重要方面。此外，张志聪认为，《伤寒论》传本之条文编次并无错简。但指出《伤寒例》确为王叔和所作，先是附于论末，后将其删除；将《平脉法》《辨脉法》置于论末。其不赞同方有执、喻昌"三纲鼎立"之说，对成无己之注解亦持有异议。

13. 张锡驹

张锡驹，字令韶，清代医家，张遂辰之弟子，著有《伤寒论直解》。其于《伤寒论》三阴三阳病及其传变规律，也是立足于气化理论加以阐释和总结。此外，张锡驹对王叔和、成无己的看法，与张志聪大体一致。故其所著《伤寒论直解》，在篇章次第编次上，均依照张志聪《伤寒论集注》所分章节。

14. 柯琴

柯琴，字韵伯，清代医家，著有《伤寒论注》《伤寒论翼》《伤寒附翼》，合成《伤寒来苏集》。柯琴以"经界"之说阐释三阴三阳，还提出"伤寒杂病，治无二理，咸归六经节制"。此外，鉴于《伤寒论》中"桂枝证""柴胡证"之称，提出方证的概念；采用以方类证的形式，汇集方证条文于六经病各篇之中。例如：太阳病篇中，汇集了桂枝汤证、麻黄汤证、葛根汤证等共 11 类方证。在桂枝汤证下，又分论桂枝汤脉证、坏证、疑似证及相关方剂等。

15. 徐大椿

徐大椿，字灵胎，清代医家，著有《伤寒论类方》。基于多年钻研《伤寒论》之心得，结合临床实践经验，将《伤寒论》中 113 方分作桂枝汤、麻黄汤、葛根汤、柴胡汤、栀子汤、承气汤、泻心汤、白虎汤、五苓散、四逆汤、理中汤、杂方等 12 类。除杂方外，其他各类各有主方与主治条文，次列与主方有关的加减方。例如：桂枝汤为主方，有关方剂总计 19首。此书在后世有一定影响。

16. 尤怡

尤怡，字在泾，清代医家，著有《伤寒贯珠集》。其在《伤寒论》治法总结与阐释方面独具特色。例如：将《伤寒论》三阳病篇治法归纳为：正治法、权变法、斡旋法、救逆法、类病法、明辨法、杂治法和刺法等。如：太阳病篇，以麻黄汤、桂枝汤为正治法；以大青龙汤、小青龙汤、小建中汤、炙甘草汤及桂枝二麻黄一汤为权变法；以真武汤、四逆汤为斡旋法；以大陷胸汤、小陷胸汤及诸泻心汤为救逆法。此外，太阳病篇，还有类病法，阳明病篇有明辨、杂治二法，少阳病篇则有刺法；三阴病篇有表里温清诸法等。此书在后世颇受好评。

17. 陈念祖

陈念祖，字修园，清代医家，著有《伤寒论浅注》。其立足分经审证，整理和阐释《伤寒论》的辨证论治框架。例如：太阳病分为经证、府证和变证。经证有表虚、表实之分，府证有蓄水、蓄血之异，变证有从阴从阳之化。其他，阳明病、少阳病皆有经证、府证之分；太阴病，有阴化、阳化；少阴病有水化、火化；厥阴病有寒化、热化。其研究思路中，融入了六经气化之说。

（二）对《金匮要略》的注释与发挥

对《金匮要略》的专门注释，始见于元末明初赵以德。其后，注释、发挥《金匮要略》者约有七十余家。截至清末，影响较大的医家及著作如下：

1. 赵良仁

赵良仁，字以德，元末明初医家。著有《金匮方衍义》（3 卷），为注释《金匮要略》之第一人。该书以《内经》《难经》之论，阐释《金匮要略》所论杂病脉象、病因病机、证候治法；参照成无己《注解伤寒论》解释《金匮要略》中有关《伤寒论》的原文或方药，说理透彻，严谨精当。

2. 尤怡

尤怡，字在泾，清代医家。对《伤寒论》《金匮要略》均颇有研究，且医术精湛，临证多验；著有《金匮要略心典》。该书注释精炼，文笔流畅，颇得要领，影响很大，后世多以该书为研习《金匮要略》的指南。此外，尤怡还著有《金匮翼》，重在论述内伤杂病诊治，切合临床实用。

3. 周扬俊

周扬俊，字禹载，清代医家。其十分推崇赵以德《金匮方衍义》，鉴于该书存在脱漏残缺，故补注其所遗之文，使之成为完整的注本，即《金匮玉函经二注》。

4. 喻昌

喻昌，字嘉言，明末清初医家。著有《医门法律》，其中对《伤寒论》《金匮要略》多有阐发和创见。该书卷二至卷六，详细论述六气及杂病证治，并取《金匮要略》各篇有关内容，分列于各病证之下，对《金匮要略》脉、因、证、方等或注或议，多有深刻阐发与解析。

5. 徐彬

徐彬，字忠可，清代医家。其师承喻昌，对张仲景学术有一定造诣。著有《金匮要略论著》。该书根据明代徐镕本之次序进行注释，将正义疏释纳为注，将剩义及总括诸症不可专属者纳为论。全书以阐发精当、深刻、平正而著称，是较早的《金匮要略》注释本，具有较高的学术价值。

6. 程林

程林，字云来，清代医家。通晓《黄帝内经》《黄帝内经太素》，临床善用经方，著《金匮要略直解》。该书多以《黄帝内经》《难经》理论，阐发《金匮要略》要义，融会前人学术思想，并参以自身心得。其注释简要、义理详明，为《金匮要略》注释本中的善本。

7. 沈明宗

沈明宗，字目南，清代医家。潜心于张仲景学术研究，著有《金匮要略编注》。认为《金匮要略》编次失序，非张仲景之原意，遂将《金匮要略》原文重新整理编次，并对原文加以详细通达的注释。

8. 魏荔彤

魏荔彤，字念庭，清代医家。著有《金匮要略方论本义》。该书对《金匮要略》的注释，叙理清晰，于病因病机及治法发挥颇多；在方药上受王晋三《绛雪园古方选注》影响，注释也比较精详。

9. 吴谦

吴谦，字六吉，清代医家。曾任太医院院判，主持《医宗金鉴》编写；对《伤寒论》《金匮要略》均颇有研究，参照赵以德本、徐彬等十余家《金匮要略》注本，亲自进行删订整理。书中对原文详加注释，并集各家之说分列于注释之后，以便于学习者掌握。

10. 陈修园

陈念祖，字修园，清代医家。著有《金匮要略浅注》。该书采诸前贤注本之精华，并结合个人心得进行编纂，深得要旨，浅显易懂。其在行文中以小字浅释贯于其间，便于初学者诵读。

四、海外流传

（一）张仲景医书在日本的流布

《日本国见在书目》，是由日本学者藤原佐世奉朝廷之命，于公元885—897年间编撰的一部国家藏书目录。其中，共著录书籍1579部，16790卷，总计分为四十家（类）。该书第三十七类为"医方家"，著录167种医书及相关书籍，总计1309卷。其中，包括《张仲景方》9卷，表明张仲景著作，此前已经传入日本。至于十九世纪中叶，由狩古望之、小岛宝素、涩江全善、森立之等编撰的目录学著作——《经籍访古志》，著录医药著作总计 183 部，包括《伤寒论》（10 卷）及多部《伤寒论》研究著作。

日本现存的卷子本中医药学著作中，包括 1143 年（日本康治二年）日本僧人了纯据 805 年写本重抄的《（康治本）伤寒论》，以及 1063 年（日本康平三年），丹波雅忠抄写的《（康平本）伤寒论》等。

从日本早期医药学著作中的引用书目来看，成书于公元 984 年的《医心方》中，有《张仲景方》《张仲景药辨诀》；成书于公元 1363 年的《福田方》中，有《伤寒论》《注解伤寒论》《伤寒类书》等。此外，日本室町时代（1492—1500），世代为医的坂净运，赴明朝学习张仲景学术，归国时带回《伤寒杂病论》，并积极致力于张仲景学术的传播。

中国雕版印刷的医书，虽然早在 13 世纪前即已陆续传入日本，但日本国内刊刻医书，却是在此后三百年的 16 世纪初叶。时至 17 世纪初，日本进入江户时代以后，开始大量刊刻医药书籍。其中包括《伤寒论》《金匮要略》，以及中日学者有关《伤寒论》《金匮要略》研究的著作。

（二）日本的张仲景学术研究

1. 汉医"古方派"的兴起与发展

日本汉医"古方派"，是日本医家秉承张仲景学术，结合自身临床实践，逐渐形成的日本近世汉医独具特色的学术流派。室町时代明应年间（1492—1500），赴明代学医的坂净运，携《伤寒杂病论》归国后，大力传播张仲景学术，名噪当时。其后，日本关东地区的永田德本（1513—1603），又起而倡导张仲景医说，被日本后世汉医誉为"古方派"的先驱者。永田德本，年轻时代曾学习李杲、朱丹溪学术，后来深感张仲景重实证、重经验，其学术更高一筹，便积极倡导《伤寒论》学说，言"法宜求越人长沙"，其治病善用汗吐下之法，主张顿服峻剂，强调疏通体内郁滞。

434

　　时至江户时代（1603—1868），伴随着儒学复古风潮，也有医家积极主张复古。相对于长于思辨的李杲、朱丹溪学说，有些医家认为张仲景学术更注重实践与实证，且方证相应，便于运用，由此形成了秉承张仲景学术的"古方派"。古方派不仅将张仲景医方运用于临床，同时进行注释、整理与研究。江户时代，较早脱颖而出倡导张仲景学说的，是名古屋玄医（1628—1696），所著《医方问余》《医方规矩》中，多有《伤寒论》的处方。此外，名古屋玄医在晚年著有《金匮要略注解》。奥三璞之在为该书写的序言中说："可惜（世人）只知《伤寒论》为治一病之书，而不知其为医百病之规矩。"伊藤素安在为该书写的序言中说："仲景为方之祖，备百病之法。"这两篇序言所述，当然也代表了名古屋玄医的思想。

　　继名古屋玄医之后，古方派的代表人物中，秉承张仲景学术并多有发挥的是吉益东洞（1702—1773）和其子吉益南涯（1750—1813）。吉益东洞尊张仲景为师表，并研读《黄帝内经》《难经》，兼涉猎各家学说。他主张"实证亲试"，提出"万病一毒"说。其有关张仲景学术研究的著作，有《医断》《类聚方》《方极》等。吉益南涯，倡导"气血水"说，并据此解释《伤寒论》，旨在补充吉益东洞的"万病一毒"说。其有关张仲景学术研究的著作，有《气血水药征》，还有其门人大江广彦整理而成的《医范》，还有《伤寒论精义》《金匮要略精义》等多部。

　　江户时代，古方派的著名医家，还有山胁东洋、香川修庵、中西深斋、村井琴山、岑少翁、中神琴溪、吉益南涯、永富独啸庵、川越衡山、中川修亭、宇津木昆台、尾台榕堂、和田元庸等。近现代以来，古方派的代表人物，有汤本求真，大冢敬节等，此外还有诸多学术传人。上述医家基于对张仲景学术的钻研、运用，均撰写有相关著作而流传至今。

2.《伤寒论》《金匮要略》研究

（1）《伤寒论》研究

据笔者不完全统计，日本汉医撰写的《伤寒论》研究著作也有 70 部之多。其中，中西深斋的《伤寒论辨正》、山田正珍的《伤寒论集成》、多纪元简的《伤寒论辑义》等三部，被誉为"三部名著"。其他汉医名家撰写的《伤寒论》研究著作，如：吉益南涯的《伤寒论精义》、多纪元坚的《伤寒广要》、田元庸的《伤寒论精义外传》、宇津木昆台的《古训医传》、喜多村直宽的《伤寒论疏义》和浅田宗伯的《伤寒论识》等。

（2）《金匮要略》研究

据笔者不完全统计，日本汉医撰写的《金匮要略》研究著作也有 70 部之多。其中，汉医名家撰写的著作，如：名古屋玄医的《金匮要略注解》、多纪元简的《金匮玉函要略辑义》、多纪元坚的《金匮玉函要略述义》、山田正珍的《金匮要略集成》、吉益南涯的《金匮要略释义》、山田业广的《金匮要略注解》、喜多村直宽的《金匮玉函要略方论疏义》、福井枫亭的《金匮要略方读》、浅田宗伯的《金匮玉函要略方论辨正》和森立之的《金匮要略考注》。

3."健康保险"范围的张仲景方

1972 年 1 月到 1974 年 5 月，日本厚生省连续四次召开全国药务工作会议，讨论确定了汉方制剂的基本受理方针和有关申请报批的注意事项，并公布了用作"一般医药品"的 210 首汉方处方的成分、用法、用量、功效等。日本制药团体联合制药委员会中，由十三名委员组成的汉方专门委员会，深入细致地研究了当时在日本最为常用的 45 部汉方医学著作，以及有关 210 首处方出典的 16 部中医药著作，编成了《一般用汉方处方手册》，并在厚生省监修下公开刊行。书中所收 210 首处方，均被列入日本健康保险用药范围并规定了相关事项。

列入其中的张仲景方，有以下 81 首：茵陈蒿汤、茵陈五苓散、温经汤、黄芪建中汤、黄芩汤、黄连阿胶汤、黄连汤、葛根黄连黄芩汤、葛根汤、干姜人参半夏丸、甘草泻心汤、甘草汤、甘麦大枣汤、桔梗汤、芎归胶艾汤、苦参汤、桂枝汤、桂枝加黄芪汤、桂枝加葛根汤、桂枝加厚朴杏仁汤、桂枝加芍药生姜人参汤、桂枝加芍药大黄汤、桂枝加芍药汤、桂枝加龙骨牡蛎汤、桂枝人参汤、桂枝茯苓丸、桂麻各半汤、厚朴生姜半夏甘草人参汤、吴茱萸汤、五苓散、柴胡加龙骨牡蛎汤、柴胡桂枝干姜汤、柴胡桂枝汤、三黄泻心汤、酸枣仁汤、三物黄芩汤、四逆散、炙甘草汤、芍药甘草汤、生姜泻心汤、小建中汤、小柴胡汤、小承气汤、小青龙汤、小青龙汤加石膏、小半夏加茯苓汤、大黄甘草汤、大黄牡丹皮汤、大建中汤、大柴胡汤、大半夏汤、调胃承气汤、猪苓汤、桃核承气汤、当归建中汤、当归散、当归四逆汤、当归四逆加吴茱萸生姜汤、当归芍药散、当归贝母苦参丸、人参汤、排脓散、排脓汤、麦门冬汤、八味地黄丸、半夏厚朴汤、半夏泻心汤、白虎汤、白虎加桂枝汤、白虎加人参汤、茯苓饮、茯苓泽泻汤、防己黄芪汤、防己茯苓汤、麻黄汤、麻杏甘石汤、麻杏薏甘汤、麻子仁丸、苓姜术甘汤、苓桂甘枣汤、苓桂术甘汤等。以上方剂中，个别方剂名称，与张仲景原著有出入，如"三黄泻心汤""三物黄芩汤"等。此外，"茯苓饮"为《金匮要略》中的附方。

从 210 首处方中的张仲景方所占比例，可以看出张仲景学术，在现代的日本汉医领域，依然受到高度的重视，具有相当高的信誉和影响。

综上所述，张仲景所撰《伤寒杂病论》，为后世中医理论、临床医学、方剂学的发展奠定了坚实的基础，他秉承医经学派的医学理论，集成经方学派的学术成就，结合自身丰富的临床诊疗经验，对外感疾病、内伤杂病的诊疗规律进行了系统而全面的总结，在中医学术发展史上具有划时代的重要意义。张仲景学术受到历代无数医家的重视和研究，成为中医理论与临床实践发展的活水源头。张仲景所集成和创制的方剂，成为古今医家临床处治的常用方剂；其所制订的"平脉辨证""随证治之"等基本原则与方法，成为后世临床实践与研究的圭臬。张仲景的学术思想和临床经验，至今仍为中医学术界所广泛传承与弘扬。

张仲景

参考文献

著作类

［1］张仲景著；王叔和撰次；钱超尘，郝万山整理.伤寒论［M］.北京：人民卫生出版社，2005.

［2］张仲景著；王叔和集.金匮要略方论［M］.北京：人民卫生出版社，1973.

［3］张仲景.金匮玉函经（影印本）［M］.北京：人民卫生出版社，1955.

［4］王叔和撰；贾君，郭君双整理.脉经［M］.北京：人民卫生出版社，2007.

［5］皇甫谧编集；黄龙祥整理.针灸甲乙经［M］.北京：人民卫生出版社，2006.

［6］孙思邈.备急千金要方（影印本）［M］.北京：人民卫生出版社，1982.

［7］孙思邈.千金翼方（影印本）［M］.北京：人民卫生出版社，1955.

［8］王溥.唐会要［M］.北京：中华书局，1955.

［9］王怀隐.太平圣惠方［M］.北京：人民卫生出版社，1959.

［10］庞安时撰；邹德琛，刘华生点校.伤寒总病论［M］.北京：人民卫生出版社，1989.

［11］朱肱撰；万友生等点校.活人书［M］.北京：人民卫生出版社，1993.

［12］许叔微著；刘景超，李具双主编.许叔微医学全书［M］.北京：人民卫生出版社，2006.

［13］郭雍撰；聂惠民点校.伤寒补亡论.北京：人民卫生出版社，1994.

［14］周守忠.历代名医蒙求［M］.北京：人民卫生出版社，1955.

［15］赵升.朝野类要［M］.北京：中华书局，2007.

［16］张仲景著，金·成无己注.注解伤寒论［M］.北京：人民卫生出版社，1956.

［17］马宗素.刘河间伤寒医鉴［M］.北京：中华书局，1985.

［18］王好古著；左言富点校.阴证略例［M］.南京：江苏科学技术出版社，1985.

［19］王履著；章升懋点校.医经溯洄集［M］.北京：人民卫生出版社，1993.

［20］叶天士著；华岫云编；张浩良点校.种福堂公选良方［M］.北京：人民卫生出版社，1992.

［21］吴瑭.温病条辨［M］.北京：人民卫生出版社，2012.

［22］成都中医学院.伤寒论释义［M］上海：上海人民出版社，1973.

［23］湖北中医学院.金匮要略释义［M］.上海：上海人民出版社，1973.

［24］李培生.伤寒论讲义［M］.北京：人民卫生出版社，1985.

［25］李克光.金匮要略讲义［M］.北京：人民卫生出版社，1985.

［26］马继兴.中医文献学［M］.上海：上海科学技术出版社，1990.

［27］潘桂娟，樊正伦.日本汉方医学［M］.北京：中国中医药出版社，1994.

［28］叶发正.伤寒学术史［M］.武汉：华中师范大学出版社，1995.

［29］钱超尘.伤寒论文献通考［M］.北京：学苑出版社，2000.

［30］钱超尘，温长路.张仲景研究集成［M］.北京：中医古籍出版社，2004.

［31］严世芸.中医医家学说及学术思想史［M］.北京：中国中医药出版社，2005.

［32］鲁兆麟.中医各家学说专论［M］.北京：人民卫生出版社，2009.

［33］杨进主编.温病学理论与实践［M］.北京：人民卫生出版社，2009.

论文类

［1］吴考槃.《金匮要略》的探讨［J］.上海中医药杂志，1958（1）：10.

［2］沈凤阁.论《伤寒论》对温病学发展的影响［J］.江苏中医杂志，1982，257（5）：1-4.

［3］赵绍琴.温病治法是《伤寒论》治法的补充与发展［J］.中医杂志，1986，849（11）：48-49.

［4］潘桂娟.日本汉方医学的起源与兴衰［J］.中华中医药杂志，2005，20（12）：712-715.

［5］刘志梅，肖长国，张成博.张仲景"阴阳自和"观对临床的指导意义［J］.北京中医药大学学报（中医临床版），2006（1）：25-27.

［6］梁永宣.宋以前《金匮要略方》流传史研究［D］.北京中医药大学，2006.

［7］温长路.《伤寒论》理论研究百年述评（选载）［C］.中华全国中医药学会医古文分会.中华中医药学会第十六届医古文学术会议论文集.中华全国中医药学会医古文分会：中华全国中医药学会医古文分会，2006：22-32.

［8］梁永宣.王叔和《脉经》与张仲景《金匮要略方》关系考［C］.中华中医药学会医史文献分会.中华中医药学会第九届中医医史文献学术研讨会论文集萃.中华中医药学会医史文献分会：中华中医药学会，2006：50-57.

［9］贾春华，王永炎，黄启福等.张仲景合方理论研究［J］.北京中医药大学学报，2006（10）：653-657.

［10］侯中伟，谷世喆，梁永宣.张仲景与道家渊源考略［J］.吉林中医药，

2007（4）：4-6.

[11] 郝恩恩，刘世恩. 张仲景纪念与研究年表 [J]. 中华医史杂志，2007（2）：112-115.

[12] 尹龙. 仲景辨治心悸的学术思想研究 [D]. 北京中医药大学，2007.

[13] 李庆云，于涛，王雪华. 浅谈张仲景之中风观 [J]. 中医杂志，2007（5）：467-468.

[14] 侯中伟. 张仲景针灸学术思想文献研究 [D]. 北京中医药大学，2007.

[15] 王世勋. 张仲景治心病的学术思想 [J]. 时珍国医国药，2007（6）：1514-1515.

[16] 李凯平. 张仲景对叶天士学术思想的影响 [C].《中华中医药杂志》编辑部. 中华中医药学会中医药传承创新与发展研讨会专辑.《中华中医药杂志》编辑部：《中华中医药杂志》编辑部，2007：290-292.

[17] 徐成贺.《伤寒杂病论》药物配伍规律的考证研究 [J]. 中华中医药杂志，2007（8）：503-506.

[18] 赵虎成. 张仲景"通因通用"治法浅析 [J]. 光明中医，2007（10）：1.

[19] 刘敏，吴承峰，顾武军. 仲景治瘀法特色浅析 [J]. 南京中医药大学学报，2007（6）：348-350.

[20] 马冠军. 张仲景相反相成配伍方法浅谈 [J]. 中医杂志，2007（12）：1138-1139.

[21] 柴瑞震.《伤寒杂病论》遣方用药探析 [J]. 山西中医，2008（1）：33-35.

[22] 王庆其. 学习仲景方用甘草的临床体会 [J]. 上海中医药杂志，2008（2）：11-13.

[23] 胡卫东. 张仲景治未病思想研究 [D]. 浙江中医药大学，2008.

[24] 徐骁. 张仲景运用芍药的规律研究 [D]. 湖北中医学院，2008.

［25］小高修司，冈田研吉，牧角和宏．关于《伤寒论》的古与今——围绕《太平圣惠方》与宋版《伤寒论》展开的话题［J］．国医论坛，2008，23（9）：1-6.

［26］张光霁．仲景将息法及对后世的影响［J］．中华中医药杂志，2008（7）：577-580.

［27］江泳，陈建杉．论张仲景瘀血学说［J］．山东中医杂志，2008（7）：435-437.

［28］梁永宣．王叔和《脉经》与张仲景《金匮要略方》之比较［C］．中华中医药学会仲景学说分会．仲景医学求真（续二）——中华中医药学会第十六届仲景学说学术研讨会论文集．中华中医药学会仲景学说分会：中华中医药学会，2008：157-163.

［29］吴弥漫．张仲景对《内经》学术的继承和创新［C］．中华中医药学会．中华中医药学会第九届内经学术研讨会论文集．中华中医药学会：中华中医药学会，2008：22-26.

［30］高华．《金匮要略》瘀血证治规律探讨［D］．山东中医药大学，2008.

［31］王伟，巴建全．张仲景巧用黄芩规律浅探［J］．中医杂志，2008（11）：1048-1049.

［32］梁永宣．敦煌残卷 S.079 碎片与仲景关系考［J］．中医药文化，2008，3（6）：20-22.

［33］江泳，陈建杉．论张仲景制方之要妙［J］．四川中医，2009，27（1）：45-47.

［34］王晓丽，王丽平．张仲景酸甘化阴辛甘化阳治则浅析［J］．中医杂志，2009，50（2）：185-186.

［35］廖迈传．仲景治疗痹证特色及对后世影响的研究［D］．南京中医药大学，2009.

［36］王春辉.仲景黄疸病病因病机及证治规律初探［D］.山东中医药大学，
2009.

［37］卢美芳.陈自明对张仲景妇科诊治思想之继承与发展［D］.北京中医
药大学，2009.

［38］杨莎莎."结"在张仲景病机认识中重要性的研究［D］.北京中医药
大学，2009.

［39］林相汝.《伤寒论》对汗证的指导意义［D］.广州中医药大学，2009.

［40］朱美香，吴小明，连建伟.张仲景芒硝配伍规律探析［J］.中国中医
基础医学杂志，2009，15（5）：378-379.

［41］朴恩希.张仲景辨治"小便不利"整理研究［D］.北京中医药大学，
2009.

［42］计烨.基于药性与病机理论的张仲景药证研究［D］.北京中医药大学，
2009.

［43］刘立杰.张仲景方证论治体系研究及其方证数据库［D］.北京中医药
大学，2009.

［44］李雪莹.《伤寒论》"治汗"八法探析［J］.中医文献杂志，2009，27（3）：
14-15.

［45］程磐基.《伊尹汤液经》学术思想初探［J］.上海中医药杂志，2009，
43（12）：52-55.

［46］杨展礼.仲景脉法"常""变"观研究［D］.成都中医药大学，2010.

［47］杨天谷.从《伤寒论》探析仲景学术中的中和思想［D］.南京中医药
大学，2010.

［48］陈威华.张仲景《伤寒杂病论》"口渴"症研究［D］.山东中医药大
学，2010.

［49］王伟.《伤寒杂病论》药用重气味学术思想研究［D］.山东中医药大

学，2010.

［50］陈仁泽．张仲景外治法的文献及理论研究［D］．北京中医药大学，
　　　　2010.

［51］吴培培．张仲景应用牡蛎的规律研究［D］．北京中医药大学，2010.

［52］贾萧荣．张仲景辨治汗出的规律研究［D］．北京中医药大学，2010.

［53］钱超尘．《张仲景方》之流传与演变［J］．中医文献杂志，2010，28（4）：
　　　　1-6.

［54］肖相如．少阳病不是"半表半里证"［J］．河南中医，2010，30（12）：
　　　　1149.

［55］张国强．张仲景临证方用三大体系的确立及后世医家对此运用之研究
　　　　［D］．成都中医药大学，2011.

［56］李宇铭，姜良铎，李致重．张仲景与吴鞠通方药的剂量功效关系比较
　　　　研究［C］．中华中医药学会、浙江中医药大学、《中华中医药杂志》
　　　　社．第十次全国中医药传承创新与发展学术交流会暨第二届全国中医
　　　　药博士生优秀论文颁奖会议论文集．中华中医药学会、浙江中医药大
　　　　学、《中华中医药杂志》社：《中华中医药杂志》编辑部，2011：133-
　　　　137.

［57］李林．张仲景附子配伍规律研究［D］．山东中医药大学，2011.

［58］孙海燕．张仲景医籍俗字研究［D］．西南大学，2011.

［59］张人文．仲景论治腹满的文献研究［D］．北京中医药大学，2011.

［60］刘广利．张仲景应用虫类药的学术思想研究［D］．北京中医药大学，
　　　　2011.

［61］陈冬梅．张仲景论治胸痹的学术思想与源流研究［D］．北京中医药大
　　　　学，2011.

［62］杨朝安．《金匮要略》建中法理论与应用之研究［D］．北京中医药大

学，2011.

[63] 甄淑贤. 张仲景运用麻黄的规律研究 [D]. 广州中医药大学，2011.

[64] 田永衍，王庆其. 张仲景"和"思想研究 [J]. 中医杂志，2013，54（4）：280-282.

[65] 杨文喆. 张仲景活血化瘀法用药规律浅探 [J]. 中华中医药杂志，2013，28（11）：3165-3168.

[66] 何新慧. 《伤寒论》六经病中风探析 [J]. 河南中医，2014，34（5）：785-787.

[67] 王安军，王兴华. 张仲景祛邪思路探讨 [J]. 中华中医药杂志，2014，29（9）：2905-2907.

[68] 傅长龄，陈丽名，傅延龄. 张仲景附子用量探析 [J]. 中医杂志，2014，55（19）：1705-1707.

[69] 师建平，徐宗佩. 张仲景治疗心病方药探析 [J]. 中华中医药杂志，2014，29（12）：3698-3701.

[70] 张慧蕊，梁永宣. 《太平圣惠方》中的淳化本《伤寒论》[J]. 北京中医药大学学报，2014，37（1）：15-17.

[71] 彭浩，姚真，王晶晶，等. 《伤寒论》中芍药考 [J]. 中华中医药杂志，2015，30（2）：496-498.

[72] 王付. 栀子豉汤方证及衍生方的思考 [J]. 中医杂志，2015，56（7）：626-627.

[73] 田丽楠，王新佩. 试析仲景《金匮要略》下法的应用特点 [J]. 环球中医药，2015，8（4）：438-441.

[74] 孙相如，何清湖，陈小平，等. 解析张仲景的藏象观特点及其文化思想背景 [J]. 中华中医药杂志，2015，30（5）：1614-1617.

[75] 孟永亮，梁永宣. 北宋校正医书局对张仲景著作校勘考述 [J]. 辽宁

中医药大学学报，2015，17（5）：147-150.

［76］徐凤凯，曹灵勇．六经病主脉探析［J］.中华中医药杂志，2015，30（6）：
1868-1870.

［77］刘蔚，何清湖．简析张仲景医学伦理思想［J］.湖南中医药大学学报，
2015，35（8）：7-9.

［78］李宇铭．张仲景的病因分类思想［J］.中国中医基础医学杂志，2015，
21（9）：1061-1063.

［79］李宇铭．论《金匮要略》因、风气与元真之意［J］.辽宁中医杂志，
2015，42（10）：1873-1875.

［80］胡燕，赵文清．《伤寒论》寒热并用法的临床运用［J］.中华中医药杂
志，2015，30（11）：3928-3930.

［81］刘涛，张毅，李娟，等．《伤寒杂病论》药物煎服方法及药后调摄浅
析［J］.中医杂志，2016，57（24）：2152-2154.

［82］纪军，王夏菲，张欣．张仲景针灸学术思想［J］.上海针灸杂志，
2016，35（12）：1477-1479.

［83］朱辉．"胃家实"的内涵及其相关证候［J］.中国中医基础医学杂志，
2017，23（1）：42-43.

［84］陈聪，付先军，王振国．近20年张仲景经方研究的文献计量学分析
［J］.中医杂志，2017，58（18）：1594-1597.

［85］杨文喆，张再良．"伤寒"概念演变考［J］.上海中医药杂志，2018，
52（2）：42-47.

［86］冯世纶．仲景书本与《内经》无关［J］.中医药通报，2018，17（3）：1-4.

［87］朱进看，高惠然，张纾难．张仲景方反佐用药规律探讨［J］.中医杂
志，2018，59（13）：1102-1105.

［88］任金刚，李鸿涛，刘国正．浅析张仲景治疗错杂病证的智慧与经验

［J］. 中医杂志，2018，59（14）：1255-1257+1260.

［89］李心机. 张仲景论"痞"释义并"类似证"举隅［J］. 山东中医杂志，2018，37（9）：713-717.

［90］潘中艺，傅延龄，宋佳，倪胜楼. 张仲景医学源流述略［J］. 北京中医药大学学报，2018，41（11）：894-899.

［91］施唯玮，张茂云. 基于先秦兵家思想探讨张仲景的用药思路和祛邪方法［J］. 中医杂志，2019，60（6）：538-540.

［92］刘文平，夏梦幻，王庆其. 经方的理论研究现状及发展思路［J］. 中医杂志，2019，60（11）：901-906.

［93］肖啸，张琦. 张仲景"平人"观对临床"无症可辨"的启示［J］. 中医杂志，2019，60（19）：1624-1627+1642.

［94］林伟刚. 《伤寒杂病论》黄连黄芩药对应用规律探究［J］. 山东中医杂志，2020，39（1）：18-22.

［95］司帆，任慧霞，朱珂，等. 仲景脉法体系探究［J］. 中华中医药杂志，2020，35（2）：681-683.

［96］白长川，郜贺，李翌萌，等. 《伤寒论》中的方证辨证体系［J］. 中医杂志，2020，61（13）：1130-1134.

（总计 102 名，以医家出生时间为序）

汉晋唐医家（6名）

张仲景　王叔和　皇甫谧　杨上善　孙思邈　王　冰

宋金元医家（19名）

钱　乙　刘　昉　陈无择　许叔微　陈自明　严用和
刘完素　张元素　张从正　成无己　李东垣　杨士瀛
王好古　罗天益　王　珪　危亦林　朱丹溪　滑　寿
王　履

明代医家（24名）

楼　英　戴思恭　刘　纯　虞　抟　王　纶　汪　机
薛　己　万密斋　周慎斋　李时珍　徐春甫　马　莳
龚廷贤　缪希雍　武之望　李　梴　杨继洲　孙一奎
吴　崑　陈实功　王肯堂　张景岳　吴有性　李中梓

清代医家（46名）

喻　昌　傅　山　柯　琴　张志聪　李用粹　汪　昂
张　璐　陈士铎　高士宗　冯兆张　吴　澄　叶天士
程国彭　薛　雪　尤在泾　何梦瑶　徐灵胎　黄庭镜
黄元御　沈金鳌　赵学敏　黄宫绣　郑梅涧　顾世澄
王洪绪　俞根初　陈修园　高秉钧　吴鞠通　王清任
林珮琴　邹　澍　王旭高　章虚谷　费伯雄　吴师机
王孟英　陆懋修　马培之　郑钦安　雷　丰　张聿青
柳宝诒　石寿棠　唐容川　周学海

民国医家（7名）

张锡纯　何廉臣　陈伯坛　丁甘仁　曹颖甫　张山雷
恽铁樵